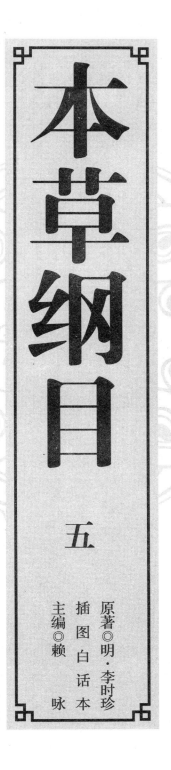

本草纲目

五

原著◎明·李时珍

插图白话本

主编◎赖咏

中国书店

双头莲

李时珍说：另一名为"催生草"。主治妇人难产。左手握之即可分娩。又治肿胀，能利小便。《卫生易简方》记载：治大人小儿牙疳可取本品捣烂，贴敷患处。

猪篮子

李时珍说：《卫生易简方》记载：一名为"通耳"，能治耳内有脓。取本品的籽碾为末，置筒中吹入耳内，不过二、三次即愈。

天芥菜

李时珍说：生长于平野地带。叶小像芥状。味苦。一名为"鸡痫粘"。主治蛇咬伤。取本品同金沸草加入盐后同捣烂，敷于患处。王玺《医林集要》记载：治腋下生肿毒，取本品同盐、醋同捣，敷于患处，能散肿止痛。脓已成者也有效。本品也治一切肿毒。

佛掌花

李时珍说：《普济方》记载：治疗疮像樱桃者，用本品的根，同生姜、蜜同研取汁服。外以无天茄叶贴于患处。

郭公刺

李时珍说：一名为"光骨刺"。取本品叶子捣细烂，用油调后敷患处，可治天泡疮。虞抟《医学正传》记载：治哮喘可取本品的根锉细，水煎服，哮喘即止。

筅箕柴

李时珍说：生长于山中。王永辅《惠济方》记载：治病疮可取本品的皮煎汤服，过一会儿出现皮肤瘙痒不可忍时，用手抓破，让毒气出来后即可愈。

碎米柴

李时珍说：本品取其叶加入敷药中敷于患处，可治疗痈疽发背。

羊屎柴

李时珍说：本品另一名为"牛屎柴"。生长于山野之中，叶子像鹤虱，四月份开白花，也有开红花的，结的籽像羊屎状，名为"铁草子"。本品的根可毒杀鱼类。夏天药用苗和叶，冬天则用根。主治痈疽发背，可捣烂敷于患处，能收敛疮口，透散脓血。如果是干品，则碾为末，浆水调后敷患处。本品还可治下血像倾水样，取本品鲜的根一斤，白酒二斗，煮取一斗，空腹时随量饮服。

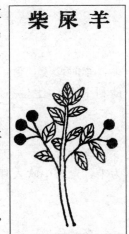

山枇杷柴

李时珍说：危亦林《世医得效方》记载：治水火烫伤，可取本品的皮焙干后碾为末，用蜜调匀后敷患处。

三角风

李时珍说：另一名为"三角尖"。本品取石上生长者为更佳。主治风湿流注疼痛及痈疽肿毒。

叶下红

李时珍说：主治飞丝入目而致肿痛。取本品同少许的盐混合，用绢包后挤汁滴入目中，再用它塞于鼻中，左眼病塞右鼻孔，右眼病塞左鼻孔。

满江红

李时珍说：主治痈疽，本品可入膏药用。

隔山消

李时珍说：出产于太和山，是白色的。主治腹胀积滞。孙天仁《集效方》记载：治气膈噎食转食，用隔山消二两、鸡肫皮一两、牛胆制胆南星、朱砂各一两，急性子二钱，碾为末，炼蜜为丸如小豆大小，每次用淡姜汤送服一钱。

石见穿

李时珍说：主治骨头疼痛及大风痈肿。

醒醉草

李时珍说：《天宝遗事》记载：玄宗在兴庆池边种植它，是丛生状的，叶紫色中心赤黑色，醉酒者摘草嗅之，很快可醒酒，故有"醒醉草"的名字。

墓头回

李时珍说：董炳《集验方》记载：治崩中、赤白带下，取本品一把，酒、水各半盏，童司法部半盏，新红花一捻，煎取七分，卧时温服。病程短者一次，长者三次可愈，其效如神。一僧人用此方治蔡大尹的夫人，也取神效。

羊茅

李时珍说：羊喜欢食它，故有其名。《普济方》记载：本品捣汁咽之可治喉痹肿痛。

阿只儿

李时珍说：刘郁《西使记》记载：本品出自西域，状像苦参。主治打扑损伤妇人伤胎。用豆样大小的药末，咽之则愈。本品又可治疗马鼠疮。

回头暮

阿息儿

李时珍说：刘郁《西使记》记载：本品出自西域，状如地骨皮。治妇人产后胎衣不下。又治金疮脓不出，本品嚼烂涂患处，脓即可出。

奴哥撒儿

李时珍说：刘郁《西使记》记载：本品出自西域，状如桔梗。治疗金疮浓及肠与筋断者，取本品嚼烂敷患处，断处可自续。

第二十二卷 《本草纲目》谷部

李时珍说：最古的时代，民众没有一粒粮食，生吃禽兽。神农氏出，开始尝百草别五谷，教民耕地种植，又尝百草分别药物，以挽救百姓的疾病和夭折。黄帝出，教会煮熟食物，制成方剂，而后来的百姓开始得到养生的道理。周官有五谷、六谷、九谷之名，诗人有八谷、百谷的诗词叙述，谷的各类可以说是繁多的。《黄帝内经·素问》说：五谷为养，麻、麦、稷、黍、豆，以配肝、心、脾、肺、肾。掌天下地图的宜辨别九州的谷，管户籍的辨土地宜先种后熟的或后种先熟的，教会百姓种收之农事，都是重视民食的做法。五方的气候，九州的出产，百谷之性各异，难道可以整天吃而不知其气味有损还是有益吗？于是收集草本植物果实可以吃的为谷部，大凡七十三种，分为四类：曰麻麦稻，日稷粟，日菽豆，日造酿。旧本米谷部三品共五十九种。今并入九种，移一种入菜部，自草部移入一种。

《神农本草经》七种　梁·陶弘景注

《唐本草》三种　唐·苏恭

《本草拾遗》十种　唐·陈藏器

《食疗本草》三种　唐·孟诜

《嘉祐本草》三种　宋·刘锡禹

《名医别录》一十九种　陶·弘景注

《药性本草》一种　唐·甄权

《海药本草》一种　唐·李珣

《开宝本草》两种　宋·马志

《图经本草》两种　宋·苏颂

《日用本草》一种　元·吴瑞

《救荒本草》一种　周·定王

《食物本草》三种　明·汪颖

《本草补遗》一种　元·朱震亨

《食鉴本草》一种　明·宁原

《本草纲目》一十五种　明·李时珍

［附注］　魏·李当之药录

唐·杨损之《删繁本草》

蜀·韩保昇《重注补注开　本草》

王好古《汤液本草》

《吴普本草》

肖炳《四声本草》

宋·寇宗奭《本草衍义》

明·王纶《本草集要》

宋·雷敩《炮炙论》孙思邈《千金要方》金·张元素《珍珠囊》汪机《本草会编》齐·徐之才《药对》南唐·陈士良《食性本草》元·李杲《用药法像》陈嘉谟《本草蒙签》

谷之一
（麻麦稻类一十两种）

胡麻　（即油麻）《神农本草经》

亚麻　（即壁虱胡麻）《图经本草》

大麻　（即麻蒉）《神农本草经》

小麦　《名医别录》

大麦　《名医别录》

矿麦　《名医别录》

雀麦　（即燕麦）《唐本草》

荞麦　《嘉祐本草》

苦荞麦　《本草纲目》

稻　（即糯米）《名医别录》

粳　《名医别录》

籼　《本草纲目》上附方旧六十九种，新一百七十三种。

胡　麻
（见《名医别录》上品）

[校正]　现据沈括、寇宗奭二位医家说法，并入《神农本草经》青蘘及《嘉祐本草》新立白油麻、胡麻油为一条。

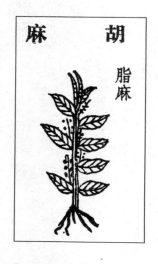

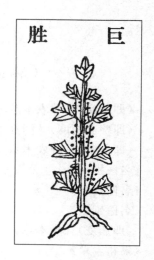

[释名]　巨胜（见《神农本草经》）方茎（见《吴普本草》）　狗虱（见《名医别录》）油麻（见《食疗本草》）　芝麻（见《本草衍义》）

世俗称为芝麻，不对。叶名青蘘（音箱）。茎名麻蕡（音皆，亦作秸）。

李时珍说：按照沈括《梦溪笔谈》的说法，胡麻就是现在的油麻，再没有其他说法。古时中国只有大麻，它的果实为蕡。汉朝使吏张骞开始从前苏联中亚细亚阿跸柏克共和国内的一个县获得油麻种带回来，所以叫胡麻，以区别于中国的大麻。寇宗奭《本草衍义》中，也是据此来解释胡麻，所以现在并入油麻。巨胜，就是胡麻的角大如方胜的，不是两种东西。方茎，是用它的茎来命名；狗虱，是用它的形状来命名；油麻、芝麻是说它多富油脂。按照张揖《广雅》说，胡麻一名藤弘。弘，亦是大。《名医别录》一名鸿藏的，是藤弘的误称。又杜宝《拾遗记》说：隋大业四年（公元583年），改胡麻叫交麻。

[集解]　《名医别录》说：胡麻一名巨胜，生长在山西省上党县平原沼泽之地，秋季采集。青蘘，即巨胜的苗，生于河南及附近的平地山谷。

陶弘景说：胡麻，八种谷类之中，只有这最好。颜色纯黑叫巨胜，巨即大的意思。本来生于中亚细亚，所以名叫胡麻。又有把茎呈方形的叫巨胜。园的叫胡麻。

苏恭说：角呈八棱的是巨胜，四棱的为胡麻。都是把色黑的认为是好的，色白的为差。

孟诜说：肥沃土地上种的八棱，贫瘠土地种的四棱。土地虽有不同，但功用则相同。

雷敩说：巨胜有七棱，色赤味酸涩的是真；八棱、两头尖、色紫黑的，以及乌油麻，都叫胡麻，错了。

苏颂说：胡麻，到处种它，很少再有野生。苗茎像麻，而叶园锐光泽。嫩时可作蔬菜，懂得神仙导引之术的人多吃它。《神农本草经》说，胡麻一名巨胜。陶弘景用茎是方是园来分别，苏恭用角棱的多少来区分，养生长寿方有服胡麻与巨胜两种方法，功用小有差别，于是都认为是两种东西。或说就是现在的油麻，本来生长在国外，形体像麻，所以名叫胡麻。八谷之中，胡麻大而优，所以称名巨胜，这是同一种物体的两个名称。这样，则是一物而有两种，像天雄、附子之类。所以葛洪说，胡麻中有一叶两荚的为巨胜。《名医别录》序例说，细麻就是胡麻，形状扁扁的，茎呈方的就是巨胜。现在人所用胡麻的叶，像"白苏"叶狭窄而尖。主干高四五尺，黄花，生子成房，像胡麻角而小。嫩时可以吃，很甜滑，利大肠。皮亦可作布，像大麻，颜色黄而脆，一般也叫做黄麻。它的果实为黑色，像韭菜籽而粒小，味苦像胆，杵末大致没有膏油。说法各不相同。这是食疗学家重要的药，倘有误差，难道还能得效？

寇宗奭说：胡麻各种说法不一，只是现在人们对于芝麻，再没有其他异议。因为它的种子来自国外，所以名叫胡麻。现外国所出产的都肥大，它的条纹像喜鹊；颜色紫黑，榨取的油亦多。《嘉祐本草》中的白油麻和这是一种东西，但就颜色来说，比外地的麻要淡一点，不完全是白色。现人通称芝麻，所以两者的治疗大致相同。譬如川大黄、上党人参之类，特用它的产地而命名，难道可以把其他地方出产的看作两种东西？

李时珍说：胡麻就是芝麻，有迟、早两种，黑、白、赤三种颜色，它们的主干都呈方形。秋天开白花，亦有带紫色而鲜艳的。每一节结角长的约有一寸。有四棱、六棱的，房小而子少；有七棱、八棱的，房大而子多，都是因土地的肥沃与贫瘠所致。苏恭把四棱的叫胡麻，八棱的为巨胜，正是说它的房胜巨大。主干高的有三四尺。有一干独上的，角绕而子少；有开枝四散的，角多而子多，都是因为苗的稀疏与稠密所致。它的叶有本园而末梢尖锐的；有本园而末梢分三丫（同桠）像鸭掌形的，葛洪讲一叶两尖为巨胜就是指这一种。大概不知乌麻、白麻都有两种叶的缘故。按照《神农本草经》胡麻一名巨胜，《吴普本草》一名方茎，《抱朴子》及《五符经》齐说巨胜一名胡麻，说法很明确。到陶弘景开始分别茎有方与园。雷敩又把赤麻说是巨胜，说乌麻不是胡麻。《嘉祐本草》又提出白油麻，以区别于胡麻，并不知道巨胜就是胡麻中桠

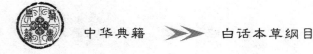

叶大而子肥的，所以误传疑惑到这种地步。只有孟洗讲四棱、八棱是土地肥沃与贫瘠所致，寇宗奭根据沈括的说法，断然把芝麻称为胡麻，这就足以证明各家之说是错误的。又贾思勰（音同'协'）《齐要民术》中种植与采收胡麻法，就是现在种植与采收芝麻的方法，那么胡麻与芝麻是同一种东西尤可作为根据。现市场铺子，因为茎有分方园的说法，就把芜蔚子冒充为巨胜，把黄麻子与大藜子冒充为胡麻。错而又错。芜蔚子长约一分，有三条棱；黄麻子黑色像小韭子，味苦；大藜子形状像壁虱和酸枣核仁，味辛、甘，并且没有油脂，不可以不分辨清楚。梁代简文帝《劝医文》中有说：世间错误地把灰涤菜籽说成是胡麻，那胡麻的讹传，来由已久了。

唐慎微说：世俗相传胡麻必须夫妇一同种植才长得茂盛。所以，《本事方》中有诗道：胡麻好种无人种，正是归时又不归。

[修治]　陶弘景说：吃胡麻，选黑色的应当蒸九晒，久煮捣烂做糕饼。断绝五谷，长生充饥。虽然容易得到，但普通修学的人没有能够常吃，何况其他的药？蒸而不熟，吃了使人毛发脱落。它的性状与茯苓相似。通行的方很少用它，时常用它合汤与丸。

雷敩说：凡是炮制，用水洗去上浮的，晒干，用酒拌蒸，从上午九时至夜晚九时，取出摊开晒干。放在舂米的器具里捣掉粗皮，留下薄皮。用小豆对拌，同炒。豆熟了，去掉小豆用它。

[气味]　甘，平，无毒。

陈士良说：初服利大小肠，久服就不然，去掉陈旧的留下新的。

镜源说：巨胜可以煮丹砂。

[主治]　《神农本草经》：伤中虚羸，补五内，益气力，长肌肉，填脑髓。久服，轻身不老。

《名医别录》：坚筋骨，明耳目，耐饥渴，延年。疗金疮止痛，及伤寒温疟大吐后，虚热羸困。

《日华本草》：补中益气，润养五脏，补肺气，止心惊，利大小肠，耐寒暑，逐风湿气、游风、头风，治劳气，产后羸困，催生落胞。细研涂发令长。白蜜蒸饵，治百病。

李廷飞：炒食，不生风。病风人久食，则步履端正，语言不謇。

苏恭：生嚼涂小儿头疮，煎汤发浴恶疮、妇人阴疮，大效。

附　白油麻
（见《嘉祐本草》）

[气味]　甘，大寒，无毒。

寇宗奭说：白芝麻，世间应用不可一日缺少，亦不至于性大寒。

宁原说：生的性寒而治病，炒的性热而发病，蒸的性温而补益。

孟诜说：久服，缩减人的肌肉。存放较久的汁，吃后会发霍乱。

［主治］ 孟洗：治虚劳，滑肠胃，行风气，通血脉，去头上浮风，润肌肉。食后生啖（吃）一合，终身勿辍（停），又与乳母服之，孩子永不生病。客热，可作饮汁服之。生嚼，敷小儿头上诸疮，良。

苏颂：仙方蒸以辟谷。

［发明］ 甄权说：巨胜是仙书所重视，用白蜜等分合服，方名静神丸。治肺气，润五脏，作用很多，亦能断粮充饥，填补精髓，有益于男子。患者虚弱而悲，加用本品。

李时珍说：胡麻取油用白的为好，服食用黑的为佳，外地的尤美。取它黑色能入肾经，而能润燥。红色的形状像老茄子，壳厚油少，只可吃，但不能长期吃。只有钱乙治疗小儿痘疹变黑归肾，服百祥丸，用红芝麻煎汤送下，这也是取它解毒的作用。《王符经》有巨胜丸，说：就是胡麻，本来生在国外，为五谷之长。常服不停，可以知道各种事物，通神明，与宇宙长存。《参同契》亦说：巨胜可以延年，更可作丹含口中。古时把胡麻作为圣药，而近代少用，或者不一定有这种佳效，但久服是有益处的。刘、阮两人到天台，遇到仙女，吃胡麻饭。亦有用胡麻同米做饭，为养生家的食品。又据苏东坡与程正辅说：凡是痔病，宜断绝吃酒肉与盐酪、酱菜、厚味及粳米饭。只宜食淡面一味，及用九蒸胡麻（即黑芝麻）同去皮茯苓，入少量白蜜炒食，日久则气力不衰而百病自去，痔亦渐退。这是长生的重要秘诀，但是从理论上容易知道而在行动上却很难做到。根据这种说法，那胡麻为芝麻尤有凭据。其用茯苓，本来陶氏为了记载关于胡麻的说法。现在的人用芝麻擂烂去滓，入绿豆粉做豆腐吃，性平润，最有益于老人。

［附方］ 旧方十六，新方十五，共三十一方。（只三十方）

1. 服食胡麻。抱朴子说：用上党产的胡麻三斗，洗净甑蒸，使气透。晒干，用水洗去沫再蒸，这样反复九次。用热水脱去皮，簸净，炒香研末，白蜜或枣膏为丸如弹子大。每用温酒化下一丸，一日三次。忌毒鱼、狗肉、生菜。服到一百天，能除一切积久不易治的病，一年身面光泽不饥，二年白发返黑，三年齿落再生，四年水火不能伤害，五年行走赶得上奔马，久服长生。假若想下，喝冬葵汁（液）。孙真人说：用胡麻三升，去掉黄褐色的，蒸三十遍，微微炒香研末。入白蜜三升，杵三百下，丸梧桐子大。每早服五十丸。人超过四十岁以上，久服明目增视，肠柔韧像筋。得神通的人传说：鲁女生吃胡麻糕饼，断谷八十余年，很年少强壮，日走三百里，速度赶得上獐鹿。

2. 服食巨胜。治五脏虚损，益气力，坚筋骨。用巨胜九蒸九晒，收藏。每服二合，热水浸，布包，搓去皮再研，水滤汁煎汤，和粳米煮粥吃。

李时珍说：古时候有服食胡麻、巨胜两种方法。因为方不是出于一人，所以有两种方法，其实胡麻与巨胜是一种东西。

3. 白发返黑。《千金方》：乌麻九蒸九晒，研末，枣膏为丸服。

4. 腰脚疼痛。《千金方》：新胡麻一升，熬香杵末。每日服一小升，服至一斗永远病愈。温酒、蜜汤、姜汁都可下。

5. 手脚酸痛、微肿。《外合秘要》：用芝麻五升熬研，酒一升，浸一夜，随意喝。

6. 入水肢肿作痛。《千金方》：生胡麻捣烂外涂。

7. 偶感风寒。芝麻炒焦，趁热擂酒饮，暖卧取微汗出佳。

8. 中暑毒死。《经验后方》救生散：用新胡麻一升，微炒使黑，摊开冷却研末，新汲水调服三钱。或丸如弹子大，水送下。

9. 呕哕不止。《近效方》：白油麻一大合，白酒半升，煎取三合，去白油麻、一下子服掉。

10. 牙齿痛肿。《肘后方》：胡麻五升，水一斗，煮汁五升。含漱后吐掉，不过二剂效好。

11. 热淋茎痛。《太平圣惠方》：乌麻子、蔓菁子各五合，炒黄，绯袋装，用井华水三升浸。每食前服一钱。

12. 小儿下痢赤白。《外台秘要》：用油麻一合捣烂，和蜜汤服。

13. 解下胎毒。小儿初生，嚼生芝麻，绵包，给儿咂，毒自下。

14. 小儿急疳。《外台秘要》：油麻嚼敷。

15. 小儿软疖。《谭氏小儿方》：油麻炒焦，乘热嚼烂外敷。

16. 头面诸疮。《普济方》：芝麻生嚼外敷。

17. 小儿瘰疬。《简便方》：芝麻、连翘各等分，研末，频频食。

18. 疔肿恶疮。《普济方》：胡麻烧灰、针砂各等分，研末。用醋调外敷。一日三次。

19. 痔疮风肿作痛。胡麻子煎汤外洗即消。

20. 坐板疮疥。《笔峰杂兴》：生芝麻嚼烂外敷。

21. 阴痒生疮。《肘后方》：胡麻嚼烂外敷，效好。

22. 乳疮肿痛。用芝麻炒焦，研末。用灯窝油调涂即安。

23. 妇人乳少。唐氏：芝麻炒研，入盐少许，吃。

24. 汤火伤灼。《外台秘要》：胡麻生研如泥，外涂。

25. 蜘蛛咬疮。《经验后方》：油麻研烂外敷。

26. 诸虫咬伤。方同上条。

27. 蚰蜒入耳。梅师方：胡麻炒研，作袋枕用。

28. 谷贼尸咽。喉中痛痒，此因误吞谷芒，抢刺痒痛。谷贼属咽，马喉风属喉，必须分清。《三因方》：用芝麻纱研，白热水调下。

29. 痈疮不合。《千金方》：乌麻炒黑，捣烂外敷。

30. 小便尿血。《千金方》：胡麻三升杵末，用东流水二升浸一夜，早晨绞汁，一顿热服。

附　胡麻油（即香油）

陶弘景说：生榨的好。假若蒸炒的，只可供食及点灯用，不入药用。

寇宗奭说：炒熟乘热压出油，叫做生用，只可点灯照明，必须经过再煎炼，才是熟油，方可吃，不适于点灯照明，亦是一个区别。像铁自火中取出而叫作生铁，亦就是这个意义。

李时珍说：入药以乌麻油为上等，白麻油其次，必须来自榨的才好。假若市场铺子里的，不只是已经蒸炒，而且又夹杂假的在内。

[气味]　甘，微寒，无毒。

[主治]　《名医别录》：利大肠，产妇胞衣不落。生油摩疮肿，生秃发。

孙思邈：去头面游风。

陈藏器：主天行热闷（音同闭），肠内结热。服一合，取利为度。

孟诜：主喑哑，杀五黄，下三焦热毒气，通大小肠，治蛔心痛。敷一切恶疮疥癣，杀一切虫。取一合，和鸡子两颗，芒硝一两，搅服。稍时，即泻下热毒，甚良。

《日华诸家本草》：陈油、煎膏，生肌长肉止痛，消痈肿，补皮裂。

苏颂：治痈疽热病。

李时珍：解热毒、食毒、虫毒，杀诸虫蝼蚁。

[发明]　陈藏器说：性大寒，是常食所用。因而发冷疾，滑精髓，发脏腑渴，困脾脏。使人体重损声。

陈士良说：有牙病及脾胃病的人，万万不能吃。治饮食物，必须每日熬熟用。若隔夜，就动气。

刘完素说：油生于麻，麻温而油寒，同一种物质而性不同。

朱震亨说：香油是炒熟的芝麻所榨出来的，好吃，而且不致发病。假若煎炼过，与火没有差异。

李时珍说，张华《博物志》说：积聚的油满了一百石，就自能生火。陈霆墨谈说：衣绢有油，蒸热则冒出火星，是因为油与火是同一性质的。用它煎炼食物，尤其能动火生痰。陈藏器说它大寒，其实不是这样。但生用有润燥解毒、止痛消肿的作用，好像性寒。而且香油能杀虫，而病发腹内结块的人又喜欢油；炼油能够自我燃烧，而气尽则反冷，这又是物体的深奥不容易理解的道理了。

[附方]　旧方十种，新方二十七种，共三十七种。（实三十五方）

1. 发瘕饮油。《外台秘要》说：病发腹内结块的人，很想喝油。用油一升，入有香味而光泽的东西去煎，装好放在病人头边，使气进入口鼻，不要给他喝。疲劳极端而睡眠，虫定从口中出来，赶快用石炭涂手捉住抽尽，就是头发。刚出来时，好像不流动水中的浓菜形状。又说：治疗胸喉间觉得有瘕虫上上下下，曾闻葱、鼓香味，这是发癥虫。二天不吃，开口而卧，用油煎葱、鼓使有香味，放在口边，虫即出，用东西拉去，必愈。

2. 发瘕腰痛。南史说：宋明帝宫中有人腰痛牵心，发作时气断。徐文伯诊后说：这是腹中结块的病。用油灌，吐物像头发，拉它长有三尺，头已成蛇，能够动摇，悬挂滴尽，只有一发。

3. 吐解蛊毒。《岭南方》：多喝清油，取吐。

4. 解河豚毒。《卫生易解方》：一时匆忙无药，赶快用清麻油多灌，取吐呕出毒物即愈。

5. 解砒石毒。《卫生方》：麻油一碗，灌入。

6. 大风热疾。《图经本草》近效方说：婆罗门僧人治疗大风的疾病，及热风手足不利，压丹石热毒。用消石一两，生乌麻油二大升，同时放进平底浅锅中，用未烧的砖坯盖住口，纸泥固封，细火煎。初煎时气腥，药熟则香气发出。再用生芝麻油二大升混合，微煎。用意断酌量所宜，即内不滋润器具。凡大风人，用纸屋子坐病人，外面烧火发汗，一日服一大合，体壮的一日服两次。三七天后，头面疱疮都消灭了。

7. 伤寒发黄。《外台秘要》：生乌麻油一盏（150毫升），水半盏（75毫升），鸡子白一枚，和搅服完。

8. 小儿发热。《仁斋直指方论》：不论风寒、饮食、时行痘疹，都适宜使用。把葱涎入香油内，手指蘸油摩擦小儿五心、头面、项背各处，最能解毒凉肌。

9. 预解痘毒。《外台秘要》说：时常温暖，恐怕患痘疮。用生麻油一盏（150毫升），水一盏（150毫升，）旋转倒入油内，柳枝搅拌稠如蜜。每服二三蚬（音衔）壳，大人二合，睡时服。三五服，大便快利，疮自不生。这是扁鹊的油剂疗法。

《仁斋直指方论》：用麻油、童便各半盏（75毫升），如上法服。

10. 小儿初生。大小便不通。《蔺氏经验方》：用真香油一两，皮硝少许，同煎滚。冷却后，慢慢灌入口中，咽下即通。

11. 卒热心痛。《肘后方》：生麻油半合，服后效好。

12. 鼻衄不止。《普济方》：纸条蘸真麻油入鼻内取喷嚏，即愈。

13. 胎死腹中。《普济方》：清油和蜜各等分，入热水立刻服。

14. 漏胎难产，因血干涩。《胎产须知》：用清油半两，好蜜一两，同煎数十升。温服，胎滑即下。用其他药无益，用这助血得效。

15. 产肠不收。《斗门方》：用油五斤，炼熟盆装。叫产妇坐盆中，约一餐饭久。先用皂角炙，去皮研末。吹少许入鼻作喷嚏，立刻收上。

16. 痈疽发背。《仁斋直指》：初发就服胡麻油，使毒气不内攻。用麻油一斤，银器煎煮二十滚，和醇醋二碗（500毫升）。分五次，一日服完。

17. 肿毒初起。《百一选方》：麻油煎葱至黑色，趁热通手旋涂，自可消散。

18. 喉痹肿痛。《圣济总录》：生油一合灌服，立刻痊愈。

19. 丹石毒发。发热的，不能吃热物，不以火为用，只要穿厚衣服暖卧，用油一匙，含咽。戒怒十四日。《枕中记》说：服丹石的人，先宜用麻油一升，薤白三升（切），入油中，微火煎黑，去滓。和酒每服三合，百日后气血充盛。

20. 身面疮疥。方同下条。

21. 梅花秃癣。《普济方》：用清油一碗（250毫升），用小竹子烧火放入油内煎开，滤猪胆汁一个和匀，剃头擦药，二三日即愈。不要让太阳晒。

22. 赤秃发落。《普济方》：香油、水各等分，用银钗搅拌和匀。天天擦，生了头发就停止。

23. 发落不生。《普济方》：生胡麻油外涂。

24. 令发长黑。《普济方》：生麻油、桑叶煎过，去滓。洗头发，使长数尺。

25. 滴耳治聋。《圣济总录》：生油，每日滴三五次，等待耳中塞物出来，即愈。

26. 蚰蜒入耳。《图经本草》刘禹锡《传信方》：用油麻油作煎饼，枕卧，片刻自出。李元淳尚书在今云南省垫江县时，蚰蜒入耳，无计可用。脑闷有声，以至用头撞击门柱。报告病状危困，因此用皇宫药来治疗，无效。忽然有人献出此方，就愈。

27. 蜘蛛咬毒。《普济方》：香油和盐，混合外撒。

28. 冬月唇裂。《相感志》：香油频繁涂抹。

29. 身面白癜。《千金方》：用酒服生麻油一合，一日三次，服至五斗可愈。忌生冷、猪、鸡、鱼、蒜等一百天。

30. 小儿丹毒。《千金方》：生麻油外涂。

31. 打扑伤肿。赵葵《行营杂录》：熟麻油和酒饮，用火烧热地睡，醒后即疼肿都消除。今浙江省丽水县农民相打，用这种方法治疗，经官方检验，毫无痕迹。

32. 虎爪伤人。赵原阳《济急方》：先吃清油一碗（250毫升），仍然用油淋洗疮口。

33. 毒蜂蜜伤。赵原阳《济急方》：清油外擦妙。

34. 毒蛇蜇伤。《济急良方》：赶快吃好清油一二盏（150～300毫升）解毒，然后用他药治疗。

附 灯盏残油

[主治] 李时珍说：能吐风痰食毒，涂痈肿热毒。又治誓由撊（音制，狂意）犬咬伤，以灌疮口，甚良。

附 麻枯饼

李时珍说：这是榨去油麻的滓，亦名麻枯（音辛）。荒月人亦吃。可以养鱼肥田，亦《周礼》所谓"草人强坚用蕡"的意思。

[附方] 新方有二。

1. 揩牙乌须。《寿亲养老新书》：麻枯八两，盐花三两，用生地黄十斤取汁，一同放入烙饼的平底锅中熬干。用铁盖盖住，盐泥封口，煅赤，取出研末擦患处。一日用三次。擦完，喝姜茶。先从眉起，一个月都黑。

2. 疽疮有虫。《千金方》：生麻油渍贴敷，用绵裹，当有虫出。

附　青蘘（音穰）
（《神农本草经》列为上品）

苏恭说：自草部移附在此。

［释名］　《名医别录》梦神，为巨胜的苗，生于中原山谷。

［气味］　甘，寒，无毒。

［主治］　《神农本草经》：五脏邪气，风寒湿痹，益气，补脑髓，坚筋骨。久服，耳目聪明，不饥不老增寿。

孙思邈：主伤暑热。

《日华诸家本草》：煎汤洗头，去风润发，滑皮肤，益血色。

甄权：治崩中血凝注者，生捣一升，热汤绞汁半升服，立愈。

李时珍：祛风解毒润肠。又治飞丝入咽喉者，嚼之即愈。

［发明］　寇宗奭说：青蘘即油麻叶，用热水浸，很久涎出，稠而色黄，妇女用以梳发，与《日华诸家本草》做汤洗发的说法相符合，那胡麻为芝麻毫无疑问。

陶弘景说：胡麻叶很肥滑，可用于洗头。但不知道说如何服用？有效方中虽然没有用它，亦应当阴干作丸散用。

李时珍说：根据食疗家有种植青蘘做菜的吃法，说：秋天取巨胜子种在田园小区里，像生菜的方法，待苗出来采吃，滑美不差于向日葵。那么，本草所写的，亦像吃蔬菜的功用，不入丸散。

附　胡麻花

孙思邈说：七月采摘最上端的阴干用。

陈藏器说：阴干浸汁，泡面吃，最韧滑。

［主治］　孙思邈：生秃头。

李时珍：润大肠。人身上生肉丁者，擦之即愈。

［附方］　新方一。

眉毛不生。《外台秘要》：乌麻花阴干研末，用乌麻油浸，每日涂。

附　麻秸（音接）

［主治］　李时珍：烧灰，入点痣去恶肉方中用。

［附方］　新方两种。

1. 小儿盐哮。《摘玄方》：芝麻茎，置瓦内烧存性，出火毒，研末。用淡豆腐醮吃。
2. 聍耳出脓。《圣济总录》：白麻茎刮取一合，花胭脂一枚，研末。绵裹塞耳中。

亚　麻
（见宋《图经本草》）

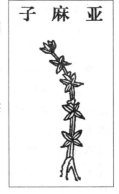

[释名]　鸦麻（见《图经本草》）　壁虱胡麻（见《本草纲目》）

[集解]　苏颂说：亚麻子出山东兖州县、威胜。苗和叶都青，花白色。八月上旬采集果实用。

李时珍说：现陕西人亦种，就是壁虱胡麻。它的果实亦可以榨油点灯，气味讨厌不能吃。其茎与穗很像芫荽，子不同。

附　亚麻子

[气味]　甘，微温，无毒。
[主治]　苏颂：大风疮癣。

大　麻
（见《神农本草经》上品）

[释名]　火麻（见《日用本草》）　黄麻（俗名）　汉麻（见《尔雅翼》）　雄的名枲麻　牡麻（见《诗疏》）　雌的名苴麻（见《诗疏》）　荸麻（音字）　花名麻蕡（见《神农本草经》）　麻勃

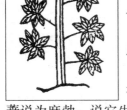

李时珍说：麻从两木在广下面，像屋下分配麻的形状。木音派，广音俨。其余的见下面注释。说它是汉麻，是为了区别于胡麻。

[集解]　《神农本草经》说：麻蕡一名麻勃，即麻花上旺盛的。七月七日采集好。麻子九月采。入土的损伤人。生于太山川谷。

陶弘景说：麻蕡即牡麻，牡麻则无果实，现在人作布及鞋用它。

苏恭说：蕡即麻实，不是花。《尔雅》说：蕡，枲麻果实。《仪礼》说：苴，麻有蕡的。注说：有子的麻为苴，都叫子。陶弘景把蕡说为麻勃，说它生气勃勃像花，说是又出麻子，错了。既然把蕡作为米谷的上品，花难道能吃吗？

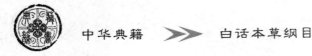

陈藏器说：麻子，早春种的为春麻子，小而有毒，晚春种的为秋麻子，入药佳。压油可以涂抹东西。

寇宗奭：麻子，从海东毛罗岛来的，大如莲实，最美，其次是出于陕西省鄜县、北方的，大如豆，南方的子小。

苏颂说：麻子各处种了，把它的皮捻成线织为布。农民选择它的子有斑纹的，叫做雌麻，种下去则结子多，其他的子就不一定。《神农本草经》麻蕡、麻子所主治的病症相同，而麻花不是所吃的东西，苏恭的论述似乎恰当。然而，本草朱字说，麻蕡味辛，麻子味甘，又好像是两种东西。故怀疑本草与尔雅、礼记的说法不同。又药性论用麻花，说味苦，主治诸风、妇女月经不利。难道麻蕡、麻子、麻花是三种东西？

李时珍说：大麻就是现在的火麻，亦叫黄麻。到处种植，剥皮收子。有雌有雄，雄的为枲麻，雌的为苴麻。大科的像油麻，叶狭而长，形状像益母草叶，一枝有七叶或九叶。五六月开细黄花而结穗，随着就结果实，大像胡荽子，可以榨取油。剥它的皮作麻绳，茎白而有棱，体轻空虚可作灯烛的心。《齐民要术》说：麻子发勃时，拔去雄的。若未发勃时先拔，那就不能结成子。它的子黑而质重，可以捣制为蜡烛，就是指这种东西。《神农本草经》有麻黄、麻子二条，说蕡就是麻勃，说麻子入土的伤害人。苏恭说：蕡是麻子，不是花。苏颂说：蕡、子、花是三种东西。疑惑而不能决断。谨慎地按照《吴普本草》说：麻勃一名麻花，味辛无毒；麻蓝一名麻蕡，一名青葛，味辛苦有毒；麻叶有毒，吃了伤人；麻子中仁无毒，先埋藏在地中的，吃了杀人。根据这种说法，那麻勃是花，麻蕡是果实，麻仁是果实中间的仁。吴普是三国时候的人，离古不远，论述非常分明。《神农本草经》把花说为蕡，把埋藏入土的说是能杀人，文字都是传写的脱漏和错误。陶弘景及唐宋各医家，都不考究而主观怀疑相似，可以说是一种疏忽。现按照吴普的观点改正于下：

附 麻勃

吴普说：一名麻花。

李时珍说：阅《齐民要术》中有："放（发）勃时拔去雄"的文字，那勃为花已经明确了。

[气味] 辛、温，无毒。

甄权说：苦，微热，无毒。畏牡蛎。入行血药，把䗪虫作为它的使药。

[主药] 《药性本草》：一百二十种恶风，黑色遍身苦痒，逐诸风恶血，治女人经候不通。

李时珍：治健忘及金疮内漏。

[发明] 陶弘景说：麻勃，方药中少用。善于养生的人常配合人参服，能预知未来的事情。

李时珍说：按照范汪方有治健忘的方：七月七日收麻勃一升，人参二两，研末，蒸使气透。每临卧服一刀圭（一梧桐子大小），能够完全知道周围的事情。这是治健忘，服了能记忆周围的事情。陶弘景说能预知未来的事情，言过了。又《外台秘要》说：生疔肿的人，忌见麻勃，见了就死的，用胡麻、针砂、烛花研末，醋和外敷。不知麻勃与疔为什么原因相忌？亦像有人见漆就生疮一样，这个道理都不太清楚。

　　[附方]　旧方一，新方二，共三方。

　　1. 瘰疬初起。《外台秘要》：七月七日麻花，五月五日艾叶各等份，作炷香，灸百壮。

　　2. 金疮内漏。《外台秘要》：麻勃一两，蒲黄二两，研末。酒服半钱，白天三次，夜晚一次。

　　3. 风病麻木。麻花四两，草乌一两，炒存性为末，炼蜜调成膏。每服三分，白开水调下。

附　麻蕡

　　吴普说：一名麻蓝，一名青葛。

　　李时珍说：这应当是麻子连壳的，所以周礼朝事（晏会或祭把）时用竹器装此以供奉。月令食麻，和大麻可吃，蕡可供奉稍有区别，壳有毒而仁无毒。

　　[气味]　辛，平，有毒。

　　吴普说：神农：辛；雷公：甘；岐伯：有毒。畏牡蛎、白薇。

　　[主治]　《神农本草经》：五劳七伤。多服，令人如见鬼状而狂走。

　　孟洗：假如想要见鬼的人，取生麻子、菖蒲、鬼臼各等分，杵丸如弹子大。每早面向太阳服一丸。满一百日就能见到鬼。

　　《名医别录》：利五脏，下血，寒气，破积止痹散脓。久服，通神明，轻身。

　　[附方]　旧方一种。

　　风癫百病。《千金方》：麻子四升，水六升，猛火煮使芽出，去滓煎取二升，空腹服。或发或不发，或多言语，不要惊异。只要让人摩手足，即顷刻定安。进三剂愈。

附　麻仁

　　[修治]　寇宗奭说：麻仁很难去壳。取帛包放入开水中，浸到水冷拿出，垂吊井中一夜，不要让它接触水。次日日中晒干，就在新瓦上搓去壳，簸扬取仁，粒粒都完整。张仲景的麻仁丸，就是用这种大麻子中间的仁。

　　[气味]　孟诜说：甘，平，无毒。

　　吴普说：先埋藏在地中的，吃了会伤害人。

　　陈士良说：多吃损血脉，滑精气，痿阳气。妇人多吃即发带病。畏牡蛎、白薇，恶茯苓。

　　[主治]　《神农本草经》：补中益气。久服，肥健不老，神仙。

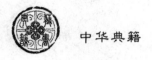

《名医别录》：治中风汗出，逐水气，利小便，破积血，复血脉，乳妇产后余疾。沐发，长润。

陈藏器：下气，去风痹皮顽，令人心欢，炒香，浸小便，绞汁服之。妇人倒产，吞二七枚即正。

陈士良：润五脏，利大肠风热结燥及热淋。

《日华诸家本草》：补虚劳，逐一切风气，长肌肉，益毛发，通乳汁，止消渴，催生难产。

孟诜：取汁煮粥，去五脏风，润肺，治关节不通，发落。

李时珍：利女人经脉，调大肠下痢。涂诸疮癞，杀虫。取汁煮粥食，止呕逆。

［发明］　陶弘景说：麻子中仁，合丸药并酿酒，很好。但性滑利。

刘完素说：麻，为木谷而治风，这是同气相求。

王好古说：麻仁，为手阳明、足太阴药。阳明病汗多、胃热、便难，三病都是燥性，所以用它通润。

成无己说：脾欲缓，急食甘以缓之。麻仁味甘，用以缓脾润燥。

［附方］　旧方十九，新方十九，共三十八条。

1. 服食法。《食疗本草》：麻子仁一升，白羊脂七两，蜜蜡五两，白蜜一合，和杵蒸吃，不饥耐老。

2. 耐老益气。久服不饥。《药性论》：麻子仁二升，大豆一升，熬香研末，蜜丸。日服两次。

3. 大麻仁酒。《篋中方》：治骨髓风毒疼痛，不可运动。用大麻仁水浸，取下沉的一大升晒干，在银器中旋旋慢炒香熟，入木臼中捣至万杵，到细如白粉即止，平分为十帖。每用一帖，取家酿无灰酒一大碗（300毫升），同麻粉，用柳槌蘸入砂盆中擂，滤去壳，煎至减半。空腹温服一帖。轻的四五帖见效。重的不出十帖，必定消失痛苦，效果难于言表。

4. 麻子仁粥。治风水腹大，腰脐重痛，不可转动。《食医心镜》：用冬麻子半斤，研碎，水滤取汁，入粳米二合，煮稀粥，下葱、椒、盐豉。空腹服。

5. 老人风痹（同秘）。麻子煮粥，照上法服。

6. 五淋涩痛。《食医心镜》：麻子煮粥，如上法服。

7. 大便不通。《肘后方》：麻子煮粥，如上法服。

8. 麻子仁丸。张仲景方：治脾药，大便秘而小便数。麻子仁二升，芍药半斤，厚朴一尺，大黄、枳实各一斤，杏仁一升，熬研，炼蜜为丸，如梧桐子大。每以浆水下十丸，日服三次。无效再加。

9. 产后秘塞。《本事方》：许学士说，产后汗多则大便秘，难于用药，只有麻子、苏子粥最稳。不但产后可服，凡老人诸虚风秘，都有作用。用大麻子仁、紫苏子各二合，洗净研细，再用水研，滤取一盏（150毫升），分两次煮粥吃。

10. 产后淤血。不尽。《千金方》：麻子仁五升，酒一升浸一夜，次早去滓温服一升，先服不愈，晚上再服一升，不吐不下。不能与男子交合一个月，保养要像初产的方法一样。

11. 胎损腹痛。《食医心镜》：冬麻子一升，杵碎熬香，水二升煮汁，分服。

12. 妊娠心痛。烦闷。《太平圣惠方》：麻子仁一合研，水二盏（300毫升），煎六分（180毫升），去滓服。

13. 月经不通。或两三月，或半年，一年者。《普济方》：用麻子仁二升，桃仁二两，研匀，熟酒一升，浸一夜。日服一升。

14. 呕逆不止。《外台秘要》：麻仁三合杵熬，水研取汁，放少量盐，吃了立即见效。李谏议曾经用过，极好。

15. 虚劳内热。下焦虚热，骨节烦疼，肌肉急，小便不利，大便数，少气吸吸，口燥热淋。《外台秘要》：用大麻仁五合研，水二升，煮取一升，分服。四五剂愈。

16. 补下治渴。《药性论》：麻子仁一升，水三升，煮四五开（滚）去滓。冷服半升，一日两次。

17. 消渴饮水。日至数斗，小便赤涩。《肘后方》：用秋麻子仁一升，水三升，煮三四滚。饮汁，不超过五升愈。

18. 乳石发渴。《外台秘要》：大麻仁三合，水三升，煮二升。时时小口地渴。

19. 饮酒烂咽。口舌生疮。《千金方》：大麻仁一升，黄芩二两，研末，蜜丸。含服。

20. 脚气肿渴。《外台秘要》：大麻仁熬香，用水研取一升。另外用水三升，煮一升赤小豆，取一升汁，就是肉麻汁，再煎三五滚。吃豆饮汁。

21. 脚气腹痹。《外台秘要》：大麻仁一升研碎，酒三升，浸三夜。温服效好。

22. 血痢不止。《外台秘要》必效方：用麻子仁汁煮绿豆。空腹服，很有效。

23. 小儿痢下。赤白，体弱大困者。《子母秘录》：麻子仁三合，炒香研细末。每服一钱，浓蜜水服，立刻见效。

24. 截肠怪病。大肠头脱出寸余，痛苦，干燥则自落，又出，名为截肠病，假若肠掉尽就不治。夏子益《奇疾方》：但初觉截时，用器具装芝麻油坐浸，喝大麻子汁数升，即愈。

25. 金疮淤血。在腹中。《千金方》：用大麻仁三升，葱白十四枚，捣熟，水九升，煮取一升半，一次服完。血出不尽，再服。

26. 腹中虫病。《食疗本草》：大麻子仁三升，东行荣萸根八升，浸水。快天亮时服二升，到夜晚虫即下。

27. 小儿疳疮。《子母秘录》：嚼麻子外敷，日六七次。

28. 小儿头疮。《千金方》：麻子五升研细，水绞汁，和蜜敷。

29. 白秃无发。《普济方》：麻子三升炒焦研末，猪脂和涂，发生为止。

30. 发落不生。《圣济总录》：蕡麻子汁煮粥，少量多次分服。

31. 聤耳出脓。《太平圣惠方》：麻子合，花胭脂一分，研匀，作梃子，绵裹塞耳。

32. 大风癞疾。《太平圣惠方》：大麻仁二升，洗晒，用酒一斗浸一夜，研取白汁，滤入瓶内，开水煮数滚收藏。每饮一小盏（150毫升），兼服茄根散、乳香丸，取得疗效。

33. 卒被毒箭。《肘后方》：麻仁数升，杵汁饮。

34. 解射罔毒。《千金方》：大麻子汁服佳。

35. 辟禳瘟疫。《龙鱼河图》：麻子仁、赤小豆各十四枚，除夕放井中，喝水好。

36. 赤游丹毒。《千金方》：麻仁捣末，水和外敷。

37. 湿癣肥疮。《千金方》：大麻烧松枝取汁敷，五天愈。

38. 瘰疬出汗。生手足肩背，成串像赤豆的形状。《千金方》：剥净，用大麻子炒研末摩擦。

附　大麻油

［主治］　李时珍·出《千金方》、《外台秘要》：熬黑压油，敷头，治发落不生；煎熟，时时饮，治硫磺毒发身热。

［附方］　新方一。

尸咽痛痒。《圣济总录》：麻子烧取油脂，酒调一钱内服。

附　大麻叶

［气味］　辛，有毒。

［主治］　苏恭：捣汁服五合，下蛔虫；捣烂敷蝎毒，都有效。

甄权说：浸汤沐发长润，令白发不生。用叶一握，同子五升捣和，浸三日，去滓洗发。

［发明］　李时珍说：按照郭文《疮科心要》，乌金散治痈疽疔肿，时行毒气恶疮。方中用火麻头，同麻黄诸药发汗，那么叶的有毒攻毒之功可知了。《普济方》用以截疟，尤可推广。

［附方］　新方二。

1. 治疟不止。《普济方》：火麻叶，不管是茂盛还是干枯，入锅内文武火慢慢炒香，连锅取下，用纸盖住，使出汗干尽，研末。临发前用茶或酒下。移病人于原睡处，形状像醉，醒来即愈。

2. 治疟不止。又方：火麻叶如上法为末一两，加缩砂、丁香、陈皮、木香各半两，酒糊丸梧子大。每用酒或茶任意下五至七丸。能治诸疟，壮元气。

附　黄麻

［主治］　李时珍说：破血，通小便。

［附方］　新方二。

1. 热淋胀痛。《太平圣惠方》：麻皮一两，炙甘草三分，水二盏（300毫升），煎一盏服（150毫升），一日两次，取效。

2. 跌扑折伤。疼痛。王促勉《经验方》中的接骨方：黄麻烧灰、头发灰各一两，乳香五钱，为末。每服三钱，温酒下，立效。

附　麻根

［主治］　陶弘景：捣汁或煮汁服，主淤血石淋。

苏恭：治产难衣不出，破血壅胀，带下崩中不止者，用水煮服，有效。

《药性论》：治热淋下血不止，取三至九枚，洗净，水五升，煮三升，分服，血止神验。

苏颂：出韦宙独行方，根及叶捣汁服，治敲打淤血，心腹满气短，及腕骨骨折痛不可忍者，皆效。缺药，用麻煮汁代。

附　沤麻汁

［主治］　苏恭：止消渴，治淤血。

小　麦
（见《名医别录》中品）

［校正］　《本草拾遗》将它与麦苗归在一起

［释名］　来

李时珍说：来也称作秾；许慎《说文解字》中说：天上降下了瑞麦，一粒麦有二根刺，形状像芒刺，这就是天上来的。像有脚走来的，所以囍字从字和夕字。文音绥，意思是脚走路。《诗经》中说：牟平（山东一县名）赠给了我来。又说：夕像它的果实，文像它的根。迦师在古印度书中命名的小麦是错的。

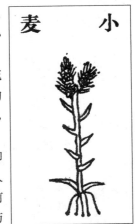

［集解］　苏颂说：大小麦秋天播种冬天生长，春天吐穗开花夏天成熟。具备四季中和之气。所以是五谷的珍品。气温较高的地区也可以春天播种，到夏天便可以收割。但与秋天播种者相比，四气显得不足，所以有毒。

李时珍说：北方人种小麦总是遍地撒播，而南方人种小麦却是一撮撮撒。北方的小麦皮薄面多，而南方的小麦则相反。有人说：收回的小麦与蚕沙掺和在一起，可以防虫。有人说：立秋前将苍耳子锉碎后与小麦同晒同收，也不会虫蛀。如果立秋后再与苍耳子同晒收的话，虫已经生了。大概小麦生性怕湿，所以长期下雨水涝的话，多不会成熟。

附　小麦

[气味]　甘，微寒，无毒。入少阴、太阳经。

甄权说：性平，有小毒。

苏恭（即苏敬）说：小麦煮汤，皮不许裂开。裂开了则性温，不能消热止烦。

陈藏器说：小麦秋天播种夏天成熟，接受了足够的四季之气，兼有寒热温凉四性。所以小麦性凉、麦曲性温、麦麸性寒、麦面性热，符合它的自然现象。河渭之西（即现在的陕西省一带），白麦面也是性凉，因为它是春天播种的，缺少二气。

李时珍说：刚收的麦性热，陈麦则性平和。

[主治]　《名医别录》：除客热，止烦渴咽燥，利小便，养肝气，止漏血吐血。使妇女易怀孕。

孙思邈说：养心气，有心病的人应该吃。

寇宗奭说：煎水喝，治暴淋。

《药性论》：熬小麦粉吃，可杀死肠中的蛔虫。

李时珍说：陈麦煎水喝，可止虚汗。烧存性，用油调匀和外涂可治各种疮汤火伤灼。

[发明]　李时珍说：按照《素问》中说：小麦属火，是心之谷。郑玄说：小麦有麦秤甲壳，属木。许慎说：小麦属金，金旺而生，火旺而死。三种说法各不相同。而《名医别录》说：小麦养肝气，与郑玄的说法相符。孙思邈说：小麦养心气，与《素问》说法相符。考查它的功效，可除烦、止渴、收汗、利尿、止血，都是心脏的病症，应当以《素问》为准。大概许慎是根据时间，郑玄是根据形状，而《素问》则是根据功效和药性立论，所以三者论各不相同。

朱震亨说：饥荒之年用小麦代替粮食，必须晒干，用少量水湿润，捣去皮，煮成饭吃，可避免脸部发热的疾患。

[附方]　古代所用附方二条，新收附方五条，共七条。

1. 消渴心烦。《食医心镜》：用小麦煮饭及粥吃。

2. 老人五淋、身热腹满。《奉亲养老书》：小麦一升，通草二两，水三升，煮成一升，喝了就会痊愈。

3. 项下瘿气。《小品方》：用小麦一升，醋一升浸泡，晒干后研成粉末。将海藻洗净，研成粉末三两，混合均匀。每次用酒调服四十分之一合，每天服三次。

4. 眉炼头疮。《儒门事亲》：将小麦烧存性，研成粉末。用油调匀敷。

5. 白癜风癣。《医学正传》：将小麦摊在石头上，用烧烫的铁块把它压出油来。用此油搽效果很好。

6. 汤火伤灼，未成疮者。周定王《袖珍方》：将小麦炒黑，研成细腻的粉末，用油调匀涂在患处。

7，金疮肠出。《刘涓子鬼遗方》：用小麦五升，水九升，煮取四升，用棉花过滤取汁，等完全冷却后。让病人躺在床上，用嘴巴含汁喷患者，肠子渐渐进入体内，喷在病人背上。不要让病人知道，并且不要让过多的人看见，旁人也别说话，否则肠子不会进入。而后抬起床的四角轻轻摇晃，使肠子自动进入。十天之内，只能稍微吃点食物，不能吃饱。千万别让病人受惊，否则就会死人。

附 浮麦

（用水淘时浮于水面的小麦，焙干后用。）

[气味] 甘、咸，寒，无毒。

[主治] 李时珍说：益气除热，止自汗盗汗，骨蒸虚热，妇人劳热。

附 麦麸

[主治] 《日华诸家本草》：季节性疾病热疮，汤火疮烂，扑损伤折淤血，醋炒贴敷患处。

陈藏器说：和面作成饼，可止泻痢，调中去热健人。用醋拌匀蒸热，盛入袋中，包好熨人或马冷失腰脚伤折处，可止痛，散血。

李时珍说：用醋蒸，熨手脚风湿痹痛，寒湿脚气，反复更换擦至汗出，对两种疾病都有良好效果。研成粉末内服，可止虚汗。

[发明] 李时珍说：麸是小麦皮。与浮麦同性，但止汗的效果次于浮麦，大概是因为浮麦无肉的缘故。大凡人的身体疼痛及疮疡肿烂流水，或小儿暑期出水痘，溃烂不能着席睡觉者，用夹褥装麦麸缝合垫在下面睡，性凉而软，实在是妙法。

[附方] 新收附方七条。

1. 虚汗盗汗。《卫生宝鉴》：将小麦用文武火炒，研末。每次服二钱半，米汤冲服，每天三次。或煎火当茶喝。另一方：将猪唇煮熟后切成片，蘸麦粉吃也有良好效果。

2. 产后虚汗。《胡氏妇人方》：麦麸、牡蛎各半，研成粉。用猪肉汤调服二钱，每天服两次。

3. 走气作痛。《生生编》：用浓醋拌麸皮炒热，装入袋中熨痛处。

4. 灭诸瘢痕。《圣济总录》：春夏季用大麦麸，秋冬季用小麦麸，筛取粉末与奶酪混匀敷患处。

5. 小儿眉疮。小麦麸炒黑，研成粉，用酒调匀敷患处。

6. 小便尿血。《集玄》：面麸炒香，用肥猪肉蘸着吃。

附 麦面

[气味] 《名医别录》：甘，温，有微毒。不能消热止烦。

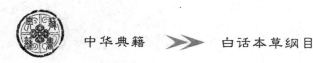

《大明本草》说：性壅热，小动风气，可发散丹石之毒。

孙思邈说：多吃，经常放在水里漂，可增加外来之气。畏汉椒和萝卜。

[主治] 陈藏器说：补虚。长期吃，可充实肌体，涩肠胃，强气力。

《日华诸家本草》：养气，补不足，助五脏。

寇宗奭说：水调服，治人中暑，马病肺热。

李时珍说：敷痈肿损伤，可散血止痛。生吃，可利大肠。水调服，可止鼻衄血。

[发明] 孟诜说：脸上有热毒的人，大多呈陈黑色，又认为是磨石的粉末结在里面的缘故。只要捣碎吃，就会有良好效果。

陈藏器说：麦面性热，只有第二次磨出的性凉，因为它接近麦麸。河渭以西（现陕西省一带），白面性凉，因为它是春天播种的，缺乏二气。

汪颖说：东南地区地势低温，春天雨水多，小麦已受了湿气，又没有出汗，所以吃了会作渴，动风气，助湿发热。西北地区地势高且干燥，春天雨水少，小麦不受湿，又会放入地窖里发汗，北方人生来就身体厚实又少湿，所以经常吃也不会得病。

李时珍说：北方的麦面性温，吃了不会渴；南方的麦面性热，吃了会烦渴；西边的麦面性凉，都是自然气候造成的。吞汉椒，吃萝卜，都能缓解它的毒性，见萝卜条。医方中常常用飞罗面，是为了使它没有石末从而性平。陈麦面，用水煮了吃，没有毒性。因为能发胀的麦糟，也能导致疾病和生疮，只有作成蒸饼与药物掺和在一起，才能取它消胀的功效。按照李廷飞《三元延寿书》说：北方多霜雪，所以麦面没有毒；南方雪少，所以麦面有毒。顾元庆《檐曝偶谈》中说：长江以南的小麦夜晚开花，所以会发病；长江以北的小麦是白天开花，所以适合于人。又说：鱼和水稻应该是江淮一带的好，羊和麦面应该是京洛一带的好，也就是说不同的地方适宜于种养不同的动植物。麦面虽然性热，但在寒食节那天将麦面装入纸袋每天都挂在通风的地方，几十年也不会坏，然而热性也都消除了没有毒性。入药更好。

[附方] 古代所用附方六条，新收附方二十三条，共二十九条。

1. 热渴心烦。《圣济总录》：热水一盏（0.15升），调麦面一两，喝下。

2. 中暑猝死。《千金翼方》：井水调麦面百分之一合，内服。

3. 夜出盗汗。麦面作成鸡子黄大，空腹、睡觉时煮熟吃。第二天早晨再吃一帖妙香散，可取效。

4. 内损吐血。《医学集成》：将飞罗面稍微炒一下，用京墨汁或藕节汤，调服二钱。

5. 大衄血出。口耳皆出者。《普济方》：用白面加入少量食盐，冷水调服三钱。

6. 中蛊吐血。《太平广记》：小麦面二合，水调服。半天之后应当会从大实像枣。

7. 呕哕不止。《兵部手集》：醋调麦面作二三十枚鸡子黄大的丸子，用开水煮熟，滤出后投入浆水中，等降到温热时吞下两枚，止吐了，就不必再吞。若还不止，晚上再吞。

8. 寒痢白色。《外台秘要》：炒麦面，每次用四十分之一合放入粥中吃。能治疗每天腹泻多次，医师无法医治者。

9. 泻痢不固。《饮膳正要》：白面一斤，炒到焦黄，每天空腹热水冲服百分之一合。

10. 诸疟久疟。《德生堂经验方》：用不同姓的三户人家的寒食面各一合，农历五月初五年时采集青蒿，擂出自然药液，将面调湿作成绿豆大的小丸。发病的那天早晨，用眼泪水吞服一粒。另一方：加入少量炒黄的朱砂。

11. 头皮虚肿。薄如蒸饼，状如裹水。《梅师集验方》：用嘴嚼细麦面敷患处，效果良好。

12. 咽喉肿痛。卒不下食。《普济方》：用醋调白面，涂在咽喉外部肿处。

13. 妇人吹奶。经验方：用水调麦面并煮至快熟，再加入无灰酒一盏（0.15升），搅拌均匀趁热喝下。让别人慢慢按乳房，药行病即愈。

14. 乳痈不消。《太平圣惠方》：将白面半斤炒黄，用醋煮成糊状，涂之就消。

15. 破伤风病。《普济方》：白面、烧盐各百分之一合，用新鲜水调匀，涂患处。

16. 金疮出血不止。《蔺代经验方》：用生麦面干敷，五至七天就会痊愈。

17. 远行脚茧成泡者。《温隐居海上方》：水调生麦面涂之，一夜就平。

18. 折伤瘀损。白面、栀子仁共同捣碎，水调，敷之即散。

19. 火燎成疮。《千金翼方》：炒麦面、放入栀子仁粉，油调敷患处。

20. 疮中恶肉。《仙传外科》：寒食面二两，巴豆五分，用水调作成饼，烧灰掺和。

21. 白秃头疮。《普济方》：白面、豆豉混合研碎，用醋调匀敷之。

22. 小儿口疮。《普济方》：寒食面五钱，消石七钱，水调半钱，涂在脚心，男孩涂左脚，女孩涂右脚。

23. 妇人断产。白麦一升，酒一升，煮沸后去掉药渣，分三次服。月经来的前一天夜里服一次，第二天早晨及白天再各服一次。

24. 阴冷闷痛，渐入腹肿满。《千金翼方》：醋调麦面熨之。

25. 一切漏疮。《千金翼方》：将食盐与麦面混合成团，烧后研碎敷之。

26. 瘭疽出汗　生于手脚肩和背部，累累如赤豆。《千金翼方》：剥净，用酒调麦面敷患处。

27. 一切疔肿。《梅师集验方》：用腊猪脂和麦面封住患处效果良好。

28. 伤米食积。《杨起简便方》：白面一两，白酒曲二丸，炒后研成粉，每次吃五十分之一合，白汤调下，如果伤肉食，则用山楂汤调下。

附　麦粉

[气味]　甘，凉，无毒。

[主治]　孟诜说：补中，益气脉，和五脏，调经络。又炒一合，汤服，断下痢。

李时珍说：醋与麦粉熬成膏，可消一切痈肿、汤火伤。

[发明]　李时珍说：麦粉就是麸面、麦面洗筋后澄出的浆粉。现在人们多用它来

浆洗衣服，古方中很少用。按万表的《积善堂经验方》中说：乌龙膏：治一切痈肿发背，无名肿毒，对刚发病灼热没有破烂者，具有神效。用隔年的小粉，越久越好，用锅炒。刚炒时变得糖稀，久炒后就会干，变成黄黑色，放冷后再研末。用陈醋调成糊状，熬成黑漆状，装入

便而出。时把它摊在纸上，剪一个孔贴患处，就像冰一样冷，疼痛就会止。一会儿会觉得发痒，干了也不能动。时间一长肿毒就会自然消除，药力也尽从而脱落，很神妙。这个方是苏州杜水庵传下来的，每次用都有效。药物易得且功效大，济生者应该收藏。

附　麦面筋

[气味]　甘，凉，无毒。

[主治]　李时珍说：解热和中，劳热人应该煮着吃。

宁原说：宽中益气。

[发明]　李时珍说：面筋，将麸面与麦面放入水中揉洗而成。古人很少知道，但现在却是主要的素食，煮着吃很好。现在人们多用油炒，那它就是热性。

寇宗奭说：将生白面嚼成筋，可以粘住禽类、虫类。

附　麦麨
（即干粮。将麦蒸后，磨成的屑。）

[气味]　甘，微寒，无毒。

[主治]　《蜀本草》：消渴，止烦。

附　麦苗
（见《本草拾遗》）

[气味]　辛，寒，无毒。

[主治]　陈藏器说：消酒毒暴热，酒疸目黄，并捣烂绞汁每天喝。又可解蛊毒，煮汁滤服。

《日华诸家本草》：除烦闷，解时疾狂热，退胸膈热，利小肠。研细吃，有益于脸色。

附　麦奴

陈藏器说：麦穗快成熟时，上有黑霉者即是。

[主治]　陈藏器说：热烦，天行热毒。解丹石毒。

李时珍说：治阳毒温毒，热极发狂大渴，以及温疟。

[发明]　李时珍说：朱肱《南阳活人书》中说：治阳毒温毒热极发狂发斑大渴几

倍于常人者，用黑麦奴丸，水化服一丸，汗出或微泻后便会痊愈。这个方用麦奴、梁上尘、釜底媒、灶突墨，同黄芩、麻黄、芒消、大黄等分研成粉末，作成鸡子黄大的蜜丸。大概取火化之药是根据治病的本义。小麦是心之谷，属火，而麦奴是小麦将成熟时，被湿热所蒸，上面有黑霉者。与釜底煤、灶突墨是同一道理。这条方出自陈延之《小品方》，名叫麦奴丸，《初虞世古今录验方》中命名为高堂丸、水解丸，的确是救急的良药。

附　麦秆

[主治]　李时珍说：烧灰，放入去疣痣、蚀恶肉膏中用。

大　麦
（见《名医别录》中品）

[释名]　牟麦

李时珍说：大麦苗粒都大于小麦，所以得了大麦这个名。牟麦也是大的。统称为大麦。

[集解]　陶弘景说：现在稞麦也叫牟麦，像矿麦，只是皮较薄。

苏恭（即苏敬）说：大麦出关中（现西藏、青海等地），即青稞麦，形状像小麦却比小麦大，皮厚，所以叫大麦，不像矿麦。

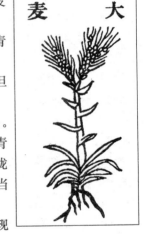

苏颂说：大麦现在南北都能种。矿麦有两种：一种像小麦但比小麦大，一种像大麦也大。

陈藏器说：大麦、矿麦，是一种麦加工前后的两种不同产品。矿麦连皮，大麦则是麦米，只是以有壳与无壳来区分。苏敬把青稞麦称为大麦，非也。青稞麦像大麦，但天生是皮肉相离，秦陇巴西（现陕西、甘肃、四川、重庆等地）种之。现在人们将它当作大麦米买，不能区分。

陈承说：小麦，是现在人们每天用来磨面粉的。大麦，是现在人们把它的粒皮看着像稻谷的，做饭吃很滑溜，用以喂马较好。矿麦，现在人们把它看着像小麦但比小麦大，青黄色，作成面后又脆又硬，吃多了会胀人，汴洛（现开封陕西一带）、河北之间又称为黄稞。关中（现西藏、青海等地）有一种青稞，比前面说的粒小，色微青，专用来喂马，没见入药用。然而大麦、矿麦，两麦的名称相互交差。现在那些像小麦但比小麦大的矿麦，应当称为大麦；而那些不像小麦而硬脆的所谓大麦，应当称为矿麦。不可不清楚。

李时珍说：大、矿二麦，注者不统一。按《吴普本草》中说：大麦也名矿麦，是

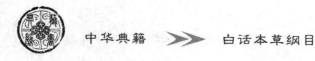

五谷中长得最旺盛的。《王桢农书》中说：青稞有大小两种，像大小麦，而粒大皮薄，多面无麸，西（秦陇巴西一带）人种之，只不过与大小麦名称不同。《郭义恭广志》中说：大麦有黑矿麦。有矿麦，出自凉州，像大麦。有赤麦，红色而肥。据此那么矿麦应是大麦中的一种皮厚而青色者。大抵是一类异种，如粟、粳的种类近百，但总是一类，只是方土有所不同罢了。所以两麦的主治相差不大。大麦中也有黏稠者，名叫糯麦，可用来酿酒。

[气味]　咸，温、微寒，无毒。为五谷最长者，令人多热。

孟诜说：暴食而像脚弱，是下气的缘故。久服宜人。熟的则对身体有益，夹生吃性寒对人体有损害。石蜜与它相使。

[主治]　《名医别录》：消渴除热，益气调中。

陈士良说：补虚劣，壮血脉，益脸色，实五脏，化谷食，止泄，不动风气。长期吃，使人肥白，润肌肤。作面，胜于小麦，无燥热。

苏敬说：大麦面：平胃止渴，消食治疗胀满。

孟诜说：长期吃，头发不白。配针砂、没石子等，染发成黑色。

李时珍说：宽胸下气，凉血，消积促进食欲。

[发明]　寇宗奭说：大麦性平凉滑腻。有人患缠喉风，吃不下饭。用此面作成稀糊，让其咽下以助胃气而平。三伏天，朝廷炒米麦，用来赐给臣下。

朱震亨说：大麦刚成熟时，人们多炒着吃，此物有火，能生热病，人们不知道。

李时珍说：大麦做饭吃，香而有益。煮成粥很滑溜。磨面作酱很甜美。

[附方]　古代所用附方三条，新收附方六条，共九条。

1. 食饱烦胀，只想睡者。《肘后方》：将大麦面熬到微香，每次用白开水调服四十分之一合，效果好。

2. 膜外水气。《圣济总录》：大麦面、甘遂粉各半两，水调和作成饼，炙熟吃，通大便。

3. 小儿伤乳，腹胀烦闷欲睡。《保幼大全》：大麦面生用，水调一钱吃。白面稍微炒一下也可以。

4. 蝼蝈尿疮。平尧卿《伤寒类要》：大麦用嘴嚼后敷患处，每天敷三次较好。

5. 肿毒已破。青大麦去掉须，炒成爆米花研成粉末，敷患处。成酒窝状后，揭去再敷。连敷数次就会痊愈。

6. 麦芒入目。《孙真人方》：大麦煮水洗眼睛，就会出来。

7. 汤火伤灼。大麦炒黑，研成粉，用油调匀搽患处。

8. 被伤肠出。《千金翼方》：用大麦粥的汁洗肠并推入腹腔，只能喝稀饭，百日以上才算痊愈。

9. 卒患淋痛。《太平圣惠方》：大麦三两煎水，加入姜汁、蜂蜜，当茶喝。

附　麦蘖
（见蘖米条下）

附　大麦苗

[主治]　平尧卿《伤寒类要》：诸黄，利小便，用棒槌捣出汁天天服用。

李时珍说：冬天面目手脚生冻疮皮肤坼裂，煮水洗之。

[附方]　新收附方一条。

大便不通。《杨起简便方》：旧大麦茎，煎成浓汁，连次服。

附　大麦奴

[主治]　陈藏器说：解热疾，消药毒。

矿麦（矿音矿）
（见《名医别录》中品）

[释名]　李时珍说：矿麦的壳厚而且粗犷。

[集解]　陶弘景说：矿麦是马所吃的。服食家（相当于营养学家）同时吃大、矿二麦，令人轻松健康。

萧炳说：矿麦西川人会种着吃。山东、河北人正月播种，名叫春矿。形状与大麦相似。

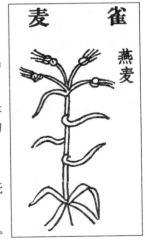

李时珍说：矿麦有两种：一种类似小麦而比小麦大，一种类似大麦而较之大。

苏颂说：矿麦就是大麦中一种皮厚者。陈藏器称矿麦就是连壳的大麦，不是的。按《名医别录》自有矿麦的功用，它的皮难道可以吃吗？详见大麦条下。

[气味]　甘，微寒，无毒。

陶弘景说：此麦性热而又说微寒，恐怕是作成麦粉与和壳而致的差异。

苏恭（即苏敬）说：矿麦性寒，陶弘景说性热，不是的。长江以东少有的缘故。

《大明诸家本草》说：暴食像动冷气，长期吃就会益于人。

[主治]　《名医别录》：轻身除热。长期服用，使人多力健行。作成麦蘖，可温中消食。

萧炳说：补中，不动风气。作成饼吃，效果良好。

［发明］　李时珍说：《名医别录》中麦蘖附见秬麦条下，而大麦条下没有，那么作麦蘖应当用秬麦为好。现在人们将它们通用，不再分别了。

雀　麦
（见《唐本草》）

［校正］　从草部移入谷部。

［释名］　燕麦（见《唐本草》）䕞（音约）　杜老草（见《外台秘要》）

李时珍说：牛星草，这是野麦。为燕、雀所食，故名叫燕麦、雀麦。《日华子本草》谓此药为瞿麦，是错误的。

［集解］　苏恭（即苏敬）说：雀麦到处都有，生在旧废墟及野林下。苗的叶子像小麦但较其弱小，它的果实像秬麦但较其细。

寇宗奭说：苗与麦相同，但穗细长而稀疏。唐代刘梦得所说的"菟丝子、冬葵、燕麦，为春风摇动"即是。

周定王说：燕麦的穗很细，每穗又分小叉成数十个，果实也细而小。春去皮壳，磨成面蒸吃或作饼吃，皆可救灾荒充饥。

［附方］　旧方三条。

1. 胎死腹中，胞衣不下（气上冲心，心悸怔忡）。《子母秘录》：用雀麦一把，五升水，煎煮成两升温方服下。

2. 齿䵟（音 nì 溺）并虫。从小到老，经久不愈者。《外台秘要》用雀麦，一名叫杜老草，通常又叫牛星草，《千金要方》称其"似牛毛草"，《外台秘要》称其"似牛尾草"。用苦瓠叶三十枚，洗干净。取雀麦苗剪成两寸长，用瓠叶分成五包包裹，宽一寸，厚五分。用三年的陈醋（酢 cù）浸泡。到中午，将两包放入火中烘热，放入口中敷在牙齿外边，待冷后再换敷。将包放入水中，打开看，即可看到有长三分的虫。老虫是黄色的，幼虫是白色的。瓠叶多则用二、三十枚，少则用一二十枚。此方疗效非常好。

附　雀麦米

［气味］　甘、平，无毒。［主治］　李时珍说：充饥滑肠。

附　雀麦苗

［气味］　甘，平，无毒。

［主治］　苏敬说：妇女生产不下（即难产）用雀麦苗煮汁饮服。

荞　麦
（见宋《嘉祐本草》）

[释名]　蕎（音翘）麦　乌麦（吴瑞）　花荞

李时珍说：荞麦的梗茎细弱且弯曲，易长易收，磨成面粉就像小麦一样，故称荞麦、蜀麦而与小麦同名。通常也称甜麦以区别于苦麦。

《丹铅录》（杨慎）中说：乌麦为燕麦，都由于没有读《日用本草》的缘故。

[集解]　萧炳说：荞麦做饭，必须利用水蒸气的热力蒸熟，烈日暴晒使之裂开口，将皮捣掉取米仁做饭。

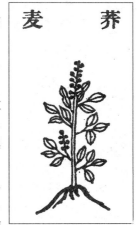

李时珍说：荞麦南北方都有。立秋前后下种。八九月份收割，其性最怕霜打。荞麦苗高一、二尺，红色的梗茎绿色的叶，像乌桕树叶一样。开繁密笑盈盈样的小白花。结像羊蹄样的累累果实，果实有三条棱，老者呈黑色。

《王祯农书》说：荞麦北方多种。磨成面，作煎饼配着蒜吃。或做汤饼，称它为河漏，用来作为平常的食粮，细滑像粉一样，比麦面差一些。南方也种荞麦，但只作饼吃，是农家过冬的食粮。

[气味]　甘，平，寒，无毒。

孙思邈说：酸，微寒。食之难消化。长久吃易动风，使人头眩。作成面粉与猪、羊肉拌和加热吃，不超过八九顿，既患热风，胡须眉毛脱落，再生亦很稀疏。甘肃省、陕西省以北，多见此病。也不能与黄鱼同吃。

[主治]　孟诜说：实肠胃、益气力、提精神，能除五脏的渣滓秽浊。

萧炳说：做饭吃，消丹石之毒，效果非常好。

吴瑞说：用醋调荞麦粉，涂擦小儿丹毒红肿热疮。

李时珍说：降气宽肠，化积滞，消热肿风痛，除白浊白带及脾有积滞之泄泻。用砂糖水调炒荞麦面二钱服，治痢疾。荞麦面炒焦，热水冲服，治绞肠沙痛。

[发明]　汪颖说：《食疗本草》说荞麦能除五脏的渣滓秽浊。民间说渣滓秽浊沉积在肠胃一年者，吃荞麦也能消去。

李时珍说：荞麦最能降气宽肠，故能消肠胃积滞，但治浊带、泄泻痢疾腹痛、气逆之病，脾胃气盛有湿热者宜之。若脾胃虚寒者食荞麦，则大伤元气而致胡须眉毛脱落，非所适宜。孟诜说荞麦能益气力，恐怕不是这样的，按《简便方》（杨起）说：脘腹微微作痛既刻泻，泻的次数也不多，日夜几次者，用荞麦面一味做饭吃，连吃三、

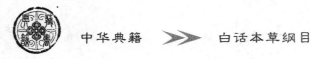

四次即愈。我壮年患此病两个月，瘦弱的很厉害，用消食行气药都不见效，一僧传授此方服而痊愈。再用皆有效，这可证明它的消积滞之功。《普济方》里治小儿天吊及历节风方中也用荞麦。

[附方] 新方十六条。

1. 咳嗽气逆而喘。《儒门亲事》：荞麦粉四两、茶末二钱，生蜜二两，水一碗，用手顺时针搅拌一千下，饮服，许久放气不止，病即愈。

2. 水满肿喘。《太平圣惠方》：生大戟一钱，荞麦面二钱，用水调和作饼，烤熟研成散末，空腹用茶送服，以大小便通利为度。

3. 男子白浊。《济生丹》（魏元君）：用荞麦炒焦为末，以鸡蛋清调和成梧桐子大的丸子。每次服五十丸，以盐汤送服，一日三次。

4. 赤白带下，方同魏元君济生丹方。

5. 噤口痢疾。《坦仙方》：每次服荞麦面二钱，用砂糖水调和服下。

6. 痈疽发背（痈疽长在背部）一切肿毒。《直指方》：荞麦面、硫磺各二两，研为末，用混浊的井水调和作成饼，晒干收藏。每次用一块饼，用水磨外敷痈疽肿毒。痛者使之不痛，不痛者使之痛，病即痊愈。

7. 疮头色黑凹陷。《直指方》：用荞麦面煮熟吃，疮头即可显露突起。

8. 痘疹疮疡溃烂。《痘疹方》：用荞麦粉频频外敷痘疹疮疡。

9. 汤火灼伤。《奇效方》：用荞麦面炒黄研末，以水调和外敷灼伤处，疗效神速。

10. 蛇盘瘰疬，围绕颈项长瘰疬。《阮氏方》：用荞麦（炒去壳）、海藻、白僵蚕（炒去丝）等分为末。用热水浸白梅，取梅汁及一半梅肉与上述药末调和成绿豆大丸子。每次服六七十丸，一天服五次。食后服药，临睡前饮下米汤。其毒可从大便里泄去。若与淡菜同服，效果尤佳。淡菜生在海藻上，亦能治此病。忌食豆腐、鸡、羊、酒、面。

11. 积聚败血。通仙散：治男子败积（指腹部淤血包块），妇女败血，不伤正气。用荞麦面三钱，大黄二钱半为末，睡前以酒调服。上病多能去之。

12. 头风畏冷。《怪证奇方》（李楼）云：一人患头风病，头重如裹，三十年未愈。我用荞麦粉二升，与水调和作成两块饼，更换交替敷在头上，患者微微出汗即愈。

13. 头风风眼。用荞麦作成铜钱样大的大饼，贴在眼的内、外眦，以米样大的艾柱灸之，其效神速。

14. 染发令黑。《普济方》：荞麦、针砂各二钱，用醋调和，先以米汤洗干净头发，再以上药涂擦，用荷叶包着头到一更洗去。再以无食子、诃子皮各二两为末，每次用二钱，大麦面二钱，用醋如米汤调和涂擦头发，荷叶包着头到天明，洗去药头发即黑。

15. 绞肠沙痛。《简便方》：荞麦面一撮，炒黄加水烹煮服。

16. 小肠疝气。《孙天仁集效方》：荞麦仁炒后去尖部，胡芦巴浸酒晒干，各用四两，炒小茴香一两，共研为末，用酒调和成梧桐子大丸。每次空腹以盐酒服五十丸。

服两个月大便即下出白脓，病根除。

附 荞麦叶

[主治] 陈士良说：作食粮吃，下气，利耳目。多食即微泄。

孙思邈说：生吃，动虚风，使人身痒。

附 荞麦秸

[主治] 李时珍说：烧灰淋水熬干取碱，同石灰等分，以蜜调收藏。能使痈疽溃烂，腐蚀瘀浊烂肉，去酒窝痣，效果最良。荞麦秆作草席，可避除虱子。

《日华子本草》曰：烧灰淋水，用此水洗六畜之疮及驴、马之躁蹄。

[附方] 新方二条。

1. 噎食。《海上方》：荞麦秸烧灰浇淋水，放入锅内熬煮取白霜（硵）一钱，加入硼砂一钱，共研为末，每次用酒送服半钱。

2. 避虱、蜈蚣。荞麦秸作成草席，并且用火烟熏之。

苦 荞 麦
（见《本草纲目》）

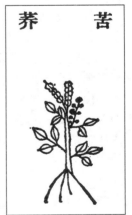

[集解] 李时珍说：苦荞麦产在南方，春社前后种。梗茎青多枝，叶似荞麦叶但较其尖，开的花呈绿色，结的果亦似荞麦，稍尖且棱角不明显，其味很苦，农家将其研磨捣成粉，使其蒸馏挥发掉黄汁，乃可作为糕饵食之，颜色像猪肝。属谷类中的下品，聊济灾荒。

[气味] 甘、苦，温，有小毒。

李时珍说：多食伤胃，发风疹伤气，能发各种病，黄疸病人尤其应当禁食。

[附方] 新方一条。

明目枕。《邓才杂兴》：苦荞麦、黑豆皮、决明子、菊花共作枕头，到老目明。

稻
（见《名医别录》下品）

[释名] 稌（音杜） 糯（亦作稬）

李时珍说：稻稌，是粳、糯的通称。物理论所说的稻，是指灌溉种植的总称。本

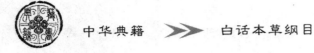

草则专指糯以为稻。稻，依从舀（音函），像人在臼上整理稻的意思。稌，则是方言稻的转声。它的性质粘而软，所以叫做糯。

汪　颖说：糯米舒缓筋脉，使人多睡，其性柔弱。

［集解］　陶弘景说：有神仙导引之术的方药里中，稻米与粳米都用，这是两种东西。稻米色白如霜，江东没有，所以通称粳为稻，不知在颜色种类上重复说是为什么？

苏恭说：稻，是有芒谷的通名。尔雅说：稌，就是稻。粳，是不粘的叫法，一说釉。氾（音泛）胜之说：三月种粳稻，四月种秫稻，即并称为稻。陶说是两物，是不可理解的。

马志说：这稻米就是糯米，它的颗粒大小像粳米，细糠色白如雪。现通称秫、糯二谷为稻，所以疑惑。按照李含光《音义引字书》解释"粳"字说：是稻；解"秫"字说：属稻，不粘；解"粢"字说：是稻饼。粢是糯。

掌禹锡说：《尔雅》说，稌，即稻。郭璞注说：区别两个名称。现沛县呼稌。周颂说：丰收年多黍多稌。《礼记》说：牛适宜稌。《豳风》说：十月收获稻，都是一种东西。《说文》讲，秫，属稻。沛县说稻为糯。《字林》说：糯，粘稻；秫不粘的稻。然而秫、糯很相似，只据粘与不粘来区别它们的不同。应当依照说文把稻称为糯。颜师古《刊谬正俗》说：本草所载稻米，就是现在的糯米。或者通称粳、糯为稻。孔子说：吃的是稻。周朝有"稻人"的官衔，汉朝有派遣管理稻田的使者，并通指秫、糯而言。所以后人混称，不知道稻就是糯。

寇宗奭说：稻米，是指现在造酒的糯稻。因其性温，所以可作酒。酒为阳，所以多热，《西域记》载：印度土湿热，稻一年有四熟，亦可验证。

李时珍说：糯稻，南方水田多有种植。其性粘，可以造酒，可以作饼，可以蒸糕，可以熬糖，可以炒吃。它的种类很多，谷壳有红、白二色，或有毛，或无毛；米亦有赤、白二色，赤的酒多糟少，一种粒白如霜，长有三四分。《齐民要求》中糯有九格、雉木、大黄、马首、虎皮、火色等名。古人造酒多用粘高粱，所以论述糯稻，往往要费神争辩。秫，就是粘高粱，见本条。

附　稻米

［气味］　苦，温，无毒。

孙思邈说：味甘。

寇宗奭说：性温。

苏颂说：糯米性寒，作酒则热，糟就温平，亦像大豆与豉、酱的性不同一样。

孟诜说：性凉。能发风动气，使人多睡，不可多吃。

陈藏器说：久吃使人身体软弱，舒缓人的经脉；小猫、犬吃丁，亦出现脚屈不能；马吃了，足重；孕妇夹杂肉吃，使胎儿不利。

肖炳说：壅塞各经络的气，使四肢不收，发风昏昏沉沉。

陈士良说：久吃发生心悸，及痈疽疮槠中痛。合酒食之，醉难醒。

李时珍说：糯性粘滞难化，小儿与病人宜忌。

［主治］ 《名医别录》：做饭温中，令人多热，大便坚。

陈士良说：能行营卫中血积，解芫青、斑蝥毒。

孙思邈：益气止泻。

《大明诸家本草》：补中益气。止霍乱后吐遂不止，以一合研水服。

肖炳：以骆驼脂煎饼吃，主痔疾。

陈藏器：作粥一斗吃，主消渴。

李时珍：暖脾胃，止虚寒泻痢，缩小便，收自汗，发痘疮。

［发明］ 孙思邈说：糯米味甘，养脾之谷，脾病宜食。

杨士瀛说：痘疹用沴米，取其解毒，能酿而发。

李时珍说：糯米性温，酿酒则热，熬糖块尤甚，故脾肺虚寒的适宜。若素有痰热风病，及脾病运化转输功能不好，吃了最能发病而成积滞。孟诜、苏颂说其性凉、性寒，这是错误的说法。《名医别录》已经说了，糯米温中坚大便，使人多热，难道是寒凉吗？现的人患冷泄的，炒食即止。老人患小便频数的，作饼、作糕或丸子，夜食亦止。它的温肺暖脾之功得到了验证。痘症用它，亦是取这个意义。

［附方］ 旧方五，新方十六，共二十一条。

1. 霍乱烦渴不止。《杨氏产乳》：糯米三合，水五升，蜜一合，研汁分服，或煮汁服。

2. 消渴饮水。方同上。

3. 三消渴病。《三因方》梅花汤：用糯谷炒出白花、桑根白皮各等分。每用一两，水二碗（500毫升），煎汁饮服。

4. 下痢禁口。《经验良方》：糯谷一升炒出白花去壳，用姜汁拌湿再炒，研末。每服一匙，开水送下，三剂即止。

5. 久泄食减。《松篁经验方》：糯米一升，水浸一晚滤干，慢慢炒熟，磨筛，入怀庆山药一两。每日清晨用半盏（75毫升），入砂糖二匙、胡椒末少许，用极滚开水调服。其味很好，大有滋补。久服令人精暖有子，这是秘方。

6. 鼻衄不止，服药无效。《简要济众方》：独圣散：用糯米微炒黄，研末。每服二钱，新汲井水调下。再吹少许入鼻中。

7. 劳心吐血。《澹寮集验方》：糯米半两，莲子心七枚，研末，酒调服。孙仲盈说：曾用多有见效。或用墨汁作丸服。

8. 自汗不止。糯米、小麦麸同炒，研末。每服三钱，米饮下。或煮猪肉做点心食。

9. 小便白浊。《经验良方》白糯丸：治人夜尿脚停白浊，老人、虚人多患此证，或使人突然死亡，或损耗人的精液，主头昏重。用糯米五升炒赤黑，白芷一两，研末，糯粉糊丸梧子大。每服五十丸，木馒头煎汤下。若缺药，用局方补肾汤下。若年轻人禀赋怯弱，房室太过，小便多，尿道阴阻不畅，小便如膏脂，入石菖蒲，牡蛎粉甚为有效。

10. 女人白淫。杨起《简便方》：糙糯米、花椒各等分，炒研末，醋糊丸梧子大。每服三四十丸，食前醋汤下。

11. 胎动不安下黄水。《产宝》：用糯米一合，黄芪、川芎各五钱，水一升，煎取八合，分服。

12. 小儿头疮。《普济方》：糯米饭烧灰，入轻粉、清油调敷。

13. 缠蛇丹毒。《济急方》：糯米粉和盐，嚼烂外涂。

14. 打扑伤损及诸疮。《便民图纂》：清明节前二天浸糯米，逐（每天）日换水，至小满节取出，晒干研末，用水调涂。

15. 金疮痈肿及竹木签刺等毒。《灵苑方》：用糯米三升，于端午节前四十九日，用冷水浸。一天两次换水，轻洗转，不要搅碎。至端午日取出阴干，绢袋装，挂在通风处。每次用的时候即取，炒黑研末，冷水调如膏药，依据疮的大小，裹定疮口，外面用布包定勿动，一直等到疮愈。假若金疮接触生水而作脓肿厉害的，赶快裹一二餐饭久，就不会作脓肿。假若痈疽初发，刚刚觉得焮红肿痛，赶快贴此药，一夜便可消散。

16. 喉痹吒腮。用上膏药贴项下及肿处，一夜便消。药干了就换，经常保持湿润为好。

17. 竹木签刺。用上膏贴，一夜刺出在药内。

18. 颠犬咬伤。《医方大成》：糯米一合，斑蝥七枚同炒，蝥黄去掉，再入七枚，再炒黄去掉，又入七枚，待米出烟，去蝥研末。油调外敷，小便利下好。

19. 荒年代粮。《肘后方》：稻米一斗淘汰，百蒸百晒，捣末。日吃一晚餐，用水调服，至三十日止，可以一年不食。

20. 虚劳不足。糯米入猪肚内蒸干，捣作丸子，天天吃。

21. 腰痛虚寒。《谈野翁试验方》：糯米二升，炒熟袋装，拴靠痛处。内用八角茴香研酒服。

附　米泔

[气味]　甘，凉，无毒。

[主治]　李时珍：益气，止烦渴霍乱，解毒。食鸭肉不消者，一次服完一盏（150毫升），即消。

[附方]　旧方一条。

烦渴不止。《外台秘要》：糯米泔任意饮，即止。研汁亦可。

附　糯稻花

[主治]　李时珍：阴干，入揩牙、乌须方用。

附　稻穗（即稻秆）

[气味]　辛，甘，热，无毒。

[主治]　陈藏器：黄病如金色，煮汁浸，另用谷芒炒黄研末，酒服。

苏颂：烧灰，治坠扑伤损。

李时珍：烧灰浸水饮，止消渴。烧灰淋汁，浸肠痔。揉搓稻秆垫靴鞋，暖足，去寒湿气。

[发明]　苏颂说：稻秆灰方，出自刘禹锡《传信方》。说：湖南李从事坠马扑伤损，用稻秆烧灰，用新熟酒连糟入盐和，淋取汁，浇痛处，立愈。

李时珍说：稻秆煮烂制作成纸，嫩心用作为鞯，都大有利于民。纸不可以贴疮，因能烂肉。按照《江湖纪闻》说：有人壁虱入耳，头痛难忍，用百药无效。取稻秆灰煎汁灌入，虱死而出。

[附方]　旧方一，新方八，共九方。

1. 消渴饮水。危氏方取稻秆中心烧灰，每用热水浸一合，澄清后喝。

2. 喉痹肿痛。《普济方》：稻草烧取墨烟，醋调吹鼻中，或灌入喉中，滚出痰，立愈。

3. 热病余毒。《肘后方》：毒攻手足疼痛将要脱掉的样子，用稻秆灰煮汁浸。

4. 下血成痔。《崔氏纂要》：稻秆烧灰淋汁，热浸三五次，病愈。

5. 汤火伤疮。《卫生易简方》：用稻草灰冷水洗七遍，带湿摊上，干了就换。若是疮湿，焙干油敷，二三次可愈。

6. 恶虫入耳。《圣济总录》：香油合稻秆灰汁，滴耳内。

7. 噎食不下。《摘玄妙方》：赤稻细梢烧灰，滚开水一碗，隔绢淋汁三次，取汁，入丁香一枚，白豆蔻半枚，米一盏，煮粥吃，效极好。

8. 小便白浊。《摘玄妙方》：糯稻草煎浓汁，露一夜，饮服。

9. 解砒石毒。《医方摘要》：稻草烧灰，淋汁，调青黛三钱服。

附　谷颖（即谷芒）

[主治]　陈藏器：黄病，研末酒服。

《日华本草》：又解蛊毒，煎汁饮。

附　糯糠

[主治]　李时珍：齿黄，烧取白灰，每早擦牙。

粳（音庚）
（见《名医别录》中品）

[释名] 就与粳同。

李时珍说：粳是谷稻的名，有早、中、晚三次收成。各种本草单独把晚稻说为粳，不对，性粘的为糯，不粘的为粳。糯即懦弱，粳即坚硬。但入解热药，以晚粳为好。

[集解] 陶弘景说：粳米，就是现在的人常吃的米，但有白、赤、小、大不同大类四五种，如同一类，可作廪米。

孟诜说：淮河、泗水之间最多。襄水、洛水一带的粳米，亦坚实而香。南方多收红稻，最补益人。各处虽然多有粳米，只用作充饥。

李时珍说：粳有大、旱二稻。南方土下泥泞、多宜种水稻；北方地平，因是泽土，宜种旱稻。西南平坦的地方亦有烧山地垦田种旱稻的，叫做火米。古时只下种小块土地，所以祭祀叫稻为美好的蔬菜，现在的人都拔秧栽插。其种类有近百种，各不相同，都是根据土地不同而制宜。谷的光、芒、长、短、大、小，所有的都不同；米的赤、白、紫、乌、坚、松、香、否，尽不相同；性的温、凉、寒、热，亦因土地的形色而不同。直腊有水稻，高约一丈，随水而长。南方有一年二熟的稻。苏颂说的香粳，长白如玉，可以充作御贡。都因粳米略微不同罢了。

附 粳米

[气味] 甘、苦、平，无毒。

孙思邈说：生的性寒，烤了的性熟。

李时珍说：北方粳凉，南方粳温，赤粳热，白粳凉，晚白粳寒；新粳米热，陈粳性凉。凡人喜吃生米，积久腹中成为结块，治用鸡尿白。

汪颖说：新米刚吃，动风气。陈久的米下气，病人尤宜。

孟诜说：常吃干粳饭，使人病热中，唇口干。不可同马肉一块吃，因会发积久不易治的病，不可和苍耳同吃，会使人忽然心痛，赶快烧仓米灰和蜜浆服，不然即刻会死。

[主治] 《名医别录》：益气，止烦止渴止泄。

《蜀本草》：温中，和胃气，长肌肉。

《日华本草》：补中，壮筋骨，益肠胃。

孟诜：煮汁，主心痛，止渴，断热毒下痢。

王好古：合芡实作粥吃，益精强志，聪耳明目。

李时珍：出《养生集要》，通血脉，和五脏，好颜色。

孙思邈：常食干粳饭，令人不噎。

[发明] 孟诜说：粳米色红的粒大而香，水浸有味益人。大致新熟的动气，经隔年的也可发病。唯有江南人多收红稻贮于仓，烧去毛，到春天舂米吃，就不发病而宜人，温中益气，补下元。

寇宗奭说：粳以白晚米为第一，早熟的米不如它。能平和五脏、补益胃气，其功用非他药所能比。然而，稍微生一点就不再益脾，过熟就好。

汪颖说：粳有早、中、晚三次收成，以晚白米为第一。各地所产，种类很多，气味不可能没有稍小的差异，然而亦不至于相差太远。自然界生成五谷，可以养人，得此则生，得不到则死。唯有此谷得天地中和之气，有类似于造化生育的功能，所以不是其他东西可以相比。入药之功用在这里略述。

王好古说：本草说粳米益脾胃，而张仲景的白虎汤中用以入肺。这是因为味甘入脾胃，色白为西方的象征、气寒入手太阴肺。少阴症，桃花汤中用以补正气，竹叶石膏汤中用以补不足。

李时珍说：粳稻六七月收的为早粳，只可充食，八九月收的为迟粳，十月收的为晚粳。北方气寒，粳米多凉，八九月收割的就可入药；南方气热，粳性多温，只有十月收割的晚稻气凉才可入药；迟粳、晚粳得金秋之气多，所以色白的入肺而解热；早粳得土气多，所以色红的益脾而色白的益胃。若云南深山之粳则性热，是因那里的土地相宜之故。

[附方] 旧方二，新方十，共十二条。

1. 霍乱吐泻，烦渴欲绝。《普济方》：用粳米二合研粉，入水二盏（300毫升）研汁，和。竹沥一合，一次服下。

2. 赤痢热燥。《普济方》：粳米半升，水研取汁，入油瓷瓶中，蜡纸封口，沉井底一夜，早上服。吴内翰家乳母患此病，服了有效。

3. 自汗不止。粳米粉绢包，不断地扑身。

4. 五种尸病。《肘后方》：粳米二升，水六升，煮一后温滚服，一日三次。

5. 卒心气痛。《肘后方》：粳米二升，水六升，煮六七滚后温服。

6. 米瘕嗜米。《千金方》：有人好吃米，积久成块，不吃米则吐出清水，得米即止，米不消化，久亦死人。用白米五合，鸡屎一升，同炒焦研末。水一升，一次服完。不久吐出瘕积，像研米汁，或像白沫淡水，病就愈了。

7. 小儿初生三日，应开肠胃，助谷神者。《肘后方》：碎米煮浓粥如乳浆，频繁地把约豆大小给小儿饮。可以哺乳喂十五天左右，慎给杂药。

8. 初生无皮色赤，只有红肉，是受胎未足。《普济方》：用早白米粉外扑，肌肤自生。

9. 小儿甜疮，生于面耳。叫其母频繁嚼白米，卧时外涂患处，不过三五次，即愈。

10. 荒年辟谷·《肘后方》：粳米一斗，酒三升浸，晒干又浸，酒尽为止。取出稍吃，可避谷三十日。吃足一斛三升，可避谷一年。

11. 胎动腹痛，急下黄汁。《太平圣惠方》：用粳米五升，黄芪六两，水七升，煎二升，分四次服。

12. 赤根丁肿。《千金方》：白粉熬黑，和蜜外敷。

附　淅二泔

[释名]　米渖

李时珍说：淅音锡，洗米之意。渖，是汁；泔，是甘汁；二，是第二次汁，清而可用。所以叫做淅二泔。

[气味]　甘，寒，无毒。

[主治]　李时珍：清热，止烦渴，利小便，凉血。

[发明]　戴元礼说：风热赤眼，睡时用淅二泔冷调洗肝散、菊花散之类服。

[附方]　新方四条。

1. 吐血不止。《普济方》：陈红米泔水，温服一盅，一日三次。

2. 鼻出衄血。《证治要诀》：频繁饮淅二泔，另用真麻油或萝卜汁滴鼻内。

3. 鼻上酒齄（音楂）。《证治要诀》：用淅二泔于食后冷饮。外用硫磺入大菜头内，煨后碾成末，涂抹患处。

4. 服药过剂致闷乱者。《外台秘要》：粳米饮汁。

附　炒米汤

[主治]　李时珍：益胃除湿。不去火毒，令人作渴。

附　粳谷奴　即谷穗煤黑者

[主治]　李时珍：《千金方》记载：走马喉痹，烧研，酒服2.7毫升，立效。

附　禾秆

[主治]　李时珍：《卫生易简方》记载：解砒毒，烧灰，新汲水淋汁滤清，冷服一碗（250毫升），毒当从下而出。

籼（音仙）
（见《本草纲目》）

[释名]　占稻（见《本草纲目》）　早稻

李时珍说：籼，亦是粳类先熟鲜艳而透明的，所以叫作籼。种子来自占城国（现越南），所以叫作占。一般称作粘，不对。

［集解］　李时珍说：籼像粳而粒细，开始自福建进入，种子得自越南。宋真宗派遣使者到福建取三万斛（每斛 10 升，或说五斗），分给各方种植，所以现在到处都有。地势高些的地方都可种，其熟最早的六七月可以收割。品种亦多，有红、白两种颜色，与粳米大同小异。

附　籼米

［气味］　甘，温，无毒。

［主治］　李时珍：温中益气，养胃和脾，除湿止泄。

附　籼秆

［主治］　《普济方》：反胃，烧灰淋汁温服，令人吐，还是因为胃中有虫，本品能杀虫。

第二十三卷 《本草纲目》谷部

谷之二
（稷粟类一十八种）

稷《名医别录》

黍《名医别录》

蜀黍《食物本草》

玉蜀黍《本草纲目》

粱《名医别录》

粟《名医别录》

秫《名医别录》

穇子《救荒本草》

稗《本草纲目》

狼尾草《本草拾遗》附蒯草

东廧《本草拾遗》

菰米《本草纲目》

蓬草子《本草拾遗》

䔸草《本草拾遗》

蒒草《海药本草》

薏苡《神农本草经》

罂子粟（即御米、丽春花）《开宝本草》

阿芙蓉《本草纲目》

上附方旧二十九种，新五十四种。

稷
(见《名医别录》下品)

[释名] 穄（音祭）粢（音咨）

李时珍说：稷，从禾从畟，音即，和声。又进力整理田园种植。诗曰："畟畟良耜"是了。种稷（植物）的人，必须畟畟进力。南方人继承北音，叫稷为穄，是说它的米可以供给祭祀。《礼记》：祭宗庙稷叫明粢。《尔雅》说：粢，是稷。罗愿说：稷、穄、粢、都是一种东西，只不过语音轻重不同罢了。色赤的名叫穈，色白的名叫芑，色黑的名叫秬。注解见"黍"下。

[集解] 陶弘景说：稷米人亦不识，书本记载多说黍与稷相似。又注解黍米说：穄米与黍米相似，而颗粒特大，不宜人吃，说会引发老病。诗云：黍稷稻粱，禾麻菽麦。这是八谷，世俗尚且不能辨别证实，何况神草？

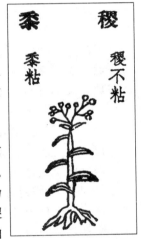

苏恭说：《吕氏春秋》说，饭美味的，有江苏吴县阳山的穄。高诱注解说，关西（今函王关西）叫做穈（音糜），冀州（今河北、山西地二省）叫做䅄（音牵去声）。《广雅》说，䅄即穄。《礼记》说：稷叫明粢。《尔雅》说，粢即稷。《说文》讲"稷为五谷之长"，叫田正。这是官名，不是谷称。以前读书的人把稷称为粟类，或说在粟之上，都是说它的意义，而不知其实际内容。按照氾胜之种植书，有黍不讲稷。本草有稷不记载穄。楚人（今湖南北边）叫做稷；关中（今陕西省）叫做穈，叫它的米为黄米。其苗与黍相类似，所以叫黍为秫秫。陶弘景说与黍相似，说法得体。

陈藏器说：稷、穄是同一种东西，北方最多，如黍黑色。

孟诜说：稷在八谷之中，为未秀禾中的下等。黍是作酒，稷是做饭，用途悬殊。

苏颂说：稷米，出产粟的地方都能种植。现在的人不很珍重，只有祭祀之时用。农民只用它防备其他谷类不熟，作为粮食。

寇宗奭说：稷米现在叫做穄米，早于其他谷熟，其香可爱，所以取它供祭祀用。然而能诱发旧疾，只能胜任做饭，不粘，味也淡。

李时珍说：稷和黍，是同一类两种东西。性粘的为黍，不粘的为稷。稷可以做饭，黍可以酿酒。就像稻有粳与糯一样。陈藏器单独指黑黍为稷，亦不全面。稷黍的苗似粟而低小有毛，结子成枝而很散，子粒如粟而光滑。三月下种，五六月可收，亦有七八月收的。颜色有赤、白、黄、黑数种，色黑的禾稍高，现在通俗都称为黍子，不再叫稷。北方地寒，种它有补，河西（指黄河以西，今陕西、甘肃两省）出产的颗粒更硬。稷熟最早，做饭松爽香美，为五谷之长而属土，所以春祭谷神用稷配土地之神。五谷不可到处祭，只该祭其生养之地。古时候把厉山氏之子为稷之主，至成汤（商开国之主）开始改变以后之稷，这都是从事耕种的人的功劳。

[正误]　吴瑞说：稷苗似芦苇，子粒亦大，南方人称为芦穄。孙炎《本草正义》说：稷即是粟。

李时珍说：稷黍的苗虽然很像粟，但结子却不同：粟的穗丛聚拥簇，稷黍的子粒疏散成枝。孙炎说稷为粟，错了。芦穄就是蜀黍，它的茎苗高大如芦苇。而现在祭祀的人，不知道稷即黍的不粘者，往往把芦粟说为稷，所以吴瑞亦承袭他的错误。现一并更正。

附　稷米

[气味]　甘、寒，无毒。

孟诜说：多吃，诱发三十六种寒气病。不能与苦壶芦同吃，若发冷病，只喝黍秆汁即愈，又不可与附子同服。

[主治]　《名医别录》：益气，补不足。

《日华本草》：治热，压丹石毒发热，解苦壶卢毒。

《食医心镜》：作饭食，安中利胃宜脾。

李时珍说：《生生编》称凉血解暑。

[发明]　李时珍说：按孙真人说，稷为脾之谷，脾病宜服之。氾胜之说：烧黍稷则苦壶芦，这是物性相制的缘故。稷米、黍秆，能解苦壶芦的毒。《淮南万毕术》说：祠堂坟墓之处的黍，吃了使儿不思母。这亦是有所嫌恶？

[附方]　新方四条。

1. 补中益气。《饮膳正要》：羊肉一脚，熬汤，入黄河以西的米、葱、盐，煮粥吃。

2. 卒啰不止。《肘后方》：粢米粉，井花水服，好。

3. 痈疽发背。《葛氏方》：粢末粉熬黑，用鸡子白和涂已练的帛上，剪孔贴，干了换，佳效。

4. 辟除瘟疫，令不相染。《肘后方》：用稷米研末，一次服完。

附　稷根

[主治]　李时珍：心气痛，产难。

[附方]　新方二条。

1. 心气疼痛。高粱根煎汤温服，很有效。

2. 横生难产。重阳日取高粱根（名瓜龙）阴干，烧存性，研末。酒服二钱，即下。

黍

（《名医别录》中品）

[释名]　赤黍称作虋（音门）称作縻（音糜）白黍称作芑（音起，即白苗）黑黍称作秬（音距）一稃二米称作秠（音疙）

李时珍说：按照许慎《说文》讲：黍可以作酒，从禾入水的意思。魏子才《六书精蕴》说：禾下从氽，像细粒散垂的形状。氾胜之说：黍即暑。待暑而生，暑后就长成了。诗云：诞降嘉种，维秬维秠，维縻为芑。縻就是虋，转音。郭璞把虋芑称为梁粟，把秠称为黑黍的二米，罗愿把秠称为未来牟，都不是。

[集解]　陶弘景说：黍，荆（楚国，今湖北省等地）、郢州（今武昌）及长江以北都种植。其苗像芦苇而不同于粟，颗粒亦大。现在的人多叫秫粟为黍，不对。北人作黍饭，方药中酿黍米酒，都用秫黍。《名医别录》中丹黍米，即赤黍米。亦出产于北边，江东地区有时也有种植，但不是土地所适宜，多用于入神奇之药。又有黑黍名秬，酿酒，供祭祀用。

苏恭说：黍有几种。其苗亦不像芦苇，虽然与粟相似但又不是粟。

苏颂说：现汴（今河南开封）、洛（陕西省洛水）、河（黄河）、陕（陕西）等地都种黍。《尔雅》说：

虋为赤苗，芑为白苗，秬为黑黍。李巡说：秠是黑黍中一层谷皮内有二粒米的。古代规定，以上党产秬黍中等的累计，用生律考虑其量衡，后人取这种黍来定量，但始终不能达成统一的标准。或说：秬是黍之中品，一层谷皮二粒米的黍。这种黍得到天地间的中和之气而生，不常有，有则一穗都相同，二米粒都均匀无大小，所以可定出规律。其他的黍就不一定，地有肥沃与贫瘠之别，年有丰收与遭灾的不同，所以米有大小不等的情况。现上党民间，或许正值丰收之年，往往亦可获得二米的，但比较稀阔，所以不用来奉上（朝贡）。

李时珍说：黍是稷中性粘的，亦有赤、白、黄、黑几种，它的苗色亦是这样。郭义恭《广志》有赤黍、白黍、黄黍、大黑黍、牛黍、燕颔、马革、驴皮、稻尾各种名称，都以三月种的为上时，五月就熟；四月种的为中时，七月就熟；五月种的为下时，八月就熟。诗云："秬鬯（音畅）一卣（音酉）"，则黍作酒尚可。白色的次于糯，赤色的最粘，可以蒸食，都可作糖块。古人用黍粘鞋，用黍拭桃，都是取其黏性。菰叶裹成粽子吃，叫做角黍。《淮南万毕术》说：获黍置沟，即生蛴螬。（将黍放在沟里，即生金龟子的幼虫）。

[正误]　苏颂说：性粘的为秫，可以酿酒，北人叫做黄米，亦叫黄糯。不粘的为黍，可吃。如稻有粳有糯一样。

李时珍说：这误把黍为稷，以秫为黍。因稷性粘的为黍，粟之粘的为秫，粳之粘的为糯。《名医别录》本文著黍、秫、糯、稻的性味功用很明确，而注释的人不熟悉，往往错误到如此地步。现多不知区别，通称秫与黍为黄米。

附　黍米（此通指诸黍米）

[气味]　《名医别录》：甘，温，无毒。久食令人多热，烦。

孟诜说：性寒，有小毒，发旧病。久食昏五脏，使人好睡，弛缓人的筋骨，断绝血脉；小儿多食，令不能久行；小猫、小犬食之，其脚弯曲；合冬葵吃，成顽固的病；和牛肉、白酒同吃，生蛲虫。

李鹏飞说：五种黍米，多吃闭气。

[主治]　《名医别录》：益气，补中。

孟诜：烧灰和油，涂杖疮，止痛，不作瘢痕。李时珍：嚼浓汁，涂小儿鹅口疮，有效。

[发明]　孙思邈说：黍米，养肺的谷，肺病宜食。主益气。

李时珍说：按照罗愿的说法：黍即暑，因它像火，为南方之谷。黍最粘滞，与糯米同性，其气温暖，故有补肺之功。然而，多吃又使人烦热，缓散筋骨。孟诜说它性寒，不对。

[附方]　旧方二，新方二，共四方。

1. 男子阴易。《圣济总录》：黍米二两，煮薄粥，和酒饮，发汗即愈。

2. 心痛不瘥达四十年者。《经验方》：黍米淘汁，温服随意。

3. 汤火灼伤而未成疮者。《肘后方》：黍米、女麴各等分，各炒焦研末，鸡蛋白调涂。煮粥亦可。

4. 闪肭脱臼而赤黑肿痛。《古今图书集成·医部全录》：用黍米粉、铁浆粉各半斤，葱一斤，同炒存性，研末。用醋调服三次后，水调入少醋贴之。

附　丹黍米
（见《名医别录》中品）

即赤黍。《尔雅》称它为虋。吴瑞说：浙江人叫为红莲米。江南多白黍，间或有红的，叫做赤虾米。

寇宗奭说：丹黍皮赤，其米黄。只可为粥，不宜做饭，粘着难解。

宁原说：穗熟色赤，所以属火。北方人用以酿酒作糕。

[气味]　甘、微寒，无毒。

孙思邈说：微温。

《大明诸家本草》：温，有小毒。不可与蜜及冬葵同食。

寇宗奭说：动风性热，多食难于消化。余同黍米。

[主治]　《名医别录》：咳逆上气，霍乱，止泄利，除热，止烦渴。

《大明诸家本草》：下气，止咳嗽，退热。

孟诜：治鳖瘕，以新熟者淘米汁，生服一升，不过三二度愈。

[附方]　旧方二，新方二，共四方。

1. 男子阴易（即男子与女子性交后所患疾病），《伤寒类要》：用丹黍米三两，煮稀饮，酒和喝，使发汗即愈。

2. 小儿鹅口疮不乳者。《子母秘录》：丹黍米嚼汁外涂。

3. 饮酒不醉，见《万毕术方》：取赤黍，用狐血浸，阴干。饮酒时，取一丸放舌下含，使人不醉。

4. 令妇不妒，见《子母秘录》：取蘡（即赤黍）同薏苡等分为丸，常服。

附　穰茎并根

[气味]　辛、热，有小毒。

孟诜说：醉卧黍秆，使人生病。农家用它的茎和穗作提拂扫地，用它的茎穗煮汁入药，更好。

[主治]　孟诜：煮汁饮之，解苦瓠毒。浴身，去浮肿。和小豆煮汁服，下小便。

李时珍：烧灰酒服一钱，治妊娠尿血。丹黍根茎：煮汁服，利小便，止上喘。

[附方]　旧方一，新方三，共四方。

1. 通身水肿。用黍茎扫帚煮热水洗澡。

2. 脚气冲心。《外台秘要》：黍茎一石煮汁，入椒同一升，再煮十滚，浸脚，三四度愈。

3. 天行跐疮。不拘人畜。《千金方》：用黍茎煮浓汁外洗。一茎的是稷穣，不可用。

4. 疮肿伤风。中水痛剧者。《千金方》：黍茎烧烟，熏令汗出，愈。

蜀　黍
（见《食物本草》）

[释名]　蜀秫（通俗名）芦穄（见《食物本草》）芦粟（并俗）木稷（见张揖《广雅》）荻粱（见《广雅》）高粱

李时珍说：蜀黍不十分常见，但现今北方最多。按照张揖《广雅》载：蜀黍即是荻粱、木稷。这个蜀黍也属黍稷一类，只是像芦荻一样高大，所以有各种通俗的名称。由于它的种子来自蜀地（四川），因而叫它蜀黍。

[集解]　汪颖说：蜀黍是北方地区种的作物，用来防备缺粮，此外还可饲养牛马。它的形状是谷类中最长的，南方人叫做芦穄。

李时珍说：蜀黍适合低洼之地种植。春天播种，秋天收割。它的茎高达一丈多，

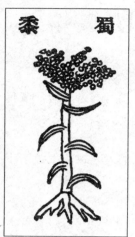

形状像芦荻但内部充实，叶子也像芦。蜀黍穗大如扫帚，果实大如胡椒，红黑颜色。蜀黍米性质坚硬结实，色黄赤。其中有两个不同品种：一是粘的可以和糯米一起酿酒吃，一是不粘的可用米做糕或煮粥。既可用来救济饥荒，还可用来喂养牲畜。蜀黍梢可以做扫帚，茎可以织成帘子、席子，编制篱笆，供应烧火煮饭，对于人类是最有用处的。现在人们祭祀时用来代替稷，是不对的。它的谷壳浸入水中颜色发红，可用来做红酒。张华《博物志》说：种蜀黍的地里，年代久了会藏很多蛇。

附　蜀黍米

[气味]　　甘、涩，温，无毒。

[主治]　　温中，涩肠胃、止霍乱。

李时珍说：粘的蜀黍米与黍米功能相同。

附　蜀黍根

[主治]　李时珍说：煮汁服用，利小便，止喘满。烧灰存性，用酒调服，治疗难产有效。

[附方]　新方一条。

小便不通、止喘。《朱氏集验方》：红秫散、用红秫黍根二两，扁蓄一两半，灯芯一百根，以上药物共捣碎过筛制成散剂。每次服半两，流动水煎服。

玉 蜀 黍
（见《本草纲目》）

[释名]　玉高粱

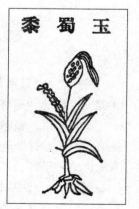

[集解]　李时珍说：玉蜀黍的种子来自西部地区，种的也少。它的苗、叶都像蜀黍但又肥又矮，也像薏苡。苗高三四尺，六七月份开花结穗如秕麦之形状。苗心部位另外长出一个苞片，像棕鱼形状，苞片上长出的白须往下垂挂。时间长后就会苞片开裂，显现出的果实一颗一颗紧紧地聚集在一起，果实大像个粽子，黄白色。可以炸炒食用。炸炒后开裂如白花，好像糯谷炒裂开的形状。

附　玉蜀黍米

[气味]　　甘，平，无毒。

[主治]　李时珍说：调中开胃。

附　玉蜀黍根、叶

[气味]　原缺。

[主治]　李时珍说：小便淋沥，或有砂石，痛不可忍。煎水频频饮服。

梁
（见《名医别录》中品）

[校正]　有青粱米、黄粱米、白粱米等不同品种，现今合并为一种。

[释名]　李时珍说：粱，优良的意思，是谷类中最优良的一种，或者说是种子出自梁州，或者说粱本性质凉，所以获得"粱"这一名称，这都是名人坚持自己的看法。其实，"粱"就是"粟"。据考据《周礼注疏》，九谷、六谷的名称中，只是粱而无粟足可证明了。自从汉代以后，开始拿大而无毛的称为粱，细而毛短的叫做粟，现今都叫粟，粱的名称却反不叫了。现在社会上通俗地称穗大长刺。颗粒粗大而有白毛、黄毛的粟，就是粱。也有随颜色的黄、白、青，赤不同而命名的黄粱米、白粱米、青粱米等。郭义恭的《广志》中有解粱、贝粱、辽东赤粱等名称，就是根据地名不同而命名的。

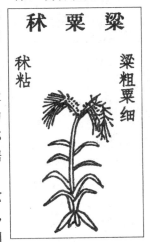

[集解]　陶弘景说：凡是说粱米，都是属于粟类，只是它的芽头颜色不同有所区别罢了。氾胜之认为：如果粱是秫粟，那么就不是这样了。黄粱产于青州（今山东德州市一带）、冀州（今河北中南部一带、或今河北柏乡北地区），东边地区没有看见出产。白粱到处都有，襄阳竹根的白粱为好。青粱江东（习惯上称长江南岸地区）少有出产。另外，汉中（今陕西汉中地区）有一种枭粱，果实颗粒如粟但表皮是黑的，可以食用，酿酒饮用甚至可使身体消瘦。

苏恭说：粱虽然属于粟一类，但仔细分析，则有区别。黄粱产于蜀（今四川）、汉（今汉水流域、或洛阳、或说是武汉）、商（今河南商丘）、浙（浙江）之间，它的穗大毛长，谷米都大于白粱，然而种子收得少，而且不耐水涝干旱。吃起来香美可口，胜过其他各种粱米，人们号称为"竹根黄"。陶弘景拿竹根黄当作白粱米，不对。白粱的穗大毛多而且长，可是谷的颗粒粗而扁长，不像粟是圆的。它的米也是色白而大，但食用香美味道次于黄粱。青粱、黄粱谷穗有毛而果实青色，米也微青色，但是颗粒比黄粱、白粱为细小，它的米粒像青稞但不太粗，容易早熟却收成少。夏天吃它非常清凉，但是缺少味道、颜色也难看，不如黄粱、白粱，所以人们很少种它。制作饴糖很清白，胜过其他各种粱米。

苏颂说：粱，属于粟类。粟虽然颗粒细小，但是功用则没有什么区别。现在汴（今开封）、洛（今洛阳）、河（今河南）、陕（今陕西）等地多种白粱，而青粱很少有种，因为它既耗损土质又收获不多，所以少有。

寇宗奭说：黄粱、白粱，西洛（即西安、洛阳一带）地区的农民种得多，做成饭食特别好吃，作其他功用不十分适宜。

<h2>附　黄粱米</h2>
<h3>（见《名医别录》中品）</h3>

[气味]　甘、平，无毒。

[主治]　《名医别录》：益气，和中，止泻。

《日华诸家本草》：去客风（即指外邪）疗顽痹。

李时珍说：止霍乱下痢，利小便，除烦热。

[发明]　寇宗奭说：青粱、白粱性质都是微凉，唯独黄粱性味甘平，是不是获取土

中中和之气很多的缘故？

苏颂说：各种粱比其他谷类作物，最能补益脾胃。

[附方]　旧方四、新方一，共五条。

1. 霍乱烦躁。《外台秘要》：黄粱米粉半升，水一升半，混合拌和成像白色饮料一样，一次性较快地内服。

2. 霍乱大渴不止，多饮却致死。《肘后百一方》：黄粱米五升，水一斗，煎煮成三升，澄清，少量慢慢地饮下。

3. 小儿鼻干无涕，头脑发热。《普济方》：用黄粱米粉、生明矾末各一两。每次拿一钱，水调成糊状敷贴在囟门上面，一日两次。

4. 小儿赤丹（即丹毒）。《兵部手集方》：用吐蕃黄米粉，调和鸡蛋清外涂。

5. 小儿生疮，全身满面像火烧一样。《外台秘要》：用黄粱米一升研粉，与蜜水共调，涂敷患处，以痊愈为止。

<h2>附　白粱米</h2>
<h3>（见《名医别录》中品）</h3>

[气味]　甘、微寒，无毒。

[主治]　《名医别录》：除热，益气。

孟诜说：除胸膈中的客热，改变五脏之气，缓筋骨。凡是患胃虚并发呕吐食物和水的病人，用米汁二合，生姜汁一合，调和服用，疗效好。

李时珍说：煮成饭吃，和中，止烦渴。

[附方]　旧方二条。

1. 霍乱不止。《千金翼方》：白粱米粉五合，水一升，煮粥吃。

2. 手足生疣（疣，又名千日疮）。《肘后百一方》："拿白粱米粉，铁铫（铫音掉，一种有柄的小釜）炒红研末，用许多人的唾液调和成糊状，取一寸厚涂敷在患处，即消掉。"

附 青粱米
（见《名医别录》中品）

[气味] 甘、微寒，无毒。

[主治] 《名医别录》：治胃痹、热中消渴，止泻痢，利小便，益气补中，轻身延年。煮粥食用。

《大明一统志》：健脾，治泄精。

[发明] 李时珍说：现在粟类中粒大而色青黑的就是青粱米。它的外壳芒刺多而米少，由于禀受了金水之气，因此性质最凉，适宜用于病人服用。

孟诜说：青粱米可作为断谷粮用。用纯醋浸三日，百蒸百晒，然后贮藏。外出远门，每日吃一餐青粱米，可以度过十日；如果日吃两餐，则四百九十日不会饥饿。另有一方：用米一斗，赤石脂三斤，水浸放置温暖的地方，一二日，上面长有青白色毛样的东西，然后共捣烂做成丸药像李子大小。一日服三粒，也不会饥饿了。

掌禹锡说：按《灵宝五符经》中记载，白鲜米，九蒸九晒，作为断谷粮用，可是这里用青粱米，没有看见出处。

[附方] 新方七条。

1. 补脾益胃。《饮膳正要》：羊肉汤中加入青粱米、葱、盐，煮粥吃。

2. 脾虚泄泻。《养老奉亲书》：青粱米半升，神曲（炙）捣碎过筛为末一合，天天煮粥吃，即愈。

3. 冷气心痛。《养老奉亲书》：桃仁（去皮尖）二两，用水研磨绞取汁，加入青粱米四合，煮粥经常食用。

4. 五淋（即五种淋证）涩痛。《养老奉亲书》：青粱米四合，加入浆水二升煮粥，再倒入土苏末三两，每天空腹吃。

5. 老人血淋。《养老奉亲书》：车前五合。用棉布包裹煮汁，加入青粱米四合，煮粥喝汤。也能明目，导热下行。

6. 乳石发渴。《外台秘要》：青粱米煮汁饮汤。

7. 一切毒药。以及鸩毒，烦渴不止。《外台秘要》：用甘草三两，水五斗，煮后取水二升，去渣，加入黍米粉一两，白蜜三两，煎煮成稀粥食用。

粟
（见《名医别录》中品）

[释名] 籼粟 李时珍说：粟，古文称作㥼，像穗在禾上的形状。但春秋说题词云：西乃金所立，米为阳之精，故西字合米为粟，这是真实的话。

许慎说：粟是当作续说，续来自谷。古人以粟作为黍、稷、粱、秫之总称。而今所言的粟，在古代只称作粱。后人则专以细粱名粟，故唐·孟诜的《食疗本草》说古人不识粟，而近代世人都不识粱。大凡粘者为秫，不粘者为粟。故称此为籼粟，以区别秫而配籼。北方人称之为小米。

[集解] 陶弘景说：粟，江南这一带都种。其粒比粱细，熟舂使其去皮色白，亦当作白粱，称为白粱粟，或称为粢米。

苏敬说：粟的种类很多，而且比诸粱细。北方常食，与粱有区别。粢乃是稷米。陶弘景注释不对。

孟诜说：粟，颗粒小者即是，今人多不识之。粱米粒粗大，随颜色区别它。南方多是用以草木灰作肥料的田，而种粟极容易生长。粟舂后粒细味香美，很少空扁的，这是由于它种在草木灰中，又不需要锄治的缘故。北方的田种粟多要锄松地，即难舂，不锄即被草遮蔽而死。这都是由于土地的不同使之如此的结果。

李时珍说：粟，即是粱。穗大而且毛长粒粗大者为粱，穗小而毛短粒细者为粟。苗都像茅草。种类大概有数十种，有青、赤、黄、白、黑各种颜色。或因姓氏地名，或因形似时令随义赋名。故早则有赶麦黄，百日粮之类，中则有八月黄、老军头之类，晚则有雁头、寒露粟之类。按贾思勰《齐民要术》云：粟成熟有早晚，苗秆有高低，收成有增长亏损，性质有强弱，米味有香恶，山泽有不同的适宜，顺天时，审度地利，则用力少而成功多，任性逆道则劳而无获。大凡早粟米皮薄米实，晚粟皮厚米少。

附 粟米（即小米）

[气味] 咸、微寒，无毒。

李时珍说：咸、淡。

寇宗奭说：生者难消化，熟者滞气，碍胃停食，生虫。

陈藏器说：胃寒者不宜多食。粟水浸至腐烂者，伤人。

吴瑞说：与杏仁同食，使人吐泻。雁食了粟，翼重不能飞。

[主治] 《名医别录》：养肾气，去脾胃热，益气。陈者，苦，寒。治胃热消渴，利小便。

孟诜：止痢，除丹石热。

陈藏器：水煮服，治热腹痛及鼻衄。研为粉，以水调和滤汁，解诸毒，治霍乱及转筋入腹，又治卒中不明原因之邪毒。

陈士良：解小麦毒及发热。

李时珍：《生生编》治反胃热痢。煮粥食，益丹田，补虚损，通肠胃。

[发明] 陶弘景说：陈粟乃是三、五年者，其尤解烦闷，美食家也主张吃粟米。

寇宗奭说：粟米利小便，故能益脾胃。

朱震亨说：粟属水与土。陈者最硬难化，得米汤乃化。

李时珍说：粟的味咸、淡，气寒下渗，是肾之谷，肾病宜食。虚热、消渴、泻痢，定是肾病。渗利小便，所以泄肾邪。降胃火，故脾胃之病宜食之。

[附方] 旧方五条，新方五条，共十条。

1. 胃热消渴。《食医心境》：以陈粟米煮饭食之好。

2. 反胃吐食。《食医心镜》：脾胃气弱，食不消化，汤饮不下。用粟米半升杵成粉，水调成梧桐子大丸。用七枚煮熟，入盐少许，空腹用水吞下。有的人说：入醋中吞之，得下即可。

3. 鼻衄不止。《普济方》：粟米粉，用水煮服之。

4. 婴孩初生七日，助谷神以到达肠胃。《姚和众方》：研粟米煮粥如饴糖样，每日喂少许。

5. 孩子赤丹。《兵部手集》：嚼粟米敷患处。

6. 小儿重舌。《延年秘录》：嚼粟米喂之。

7. 杂物眯目不出。《圣济总录》：用生粟米七粒，嚼烂取汁，用汁洗眼杂物即出。

8. 汤火灼伤。《纂要方》（崔行功）：粟米炒焦加水，取澄清汁，煎稠的像糖一样，不断的敷在灼伤处，能止痛，除瘢痕。

9. 汤火灼伤另一方：粟米半生半炒，研末，用酒调敷灼伤处。

10. 熊虎爪伤。《肘后百一方》（葛洪）：嚼粟米涂伤处。

附 粟泔汁

[主治] 苏敬说：霍乱卒热，心烦渴，饮数升即瘥。臭泔：止消渴，效尤良。

陈藏器说：酸疳及沉淀：洗皮肤瘙痒疥疮，杀虫。饮之，主治五痔。与臭樗皮煎服，治小儿疳积痢疾。

[附方] 新方二条。

1. 眼热赤肿。《圣济总录》：粟米泔淀极酸者、生地黄等分，研匀摊在绢上，方园二寸，贴目上熨之。干后即换。

2. 疳疮月食，《千金食治》：寒食的泔淀，敷之效良。

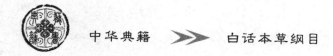

附　粟糖

[主治]　李时珍说：痔漏脱肛，调和诸药薰之。

附　粟奴

[主治]　李时珍说：利小肠，除烦满。

[发明]　李时珍说：粟奴，即粟苗成穗时长出像黑煤样物，古方不用。《太平圣惠方》治小肠结涩不通，心烦闷乱，有粟奴汤：用粟奴、苦竹须、小豆叶、炙甘草各一两，灯心草十寸，葱白五寸，铜钱七文，水煎分服。取效乃止。

附　粟廩米

见后面（谷部第二十五卷）陈廩米下。

附　粟蘖米

见后面（谷部第二十五卷）蘖米下。

附　粟糗

见后面（谷部第二十五卷）麨下。

秫（音术）
（见《名医别录》中品）

[释名]　众（音终。见《尔雅注疏》）糯秫（见《唐本草》）糯粟（见《唐本草》）黄糯

李时珍说：秫字篆文像其禾体柔弱之形，故民间称糯粟。北方人称之为黄糯，亦叫黄米。酿酒比糯米劣。

[集解]　苏敬说：秫是稻秫。今人称粟糯为秫。北方每用来酿酒，但汁比黍米少。凡黍、稷，粟、秫，粳、糯，三谷都是有秈、糯。

刘禹锡说：秫米似黍米但粒小，可作酒。

寇宗奭说：秫米初捣出淡黄白色，亦像糯，不能作饮，最粘，故宜作酒。

李时珍说：秫即粱米，粟米之粘者。有赤、白、黄三色，皆可酿酒、熬糖、作餈糕食之。苏颂的《图经本草》积秫为黍之粘者，许慎的《说文解字》称秫为稷之粘者，崔豹的《古今注》称秫为稻之粘者，皆是错误的。唯苏敬以粟、秫分秈、糯，孙炎注《尔雅》称秫为粘粟，得其名。

附　秫米（即黄米）

[气味]　甘、微寒，无毒。

孟诜说：性平，不可常食，壅五脏之气，动风，使人迷惘烦闷。

李时珍说：按《养生集》所说：味酸性热，粘滞，易致黄积病，小儿不宜多食。

[主治]　《名医别录》：去寒热，利大肠，疗漆疮。

孟诜：治筋骨挛急，杀疥疮热毒。生者捣碎，用鸡蛋清调和，敷肿毒，效良。

《日华子本草》：主治犬咬，冻疮，嚼碎敷患处。

李时珍：治肺疟及阳盛阴虚，夜不得眠及食鹅鸭成癥，妊娠下黄水。

[发明]　陶弘景说：北方以此米作酒煮糖，肥软易消化。方药中不作正当用。唯嚼用以涂漆疮及酿各种药酒。

李时珍说：秫，是肺之谷，肺病宜食。大肠与肺相表里，而肺病分作皮毛寒热，故其能运寒热，利大肠。千金方里治肺痈方中用之，即是取此义。《灵枢经》里岐伯治阳盛阴虚，夜不得眠，半夏汤中用之，取其益阴气而利大肠。大肠利则阳不盛。方见半夏条。又有不同学派说：宋元嘉中，有人食鸭成癥，医生以秫米研粉调水服之，不一会烦躁，吐出一鸭雏而病瘥。《千金方》治食鸭肉成病，胸满面赤，不能食，以秫米汤一小杯饮之。

[附方]　旧方三条，新方三条，共六条。

1. 赤痢不止。《普济方》：秫米一把，鲫鱼鲊两小块，薤白一握，煮粥食之。

2. 筋骨挛急。孟诜说：用秫米一石，麴三斗，地黄一斤，炙黄的茵陈蒿半斤，一起按照酿酒方法酿成酒服之，效良。

3. 肺疟寒热，痰聚胸中，病到使人心下寒，寒甚则热，善惊就像看见什么一样。《千金方》：恒山三钱，甘草半钱，秫米三十五粒，水煎，未发时，分三次服。

4. 妊娠下水。黄色如胶，或像小豆汁。《千金方》：秫米、黄芪各一两，水七升，煎取三升，分三次服。

5. 浸淫恶疮有水，多发于心，不早治，到发全身则杀人。《肘后百一方》称：熬秫米使其色黄里，杵末敷患处。

6. 久泄胃弱。《简便方》：秫米炒成粉，每次几匙，用砂糖拌食。

附：秫根

[主治]　孟诜：煮汤，洗风疹。

穇 子
（见《名医别录》）

穇有衫、惨二音。首见于周定王的《救荒本草》。

[释名]　龙爪粟　鸭爪穇

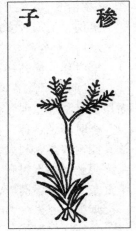

李时珍说：穇为不粘的别称。又有不饱满的相貌。龙爪、鸭爪，像它的穗歧的形状。

[集解]　周定王说：䕲子长在水田中以及地势低的湿地。叶子像水稻，只是稍短。梢头结穗，仿佛是稗子穗。它的种子像黍子粒大，茶褐色。捣成米，煮粥、烧饭、磨面都可以。

李时珍说：䕲子，山东、河南也有五月种的。苗像荬黍，八九月抽茎，有三棱，像水中蔗草的茎。开细花，一簇簇结穗像粟穗，而分为数枝，形状像鹰爪。里面有细子像黍粒而细，红色。它的稃很薄，它的味道粗涩。

[气味]　甘，涩，无毒。

[主治]　补中益气，厚肠胃，充饥。

稗（音败）
（见《本草纲目》）

[释名]　李时珍说：稗是禾的卑贱者，所以稗字从卑字。

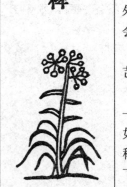

[集解]　陶弘景说：稗子也可以吃。还有一种乌禾，生于野外像稗，饥荒之年可代替粮食且可杀虫，煮后浇在地里，蝼、蚓都会死。

陈藏器说：稗有两种：一种黄白色，一种紫黑色。紫黑色者像芑有毛，北方人叫它乌禾。

李时珍说：稗处处野生，最能乱苗。它的茎叶穗粒都像黍稷。一斗稗可得米三升。所以说：五谷不熟，不如稊稗。鲂苗像稗而穗如粟，有紫毛，即是乌禾。《尔雅》称它为芺（音选）。周定王说：稗有水稗、旱稗。水稗生在田中。旱稗苗叶像穇子，颜色深绿，根下叶带紫色。梢头长出扁穗，结的种子像黍粒，茶褐色，味微苦，性温。用来煮粥、烧饭、磨面吃都可以。

附 稗米

[气味] 辛、芳甘、苦，微寒，无毒。

汪颖说：辛、脆。

[主治] 李时珍说：做饭吃，益气宜脾，所以曹植有芳菰精稗之称。

附 稗苗根

[主治] 李时珍说：金疮及伤损，出血不止。捣碎敷或研末掺敷就会止血。非常灵验。

狼 尾 草
（见《本草拾遗》）

[释名] 稂（音郎） 董蓈（《尔雅》中叫童梁） 狼茅（见《尔雅》） 孟（见《尔雅》） 宿田翁（见《诗经注疏》） 守田（见《诗经注疏》）。

李时珍说：狼尾，它的穗像狼尾。吐穗开花但不成熟，蔽然生长在田里，所以有宿田、守田之称。

[集解] 陈藏器说：狼尾草生长在水积聚的地方，像茅草抽穗。郭义恭《广志》中说：种子可作黍吃。《尔雅》中说：孟即狼尾。像茅草，可用来盖房屋。

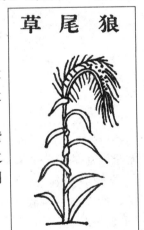

李时珍说：狼尾的茎、叶、穗、粒都像粟，而穗的颜色是紫黄，有毛。饥荒之年可采着吃。许慎《说文解字》中说：禾粟之穗，长而不成熟者，称它董蓈。其中吐穗开花但不结实者，名叫狗尾草，见草部。

附 稂米

[气味] 甘、平，无毒。

[主治] 陈藏器说：作成饭吃，使人不会饥饿。

附 蒯草

陈藏器说：蒯草苗像茅草，可用来编织席子或做成绳子。种子也能吃，像粳米。

东廧（廧音墙）
（见《本草拾遗》）

[释名]

[集解]　陈藏器说：东廧生于黄河以西。苗像蓬草，种子像向日葵。九月、十月成熟，可做饭吃。黄河以西的人谈论说：借了我的东廧，还给我田梁。郭义恭《广志》说：东廧子粒像向日葵，青黑色。并州（现山西太原一带）、凉州之间有。

李时珍说：相如陈述的东廧雕胡，就是此物。《魏书》中说：乌丸（我国古代东北部的一个民族）等地适宜生长东廧，像穄子（糜眉子），可作白酒。郭义恭《广志》又说：梁禾，蔓延着生长，它的种子像葵花子，它的米粉白如面，可作居稠粥。六月种，九月收。牛吃了特别肥，这也是一种谷，像东廧。

附　东廧子

[气味]　甘、平，无毒。

[主治]　陈藏器说：益气轻身。长期吃，不饿，强筋骨，能步行。

菰　米
（见《本草纲目》）

[菰释名]　茭米（见《李善注文选》）　雕蓬（见《尔雅》）　雕菰（许慎《说文解字》唐韵由为胡雕蒲胡）

李时珍说：菰本来叫菰，是茭草。它的中间长菌（一种菌类植物）像瓜形，可以吃，所以称它为菰。它的米必须有霜雕时采，所以称它凋菰。有人误称为雕胡。枚乘《七发》称它安胡。《尔雅》称：啮就是雕蓬，草就是黍蓬。孙炎记载说：雕蓬就是茭米。古人用来做成五饭的一种。郑樵《通志》中说：雕蓬就是茭米，可以做饭吃，所以称它为啮。它的黍蓬就是不结实的茭，只能作为草，所以称它为荐。杨慎《卮言》中说：蓬有水、陆两种：雕蓬是水蓬，就是雕菰。黍蓬是旱蓬，就是青科。青科结实像黍，羌族人会吃，现在松州也有。李时珍按：郑樵、杨慎二人说法不同，然而都有理，大概是由于蓬类不止一种的缘故。

[集解]　陶弘景说：菰米也名雕胡，可作饼吃。

陈藏器说：雕胡是菰蒋草的米，古人用来作为贵品。所以内则说：鱼适宜菰。都是水中之物。曹子建《七启》中说：芳菰精稗。称为二草之实，可用来做饭。

苏颂说：菰生于水中，叶子像蒲苇。其中苗有茎梗者，称它为菰蒋草。到秋天结果实，是雕胡米。古人把它作为美食。如今饥荒年月，人们还会采来把它当粮食。《葛洪西京杂记》中说：汉太液池边，都是雕胡、紫箨、绿节、蒲丛之类。大概有米之菰，长安人称它为雕胡，有首之菰，称它为绿节；叶子没有凋落的葭芦，称它为紫箨。

寇宗奭说：菰蒋花像芦苇。结青色子，细如青麻黄，长几寸。村野人采收，与粟煮粥吃，很能救饥。

李时珍说：雕胡九月抽茎，开花像苇苕。结实一寸长左右，霜后采集，大如茅针，皮黑褐色。它的米很白而且滑腻，作成饭又香又脆。杜甫诗中所说："波漂菰米沉云黑"者，就是比物。周礼供御是六谷、九谷之列，管子书上称它为雁膳，所以收其米在此，它的茭笋，菰根，分别见于菜部。

[气味]　甘、冷，无毒。

[主治]　陈藏器说：止渴。

李时珍说：解烦热，调肠胃。

蓬 草 子
（见《本草拾遗》）

[释名]

[集解]　李时珍说：陈藏器《本草拾遗》所记载的蓬草子，不具形状。我认为蓬的种类也不统一：有雕蓬，就是菰草，见菰米条下，有黍蓬，就是青科，又有黄蓬草、飞蓬草。不知道陈藏器所指的是何种蓬？按理推之，不是黄蓬就是青科。黄蓬草生于湖泽中，叶子像菰蒲，秋季结实成穗，子细如雕胡米。饥荒之年人们采集来吃，必须浸洗晒干捣去皮。方不苦涩。青科西南地区少数民族人会种，叶子像茭黍，秋季结实成穗，有子像赤黍而细，它的稃很薄，晒干捣掉皮烧饭吃。另外粟类有七棱青科、八棱青科，麦类有青稞、黄稞，都不是这一类，只是物异同名。其中飞蓬是藜蒿之类，头大而根小，风容易将它拔出，所以叫飞蓬。子如灰藋菜籽，也可用来救荒。另外《魏略》说：鲍出门时遇上饥荒之年，采集蓬实，每天可采得数斗，给母亲做饭吃。《西京杂记》说宫中之人在正月的上辰，要出池边洗水，吃蓬草子饼，以除邪气。这些都不知道所采用的是何种蓬？大抵三种蓬子，也相差不远。

附　蓬草子

[气味]　酸、涩，平，无毒。

[主治]　陈藏器说：做饭吃，充饥，与粳米无差别。

芮草（芮音网）
（见《本草拾遗》）

[释名]　皇（见《尔雅》）　守田（见《尔雅》）　守气（见《尔雅》）

李时珍说：皇、芮音相近。

[集解]　陈藏器说：草生于水田中，苗像小麦而较小。四月成熟，可做饭。

李时珍说：《尔雅》中说：皇即守田。郭璞说：也叫守气，生于废田中，像燕麦，种子像雕胡，可以吃。

附　芮草米

[气味]　甘、寒，无毒。

[主治]　陈藏器说：做饭，可去热，利肠胃，益气力。长期吃，不会饥饿。

蒒　草
（见《海药本草》）

[释名]　自然谷（见《海药本草》）禹余粮

[集解]　陈藏器说：《博物志》中说：东海洲上有草名叫蒒，会结实，吃之像大麦。七月成熟，百姓收获到冬天才完。称为自然谷，也叫禹余粮。此物并非矿石药的禹余粮。

李珣说：蒒实像球子，八月可收。别国百姓常吃，中国赤曾见过。

李时珍说：按方孝《孺逊志斋集》中有海米行，大概也是蒒草之类。它的诗中说：海边有草名海米，大非蓬蒿小非茅。妇女携篮昼作群，采摘仍于海中洗。归来涤釜烧松枝，煮米为饭充朝饥。莫辞苦涩咽不下，性命聊假须臾时。

附　蒒草子

[气味]　甘、平，无毒。

[主治]　陈藏器说：不饥，轻身。

李珣说：补虚瘦损乏，温肠胃，止呕逆。久食健人。

薏苡
（见《神农本草经》上品）

[校正]　根据《千金翼方》，从草部移入此。

［释名］　解蠡（音礼见《神农本草经》）　芑实（芑音起见《名医别录》）　蘕米（见《名医别录》蘕音感，陶氏称作蘕珠，雷氏称作穄米）回回米（见《救荒本草》）薏珠子（见《图经本草》）

李时珍说：薏苡名义不详。它的叶子像蠡实叶而分散，又像芑黍的苗，所以有解蠡、芑实的名称。蘕米是它的坚硬者，有赣强的意思。苗名叫屋菼。《救荒本草》中说：回回米又叫西番蜀秫。俗名叫草珠儿。

［集解］　《名医别录》说：薏苡仁生长于真定县平水洼地及田野。八用采实，采根不定时。

陶弘景说：真定县属常山郡。路边处处多有，人们也会家种。出自交趾者子最大，那里土称为蘕珠。所以马援在交趾吃过，带回来作种，人们谗言把它当作是珍珠。结实又重又多者为佳品。取仁用。

马志说：现在多用产于梁汉（现河南开封等地）者，气劣于产于真定者。取其中青白色者良。陈藏器说：取其子放入甑中蒸使其气被蒸馏出去，晒干后揉搓，得到薏苡仁。也可以磨取它。

苏颂说：薏苡所在有之。春天生苗茎，高三四尺。叶子像黍叶。开红白花，作穗。五六月结实，青白色，形状像珠子而稍长，所以人们把它叫着薏珠子。小孩多用钱穿如贯珠作儿戏。九月、十月采其实。

雷敩说：凡使用者勿用穄米，穄米颗大无味，现在人们称它为粳穄。薏苡仁颗小色青味甜，咬起来会粘牙齿。

李时珍说：薏苡人们多会种。二、三月老根自然生长。叶子如初生的芭茅。五六月抽茎开花结实。有两种：一种粘牙者，尖而壳薄，就是薏苡。它的米白色如糯米，可做成粥饭及磨面吃，也可同米一起酿酒。一种圆而壳厚坚硬者，就是菩提子。它的米少，即为粳穄。只可穿作念经数珠，所以人们也叫着念珠。它的根都是白色，大如匙柄，纠结而味甜。

附　薏苡仁

［修治］　雷敩说：凡使用，每一两，用糯米一两一起炒熟，去糯米用。也有换用盐水煮过的。

［气味］　甘、微寒，无毒。

孟诜说：平。

［主治］　《神农本草经》：筋急拘挛，不可屈伸，久风湿痹，下气。久服，轻身益气。

《名医别录》：除筋骨中邪气不仁，利肠胃，消水肿，令人能吃。

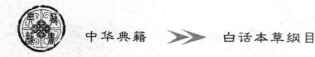

陈藏器说：烧饭作面吃，主不饥，温气。煮着喝，止消渴，杀蛔虫。

甄权说：治肺痿肺气，积脓血，咳嗽涕唾，止气。煎服，破毒肿。

孟诜说：去干湿脚气，大验。

李时珍说：健脾益胃，补肺清热，去风胜湿。烧饭吃，治冷气。煎喝，利小便热淋。

［发明］　寇宗奭说：薏苡仁《神农本草经》说微寒，主筋急拘挛。拘挛有两种：《素问》注称，大筋受热，则缩而短，所以挛急不伸，这是因热而拘挛，所以可用薏苡；像《素问》说因寒而筋者，不可再用此药。因为受寒使人筋急；受热使人痉挛；如果只受热而不曾受寒，也使人筋缓；受湿则又引长无力。这种药力势和缓，凡用时必须加倍才能见效。

朱震亨说：寒则筋急，热则筋缩。筋急起因于坚强，缩则起因于短促。如果受湿则松弛，弛则引长。然而寒与湿未尝不挟热。三者都起因于湿，但外湿而非内湿所致者不能成病。所以湿所导致的病，是因为连续喝酒吃鱼肉的缘故。甜滑、陈久、烧炙与辛香，都是导致内湿的原因。

李时珍说：薏苡仁属土，是阳明之药，所以能健脾益胃。虚则补其根本，所以肺痿、肺痈用之。筋骨之病，以治阳明为本，所以拘挛筋急风痹者用之。土能胜水除湿，所以泻痢水肿用之。按照古方"小续命汤"注解中说：中风筋急拘挛，语迟脉弦者，加薏苡仁。也有扶脾抑肝之义。又范晔《后汉书》说：马援在交趾常吃薏苡实，说能轻身省欲而胜瘴气。又《张师正倦游录》说：辛稼轩忽然患疝病，重坠大如杯。一位道人教其将薏珠用东壁的黄土炒过，用水煮成膏吃，吃了几次就消了。程沙也患了此病，稼轩告诉他用此方也起效。《神农本草经》中薏苡是上品养心药，所以有此功效。苏颂说：薏苡仁多用作心肺之药。所以范汪治肺痈，张仲景治风湿、胸痹，都有用薏苡仁的方和治法。严用和《济生方》治肺损咯血，以熟猪肺切烂，蘸薏苡仁粉，空腹吃。因为薏苡补肺，猪肺引经。赵群猷说每次用都有效。

［附方］　古代所用附方七条，新收附方七条，共一十四条。

1. 治冷气。薏苡仁饭。唐玄宗《开元广济方》：用薏苡仁春熟，烧成饭吃。气味快要像麦饭方好。或煮粥也好。2. 治久风湿痹，补正气，利肠胃，消不肿，除胸中邪气，治筋脉拘挛。薏苡仁粥。《食医心镜》：薏苡仁研成粉末，同粳米煮粥，天天吃，效果良好。

3. 风湿身疼。每天晚上更加剧烈者，张仲景麻黄杏仁薏苡仁汤主之。《金匮要略》：麻黄三两，杏仁二十枚，甘草、薏苡仁各一两，用水四升，煮取二升，分两次服。

4. 水肿喘急。《韦宙独行方》：用郁李仁三两研碎，以水滤汁，煮薏苡仁饭，每天吃两次。

5. 沙石热淋，痛不可忍。《杨氏经验方》：用玉秫（即薏苡仁）子、叶、根都用，水煎趁热喝。夏季可喝冷的，以通利为度。

6. 消渴饮水。薏苡仁煮粥喝，并煮粥吃。

7. 周痹缓急，偏者。张仲景《金匮玉函方》：薏苡仁十五两，大附子十枚（炮），研成粉末。每次吃一钱，每天吃三次。

8. 肺痿咳唾脓血。《梅师集验方》：薏苡仁十两捣破，水三升，煎至一升，加酒少量，内服。

9. 肺痈咳唾，心胸甲错者。范汪《东阳方》：以醇苦酒煮薏苡仁使其浓稠，微温时一次吃完。肺有血，当时就会吐出痊愈。

10. 肺痈咯血。严用和《济生方》：薏苡仁三合捣烂，水三合，煎至一盏，放酒少量，分两次服。

11. 喉卒痈肿。王焘《外台秘要》：吞薏苡仁二枚，良。

12. 痈疽不溃。姚僧《坦集验方》：薏苡仁一枚，吞下。

13. 孕中有痈。熊氏《妇人良方补遗》：薏苡仁煮汁，连续喝。

14. 牙齿蚀痛。李仲南《永类钤方》：薏苡仁、桔梗生研末，点服。不拘大人、小儿。

附　薏苡根

[气味]　甘、微寒，无毒。

[主治]　《神农本草经》：下三虫。

陶弘景说：煮汁糜吃很香，去蛔虫，大效。

陈藏器说：煮服，堕胎。

苏颂：出自《肘后方》。治卒心腹烦满及胸肋痛者，锉碎煮成浓汁，服三升方稳定。

李时珍说：捣汁和酒服，治黄疸有效。

[附方]　古代所用附方二条，新收附方二条，共四条。

1. 黄疸如金。薏苡根煎汤频频服。

2. 蛔虫心痛。《梅师集验方》：薏苡根一斤（切）水七升，煮至三升，内服虫死尽排出体外。

3. 经水不通。《温隐居海上方》：薏苡根一两，水煎服。不过几次，就会起效。

4. 牙齿风痛。《延年秘录》：薏苡根四两，水煮含漱，冷了就换。

附　薏苡叶

[主治]　苏颂说：作汤喝气香，可益中空膈。

李时珍：出自《琐碎录》：暑月煎饮，暖胃益气血。初生小儿用之洗澡，不会病。

罂 子 粟
（见《开宝本草》）

[释名]　米囊子（见《开宝本草》）　御米（见《开宝本草》）　像谷

李时珍说：它的果实形状如罂子，它的米像粟，似与谷子相像，而可用来进贡，所以有各种名称。

[集解]　陈藏器说：嵩阳子说：罂粟花有四瓣，红白色，上有浅红晕子。它的囊形像响箭的箭头，中间有细米。

苏颂说：到处都有，人多栽种将其作为装饰。花有红色、白色两种，稍有腥气。其果实形状像瓶子，有米粒很细。种植蔬菜瓜果的人隔年在地里施肥，九月下种，过了冬天到春天，开始生苗，非常繁茂。不然就不会生苗，生了也不会繁茂。等瓶形之囊成焦黄色，才采收。

寇宗奭说：它的花也有多瓣者。一罂大概有几千几万粒籽，大小如葶苈子而且呈白色。

李时珍说：罂粟秋天种冬天生，嫩苗作蔬菜吃很好。叶子像白苣，三四月长出花莛结青苞，花开则苞脱。花一般是四瓣，大如仰盏（古时的一种青油灯），罂在花中，需要花蕊包裹住。花开三天就会凋谢，因而罂在茎头，长一二寸，大小如马兜铃，上有盖，下有蒂。仿佛像大腹小口的酒瓶子。里面有白米极细，可煮粥和饭吃。用水同研滤其浆，与绿豆粉做豆腐吃更好。也可取其油。它的壳入药很多，但本草没有记载，方知道古人不用。长江以东的人叫为千叶者是丽春花。或者称它是罂粟别种，大概也不对。它的花变态，其根和茎自然不是永远不变的。有白色的、红色的、紫色的、粉红色的、杏黄色的、半红色的、半紫色的、半白色的。艳丽可爱，所以叫丽春，又叫赛牡丹，叫锦被花。详见游默《斋花谱》。

附　罂子粟米

[气味]　甘、平，无毒。

苏颂说：性寒。多吃可通利在大小便，动膀胱气。

[主治]　《开宝本草》：丹石发动，不下饮食，和竹沥煮成粥吃，极美。

寇宗奭说：内服丹石之人研此物水煮，加蜂蜜作汤喝，甚宜。

苏颂说：行风气，逐邪热，治反胃胸中痰滞。

李时珍说：治泻痢，润燥。

[附方]　古代所用附方一条，新收附方一条，共二条。

1. 反胃吐食。《图经本草》：罂粟粥：用白罂粟米三合，人参粉末三钱，生山芋五寸细切研碎。三物用水一升二合，煮取六合，放入生姜汁及盐花少许，和匀分次服。不计早晚，也不妨碍服别的汤丸。

2. 泻痢赤白。王璆《百一选方》：罂粟子（炒），罂粟壳（炙），等分研成粉末，用炼蜜调和作成大豆两倍那么大的蜜丸。每次服三十丸，米汤冲下。有人经过验证。

附　罂子粟壳

〔修治〕　李时珍说：凡用时以水洗润，去掉蒂及筋膜，取外面薄皮，阴干细切，用米醋拌炒入药。也有用蜜炒，用蜜炙的。

〔气味〕　酸、涩，微寒，无毒。

李时珍说：得醋、乌梅、橘皮良。

〔主治〕　李时珍说：止泻痢，固脱肛，治遗精久咳，敛肺涩肠，止心腹筋骨诸痛。

〔发明〕　李杲说：收敛固气。能入肾，所以治骨病更适宜。

朱震亨说：现在人们虚劳咳嗽，多用粟壳强取，以及湿热泻痢者，用它止涩。它的治病之功虽然迅速，但杀人如剑，应该深戒。又说：治咳嗽多用粟壳，不必怀疑，但要先去病根，这是收后的药。治泻痢也是同样的道理。大凡泻痢必须先散邪行滞，怎么可以急于投粟壳、龙骨之药，而闭塞肠胃。邪气得补而更甚，所以病情发生改变从而延续不停。

李时珍说：酸主收涩，所以初病者不可用此药。泄泻下痢已久，那么气散不固，从而肠滑肛脱。咳嗽诸痛已久，那么气散不收，从而肺胀痛剧烈。所以都应该用此药涩之固之，收之敛之。按《杨氏直指方》中说：粟壳治痢，人们都轻视它，固涩的缘故。然而下痢日久，腹中没有积痛，应当止涩者，怎么能允许不涩？没有这类药，用什么来治疗该病呢？但是要有其他辅助药。另外王硕的《王氏简易方》中说：粟壳治痢如神。但是其性紧涩，多使人呕逆，所以人们害怕而不敢服。如果用醋炮制，加用乌梅，那么这种用法比较适当。或者同四君子药一起，更不会导致闭胃妨食从而获奇效。

〔附方〕　新收附方八条。

1. 热痢便血。《普济方》：粟壳醋炙一两，陈皮半两，研成粉末。每次服三钱，用乌梅汤冲下。

2. 久痢不止。罂粟壳醋炙研成粉末，作成鸡子黄大的蜜丸。每次服一丸，水一盏（0.15升），姜三片，煎至八分，温服。又一方：粟壳十两去膜，分作三分：一分醋炒，一分蜜炒，一分生用。一齐研成粉末，作成芡实子大的蜜丸。每次服三十丸，米汤冲下。王玺《医林集要》：百中散：用粟壳蜜炙，厚朴姜制，各四两，研成细末。每次服一钱，米汤调下。忌生冷。

3. 小儿下痢。神仙救苦散：治小儿赤白痢下，日夜百行不止。寇衡《全幼心鉴》：用罂粟壳半两，醋炒研成粉末，再用铜器炒过，槟榔半两炒红，研成粉末，分别收拢起来。每次用等分，赤痢应用蜜汤服，白痢者用砂糖汤调下。忌吃对疾病及药物不利的食物。

4. 水泄不止。经验方：罂粟壳一枚去除蒂膜，乌梅肉、大枣肉各十枚，水一盏（0.15升），煎至七分，温服。

5. 久嗽不止。谷气素壮的人用之即起效。《危氏得效方》：粟壳去筋，蜜炙研为粉末。每次服五分，蜜汤送下。

6. 久咳虚嗽。《刘河间宣明方》：用贾同知百劳散：治咳嗽多年，自汗。用罂粟壳二两半，去蒂膜，醋炒取一两，乌梅半两，焙干研成粉末。每次服二钱，睡觉时白开水送下。

附　罂子粟嫩苗

[气味]　甘、平，无毒。

[主治]　李时珍说：作蔬菜吃，除热润燥，开胃厚肠。

阿　芙　蓉
（见《本草纲目》）

[释名]　阿片

李时珍说：俗称鸦片，名义不详。有的人说：阿，方言称为我。因为它的花色像芙蓉而得了这个名称。

[集解]　李时珍说：阿芙蓉前代很少听说，近代才有用者，说是罂粟花的津液。罂粟结青苞时，午后用大针刺其外面青皮，勿损坏里面硬皮，有的可刺三至五处，第二天早晨津已流出，用竹刀刮下，收入瓷器中，阴干后用。所以现在市场上出售的还有苞片在内。王玺《医林集要》说是天方国种红罂粟花，不让水淹头，七八月花凋谢后，刺青皮取之者。按理此花五月实际上就已枯萎，怎么会到七八月后方有青皮呢？是因为方土有所不同吗？

[气味]　酸、涩，温，微毒。

[主治]　李时珍说：泻痢脱肛不止，能涩丈夫精气。

[发明]　李时珍说：一般人们在家中用。京师出售一粒金丹，说能通治百病，都是艺人家中所用的药方。

[附方]　新收附方四条。

1. 久痢。玉玺《医林集要》：阿芙蓉小豆大，空腹温水化下，每天服一次。忌葱、蒜、浆水。若渴，喝蜜水解之。

2. 赤白痢下。鸦片、木香、黄连、白术各一分，研末，用饭与这混匀做成小豆大的丸。身体强壮者服一分，老幼半分，空腹米汤送下，忌酸物、生冷、油腻、茶、酒、面，无不止者。口渴，略饮米汤。另一方：罂粟花未开时，外有两片青叶包住，花开时青叶脱落，收取研成粉末。每次用米汤送服一钱，具神效。赤痢者用红花之青叶，白痢者用白花之青叶。

3. 一粒金丹。龚云林《医鉴》：真阿芙蓉一分，粳米饭与之共同捣烂作成三丸。每次服一丸，若没有效再服一丸，不可多服。忌醋，令人肠断。治风瘫，用热酒与之服下。治口目嘴斜，用羌活汤送下。治百节痛，用独活汤送下。治正头风，用羌活汤送下。治偏头风，用川芎汤送下。治眩晕，防风汤送下。治阴毒，用豆淋酒送下。治疟疾，用桃、柳枝汤送下。治痰喘，用葶苈汤送下。治久嗽。用干姜、阿胶汤送下。劳嗽。用款冬花汤送下。治吐泻，用藿香汤送下。治赤痢，用黄连汤送下。治白痢，用干姜汤送下。治噤口痢，用白术汤送下。治诸气痛，用木香酒送下。治热痛，用栀子汤送下。治脐下痛，用灯芯汤送下。治小肠气，用川楝子汤送下。治膀胱气，用小茴香汤送下。治血气痛，用乳香汤送下。治胁痛，用热酒送下。治噎食，用生姜、丁香汤送下。治女人血崩，用续断汤送下。治血不止，用五灵脂汤送下。治小儿慢脾风，用砂仁汤送下。

第二十四卷 《本草纲目》谷部

谷之三
（菽豆类共十四种）

大豆 《神农本草经》

大豆黄卷 《神农本草经》

黄大豆 《食鉴本草》

赤小豆 《神农本草经》

腐婢 《神农本草经》

绿豆 《开宝本草》

白豆 《嘉祐本草》

稆豆 《本草拾遗》

豌豆 《本草拾遗》

蚕豆 《食物本草》

豇豆 《本草纲目》

藊豆 《名医别录》

刀豆 《本草纲目》

黎豆 《本草拾遗》 （即狸豆）

上附旧方四十七种，新方一百○三种。

大　豆
（见《神农本草经》中品）

［校正］　原附大豆黄卷下，今分出。

［释名］　朩（音淑，豆的总称）朩俗作菽。

李时珍说：豆、朩都是有荚之谷的总称。篆文朩，好像荚生附茎下垂的形状。豆像子在荚中的形状。《广雅》说：大豆，即菽；小豆，即荅（同答）。

豆角叫荚，叶叫藿，茎叫萁。

［集解］　《名医别录》说：大豆生在泰山平原有水的地方，九月采收。

苏颂说：现到处种植。有黑白两种，入药用黑的。紧小的为雄，用它尤佳。

寇宗奭说：大豆有绿、褐、黑三种，有大、小两类：大的出江苏、浙江、湖南、湖北，小的生长在其他地方，入药力量更强。又可研做豆腐吃。

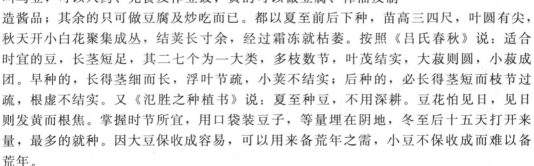

李时珍说：大豆有黑、白、黄、褐、青、斑数种颜色：黑的叫乌豆，可以入药、充食及作豆豉；黄的可以做豆腐、榨油及制造酱品；其余的只可做豆腐及炒吃而已。都以夏至前后下种，苗高三四尺，叶圆有尖，秋天开小白花聚集成丛，结荚长寸余，经过霜冻就枯萎。按照《吕氏春秋》说：适合时宜的豆，长茎短足，其二七个为一大类，多枝数节，叶茂结实，大菽则圆，小菽成团。早种的，长得茎细而长，浮叶节疏，小荚不结实；后种的，必长得茎短而枝节过疏，根虚不结实。又《氾胜之种植书》说：夏至种豆，不用深耕。豆花怕见日，见日则发黄而根焦。掌握时节所宜，用口袋装豆子，等量埋在阴地，冬至后十五天打开来量，最多的就种。因大豆保收成容易，可以用来备荒年之需，小豆不保收成而难以备荒年。

附　黑大豆

［气味］　甘，平，无毒。久服，令人身重。

岐伯说：生的性温，熟的性寒。

陈藏器说：大豆生来性平，炒熟极热，煮食甚寒，作豆豉极冷，造酱及生黄卷则性平。牛吃它性温，马吃它性冷，一体之中，用之数种变化。

徐之才说：恶五参（人参、党参、沙参、玄参、苦参）、龙胆草，配伍前胡、乌啄、杏仁、牡蛎、各种胆汁效果好。

孟诜说：大豆黄碎末忌猪肉。小儿用炒豆、猪肉同吃，十有八九必壅气致死，十岁以上不怕了。

李时珍说：服蓖麻子的忌炒豆，犯了胀满致死。服厚朴的人亦忌，因会动气。

[主治]　《神农本草经》：生研，涂痈肿。煮汁饮，杀鬼毒，止痛。

《名医别录》：逐水胀，除胃中热痹，伤中淋露，下淤血，散五脏结积内寒。杀乌头毒。炒为屑，主胃中热，除痹去肿，止腹胀消谷。

《蜀本草》：煮食，治温毒水肿。

《日华诸家本草》：调中下气，通关脉，制金石药毒，治牛马温毒。

李时珍：煮汁，解礜石、砒石、甘遂、天雄、附子、射罔、巴豆、芫青、斑蝥、百药之毒及蛊毒。入药，治下痢脐痛。冲酒，治风痉及阴毒腹毒。牛胆贮之，止消渴。

陈藏器：炒黑，热投酒中饮之，治风痹瘫痪口噤，产后头风。食罢生吞半两，去心胸烦热，热风恍惚，明目镇心，温补。久服，好颜色，变白不老。煮食性寒，下热气肿，压丹石烦热。汁，消肿。

孟诜：主中风脚弱，产后诸疾。同甘草煮汤饮，去一切热毒气，治风毒脚气。煮食，治心痛痉挛膝痛胀满。同桑紫灰汁煮食，下水鼓腹胀。和饭捣，涂一切毒肿。疗男女阴肿，以绵裹纳之。

李时珍：治肾病，利水下气，制诸风热，活血，解诸毒。

[发明]　苏颂说：有效方剂，用本品炮制研末服，可以避谷度饥。然而，多吃使人体重，久之亦就如常了。

孟诜说：每饭后，磨拭吞三十粒，使人长生。开始吃时好像身体，一年后便觉身轻，又有益于男性阳事。

汪颖说：陶华以黑豆入盐煮，常食能补肾。因豆是肾之谷，其形状与肾相类似，而色黑又能入肾，用盐为引，所以更好。

李时珍说：按《寿亲养老新书》说，李守愚晨用水吞黑豆十四枚，称为补五脏之谷，到老不衰。豆有五色，各治一脏。唯黑豆属水性寒，为补肾之谷，入肾功多，所以能治水消胀下气，制风热而活血解毒，这就是所谓的同气相求。又按古方称大豆解百药毒，我每试用却大不是这样。然加用甘草后，却有奇验。像这种事情，不可不知。

[附方]　旧方三十一，新方三十六，共六十七方。

1. 服食大豆。令人长肌肤，益颜色，填骨髓，加气力，补虚能食，不过两剂。《延年秘录》：大豆五升，如作酱法，取黄捣末，以猪脂肪炼膏和丸，梧子大。每服五十丸至百丸，温酒下。为神验秘方，肥人不可服。

2. 救荒济饥。《博物志》说：左慈荒年法：用大豆粗细均匀的，生熟揉搓使发光，暖气透到豆内。先天不吃，用冷水一次服完，一切鱼肉菜果，不能再吃。口渴就饮冷水。开始少有疲困，十数日后体力壮健，不再想吃了。

3. 黄山谷救荒法：黑豆、贯众各一升，煮熟去贯众，晒干。每日空腹吃五七粒。吃百木枝叶都有味，而且可饱。王氏《农书》说，避谷之方，见于石刻。水、旱、虫荒，各国各代都有，甚则怀抱金子站在那里静静等待天鹅，交换儿子以充饥。所以，作为老百姓的父母官，必须知道这种救荒的方法。

以前晋惠帝永宁二年（公元 302 年），黄门侍郎刘景先表奏：我遇到太白山隐士传给济饥避谷仙方。我家大小七十余口，再不吃其他食物。假若不是如此，我一家甘愿受到刑罚和戮杀。其方：用大豆五斗洗净，蒸三遍去皮。用大麻子三斗浸一夜，亦蒸三遍，剥口开取仁。各捣为末，和捣作团如拳头大小。入甑内蒸，从上午 11 时至夜 11 时止，凌晨 3 时出甑，上午 11 时晒干为末，干服，以吃饱为原则。不能吃一切食物。第一顿得七日不饥，第二顿得四十九日不饥，第三顿三百日不饥，第四顿得二千四百日不饥，再不必服，永远不饥饿。不论老少，只要依照此法服食，使人强壮，容貌红白，永不憔悴。若口渴，即研大麻子汤喝，转动更加滋润脏腑；若要重新（复）吃食物，用冬葵子三合研末，煎汤冷服，取下药如金色，任意吃各种食物，并无损害。以前知道随州朱颂教百姓用之有效，为此方作序，刻石于汉阳大别山太平兴国寺。

4. 又方：用黑豆五斗洗净，蒸三遍，晒干，去皮研末，秋麻子三升，浸去皮，晒研。糯米三斗作粥，和捣为剂如拳大，入甑中蒸一夜，取出晒干，研末。用红小枣五斗，煮去皮核，和为剂如拳头大，再蒸一夜。服至饱为止。如渴，饮麻子水，便滋润脏腑。芝麻亦可，但不得吃一切食物。

5. 炒豆紫汤。苏颂说：古方有紫汤，破血去风，除气防热，产后两天，尤宜服之。用乌豆五升，白酒一斗。炒豆使烟断绝，投入酒中，待酒呈紫赤色，去豆，估量酒性服，可以日夜三盏（450 毫升），神效。中风口噤，加鸡屎白二升和炒，投入酒中。

6. 豆淋酒法。寇宗奭说，治产后百病，或血热，觉有淤血水气，或中风困顿病重，或项背强口噤，或持续烦热瘈疭口渴，或头身都肿，或身痒呕逆直视，或手足顽痹头旋眼眩，这都是虚热中风。用大豆三升熬熟，至微微出烟，放入瓶中，用酒五升浇灌，经一天以上。服酒一升，温盖使稍稍出汗，身润即愈。口噤不开的，加独活半斤，微微捶破，同样用酒浇灌。产后宜常服，用以防止风气，又消结血。

7. 中风口㖞。《千金方》：即上方，每日服一升。

8. 头风头痛。《千金方》：即上方，密封七日，温服。

9. 破伤风口噤。《千金方》：用大豆一升，熬去腥气，不要太熟，杵末，蒸使气透，取下甑，用酒一升淋。温服一升，取汗。敷膏疮上，即愈。

10. 《经验方》：用黑豆四十枚，朱砂二十文，同研末。用酒半盏，调一字服。

11. 颈项强硬，不得顾视。《千金方》：大豆一升，蒸变色，用囊袋裹枕。

12. 暴得风疾，四肢挛缩不能行。《崔氏纂要》：取大豆三升，洗净湿蒸，用醋二升，倒入瓶中，然后将豆铺在地上，用蔗子平摊在豆子上面，让病人卧于席上。另外，再盖五六层衣，豆冷渐渐去衣。再叫一人在被内拉伸挛急的地方。再蒸豆再作，并用饮剥沥汤。这样三日三夜即停止。

13. 风入脏中。《千金翼方》：治新久肿，风入脏中。用大豆一斗，水五斗，煮取一斗二升，去滓。入好酒斗半，煎取九升。早晨服三升取汗，奇验。

14. 风毒攻心。烦躁恍惚。《食医心镜》：大豆半升洗净，用水二升，煮取七合，食后服。

15. 卒风不语。《肘后方》：大豆煮汁，煎稠如饴，含服，并饮汁。

16. 喉痹不语。《千金方》：同上法。

17. 卒然失音。孟诜说：用生大豆一升，青竹算子四十九枚，长四寸，阔一分，水煮熟，日夜服两次病愈。

18. 热毒攻眼，赤痛脸浮。《普济方》：用黑豆一升，分作十袋，滚开水中蒸过，互相更换熨患处，三遍就愈。

19. 卒然中恶。《千金方》：大豆二七枚，鸡子黄一个，酒半升，和匀一次服。

20. 阴毒伤寒，危笃者。《居家必用》：用黑豆炒干投酒，热饮或灌服。吐了再饮，汗出为度。

21. 胁痛如打。《肘后方》：大豆半斤熬焦，入酒一升煮开，喝醉。

22. 腰胁卒痛。《肘后方》：大豆炒二升，酒三升，煮二升，一次服。

23. 卒然腰痛。《延年秘录》：大豆六升，用水拌湿，炒热，用布包熨，冷了即换。这是张文仲的处方。

24. 脚气冲心，烦闷不识人。《广利方》：用大豆一升，水三升，煮浓汁服半升。未愈，再服半升。

25. 身面浮肿。《千金方》：用乌豆一升，水五升，煮汁三升，入酒五升，再煮三升，分三次温服。不愈再配。

26. 同上。王璆《百一选方》：用乌豆煮至皮干，研末。每服二钱，米饮下。建炎初（南宗高宗初）（公元1127年），吴内翰女孙忽然发作高肿，吴查阅《外台秘要》得到这个方子，服了立刻见效。

27. 新久水肿。范汪方：大豆一斗，清水一斗，煮取八升，去豆，入不浓的酒八升，再煎取八升服。再用三次，水会从小便中排出。

28. 腹中痞硬。夏秋之交，露坐夜久，腹中辣痞，如群石在腹。《经验方》：用大豆半升，生姜八分，水三升，煎一升，一次服，病愈。

29. 霍乱胀痛。《普济方》：大豆生研，水服半钱。

30. 水痢不止。《指南方》：大豆一升，炒白术半两，研末。每服三钱，米饮下。

31. 赤痢腹痛。《经验方》：黑豆、茱萸子二件，搓摩，吞咽，好。

32. 赤白下痢。方见猪胆条。

33. 男子便血。《活人心统》：黑豆一升，炒焦研末，热酒浇淋，去豆饮酒，奇效。

34. 一切下血。华佗《中藏经》：雄黑豆紧小的，用皂角汤微浸，炒熟去皮研末，炼猪脂和，丸梧子大。每服三十丸，陈米饮下。

35. 小儿沙淋。《全幼心鉴》：黑豆一百二十个，生甘草一寸，新鲜水煮热，入滑石末，乘热饮，好。

36. 肾虚消渴，难治者。《普济方》：黑大豆（炒）、天花粉等分，研末，面糊丸梧子大。每黑豆汤下七十丸，一日两次。名救活丸。

37. 消渴饮水。《肘后方》：乌豆放牛胆中，阴干百日，吞完即愈。

38. 昼夜不眠。《肘后方》：用新布火炙熨目，并蒸大豆，再用囊袋装枕头，冷了就换，一夜常枕，即愈。

39. 疫疠发肿。大黑豆二合炒熟，炙甘草一钱，水一盏（150毫升）煎汁，时时饮。夷坚志说：靖康二年春（即公元1127年春），国都流行大疫。有奇异本事的人把这方写在石壁间，用后立即见效。

40. 乳石发热。《外台秘要》：乌豆二升，水九升，铜器煮五升汁，熬稠一升，饮食。

41. 解礜砒毒。《肘后方》：大豆煮汁饮，好。

42. 酒食诸毒。《太平广记》：大豆一升，煮汁服，得吐即愈。

43. 解诸鱼毒。《卫生方》：大豆煮汁饮。

44. 解巴豆毒。下利不止。《肘后方》：大豆煮汁一升，饮。

45. 恶刺疮痛。《千金方》：大豆煮浓汁，浸患处，取出愈。

46. 汤火灼疮。《子母秘录》：大豆煮汁外涂，易愈，无斑。

47. 打头青肿。《千金方》：豆黄末，水和外敷。

48. 折伤堕坠，淤血在腹，气短。《千金方》：大豆五升，水一斗，煮汁二升，一次服。严重的只需三次。

49. 豌疮烦躁。《子母秘录》：大豆煮汁饮，疗效好。

50. 痘疮湿烂。黑大豆研末外敷。

51. 小儿头疮。《普济方》：黑豆炒存性，研末，水调外敷。

52. 身面疣目。《外台秘要》：七月七日，用大豆擦疣上三次。让病人本人在南向屋的东头第二行中种豆，豆生四叶，用热水浇杀，即愈。

53. 染发令乌。《千金方》：醋煮黑大豆，去豆煎稠，染发。

54. 牙齿不生。不拘大人小儿，年多不生牙齿者。《经验方》：用黑豆三十粒，牛粪火内烧使烟尽，研入麝香少许。先用针挑破牙龈出血，用少许揩。不得见风，忌酸咸物。

55. 牙齿疼痛。周密《浩然斋视听抄》：黑豆煮酒，频繁漱口，好。

56. 月经不断。用前紫汤服，好。

57. 妊娠腰痛。《食医心镜》：大豆一升，酒三升，煮七合，空腹饮。

58. 子死腹中。《杨氏产乳集验方》：月数未足，母欲闷绝者。用大豆三升，醋煮浓汁，一次服，立出。

59. 胞衣不下。《产书》：大豆半升，醇酒三升（醇即纯之意，指酒味厚浓），煮一升半，分三次服。

60. 辟禳时气。《类要》：用新布装大豆一斗，入井中一夜取出。每服七粒，好。

61. 菜中蛇蛊。蛇毒入菜果中，食之令人得病，名蛇蛊。大豆研末，酒浸绞汁，服半升，62. 身如虫行。《千金方》：大豆水浸绞浆，每早洗身，或加少面，洗发亦好。

63. 小儿丹毒。《千金方》：浓煮大豆汁，外涂很好。

64. 风瘟疮疥。《千金方》：凡脚腨肉及腘窝中痒，搔则出黄水，就是疮疥。用青竹筒三尺，放一升大豆在内，用马屎、糠火烧熏，用器皿接两头取汁，外搽。先用洗过米的清水和盐温洗，只需三次，很好。

65. 肝虚目暗，迎风下泪。《龙木论》：用腊月牡牛胆，装黑豆挂风处。取出，每夜吞二十一粒，日久自明。

66. 小儿胎热。《全幼心鉴》：黑豆二钱，甘草一钱，入灯芯七寸，谈竹叶一片，水煎，不计时候服。

67. 天蛇头指。痛臭甚者。《济急方》：黑豆生研末，入茧内，罩住。

附　大豆皮

[主治]　李时珍：生用，疗痘疮目翳。

附　豆叶

[主治]　李时珍：出《广利方》，捣敷蛇咬，频易即愈。

[发明]　李时珍说，按照《抱朴子内篇》说：相国张文蔚的庄内有鼠狼穴，养四子被蛇吞吃。鼠狼雌雄救子心切，就在穴外聚土堵塞穴口，等到蛇一出头，回转不便之时，当腰咬断而开腹，叼出四子，尚有气，放于穴外，叼来豆叶嚼烂外敷，都活了。后来的人用豆叶治蛇咬，是根据这里来的。

[附方]　新方二条。

1. 止渴急方。《圣济总录》：大豆苗嫩者三五十茎，涂酥炙黄研末。每服二钱，人参汤下。

2. 小便血淋。《千金方》：大豆叶一把，水四升，煮二升，一次服。

附　大豆花

[主治]　李时珍：主目盲，眼生翳膜。

大豆黄卷
（见《神农本草经》中品）

[释名]　豆蘖（音枭）

陶弘景说：黑大豆制作所生出的新芽，生长到五寸长便使其干燥，就叫做大豆黄卷，用它时要用水久煮，这是食用时应当做的。

李时珍说：制作一种方法：壬癸日用井华水浸大豆，等待发芽，然后去除皮壳，阴干备用。

[气味]　甘，平，无毒。

《普济方》说：适合与前胡、杏仁、牡蛎、乌喙、天雄、鼠屎和蜜等共同配合的优良。不能与海藻、龙胆配合。

[主治]　《神农本草经》：湿痹，痉挛膝痛。

《名医别录》：五脏不足，胃气结滞，益气止痛，去皮肤黑鼾（音杆，皮肤枯樵黝黑），润肌肤皮毛。

孟诜说：破妇人恶血。

苏颂说：古代方剂中产妇用药多用它。

孙思邈说：肾病适宜应用。

李时珍说：清除胃中积热，消除水病胀满。

[附方]　新方四条。

1. 大豆蘖散。《宣明论方》：治疗周痹，周痹是病邪在血脉之中，随血脉运行向上向下周流全身。这种弊病不痛，由于能痹阻周身上下，因而有此名称。治疗周痹入内，五脏气机阻滞，胃腑结聚；益气排毒，润泽皮毛，补益肾气。用大豆蘖一斤炒香，研成粉末。每次服半钱，温酒调下，空腹内服，加至一钱，每日服三次。

2. 诸风湿痹。痉挛膝痛，胃中积热口疮烦闷，大便秘结。《普济方》：黄卷散：用大豆黄卷炒熟捣烂为末一升，酥半两，研匀。饭前用温水服一匙，一日两次。

3. 水病肿满。喘急，大小便涩。《圣济总录》：大豆黄卷（醋炒）、大黄（炒）等分，共研细末。用葱、橘皮汤吞服二钱，天大亮之时达到大小便畅利的效果为止。

4. 小儿撮口（脐风证之一）。《普济方》：用初发的豆芽研烂、绞取汁水，调和乳汁，灌服少量效好。

黄　大　豆
（见《食鉴本草》）

[集解]　李时珍说：大豆有黑、青、黄、白、斑数种不同颜色的品种，唯黑的大

豆入药用，但黄豆、白豆可以炒熟吃、做豆腐、作酱油、榨油等，为当时人们所盛用，因此必须知道各种不同豆的性味。

周定王说：黄豆苗高一二尺，它的叶像黑大豆叶但更大，结角比黑豆角稍许肥大，它的荚、叶嫩时可以吃，味道甘美。

[气味] 甘，温，无毒。

李时珍说：生的，温性；炒热微有毒。吃多了，会造成气机壅塞，生痰、发生咳嗽，使人身体沉重，面黄，发生疮疥。

[主治] 宁原说：宽中下气，通利大肠，消水胀肿毒。

李时珍说：黄豆研末，熟水调和，涂痘后痈疡。

[附方] 新方一条。

痘后生疮。黄豆炒成焦黑研末，香油调拌涂搽。

附 黄豆油

[气味] 辛，甘，热，微毒。

[主治] 李时珍说：涂疮疖，解发腻（腻音职，头发油脂过多的意思）。

附 黄豆秸

[主治] 李时珍说：烧灰，列入点痣、去恶肉（即组织坏死）药物类。

赤 小 豆
（见《神农本草经》中品）

[释名] 赤豆（见苏恭《唐本草》） 红豆（俗名） 答（见张揖《广雅》）其叶名藿

李时珍说：按照《诗经》说：黍稷稻粱，禾麻菽麦，这就是常讲的"八谷"。董仲舒注释：菽是大豆，有两个品种。小豆名答，有三四种。王桢说：现在所谓的赤豆、白豆、绿豆、豇豆，都是小豆，那么这里作为药用的是赤小豆。

[集解] 苏颂说：赤小豆，现今江淮一带的人多种植它。

寇宗奭说：关西（泛指潼关以西的地方）、河北（黄河以北）、汴（今开封地区）洛（今洛阳）等地喜欢食用它。

李时珍说：这种豆以粒紧小而色暗红的作为药用，那种稍大而色鲜红、淡红的并不能治病。无论哪一种豆都在夏至以后下种，长出的苗高一尺多，它的枝、叶像豇豆，但叶微圆尖小。到秋天开花，好像豇豆花但花小色淡，如银褐色，有腐臭气。

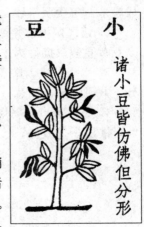

小 豆

诸小豆皆仿佛但分形

结的荚长二三寸，比绿豆荚稍微大些，皮色微白带红。在三青二黄的时候即可采收。这种豆可以煮可以炒，可以做粥、饭、馄饨馅均好。

[气味] 甘，酸，平，无毒。

孙思邈说：性味甘、咸、冷。与经加工的鱼酱同吃可以平定消渴，作成酱与饭同吃可以平定口疮。

陈藏器说：驴吃了脚轻便，人吃了身体沉重。

[主治] 《神农本草经》：消水肿，排痈肿脓血。

《名医别录》：治疗寒热热中消渴，止泻痢，利小便，下（消）腹胀满，吐逆卒澼（突然腹泻）。

甄权说：消热毒，散恶血，除烦满，通气机，健脾胃，令人美食（使人食欲增进）。捣末同鸡子白（鸡蛋清），涂一切热毒痈肿。煮汁，洗小儿黄烂疮肿，不过三次。

陈士良说：缩气行风（即谓行气祛风），强坚筋骨，抽肌肉（使肌肉紧缩有力）。久食瘦人（多服使人体消瘦）。

孟诜说：散气，去关节烦热，使人心窍开通。暴痢之后，气机满塞不能饮食的，煮食此豆，吃一顿即愈。与鲤鱼一同煮食，治疗脚气病极好。

《日华诸家本草》：解小麦热毒。煮汁内服，解酒中毒。去衣物油迹。

李时珍说：预防瘟疫，治疗难产，下胞衣（胎盘），通乳汁。与鲤鱼、蠡鱼、鲫鱼、黄雌鸡一同煮食，并能利水消肿。

[发明] 陶弘景说：小豆驱逐水液，利小便。久服使人肌肤枯燥。

苏颂说：对于水气、脚气之类的病变，急用最好。有人患了脚气病，可用袋装满这种豆，早晚反复踩它，如此运用时间长了就会痊愈。

王好古说：治疗水病如只知道治水，而不知道补胃，那么就失去了消除壅滞的根本方法。赤小豆消水行气，又能健脾和胃，才是遵循这种治疗方法的药物。

陈藏器说：赤小豆和桑根白皮同煮吃，可除湿气痹肿；与通草同煮食用，那么下气消肿作用很强，所以名叫脱气丸。

李时珍说：赤小豆形小而色红，内部可以分裂开来。它的作用趋向下行，故能通利小肠，入阴分，治疗有形的疾病。行津液，利小便，消胀除肿，止呕，又治下痢肠澼（泻痢便血之疾），解酒病，除寒热痈肿，排脓散血，又通乳汁，下胞衣治难产等，都是患的有形之病。久服就能下降太过，津血渗泄，是造成人体肌肉消瘦、身体沉重的原因。古代用来防治瘟疫吹鼻的瓜蒂散就用它。这是选择它能通气除湿散热的作用。有传说共工氏有个不争气的儿子，在冬至时死亡而成为为疫鬼，惧怕赤小豆，所以在冬至这天做小豆粥吃，也是牵强附会的胡说。另外有一病案，陈自明《妇人良方》说：我家妇人吃素食，产后第七日，乳腺不通，服药无效，偶然获得赤小豆一升，煮粥食用，当天晚上就畅通了。由于看本草书记载了这则病案，因而没有忘记它。

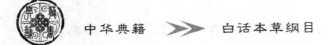

　　朱端章氏《集验方》说：宋仁宗在东宫时，患痄腮，吩咐道士赞宁治疗。拿赤小豆七十粒研末，外敷患处而愈。皇帝喜欢的宦官任承亮后来患恶疮濒于死亡，尚书郎傅永拿来的药治疗后立即痊愈。打开那个药方，就是赤小豆。我患胁疽（即发于胁部的痈疽），已经病到五脏，医生用药治疗十分有效。任承亮说：是不是得到赤小豆的治疗效果？医生回答我说：我用这种药治好了三十个人的病，希望你不要再到处传。有一僧人患发背（即生于

　　脊背的痈疽）为烂瓜，邻居乳妈用此药治疗效果神奇。这个药治一切痈疽疮疥及红肿，不拘善恶，只用水调涂搽，没有不愈的。只是它的性质粘滞，干燥后就难以揭掉，如果加入苎麻根的粉末即不粘，此法很好。

　　[附方] 旧方十五，新方十九，共三十四条。

　　1. 水气肿胀。苏颂说：用赤小豆五合，大蒜一颗，生姜五钱，商陆根一条（约钱），同打研碎，用水煮烂，去药渣，空腹吃豆，随后一会儿饮完汁水，立即肿消。韦宙独行方：治疗一种从下肢肿起的水肿，进一步发展入腹那就会危及人的生命。用赤小豆一斗，加水煮得很烂，取其汁五升，温浸足膝。若已入腹，只吃赤小豆，不要杂用其他食物，也可痊愈。

　　2. 治水肿。梅师《集验方》载：用东行花桑枝烧灰一升，加水淋后取汁，煮赤小豆一升，拿来代替饭食，效果好。

　　3. 水蛊（因水毒气结聚于内所致的病）腹大动摇有声，皮肤发黑。《肘后百一方》：用赤小豆三升，加白茅根一把（约二两），水煮，吃豆、治疗到水去肿消为止。

　　4. 辟禳瘟疫。《五行书》说：正月初一和十五日，用赤小豆十四粒，麻子七粒，投入井中、预防瘟疫十分有效。又，正月初七日，用新布袋内装赤小豆放置井中，三天后取出，男子吞服七个，女子吞服十四个，居然一年未见患病。

　　5. 辟厌疾病。正月初一，面向东方，用齑水（音跻，即腌菜水）吞服赤小豆二十一粒，一年未见任何疾病。又，七月立秋那天，面向西方，用清井水吞服七个赤小豆，一个秋天未患痢疾。

　　6. 伤寒狐惑（病名，相当于现代医学的"眼、口、生殖器三联综合症"，名白塞氏综合症）。张仲景《金匮要略》说：狐惑病，脉象数，无热微烦，沉默想睡，出汗。起病三四天出现目赤如斑鸠的眼睛颜色，到七八天时，眼睛内眦外眦出现黄黑色。如果能吃饭，说明脓已形成了。用赤小豆当归散治疗。赤小豆三升（水浸使其发芽），当归三两，共研粉末，每次用浆水调服一个梧桐子大小的药量，一天服三次。

　　7. 下部卒痛，如鸟啄一样。《肘后百一方》：用赤小豆、大豆各一升，蒸熟，用袋子装好，人坐到它的上面熏蒸，二个药袋互相更换使用，立即止痛。

　　8. 水谷痢疾。《必效方》：赤小豆一合，熔蜡三两，一次性较快地服完以求取疗效。

　　9. 热毒下血，或因吃热物而引发。《梅师集验方》：赤小豆末水调服约一个梧桐子大小的分量。

10. 肠痔下血。《肘后百一方》：赤小豆二升，醋五升，煮熟晒干，再次浸到醋干为止，研末。每次用苦酒（醋）冲服一钱，每日三次。

11. 舌上出血，好像用簪针刺破出血。《肘后百一方》：小豆一升，打碎，用水三升调和，绞汁去渣内服。

12. 热淋血淋，不拘男女。《修真秘旨》：用赤小豆三合，慢火（即文火）炒，研末，煨葱一根，加酒捣碎，乘热调服二钱。

13. 重舌鹅口 （即鹅口疮）。《普济方》：赤小豆末，用醋调和涂搽患处。

14. 小儿不语。四五岁还不会说话的。《千金方》：赤小豆末，酒调和，敷于舌下。

15. 牙齿疼痛。《卫生家宝方》：用赤小豆末，擦牙齿吐出涎沫和吹入鼻中。另一方加入少量铜青，还有一方加入少量花碱。

16. 中酒（酒中毒）呕逆。《食鉴本草》：赤小豆煮汁，慢慢饮服它。

17. 频致堕胎。《千金方》赤小豆末，用酒冲服约一个梧桐子大小的重量，每日服两次。

18. 妊娠行经。方同上条。

19. 妇人难产。《咎殷产宝》：用赤小豆生的吞服七个，疗效好。

20. 治难产日久气亏。《梅师集验方》：用赤小豆一升，用水九升，煮后取汁，加入炙过的黄明胶一两，同煎一会儿，一次服五合，不过服三四次即可产下。

21. 胞衣不下。《救急方》：用赤小豆，男的服七个，女的服十四个，用流动的水吞服。

22. 产后目闭。心胸满闷。《肘后百一方》：赤小豆（生）研碎，用流动的水冲服一个梧桐子大小的用量，不愈再服。

23. 产后闷满，不能食。《千金方》：用赤小豆二十一个，炒后研碎，用冷水一次性较快地服完，很好。

24. 乳汁不通。《产书》：赤小豆煮汁内服。

25. 妇人吹乳（即乳痈）。熊氏《妇人良方补遗》：赤小豆用酒研碎，温服，另外用渣外敷。

26. 妇人乳肿。《梅师集验方》：赤小豆、莽草等分，共研末，醋调和外敷非常有效。

27. 痈肿初作。陈延之《小品方》：赤小豆末，水或醋调涂搽患处，毒即消散，多次使用有效。

28. 石痈诸痈。范汪《东阳方》：赤小豆五合，浸入醋中五个夜晚，取出炒后研碎，用醋调和，外涂痈肿处即消。或加括蒌根等分。

29. 痘后痈毒。赤小豆末用鸡蛋清调料，涂敷患处。

30. 腮颊热肿。赤小豆末，用蜜调搽，一个晚上即消。或加芙蓉叶粉末更好。

31. 丹毒如火。陈延之《小品方》：赤小豆末，用鸡蛋清调拌，经常不停地涂搽，

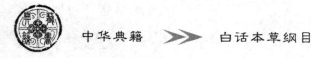

拿开手即消。

32. 风瘙隐疹。赤小豆、荆芥穗等分，共研粉末，用鸡蛋清调搽患处。

33. 金疮烦满 《千金方》赤小豆一升，醋浸一天，煎熬干燥后再浸，浸满三天，使其变成黑色，然后研末。每次服一个梧桐子大小的分量，一日服三次。

34. 六畜肉毒。《千金方》：赤小豆一升，炒后研碎，用水冲服三个梧桐子大小的分量，神效。

附　赤小豆叶

[主治] 《名医别录》：除去烦热，止小便频数。

《日华本草》：煮熟食用，明目。

[发明] 李时珍说：赤小豆利小便，而茎叶却止小便，这与麻黄发汗而麻黄根止汗有着同一意义，药物作用的机理就是有如此不同。

[附方] 旧方一，新方一，共二条。

1. 小便频数。《食医心镜》：赤小豆叶一斤，加入豆豉汁中煮熟，调和做成羹吃。

2. 小儿遗尿。《千金方》：赤小豆叶捣烂取汁服食。

附　赤小豆芽

[主治] 李时珍说：妊娠数月，子宫经常出血，名叫"漏胎"。或者由于房事不节而子宫出血，名叫"伤胎"（流产之类）。《普济方》：用赤小豆芽研末，温酒调服一个梧桐子大小的分量，一日服三次，有效则停止服用。

腐　婢
（见《神农本草经》下品）

[集解] 《名医别录》说：腐婢生于汉中（今武汉、陕西东部一带）是小豆花。七月采之，阴干四十天收。

陶弘景说：花与实作用不同，所以不同品。医方家不常用腐婢。不知道为什么有腐婢之名？《神农本草经》没说是小豆花，《名医别录》才说是小豆花，未审是否？今海边有种小树，状如栀子，茎条多弯曲，腐臭气味，土族人称为腐婢，疗疟有效。用酒浸树皮饮服，治疗心腹之疾。这确实是真的。此条应入木部。

苏敬说：腐婢历来以为是葛花。葛花消酒病效胜，而小豆完全没有此功效。应以葛花为正确的。

刘禹锡说：按《名医别录》本草说：小豆花也有腐气，与葛花同服，饮酒不醉。与《本经》治酒病的说法相吻合。陶弘景、苏敬二说并不对。

甄权说：腐婢即是赤小豆花。

苏颂说：海边小树、葛花、赤小豆花，三物皆有腐婢之名，是名同物异。

寇宗奭说：腐婢既在谷部，应该是豆花，不必多辩。

李时珍说：葛花已见本条。小豆能利小便，治热中，下气止渴，与腐婢主治相同，其为豆花无疑。但小豆有很多种，甄权《药性论》中独指为赤小豆，今暂且从之。

[气味]　辛，平，无毒。

[主治]　痎（音 jiē）疟，寒热邪气，泻痢，阴茎不勃起。止消渴。病酒头痛。

《神农本草经》、《食医心镜》说：上述病症，用小豆花同豆豉汁、五味子煮羹食之。

《药性论》：消酒毒，明目，下水气，治小儿丹毒热肿，散气满不能食，用小豆花煮一顿食之。

李时珍：治热中积热，痔瘘下血（宣明葛花丸中用之）。

[附方]　新方二条。

1. 饮酒不醉。《千金食治》：小豆花及叶阴干百日为末，用水调 10 个梧桐子大服。或者加葛花等分服。

2. 疗疮恶肿。《普济方》：小豆花末，敷患处。

绿　　豆
（见宋《开宝本草》）

[释名]　李时珍说：绿是以颜色命名。过去的本草作菉，是不对的。

[集解]　马志说：绿豆圆小者佳。绿豆粉作糕饼烤的吃好。大者名稙豆，其苗与子相似，也能下气治霍乱。

吴瑞说：绿豆有官绿、油绿，主治则是一样。

李时珍说：绿豆到处都种。三、四月下种，苗一尺多高，叶小而且有毛，到秋天开小花，豆荚像赤豆荚一样。粒粗而色鲜者为官绿；皮藻而粉多、粒小而色深者为油绿；皮厚而粉少早种者，称为摘绿，可以反复多次采摘；迟种的称拔绿，一次拔摘即完。北方人绿豆用的很多，可以作豆粥、豆饭、豆酒，炒着吃、蒸着吃，磨成面，澄清过滤取粉，可以作糕饼，荡成皮用手搓成索样，为食粮中的重要食物。用水浸湿长白芽，又为菜中佳品。牛马的食粮也多依赖它。真是济世的良谷。

[气味]　甘，寒，无毒。

陈藏器说：用绿豆宜连皮用，去皮则使人少量壅气，因为皮性寒而肉性平。其性反榧子壳，与榧子壳谷用则伤人。与用盐和红曲腌的鲤鱼同食，食久则使人发黄疸及消渴。

[主治]　《开宝本草》：煮食，消肿下气，清热解毒；生研绞汁服，治丹毒烦热风疹，药石发动，热气奔豚。

孙思邈：治寒热热中病，止泻痢卒澼，利小便除胀满。

《日华诸家本草》：厚实肠胃，作枕头，明目，治头风头痛。除吐逆。

孟诜：补益元气，调和五脏，安神，行十二经脉，去浮风，润皮肤，宜常食。煮汤，止消渴。

宁原：解一切药草、牛马、金石诸毒。

李时珍：治痘毒，消肿胀。

〔发明〕 李时珍说：绿豆肉性平皮性寒，解金石，砒霜、草木一切诸毒，宜连皮生研水调服。按《夷坚志》说：有人多服附子酒，头肿如斗大，唇裂流血。急以绿豆、黑豆各数合嚼食，并煎汤饮之，毒解。

〔附方〕 新方十一条。

1. 治天行痘疮。扁鹊三豆饮，此饮用来预防痘疮服，能疏解热毒，即使发痘疹也很少。用绿豆、赤小豆、黑大豆各一升，甘草芦二两，加水八升，煮的很熟。随意食豆饮汤，吃七天即止。

2. 一方：上方加黄大豆、白大豆，名五豆饮。

3. 痘后痈毒初起，以三豆膏治之神效。《医学正传》：绿豆、赤小豆、黑大豆等分为末，用醋调不时像扫地一样涂擦患处，痈毒即消。

4. 防痘入眼。用绿豆七粒，叫小儿自己投入井中，连续不断地看七遍，乃停止。

5. 小儿丹肿。《全幼心鉴》：绿豆五钱，大黄二钱，为末，用生薄荷汁加入蜜调和涂擦患处。

6. 赤痢不止。《必效方》：用大麻子，水研滤汁，用此汁煮绿豆食之，效很好。煮粥吃也可以。

7. 老人淋痛。《奉亲养老书》：青豆二升，橘皮二两，煮豆粥，加麻子汁一升。空腹慢慢食下，并且饮其汁，很灵验。

8. 消渴饮水。《普济方》：绿豆煮汤，并全用绿豆粥吃。

9. 心气疼痛。绿豆甘一粒，胡椒十四粒，同研碎，开水调服即止。

10. 多食易饥。绿豆、黄麦、糯米各一升，炒熟磨粉，每日用开水送服一杯，三、五日见效。

11. 十种水气。《集验方》（朱瑞章）：用绿豆二合半，大附子半两（即一枚），切作两片，加水三碗，煮熟，空腹睡觉时吃豆。次日将附子两片切作四片，再用绿豆二合半，如前法煮食。第三天另外用绿豆、附子如第一天法煮食。第四天像第二日法煮食。水从小便下，肿自消，未消再继服。忌生冷、毒物、盐、酒六十天，没有不效的。

附　绿豆粉

〔气味〕 甘，凉，平，无毒。

宁原说：胶粘的绿豆粉，脾胃虚之人不可多食。

吴瑞说：不要与杏仁合用，否则其松软不能作索。

[主治] 吴瑞：解诸热，益气，解酒食诸毒，治发背痈疽疮肿及汤火灼伤。

宁原：痘疮出水糜烂不结痂，干绿豆粉扑患处效佳。

李时珍：新水调绿豆粉服，治霍乱转筋，解诸药毒死，胸口还有温热者。

汪颖：解菇菌、砒毒。

[发明] 李时珍说：绿豆色绿，小豆是属木，入厥阴、阳明经。其性稍平和，消肿治痘之功虽同赤豆，但清热解毒之力过之。且能益气，厚肠胃，通经脉，无久服使人干枯之忌。但用作凉粉，造豆酒，性或偏于寒，或偏于热，能致人病，这皆属人为，并非豆之错。豆粉须以绿色粘腻者为真品。外科治痈疽有内托护心散，准确说其效如神。朱丹溪对此有专论发挥。

朱震亨说：《外科精要》谓内托散，一日到三日服进十多帖，可以避免毒气内攻脏腑。暗自详看绿豆解毒丹，治石毒，味甘，入阳明，性寒能补为君药，以乳香去恶肿，入少阴，性温善窜为佐药，甘草性缓，解五金、八石、百药毒为使药。想必此方专门为因服丹石而发疽者所设。若年老、病深、诸证俱备、体虚者，绿豆虽能补，也将有不胜其任之患。五香连翘汤也不是必用之剂。必须补气健脾胃，使根本坚固，而行经活血为佐，参考经络特点及时令节气，使毒气外发，这才是内托的本意。早施治，疽可以内消。

[附方] 新方十二条。

1. 护心散。又名内托散，乳香万全散《外科方》（李嗣立）：凡有疽病，一日到三日之日，宜连进十余服，方能避免变症，使毒气外出。服药稍迟，则毒气内攻，慢慢出现呕吐，或鼻子长疮，不食，此即危候。四、五天后，也宜间断地服药。用正宗的绿豆粉一两，乳香半两，灯心草同研和匀，用生甘草煎的浓汤，调下上药末一钱，不停地小口喝。若毒气冲心，有呕逆之症，宜大量服此药。因为绿豆清热下气，消肿解毒。乳香消诸痈肿毒。服到一两，则药香通达疮孔中，真是圣药。

2. 疮气呕吐。《普济方》：绿豆粉三钱，干胭脂半钱，研匀。用新鲜的井水调和服下，一服即止。

3. 霍乱吐利。《生生编》：绿豆粉，白糖各二两，用新鲜井水调服，即愈。

4. 解烧酒毒。绿豆粉荡皮，多食酒毒即解。

5. 解鸩酒毒。绿豆粉三合，用水调服。

6. 解砒石毒。《卫生易简方》：绿豆粉、寒水石等分，用板蓝根汁调服三、五钱。

7. 解诸药毒。人已死，但心口还有温者。《卫生易简方》：用绿豆粉调水服。

8. 跌扑损伤。《澹寮方》：用新铫（音 yáo，古代一种有柄的小锅）将绿豆粉炒紫，以新鲜井水调敷患处，用杉木皮包扎固定，其效如神。这是汀人陈氏梦中所传之方。

9. 杖疮疼痛。《生生编》：绿豆粉炒后研，以鸡蛋清调和擦涂患处，效妙。

10. 外肾（即外阴）生疮。绿豆粉、蚯蚓粪等分，研碎涂患处。

11. 暑目痱疮。《简易方》：绿豆粉二两，滑石一两，和匀扑患处。一方加蛤粉二两。

12. 一切肿毒初起。（邵真人）《经验方》：用绿豆粉炒至黄黑色，猪牙、皂荚各一两，为末，用米醋调敷患处。皮肤破者用油调敷。

附　绿豆皮

[气味]　甘，寒，无毒。

[主治]　李时珍：解热毒，退目翳。

[附方]　新方一条。

治痘痘、目生翳。通神散。《直指方》：绿豆皮、白菊花、谷精草等分，为末。每次用一钱，以干柿饼一枚，洗过粟米的水一盏，一起煮干。食柿饼，一天吃三次。病轻者五至七天见效，病重者半月见效。

附　绿豆荚

[主治]　李时珍：赤痢终年不愈，豆荚蒸熟，随意食用效好（出自《普济方》）。

附　绿豆花

[主治]　李时珍：解酒毒。

附　绿豆芽

[气味]　甘，平，无毒。

[主治]　李时珍：解酒毒热毒，通利三焦。

[发明]　李时珍说：诸豆生芽都没有韧性和鲜味，唯此豆的芽白嫩味鲜美独异。今人把它当作很通常的食物，而古人是不知道此物的。但其受湿热郁浥之气，故颇发疮动气，与绿豆之性稍有不同。

附　绿豆叶

[主治]　《开宝本草》：霍乱吐下，豆叶绞汁和醋少许，温服。

白　豆
（见宋《嘉祐补注本草》）

[释名]　饭豆

[集解]　孟诜说：白豆苗，嫩者可做菜吃，生吃也很好。

汪颖说：浙东一带的一种白豆味很浓，用来作酱、做豆腐极佳。北方的水白豆，与其相似而不及它。

宁原说：白豆即是饭豆，粥、饭皆可拌豆煮食。

李时珍说：饭豆，白色小豆，亦有土黄色的。豆的大小如绿豆但较其长。四、五月种，苗叶像赤小豆但略大，可食，豆荚也像小豆。另有一种蓑豆，叶如大豆，可做饭、做豆腐，也是属白豆类。

[气味] 甘，平，无毒。

宁原说：咸，平。

[主治] 孟诜：补五脏，调中，助十二经脉。

《日华诸家本草》：暖肠胃。

孙思邈：杀邪气。为肾之谷，肾病宜食之。

附 白豆叶

[主治] 《日华诸家本草》：煮食，利五脏，下气。

稆豆（稆音吕）
（见《本草拾遗》）

[释名] 李时珍说：稆乃自生之稻名。此豆原是野生，故名稆豆。今人也将此豆种于地里。

[集解] 陈藏器说：稆豆长在田野，小而黑，能够作酱。《尔雅注疏》说戎（古代称西部的民族）豆中有一种名叫驴豆的豆，古名壹豆，即是稆豆。

吴瑞说：稆豆即黑豆中最细的豆。

李时珍说：此即是黑小豆。小棵细粒，霜后成熟。陈藏器指为戎豆，是错误的。《尔雅注疏》里也无此文。戎豆乃是胡豆。壹豆乃是鹿豆，见菜部。二者都是四月成熟。

[气味] 甘，温，无毒。

[主治] 陈藏器：去贼风风痹，妇人产后血寒，稆豆炒至焦黑，乘热投入酒中，慢慢饮酒。

豌　　豆
（见《本草拾遗》）

[释名] 胡豆（见《本草拾遗》） 戎菽（见《尔雅注疏》） 回鹘（音 hú，一种鹰类猛禽）豆（见《辽志》） 《饮膳正要》称作回回豆（回回，即是回鹘） 毕豆（见《唐史》）《崔实四时月令》称作䝁豆 青小豆（见《千金方》） 青斑豆（见《名

医别录》》麻累

李时珍说：胡豆是豌豆。其苗柔弱曲折，故得豌豆名。种子出自胡豆、戎豆，嫩时青色，老则斑麻色，故有胡、戎、青斑、麻累诸名。陈藏器《本草拾遗》虽然有说胡豆，仅说苗类似豆，长在田野间，米中往往有豆。这样豌豆、蚕豆皆有胡豆之名。陈藏器所说的大概是豌豆。豌豆的粒小，故米中有之。《尔雅注疏》：戎豆称之荏豆。《管子》：山戎（今山西一代）出荏豆，广布天下，并有注解说豌豆是胡豆。《唐史》：毕豆产自西戎回鹘之地。张揖《广雅》：毕豆、豌豆是留豆。《名医别录》序例中说：丸药如胡豆大者，即是青斑豆。孙思邈的《千金方》说：青小豆一名胡豆，一名麻累。《邺中记》中说：石虎忌讳胡，改胡豆为国豆。此数种说法，皆是指豌豆。因为古代过去叫豌豆为胡豆，今蜀（今四川成都一带）人则专叫蚕豆为胡豆，而豌豆名叫胡豆，人们却不知道。又乡人也叫大的豌豆为淮豆，是因为回鹘音相近的缘故。

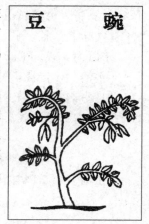

[集解]　李时珍说：豌豆种出自西北，如今北方很多。八、九月下种，苗长的柔弱如蔓，有须。叶似蒺藜叶，两两对生，嫩者可食。三、四月开小花如蛾形，淡紫色。结荚一寸多长，子圆如药丸，也像甘草子。产于北方的豌豆大如杏仁，煮，炒皆效佳，磨面粉很白且细腻。百谷之中，最早成熟。又有野豌豆，粒小的不能食，仅苗可作蔬菜，名翘摇，见菜部。

[气味]　甘，平，无毒。

孙思邈说：甘、咸，温、平、涩。

吴瑞说：多食发气病。

[主治]　陈藏器：消渴，淡煮吃，效良。

孙思邈：治寒热热中，除吐逆，止泻痢澼（音 pì 辟）下，利小便，消腹胀满。

吴瑞：调营卫，益中平气。煮食，下乳汁，可以作酱用。

李时珍：煮汤，治一些病因不明的暴病，重病，解乳石毒发。研末，作豆澡洗，去䵟黯（音干曾，即面部灰暗色斑），使人面光泽。

[发明]　李时珍说：豌豆属土，故其所主治之病多为脾胃。元代时期饮膳方中多用此豆捣去皮，与羊肉同食疗，说补中益气。如今成为常用的食物，而唐、宋的本草却未记载。《千金方》、《外台秘要》上的洗面澡豆方，大量用毕豆面，也是取其的白腻。

[附方]　新方三条。

1. 四圣丹。治小儿痘中长疔，或色紫黑而大，或色黑坏死而味臭，或黑疔，此症十个有八、九个死，只有牛都御史得秘传此方点患处效极好。用豌豆四十九粒烧存性，头发灰三分，疹珠十四粒炒研成末，用油燕脂一起搅拌调成膏。先用竹簪将疔挑破，吸去恶血，以少量膏点破处，立即变成红活色。

2. 服石毒发。《外台秘要》：胡豆半升捣烂研碎，用水八合绞汁饮服，即愈。

3. 霍乱吐利。《太平圣惠方》：豌豆三合，香菜三两，为末，用水三盏，煎取一盏，分两次服。

蚕 豆
（见《食物本草》）

[释名] 胡豆

李时珍说：豆荚状如老蚕，所以名蚕豆。王祯《农书》称它蚕因为豆荚快熟时像蚕所以名蚕豆，也通。吴瑞《日用本草》将它列为豌豆，那是错误的。这个豆种也来自西胡（我国古代西北部民族的统称），虽然与豌豆同名、同时种，但形与性迥然不同。《太平御览》中说：张骞出使外国，得到胡豆种回。指的就是此。现在蜀（今四川省境内一带）人称此为胡豆，而豌豆不再叫胡豆。

[集解] 李时珍说：蚕豆南方土种之，蜀中尤为多。八月下种，冬季生嫩苗可以吃。方形茎中空。叶子形状像匙头，本圆末尖，面绿背白，柔而厚，一枝三叶。二月开花如蛾状，紫白色，又像豇豆花。结角连缀如大豆，很像蚕形。蜀人收其子以备荒年歉收。

[气味] 甘，微辛，平，无毒。

[主治] 汪颖说：快胃，和脏腑。

[发明] 李时珍说：蚕豆在本草中失载。万表《积善堂经验方》说：一女子误吞针入腹。许多医生都不能医治。一人教让她煮蚕豆同韭菜吃，针跟大便同出。这也可以验证其性利脏腑。

附 蚕豆苗

[气味] 苦、微甘，温。

[主治] 汪颖说：酒醉不醒，用油盐炒熟，煮汤灌之，有效。

豇豆（豇有江、绛二音）
（见《本草纲目》）

[释名] 蹲蘼（音绛双）

李时珍说：这种豆红色占多数，豆荚一定双生，所以有豇、蹲蘼之名。张揖《广雅》中称它是胡豆，那是错误的。

[集解]　李时珍说：豇豆处处是三四月种。一种茎长一丈多，一种茎较短。它的叶子都是本大末尖，嫩时可以吃。它的花有红、白两种颜色。豆荚有白、红、紫、赤、斑驳数种颜色，长者达二尺，嫩时当菜，老则收子。此豆可做菜、可做水果、可做饭吃，备用最多，是豆类中的上品，但本草著作中失收，是什么原因呢？

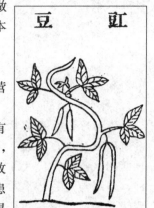

[气味]　甘、咸，平，无毒。

[主治]　李时珍说：理中益气，补肾健胃，和五脏，调营卫，生精髓，止消渴，吐逆泻痢，小便数，解鼠莽毒。

[发明]　李时珍说：豇豆开花结荚，必定是两两并垂。有习习垂落之义。豆子微曲，像人的肾脏，所谓豆为肾之谷者，应该用此当之。从前卢廉夫教人补肾气，每天空腹煮豇豆，放少量盐吃，大概适合这个道理。与许多疾病无禁忌，但水肿患者忌补肾，不宜多吃豇豆。另外周定王《袖珍方》中说：中鼠莽毒者，用豇豆煮汤喝即会解毒。想试验者，先割鼠莽苗，将汤泼之，便会使根烂而不能生长。这则是符合事物本身的道理。

藊豆（藊音扁）
（《名医别录》中品）

[释名]　沿篱豆（俗名）　蛾眉豆

李时珍说：藊本作扁，荚的形状是扁的。沿篱笆，蔓延生长。蛾眉，像豆脊上有一条白色的路，其形似蛾眉。

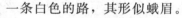

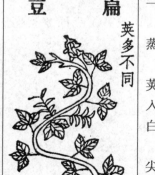

[集解]　陶弘景说：藊豆人家把它种在篱垣上，它的豆荚蒸熟吃很美。

苏颂说：蔓延而上，大叶细花，花有紫、白两种颜色，豆荚生在花下。其实有黑、白两种，白色者性温而黑色者小冷，入药用白色者。黑色者名叫鹊豆，大概是因为它黑色中间有一白道，如鹊的羽毛。

李时珍说：扁豆二月下种，茎生延缠。叶大如杯，团而有尖。它的花形状像小蛾，有翅尾之形。它的豆荚共有十多样，有长有圆，有的像龙爪、虎爪，有的像猪耳、刀镰，种种不同，但都是累累成枝。白露节后果实更繁衍，嫩时可当蔬菜茶料，老了则收子煮着吃。子有黑、白、赤、斑四种颜色。一种荚硬者不能吃，只有豆子粗圆而色白者可入药用，本草中没有分别，也缺文。

附　白扁豆

[修治]　李时珍说：凡用时取硬壳扁豆子，连皮炒熟，入药用。也有以水浸泡去皮及生用者，从本方。

[气味]　甘，微温，无毒。

孟诜说：微寒，患冷的人不要吃。

陶弘景说：患寒热的人不可以吃。

[主治]　《名医别录》：和中，下气。

孟诜说：补五脏，主呕逆。久服头发不白。

孟诜说：疗霍乱吐痢不止，研成粉末和醋调服。

苏颂说：行风气，治女子带下，解酒毒、河豚鱼毒。

甄权说：解一切草木毒，生嚼及煮汤喝，可取效。

李时珍说：止泻痢，消暑，暖脾胃，除湿热，止消渴。

[发明]　李时珍说：硬壳白扁豆，其子充实，白而微黄，其气味腥香，其性温平，得于中和，是脾之谷。入太阴气分，通利三焦，能化清降浊，所以专治脾胃中宫之病，消暑除湿而解毒。其中那些软壳及黑鹊色者，其性微凉，但可以吃，也可调和脾胃。

[附方]　新收附方九条。

1. 霍乱吐利。《千金翼方》：扁豆、香薷各一升，水六升，煮至二升，分次服。

2. 霍乱转筋。《普济方》：白扁豆研成粉末，用醋调和服。

3. 消渴饮水。孙氏《仁存堂经验方》：用金豆丸、白扁豆浸透去皮，研末，以天花粉汁与蜜调和，做成二大豆大的丸，用金箔为衣。每次服二三十丸，天花粉汁送下，每天服两次。忌炙煿酒色。再服滋肾药。

4. 赤白带下。李仲南《永类钤方》：白扁豆炒熟研成粉末，用米汤每次送服二钱。

5. 毒药堕胎。女人服草药堕胎腹痛者。李仲南《永类钤方》：生白扁豆去皮，研成粉末，米汤送服一钱。煎浓汤喝。也可以做成丸服。若胎气已伤而未堕者，有的嘴噤手强，自汗低头，似乎像中风，有九死一生之险。医生大多不能识别，作为中风来治疗，那么必死无疑。

6. 中砒霜毒。李仲南《永类钤方》：白扁豆生研，用水绞其汁喝。

7. 六畜肉毒。陈元靓《事林广记》：白扁豆烧存性（研），冷水送服，效果良好。

8. 诸鸟肉毒。陈元靓《事林广记》：生扁豆粉，冷水送服。

9. 恶疮痂痒作痛。《肘后方》：以扁豆捣烂封患处。痂落即愈。

附　藊豆花

[主治]　苏颂说：女子赤白带下，用干藊豆花粉末，米汤送服。

李时珍说：焙干研末服，治崩带。作馄饨吃，可治泻痢。将豆花捣水喝，解中一切药毒垂死病症。功同扁豆。

[附方] 新收附方二条。

1. 血崩不止。方贤《奇效良方》：白扁豆花焙干，研为末。每次服二钱，空腹炒米煮粥，放入少许盐，调服即效。

2. 一切泻痢。《必用食治方》：正在开放的白扁豆花，选择干净的不要洗，用滚水煮过，和小猪脊胭肉一条，葱一根，胡椒七粒，酱汁拌匀，就用煮豆花的汁和面，包作小馄饨，炙熟吃。

附　藊豆叶

[主治] 《名医别录》：霍乱吐泻不止。

孟诜说：吐痢后转筋，生捣一把，放入少许醋绞汁服，立即痊愈。醋炙研服，治瘕疾。

《大明本草》：捣碎敷治蛇咬伤。

附　藊豆藤

[主治] 李时珍说：霍乱，同芦箨、人参、仓米等分，煎服。

刀　豆
（见《本草纲目》）

[释名] 挟剑豆

李时珍说：以豆荚的形状命名的。按段成式《酉阳杂俎》说：乐浪有挟剑豆，豆荚横斜着生长，如人挟剑。就是此豆。

[集解] 汪颖说：刀豆长一尺左右，可入酱用。

李时珍说：刀豆人们常常栽种。三月下种，茎生长可伸到一二丈长，叶如豇豆叶而稍长大，五六七月开紫花如蛾形。结荚，长者将近一尺，微相皂荚，扁而剑脊，三条棱弯曲。嫩时煮熟吃、酱着吃、用蜜煎都好。老则收子，子大小如拇指头，淡红色。同猪肉、鸡肉煮着吃，更美。

[气味] 甘，平，无毒。

[主治] 李时珍说：温中下气，利肠胃，止呃逆，益肾补元。

[发明] 李时珍说：刀豆本草中失载，只有近时小书记载其性暖而补元阳。又有人病后呃逆不止，邻居闻声。有人让

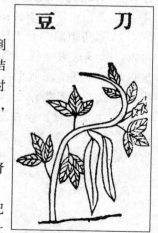

豆 刀

其取刀豆子烧存性。白开水调服二钱即止。这也是取其下气归元之功效，而呃逆自然停止。

黎 豆
（见宋《本草拾遗》）

[释名] 狸豆（见《本草纲目》） 虎豆

陈藏器说：豆子上长有像狸头的纹理，所以名狸豆。

李时珍说：黎也是黑色。这种豆荚老了则是黑色，有绒毛显露出筋，像虎、狸的指爪，其子也有斑点，如虎、狸的花斑，煮之汁成黑色，所以有许多名称。

[集解] 陈藏器说：黎豆生于长江以南，茎像葛藤，子如皂荚子，长有狸头纹。人们炒熟吃，没有其他功用。陶氏记载蚺蛇胆说像黎豆，说的就是此物。《尔雅》说：诸虑也叫虎涉。又记载虆根说：苗如豆。《尔雅》：摄即虑虆。《郭璞注山海经》说：长江以东称虆为藤，像葛藤而粗大。茎缠着林树，豆荚有毛刺。也叫豆搜，现在的虎豆，千岁虆就是。

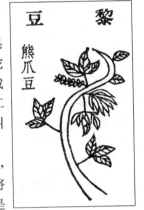

李时珍说：《尔雅》中的虎虆，就是狸豆。古代人称藤为虆，后人误称虆为狸豆。《尔雅》中山虆、虎虆，原是两种。陈藏器将它们合为一种，称诸虑另一名叫虎涉，又将它称为千岁虆，都是错误的。千岁虆见草部。狸豆野生，山里人也有种之者。三月下种生茎。它的叶子像豇豆叶，只是纹理偏斜。六七月开花成簇，紫色，形状像扁豆花。一枝结十多只豆荚，长三四寸，大如拇指，有白茸毛。老了则成黑色而显露出筋，形状仿佛像干熊指爪。它的子大如刀豆子，淡紫色，有斑点像狸纹。煮去黑汁，同猪、鸡肉再煮着吃，味道才好。

[气味] 甘、微苦，温，有小毒。虆多吃令人闷。

[主治] 李时珍说：温中，益气。

第二十五卷 《本草纲目》谷部

谷之四
（造酿类二十九种）

大豆豉 《名医别录》

豆黄 《食疗本草》

豆腐 《日用本草》

陈廪米 《名医别录》

饭 《本草拾遗》

青精乾石饤饭 《图经本草》

粥 《本草拾遗》 附诸药粥

糕 《本草纲目》

粽 《本草纲目》

寒具 《本草纲目》

蒸饼 《本草纲目》

女麹 《唐本草》

黄蒸 《唐本草》

麹 《嘉祐补注本草》

神麹 《药性本草》

红麹 《丹溪补遗》

蘖米 （即谷芽、麦芽） 《名医别录》

饴糖 《名医别录》

酱 《名医别录》

榆仁酱 《食疗本草》

芜荑酱 《食疗本草》

醋 《名医别录》

酒 《名医别录》 附诸药酒

烧酒 《本草纲目》

葡萄酒 《本草纲目》

糟 《本草纲目》

米批 《食物本草》

春杵头细糖 《名医别录》

以上附旧方七十四种，新方一百○九种。

大豆豉
（见《名医别录》中品）

[释名]　李时珍说：按照刘熙的解释：豉，喜爱的意思。调和五味，喜欢用甜的。许慎的《说文解字》称豉为豆子配加盐封闭起来酿制的东西，就是咸豆豉。

[集解]　陶弘景说：豆豉出自襄阳（今湖北襄阳）、钱塘（今杭州）等地的味道香美且浓烈，作为药用采取酿造器皿中间的豆豉为好。

陈藏器说：蒲州（今山西永济）的豆豉味咸，与其他豆豉酿制法不同，它的味道浓烈。陕州（今河南陕县一带）有一种豉汁，长年不衰，入药并不如现今的豉心，是因为它没有配盐，不咸的缘故。

孟诜说：陕县的豉汁，优于一般的豆豉。其制作方法是：用大豆蒸得发黄，每一斗加盐四升，椒四两，春季需要三天，夏季只要二天，冬天则需要五天，就可酿制而成。在制作成半熟时加入生姜五两，那种豆豉既洁净而且味道精美。

李时珍说：豉，各种大豆均可制作，而用黑豆制成的豆豉则作为药用。豉有淡豆豉、咸豆豉等，治病多采用淡豆豉汁，或者咸豆豉，具体应根据不同情况运用。豉心就是豆豉封闭时采取它中间的豆豉，不是指剥掉豆皮而选取豆子中心的部分。这种说法见于《外台秘要》一书。制造淡豆豉的方法：用黑大豆二三斗，六月间淘洗干净，再用水浸一个晚上，滤干，然后蒸熟，取出摊在席子上面，等候里面微有温热、香气冒出。每三天看一次，等待有黄色霉曲毛遍布上面即可，不能太过。取出晾晒，簸筛干净，洒点水搅拌，干湿适中，可拿手一抓，使药汁出指间为标准。再安置瓮中筑紧，豉上面盖上三寸厚的桑叶，用泥土密封，到秋分时节取出晒七天，将取出的豆豉再曝晒一会儿，又用水搅拌放入瓮中封好。这样如此制作七次，重新蒸过之后，摊开，去除火气，再收取入瓮密封贮藏便谓制作完成了。制作咸豆豉的方法：用大豆一斗，水浸三天，淘出后去蒸，再摊开，等候上面长出黄色霉曲毛状物即取出簸筛干净，再用水淘洗然后晒干。每四斤中加入盐一斤，生姜丝半斤，以及花椒、橘皮、紫苏、茴香、杏仁等搅拌均匀，放入瓮中。上面的水浸过一寸，用叶盖封口，晒一个月就制成了。制造豉汁的方法：十月到第二年正月，用好豆豉三斗，清麻油煎熬，直到冒出的气体消失（即谓熬好了），拿一升拌豉蒸过之后，先摊冷再晒干，如上法再拌再蒸，如此制作共三遍。再用白盐一斗拌和，和汤水淋豆豉取汁三四斗，收取放入干净的园釜中，再放入椒、姜、葱、橘丝一同煎熬，煎干三分之一，余下三分之二的豉汁贮藏在干燥的器皿中，味道最为香美。还有麸豉、酱豉等各样品种都可吃，只做食品，不作为药用。

附　淡豆豉

[气味]　苦，寒，无毒。

孙思邈说：苦，甘，寒，涩。得醯（青希，即醋）良性。

李杲说：性属阴中之阴。

[主治]　《名医别录》：伤寒头痛恶寒发热，瘴气恶毒，烦躁满闷，虚劳气喘，两脚冷痛。消除六种家畜的胎毒。

《药性本草》：治疗时行疾病热病发汗。熬干研末，能止盗汗，除烦躁。生的捣烂糊为药丸内服，治寒热风、胸中生疮。煎煮内服，治血痢腹痛。研烂外涂阴茎生疮。

《大明一统志》：治疗疟疾骨蒸、药物中毒、虫蛇毒气、犬咬伤等。

李时珍说：下气调中，治疗伤寒温毒发斑呕逆（《千金方》治疗温毒的黑膏用它）。

附　蒲州豉

[气味]　咸，寒，无毒。

[主治]　陈藏器说：解烦热热毒，寒热虚劳，调中发汗，通利关节，消除腥气，伤寒鼻塞。陕州豆豉汁，也除烦热。

[发明]　陶弘景说：豆豉，是饮食中常用之品。春夏季节天气不和，豆豉蒸炒，用酒泡浸服食最好。依照康伯制法，先用醋、酒淘洗取出再蒸，然后曝晒干燥，麻油调和，再蒸再晒，如此经过三次，最后拌加椒、姜食用，大大地优于当今的油豉。患脚气病的人，常常将豆豉泡酒饮服，用渣子敷脚，都治好了。

苏颂说：古今方书用豆豉治病非常多，江南地区的人擅长做豆豉，凡是感受时邪之气而生病的，则及早地服用葱豉汤发汗，往往病就好了。

李时珍说：陶氏所说的康伯做豆豉的方法，载自《博物志》，说原出于外国，中国叫做康伯，才流传此法的名称。这种豆豉调中下气最好。黑豆性平，制作成豆豉则性温，由于已经几蒸几曝，所以能升能散。配合葱则可发汗，配合盐则能催吐，配合酒则能祛风，配合薤则治疗痢疾，配合蒜则可止血，炒熟则还能止汗，也像麻黄根可止汗、麻黄节可发汗的意义一样。

[附方]　旧方三十一，新方一十九，共五十条。

1. 伤寒发汗。苏颂说：葛洪《肘后方》说伤寒有数种，一般的医生不加以区别，只取一种药治疗。大凡初病一二天，感觉头痛发热，脉象洪，就用葱豉汤治疗。取葱白一小把（约一至二两），豆豉一升，用棉布包裹入水煎煮，三升水煎煮为一升，一次性较快地将药服完。没有出汗，加葛根三两，再服一剂，服后还不出汗，再加麻黄三两煎服。

2. 同上。《肘后百一方》还有一种方法：用葱汤煮米粥，加入盐、豆豉食用，取汗。

3. 同上。又一方法：用豆豉一升，男孩童便三升，煎取一升，分服求取发汗。

4. 伤寒不解。伤寒汗出不解，已三四天，胸闷恶心。《梅师集验方》：用豆豉一升，盐一合，水四升，煮取一升半，分服，使其呕吐，这是个秘法。

5. 辟除瘟疫。《梅师集验方》：用豆豉和白术浸酒，经常服用。

6. 伤寒懊侬。《伤寒论》：吐下之后，心中懊侬，大泻下之后身热不去，心中结痛，使用栀子豉汤涌吐。肥栀子十四个，水二盏，煮取一盏，加入豆豉半两，一同煎煮至十分之七，去渣服用。

7. 伤寒余毒。患伤寒病后毒气侵犯手足和形体虚浮肿胀。《简要济众方》：用豆豉五合（微炒），酒一升半，同煎煮沸一会儿，不加约束任其饮服。

8. 伤寒目翳。《肘后百一方》：烧豆豉十四个，研末外吹。

9. 伤寒暴痢。《药性论》说：用豆豉一升，薤白一把（约二两），水三升，先煮熟薤白，后放入豆豉再煎煮，使其颜色变黑去豆豉，分两次服用。

10. 血痢不止。王衮《博济方》：用豆豉、大蒜等分，捣烂为丸如梧桐子大，每次服三十个，盐水吞服。

11. 血痢不禁。《药性论》说：用豆豉一升，水泡浸，煮沸一会儿，绞取汁水，一次性较快地服完，不愈再服。

12. 赤白重下（即痢疾）。葛洪：用豆豉稍微熬焦，捣烂内服一合，一日三次。或豆豉炒焦，用水浸汁内服，亦有效验。

13. 同上。《外台秘要》：用豆豉心炒后研末一升，分作四次用酒吞服，服下即可止痢。

14. 脏毒下血。《王氏究源方》：乌犀散：用淡豆豉十文（即十钱），大蒜二个（煨）；同捣烂为丸如梧桐子大。用香菜汤一次吞服二十个，一日两次，安全有效，并可根治，不用顾忌。庐州彭大祥说：此药十分奇妙，只用大蒜九蒸就好，依然用腌菜水送服。过去朱元成说他的侄子与陆子楫提刑皆服这个药方，几十年的老毛病，再没有复发了。

15. 小便出血。危亦林《得效方》：淡豆豉一撮（约四刀圭），煎汤空腹饮服，或加入酒饮服。

16. 疟疾寒热。《肘后百一方》：煮豆豉汤内服数升，大呕吐即愈。

17. 小儿寒热。恶气（即时邪不正之气）侵犯人体。《食医心镜》：用温豆豉研碎为丸如鸡蛋大，拿来抚摩两腮和手足心等处六七遍，还抚摩心前、肘脐上，不停地念咒之后，打开豆豉丸观看，若有细毛状物，将它丢在道路中，立即就好。

18. 盗汗不止。孟诜说：用豆豉一升微炒有香气，放入清酒三升中浸泡三天，然后取出汁不拘冷温，任其服用。不好再服，三两剂即可汗止。

19. 齁喘（齁音 hōu，属哮喘病）痰积。凡天气阴雨就发作，坐卧不得（即气喘不能平卧之意），饮食不思，是寒痰久积于肺，一遇阴冷之气就诱发。《坦仙皆效方》：用这个药方（按：当指下方）服一次即有效，服到七八次，即可吐出恶痰数升，药性（按：指有毒成分）也随之而出，可以断根不发。药方：江西淡豆豉一两，蒸后捣烂如泥，加入砒霜末一钱，枯矾三钱，共捣烂为丸如绿豆子大，每次用冷茶或冷水送服七粒，多者九粒，小儿五粒，就能止喘，病人可高枕平卧。忌食热性的东西。

20. 风毒膝挛，骨节痛。《食医心镜》：用豆豉心五升，九蒸九晒，加入酒一斗中浸一个晚上，空腹随意温服。

21. 手足不遂。《肘后百一方》：豆豉三升，水九升，煮取三升，分三次服。又一方法：豆豉一升微熬，装进一具空罐中，内加入三升酒，浸泡三个晚上，温服此酒，常常使其微醉为好。

22. 头风疼痛。孙真人《千金方》：豆豉汤洗头，避风，可愈。

23. 卒不得语。《肘后百一方》：豆豉煮汁，加入上等好酒饮服。

24. 喉痹不语。《千金方》：豆豉煮汁一升内服，覆盖衣被助其出汗。此外，再用肉桂末放在舌下，慢慢地吞服。

25. 咽生瘾肉。《圣济总录》：盐豆豉捣烂外涂。涂之前先在患处刺破出血再用，非常有效。

26. 口舌生疮。胸膈疼痛的人。《圣惠方》：用炒焦的豆豉末，含服一个晚上即愈。

27. 舌上出血。出血点为针孔样。葛氏《肘后百一方》：用豆豉三升，水三升，煮开，每次服一升，每日三次。

28. 堕胎下血。烦满。张杰《子母秘录》方：用豆豉一升，水三升，煮开一会儿，鹿角末调和，一次服十个梧桐子大小的用量。

29. 妊娠动胎。《子母秘录》方：服豆豉汁可安胎甚是奇妙，这是华佗的药方。

30. 妇人难产。多是由于胎儿枕（骨）破损与败血包裹的缘故。郭稽中《产后经验保庆集》方：用胜金散攻逐败血，即顺利分娩。用盐豆豉一两，旧青布包裹，烧红研细，加入麝香一钱，共为粉末。另外取秤锤烧红后浸入酒中，用此酒一大盏调服上药末。

31. 小儿胎毒。《圣惠方》：淡豆豉适量煎取浓汁，内服三五口，胎毒自可排出，并可健脾气，消乳食。

32. 小儿眙乳（眙音现，眙乳属于一种吐乳）。《全幼心鉴》：用咸豆豉七个去皮，腻粉一钱，同研为丸如黍米大、每次服三五粒，藿香汤吞服。

33. 小儿丹毒。生疮流水。姚和众《延龄至宝方》：豆豉炒干研末，用酒调敷。

34. 小儿头疮。《胜金方》：用黄泥包裹豆豉煨熟取出研碎，拿莼菜调敷患处。

35. 发背痈肿。已溃末溃均可用。《千金方》：用香豆豉三升，加入少量水捣烂为泥，按照痈肿大小范围做成三分厚的豉饼。疮面有孔、不要覆盖在它上面，仅在痈肿处铺上豉饼，上放艾炷灸治。只使其有温暖的感觉，不能损坏皮肉。如果热痛，立即变换治疗方法，病患当会减轻。若需追求安静平稳速效，则一日两次灸治。若见先已破溃，当以脓液排出为好。

36．一切恶疮。见杨氏《产乳集验方》：豆豉熬干后研末外敷患处，只要三四次就有效了。

37．阴茎生疮。疼痛溃烂。《药性论》：用豆豉一份，蚯蚓湿泥二份，水调共研，外涂患处，干燥后立即更换。禁忌热食、酒、蒜、芥菜等。

38．蠼螋（音渠搜，一种昆虫）尿疮。《千金方》：豆豉打烂外敷，效好。

39．虫刺蜇人。《外台秘要》：豆豉心嚼烂外敷，一会儿看见豆豉中有毛一样的东西，即愈。若未见此物则再敷，日夜不间断，见此物为止。

40．蹉跌破伤筋骨。《千金方》：用豆豉三升，水三升，浸出浓汁饮服，可止心胸满闷不适。

41．殴伤瘀聚。腹中满闷。《千金方》：用豆豉一升，水三升，煎煮一会儿，分次内服。不好再服。

42．解蜀椒毒。《千金方》：豆豉汁饮服可解毒。

43．中马牛毒。《卫生易简方》：豆豉汁和人乳汁共调频繁饮服，有效。

44．小蛤蟆毒。小蛤蟆有毒，吃了它使人小便滞涩，脐下腹部闷痛，甚至有致死的。《茆亭客话》：用生豆豉一合，加入新汲水（即深井里新打上来的井水）半碗，浸出浓汁，一次性较快地内服即愈。

45．中酒成病。《千金方》：豆豉、葱各半升，水二升，煎煮后取一升，一次性较快地饮服。

46．服药过剂闷乱的人。《千金方》：饮服豆豉汁。

47．杂物眯目，不出。《圣济总录》：用豆豉二十一个，浸水，用此液体冲洗眼睛，睁眼看物即出。

48．刺在肉中。《千金方》：豆豉嚼烂外涂患处。

49．小儿病淋（患小便淋沥涩痛之病）。方见蒸饼"发明"条下。

50．肿从脚起。《肘后百一方》：豆豉汁内服，用豆豉渣外敷。

豆 黄
（见《食疗本草》）

[校正] 原附大豆条下，现分开列出。

[释名] 李时珍说：制作方法：用黑豆一斗蒸熟，铺在席子上，上用蒿草覆盖，像做酱油的方法，等候上面长有黄毛后，再取出晒干，捣碎为末，收藏备用。

[气味] 甘，温，无毒。

孟诜说：忌猪肉。

[主治]　孟诜说：治疗湿痹膝痛，五脏之气不足，胃气结积，强壮气力，润泽肌肤，益颜色，填补骨髓，补益虚损，增强食欲，使人肥健。用炼猪油调和为丸，每次服一百粒，是神验的秘方。肥胖的人不能服食（出自《延年秘录方》）。

李时珍说：生豆黄嚼烂外涂，治阴痒汗出。

[附方]　新方二条。

1. 脾弱不食。吃豆黄可当食物。《千金方》：大豆黄二升，大麻子三升熬香，共研为末。每次用水吞服一合，一日服四五次不拘。

2. 打伤青肿。《外台秘要》：大豆黄研末，水调外涂患处。

豆　腐
（见《日用本草》）

[集解]　李时珍说：制作豆腐的方法，始于汉淮南王刘安。凡是黑豆、黄豆和白豆、泥豆、豌豆、绿豆之类的豆子，都可以做豆腐。具体制造方法：水浸、磨碎、过滤、去渣、滤浆再煎煮，加入盐卤汁或山矾叶或酸浆、醋淀于釜中收浆凝结而成的。大概得咸、苦、酸、辛之物，都可收敛成腐。豆浆上面凝结的一层皮，揭起晾干，名叫豆腐皮，是入饭食中十分好吃的菜肴。

[气味]　甘、咸、寒，有小毒。

宁原说：药性平和。

苏颂说：药性寒而动气。

吴瑞说：诱发肾气、疮疥、头风，杏仁可以解除。

李时珍说：按照《延寿书》说，有的人喜欢吃豆腐而中毒，医生不能医治。做豆腐的人说，萝卜放入浆液中那就做不成豆腐，所以用萝卜汤入药可以治愈。大概暑天恐怕有人出汗，尤其应该慎服。

[主治]　宁原说：宽中益气，调和脾胃，消除胀满，排除大肠浊气。

李时珍说：清热散血。

[附方]　新方四条。

1. 休息久痢。《普济方》：白豆腐入醋煎煮食用即愈。

2. 赤眼肿痛。有多种类型，都是肝热血瘀所致。《证治要诀》：用消风散热药物内服，夜间用盐收豆腐片外贴，若是用酸浆收敛的豆腐不能用。

3. 杖疮青肿。《济生拔萃方》：豆腐切片外贴患处，频繁地更换敷贴。另一方法：用烧酒煮豆腐外贴，色红立即更换，不红的就可以好。

4. 烧酒醉死。有心头发热的症状。用热豆腐切成细片，遍身敷贴，冷后即更换热的再贴，直到人清醒为止。

陈廪米（廪音懔）
（见《名医别录》下品）

[释名]　陈仓米（古名）　老米（通俗名）　大米

李时珍说：有屋的称为"廪"，无屋的称为"仓"，都是官府积粮的地方。方的叫"仓"。园的叫"囷"（音均），都是私人贮粮的地方。"老"也就是"陈"的意思。大米有三种：有火蒸而成的，有火烧而成的，还有刀耕火种之地产的大米，与此不同。

[集解]　陶弘景说：陈廪米即贮于谷仓内陈久发红的粳米。因为是政府发给军人的粮食，所以称廪。治病的药方中多应用它。人们用它来酿造醋，胜过新粳米。

陈藏器说：廪米，吴人（泛指江苏苏州一带的人）认为用粟米作廪米的最好，汉地（今陕西西安一带地方或河南洛阳一带地方）则认为以粳米作陈廪米为最好。也像织衣要吴地的纭郑国的缟等丝织品一样，有重视远的轻视近的意思。确实要论它的功效，粟应当居于首位。

寇宗奭说，各家的注释不说它是粳米还是粟米，然而两种米陈久的性质都是冷的，煎煮后也没有粘膏滋腻的感觉，屡次多食可使人泄利，与古代经典的说法稍微有所不同。

李时珍说：廪米，北方的人多用粟米，南方的人多用粳米和籼米，并经水浸蒸、晒而后成为廪米，也有经过火烧的制作而成的。贮藏在仓内陈久时，都会使气味、颜色发生变化，所以古人有红粟红腐，陈陈相因的说法。

[气味]　咸，酸，温，无毒。

陈藏器说：廪米热吃即热，冷吃即冷，是借用火的性能的缘故，其米本体的性质自当温平。与马肉同吃，能诱发老毛病。

李时珍说：廪米由于时间长久，所以它的性质多凉，只炒了吃就性质变温，岂有吃热的就为热性的道理？

[主治]　《名医别录》：下气，除烦渴，调胃止泻。

《日华诸家本草》：补益五脏，收涩肠胃。

陈士良说：暖脾，消除疲乏，宜作汤食。

孟诜说：烧饭食用，止痢，补中益气，坚筋骨，通血脉，起阳道（即阴茎），用饭和醋捣烂敷毒肿恶疮，立刻就好。北方的人拿饭放置瓮中，水浸使其发酸，食用，暖五脏六腑之气。研后取汁内服，除突发性心痛。

宁原说：宽中消食，多食易饥。

李时珍说：调肠胃，利小便，止渴除热。

[发明]　李时珍说：陈仓米煮汁清爽不浑，初时气味都没有，所以冲淡可以用它

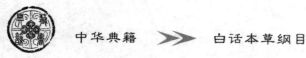
来养胃。古人多用它煮汁煎药，也是取它能调肠胃、利小便、去湿热的功用。《千金方》治疗洞泄下利，炒此米研末服用，也是取这个作用。《日华诸家本草》认为它能涩肠胃；寇宗奭氏认为它寒冷使人自利，都不是中肯之论。

［附方］　新方四条。

1. 霍乱大渴。此病不治能致死。《永类钤方》：用黄仓米三升，水一斗，煮汁，澄清以后饮服，疗效好。

2. 反胃膈气。饮食不进的症状。《普济方》：太仓散：用陈仓米或白米，在太阳偏西之时，拿水稍微拌湿，自己默想太阳之气好像在米中，第二天取出晒干，用袋装好挂在通风处。每次用一撮（约四刀圭）水煎，和汁一同饮服，即刻可以气降逆止。又有一方：用陈仓米做的饭食焙干研碎，每五两中加入沉香末半两，调和均匀，每次用饮汤冲服二三钱。

3. 诸般积聚。《百一选方》：太仓丸：治疗饥饱失常，脾胃受伤而致病和各种积聚，百物所伤。陈仓米四两，用巴豆二十一粒（去皮）同炒，直到米有香气、巴豆变黑，注意勿使米炒焦，然后挑出巴豆，去掉不用，再加入橘皮（去白）四两，共研为末，水糊为丸如梧桐子大。每次用姜汤吞服五粒，一日两次。

4. 暑月吐泻。陈仓米二升，麦芽四两，黄连四两（切），一同蒸熟焙干研末，水糊为丸如梧桐子大。每次服一百粒，白开水送服。

饭
（见《本草拾遗》）

［释名］
［集解］　李时珍说：饭食，各种谷都可以做，各自顺从它的米性，详见本条。然而有入药的各种饭，又不可类随，应当分别出来。大致上都是取粳、籼、粟米。

附　新炊饭

［主治］　李时珍：病人撒屎于床，以热饭一盏，倾倒在屎床处，拌给遗屎病人人吃，不要让病人知道。又乘热敷肿毒，效果好。

附　寒食饭（即馈饭）

［主治］　陈藏器：灭瘢痕及杂疮，研末外敷。
孙思邈：烧灰酒服，治食本米饮成积，黄瘦腹痛者，甚效。
李时珍：伤寒食复，用此饭烧研，米饮服二三钱，有效。

附　祀灶饭

［主治］　李时珍：卒然噎食，取一粒食之。即下。烧研，搽鼻中疮。

附　盆边零饭

[主治] 李时珍：鼻中生疮，烧研敷之。

附　齿中残饭

[主治] 李时珍：蝎咬毒痛，敷之即止。

附　飧饭
（飧音孙，即水饭）

[主治] 李时珍：热食，能解渴除烦。

附　荷叶烧饭

[主治] 李时珍：厚脾胃，通三焦，资助生发之气。

[发明] 李杲说：易水张洁古所创的枳术丸，用荷叶裹烧饭为丸。因为荷这种东西，色青中空，像震卦的风木（与风树同）。在人是足少阳胆与手少阳三焦，是生化万物的根蒂。用这种东西来成全其生化功能，胃气还有什么理由不上升？何况更用以它烧饭和药，与白术协同，滋养谷气，使胃气厚实不至于再伤，其益处又广又大。

李时珍说：按照韩悉《医通》说，东南方的人不知道北方人烧饭没有甑，类似叫为烧，像烧菜的意思，于是错误地把荷叶色饭放入灰火中烧煨，即使丹溪亦没说明白。但是，用新荷叶煮汤，入粳米煮饭，气味亦全。凡是粳米煮饭，用荷叶汤的宽中，芥叶汤的豁痰，紫苏汤的行气解肌，薄荷汤的去热，淡竹叶汤的辟暑，都可以类推。

青精乾石𩜋饭
（见宋《图经本草》）

[释名] 乌饭

苏颂说：按照陶隐居《登真隐诀》记载：天地未分之前修真得道的人青精乾石𩜋饭法。𩜋，音信。𩜋指晚饭，讲把酒、蜜、药草之类浸而后晒干，亦作𩜋。凡内外各种书籍都没有这个字，只冠于饭的名称。陈藏器《本草拾遗》名叫乌饭。

[集解] 苏颂说：《登真隐诀》记载南烛草木的名称和形状，注释见木部本条下。其做饭法：用生白粳米一斛五斗舂杵制，淘米取一斛二斗，用南烛木叶五斤，干燥的三斤亦可，杂以茎皮煮取汁，使之极端清澈而冷，用泡米，米汤都烧火做饭。从四月至八月末，用新生叶，颜色都深；九月到三月，用老叶，颜色都浅，可以随时加减其斤两。又采集软枝茎皮，于石臼中捣碎。假若四五月中制作，可用十斤许熟舂，用一

斛二斗热水浸染得一斛。近来只用水浸一二夜，不必用汤。用水慢慢渗下而烧饭，开始时，米正作绿色，蒸过后便如红青色。若颜色不好，亦可以洗掉，再用新汁浸。洒浇都用这种汁，使饭作正青色就停止。高格晒干，应当三蒸三晒，每一次干燥就用青汁浸至湿润。每日可用二升，填胃补髓，消灭各类寄生虫。《上元宝经》说：子（你）服草木之王，气与神通；子（你）若食青烛之津，命不再坠落。今茅山修道之人亦做此饭，或把饭寄远，重新蒸过吃，很香甜。

陈藏器说：乌饭法，取南烛茎叶捣碎沤汁浸粳米，九浸九蒸九晒，米粒紧小，黑如璧珠，用袋装，可以携带到远方。

李时珍说：这饭是神话中长生不死的人服食之法，而现在注释的人多在四月八日对制作此饭的，用以供佛用。做饭时，又加入柿叶、白杨叶数十枝以助颜色，或又加生铁一块的，只知道取它好色，而不知这是服食的人所禁忌的。

[气味]　甘，平，无毒。

[主治]　陈藏器：日进一合，不饥，益颜色，坚筋骨，能行。

苏颂：益肠骨，补髓，灭各类寄生虫，久服变白却老（出太极真人法）。

粥
（见《本草拾遗》）

[释名]　糜

李时珍说：粥字像米在锅中相属的形状。《释名》说，煮米为粥，使之糜烂。粥稠在于糜烂，生养生机。稠厚的粥叫馆（即糜），稀薄的粥叫酏（音移）。

附　小麦粥

[主治]　李时珍：止消渴烦热。

附　寒食粥（用杏仁和各种植物花制成）

[主治]　陈藏器：咳嗽，下热气，调中气。

附　糯米　秫米　黍米粥

[气味]　甘，温，无毒。

[主治]　李时珍：益气，治脾胃虚寒，泻痢吐逆，小儿痘疮白色。

附　粳米　籼米　粟米　梁米粥

[气味]　甘，温，平，无毒。

[主治]　李时珍：利小便，止烦渴，养脾胃。

[发明]　李时珍说：按罗天益《卫生宝鉴》说，粳、粟米粥，气薄味淡，阳中之阴。所以淡渗下行，能利小便。《韩氏医通》说：一人患淋病（小便痛而不通畅），素不服药。我叫他专吃粟米粥，不吃其他物。十余天减轻，月余病愈。这是五谷治病的道理。又张来《粥记》说，每早起，食粥一大碗。早晨腹空胃虚，谷气起作用，补益不小。又因粥很柔腻，与肠胃相合，故为饮食的佳品。妙齐和尚说：山中僧人，每日早晨吃粥一碗，其关系重大。如不吃，则终日觉得脏腑干燥。因粥能畅通胃气、生津液。大抵上养生求安，亦没有什么高深莫测之理，不外乎在于睡眠和饮食两个方面。所以，写这些来劝人每日吃粥，不要见笑。又苏轼帖说：夜晚饥饿厉害，吴子野劝吃白粥，说是能推陈致新，利膈益胃。粥的作用既快又好，吃粥后睡一觉，其妙用无穷。这都是显示出粥有如此益处。各种谷作粥，详见各条。古方中有用药物、粳米、粟米、梁米作粥，所治的病很多。现略择可以常食的，集方于下，以备参考。

赤小豆粥。利小便，消水肿脚气，辟邪疠。

绿豆粥。解热毒，止烦渴

御米粥。治反胃，利大肠。

薏苡仁粥。除湿热，利肠胃。

莲子粉粥。健脾胃，止泻痢。

芡实粉。固精气，明耳目。

菱实粉粥。益肠胃，解内热。

栗子粥。补肾气，益腰脚。

薯蓣粥。补肾气，固肠胃。

芋粥。宽肠胃，令人不饥。

百合粉粥。润肺调中。

萝卜粥。消食利膈。

胡萝卜粥。宽中下气。

马齿苋粥。治痹消肿。

油菜粥。调中下气。

菾菜粥。健胃益脾。

波薐菜粥。和中润燥。

荠菜粥。明目利肝。

芹菜粥。去伏热，利大小肠。

葵菜粥。润燥宽肠。

韭菜粥。温中暖下。

葱豉粥。发汗解肌。

茯苓粉粥。清上实下。

松子仁粥。润心肺，调大肠。

酸枣仁粥。治烦热，益胆气。

枸杞子粥。补精血，益肾气。

薤白粥。治老人冷利。

生姜粥。温中辟恶。

花椒粥。辟瘴御寒。

茴香粥。和胃治疝。

胡椒粥。茱萸粥。辣米粥。都能治心腹疼痛。

麻子粥。胡麻粥。郁李仁粥。都能并润肠治痹。

苏子粥。下气利膈。

竹叶汤粥。止渴清心。

猪肾粥。羊肾粥。鹿肾粥。都能补肾虚诸疾。

羊肝粥。鸡肝粥。都能补肝虚，明目。

羊汁粥。鸡汁粥。都能治劳损。

鸭汁粥。鲤鱼汁粥。都能消水肿。

牛乳粥。补虚赢。

酥蜜粥。养心肺。

鹿角胶入粥食用，助元阳，治诸虚。

炒面入粥食用，止白痢。

烧盐入粥食用，止血痢。

麨（音尺沼切）
（见《本草拾遗》）

[校正]　原附粟下，今分出。

[释名]　糗，去九切。李时珍说：麨因是炒成，其气味香。所以，糗从臭，麨从炒省。刘熙《释名》说：糗，即齲。因为食饭而磨损，使齲处破碎。

[集解]　苏恭说：麨，蒸米、麦熬过，磨烂做成。

陈藏器说：黄河以东的人用麦做，北边的人用粟做，东边的用粳米做，炒干饭磨碎而成。粗糙的为干糗粮。

附：米麦麨

[气味]　甘，苦，微寒，无毒。

陈藏器说：酸、寒。

[主治]　苏恭：寒中，除热烦，消石气。

陈藏器：和水服，解烦热，止泄，实大肠。

李时珍：炒米汤：止烦渴。

糕

（见《本草纲目》）

[释名] 粢（为䊏之异体字，即稻饼）

李时珍说：糕用黍、糯粉合粳米粉蒸成，形状像凝膏。单纯用糯粉作的叫粢。米粉合豆末、糖、蜜蒸成的叫糕饼。《释名》说：粢，滋软，饵，相粘。杨雄《方言》说：饵叫作糕，或叫作粢，或叫作铃（音令），或叫作馂（音馂）。然而亦稍有区别，不可不知。

[气味] 甘，温，无毒。

李时珍说：粳米糕容易消导，粢糕最难消化，容易损脾成积，小儿尤宜禁忌。

[主治] 李时珍：粳糕：养脾胃，厚肠，益气和中。粢糕：益气暖中，缩小便，坚大便，有效。

[发明] 李时珍说：晚粳米糕，可以代蒸饼，与脾胃药为丸，取其容易消化。糯米粢，可以代糯糊，与丹药为丸，取其相粘之性。九日登高米糕，亦可以入药。《圣惠方》治山瘴疟有糕角饮：九月九日取米糕角阴干半两，寒食饭二百粒，豉一百粒，独蒜一枚，恒山一两，用水二盏，浸一夜，五更煎至一盏，一次服，以下利为度。

[附方] 新方一条。

1. 老人泄泻。《简便方》：干糕一两，姜汤泡化，代饭。

粽

（见《本草纲目》）

[释名] 角黍

李时珍说：糭俗称作粽。古代的人用菰芦叶裹黍米煮成，尖角，像棕榈叶心的形状，所以叫粽，又叫"角黍"。近代多用糯米做粽。现在一般五月五日把粽当为节日礼物相赠，或者说为了祭屈原，做粽投江，用以饲养蛟龙。

[气味] 甘，温，无毒。

[主治] 李时珍：五月五日取粽尖，混合截疟药服用，好。

寒 具

（见《本草纲目》）

[释名] 捻头（钱乙） 环饼（见《齐民要术》）馓

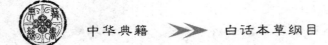

李时珍说：寒具冬春可以保留几个月，到寒食禁烟用，所以叫名寒具。捻头，捻其头。环饼，像环钏子的形状。馓（音散），容易消散。《服虔通俗文》叫作锡，张揖《广雅》叫做粗锡，《楚辞》叫做粗粆，《杂字解诂》叫做膏环。

[集解]　李时珍说：钱乙方中有捻头散，葛洪《肘后方》有捻头汤，医书不记载。按照郑玄注周礼说：寒具，即米食。贾思勰《齐民要术》：环饼一名寒具，用水搜拌，入牛羊脂和作，入口即碎。《林洪清供》说：寒具，即捻头。用糯米粉和面，麻油煎成，沾糖吃。可以保留月余，宜禁烟用。由此看来，那寒具就是现在的馓。用糯粉和面，入少盐，用索纽牵捻成环钏的形状，用油煎食。苏东坡《寒具诗》曰：纤手搓成玉数寻，碧油煎出嫩黄深。夜来春睡无轻重，压扁佳人缠臂金。

[气味]　甘、咸，温，无毒。

[主治]　李时珍：利大小便，润肠，温中益气。

[附方]　新方二条。

1. 钱氏捻头散。《钱氏小儿方》：治小儿小便不通。用延胡索、苦楝子等分，研末。每服半钱或一钱，用捻头汤食前调下。若无捻头，滴油数点代用。

2. 血痢不止。地榆晒研为末。每服二钱，掺在羊血上，炙热吃，用捻头煎汤送下。或用地榆煮汁，熬成饴状，一服三合，捻头汤化下。

蒸　饼
（见《本草纲目》）

[释名]　李时珍说：按照刘熙《释名》说，饼，即并的意思，浸面使合并。有蒸饼、汤饼、胡饼、索饼、酥饼之类，都是根据其形状命名。

[集解]　李时珍说：用小麦面制作的食品很多，只有蒸饼的来历最早，是用酵糟发成单面所造，做丸药须用，且能治病，而本草不载，亦是一缺陷。只是在腊月及寒食日蒸，至皮裂开，去皮悬挂风干。临时用水浸胀，擂烂滤过，混合脾胃与三焦药，很容易消化。而且面性已过，不助湿热。用果菜、油腻等作馅的，不能入药。

[气味]　甘，平，无毒。

[主治]　李时珍：消食，养脾胃，温中化滞，益气和血，止汗，利三焦，通水道。

[发明]　李时珍说：按照《爱竹谈薮》说，宋宁宗做郡王时，患淋病，一天一夜大概要三百次小便。国医没有办法，有人推荐孙琳医治。孙琳用蒸饼、大蒜、淡豆豉三物捣丸，使用温水下三十丸。并嘱：今日服三次，病当减去三分之一，明天亦是这样，三日病愈。如法服毕，果然病愈。赏给铜钱千缗。有人问孙琳的方法，孙说：小儿有什么原因患淋病？只是水道不利，这三种东西都能通利的缘故。若患淋症，可以告诉医治之法。

[附方]　新方六条。

1. 积年下血。《太平圣惠方》：（清明前二天）寒食蒸饼、乌龙尾各一两，皂角七挺去皮酥炙，研末，蜜丸。每服二十九，米饮下。

2. 下痢赤白。《传信适用妙方》：治营卫气虚，风邪袭入肠胃之间，便痢赤白，脐腹绞痛，时急后重，烦渴胀满，不进饮食。用干蒸饼蜜拌炒二两，御米壳蜜炒四两，为末，炼蜜丸芡子大。每服一九，水一盏，煎化热服。

3. 崩中下血。陈年蒸饼，烧存性，米饮服二钱。

4. 盗汗自汗。《医林集要》：每夜卧时，带饥吃蒸饼一枚，不过数日即可停止。

5. 一切折伤。《肘后方》（清明前二天）寒食蒸饼为末。每服二钱，酒下，甚验。

6. 汤火伤灼。《肘后方》：馒头饼烧存性，研末，油调涂外敷。

女　麹
（《唐本草》）

[校正]　原附小麦下，今分出。

[释名]　麹子（音桓）　黄子

李时珍说：这是女人用完小麦罨成黄子，所以有各种名称。

[集解]　苏恭说：女麹，完小麦为饭，和成罨子，到上了黄衣，再取出晒干。

[气味]　甘，温，无毒。

[主治]　苏恭：消食下气，止泻痢，下胎，破冷血。

黄　蒸
（见《唐本草》）

[释名]　黄衣（苏恭）　麦黄

李时珍说：这是用米、麦粉和罨，等它熏蒸成黄，所以有各种名称。

[集解]　苏恭说：黄蒸，磨小麦粉拌水和成饼，用麻叶裹，等上了黄衣，取出晒干。

陈藏器说：黄蒸与麹子没有不同。北方人用小麦，南方人用粳米，六七月作，生了绿尘的好。

李时珍说：女麹蒸麦饭成，黄蒸磨米、麦粉罨成，稍有不同。

[主治]　苏恭：并同女麹。

陈藏器：温补，能消诸生物。

《日华诸家本草》：温中下气，消食除烦。

李时珍：治食黄、黄汗。

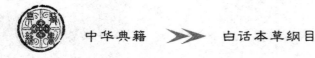
［附方］　新方一条。

阴黄胆疾。或黄汗染衣，涕唾皆呈黄色。《必效方》：用好黄蒸二升，每夜用水二升，浸微暖，于铜器中，鸡鸣时绞汁半升饮，极有效。

麹
（见宋《嘉祐补注本草》）

［释名］　酒母　李时珍说：麹用米、麦包罨而成，所以"麹"字，从麦、从米、从色省文、会意。酒没有麹不生，所以叫酒母。书说：若作酒醴，须麹糵可成。刘熙《释名》说：麹，腐的意思，郁久使生衣腐败。

［集解］　陈藏器说：麹，六月作的好。入药须陈久的，炒香用。

李时珍说：麹有用麦、面、米造的不同，但都是酿酒造醋所必须，都能消导，功用相差不远。造大小麦麹法：用大麦米或小麦连皮，井水洗净，晒干。六月六日磨碎，用洗麦水和作块，楮叶包扎，麹通风处，七十天可用。造面麹法：末伏时，用白面五斤，绿豆五升，以蓼汁煮烂。辣蓼末五两，杏仁泥十两，和踏成饼，楮叶裹挂通风处，等候生黄即收。造白麹法：用面五斤，糯米粉一斗，水拌微湿，筛过踏饼，楮叶包裹挂通风处，五十日即成。又米麹法：用糯米粉一斗，自然蓼汁和作园丸，楮叶包裹挂通风处，七个七日晒收。这几种麹都可入药。其各地有入诸药草及毒药的，都有毒，只可造酒，不可入药。

附　小麦麹

［气味］　甘，温，无毒。

朱震亨说：麸皮麹：凉，入大肠经。

［主治］　《名医别录》：消谷止痢。

苏恭：平谓气，消食痔，治小儿食痫。

陈藏器：调中下气，开胃，疗脏腑中风寒。

孟诜：主霍乱、心膈气、痰逆，除烦，破症结。

吴瑞：补虚，去冷气，除肠胃中塞，不下食，令人有颜色。

《日华诸家本草》：落胎，并下鬼胎。

梁·简文帝《劝医文》：止河鱼之腹疾。

附　大麦麹

［气味］　甘，温，无毒。

［主治］　李时珍：消食和中，下生胎，破血。取五升，以水一斗煮三沸，分五服，其子如糜，令母肥盛。

附 面麹米麹

[气味] 甘，温，无毒。

[主治] 李时珍引《千金方》说：消食积、酒积、糯米积，研末酒服立愈。余功同小麦麹。

[附方] 旧方五，新方四，共九条。

1. 米谷食积。炒麹末，白汤调服二钱，一日三次。

2. 三焦滞气。《普济方》陈麹炒、菜菔子炒等分。每用三钱，水煎，入麝香少许服。

3. 小腹坚大。如盘状，胸满，食不能消化。《千金方》：用麹末，汤服四十分之一，一日三次服用。

4. 水痫百起。《普济方》：六月六日麹炒黄、马蔺子等分，研末，米饮服四十分之一。无马蔺子，用牛骨灰代。

5. 赤白痢下。水谷不消。《肘后方》：以曲熬粟米粥，服二钱，一日服四五次。

6. 酒毒便血。《神效方》：麹一块，湿纸包煨，研末，空腹米饮服二钱。

7. 伤寒食复。《类要方》：麹一饼，煮汁饮，好。

8. 胎动不安。或气上抢心，下血的病症。《肘后方》：生麹饼研末，水和绞汁，服三升。

9. 狐刺尿疮。《古今录验》：麹米和独头蒜，杵如麦粒，纳疮孔中，虫出愈。

神　麹
（见《药性论》）

[集解] 李时珍说：过去的人用麹，多数是造酒的麹。后世医药家制造神麹，专供药用，功用更强。因取各神聚会的日子制造，所以得"神麹"的名称。贾思勰《齐民要术》虽然有制造神麹的古法，但繁琐不便。近来的造法，更加简易。叶氏《水云录》说，五月五日，或六月六日，或末伏日，用白面百斤，青蒿自然汁三升，赤小豆末、杏仁泥各三升，苍耳自然汁、野蓼自然汁各三升，以配白虎（西方之神）、青龙（东方木神）、朱雀（即朱鸟）、玄武（中国神活中的北神）、勾陈（北极星）、螣蛇（传说中一种会飞的蛇）六神，用汁和面、豆、杏仁作饼，麻叶或楮叶包裹，如造酱黄法，等到生了黄衣，晒干收藏。

[气味] 甘，辛，温，无毒。

张元素说：为阳中之阳，入足阳明经。凡用时须火炒黄，以助土气。陈久的好。

[主治] 《药性论》：化水谷宿食，糇结积滞，健脾暖胃。

张元素：养胃气，治赤白痢。

李时珍：消食下气，除痰逆霍乱，泻痢胀满诸疾，其功与麹同。闪挫腰痛者，煅过淬酒温服有效。妇人产后欲回乳者、炒研，酒服二钱，日二即止，甚验。

[发明] 李时珍说：按照倪维德《启微集》说：神曲治眼病，生用能发其生气，熟用能收敛其猛烈之性。

[附方] 旧方一，新方六，共七条。

1. 胃虚不克。《普济方》：神曲半斤，麦芽五升，杏仁一升，各炒为末，炼蜜丸弹子大。每食后嚼化一丸。

2. 壮脾进食。治疗痞满暑泄。《肘后百一方》：曲术丸：用神曲炒，苍术泔制炒，等分为末，糊丸梧子大。每米饮服五十丸。因寒的加干姜或吴茱萸。

3. 健胃思食。《太平惠民和剂局方》。消食丸：治脾胃俱虚，不能消化水谷，胸膈痞闷，腹胁膨胀，连年累月，食减嗜卧，口苦无味。神曲六两，麦蘖炒三两，干姜炮四两，乌梅肉焙四两，研末，蜜丸梧子大。每米饮服五十丸，一日三次。

4. 虚寒反胃。方同上。

5. 暴泄不止。《百一选方》：神曲炒二两，茱萸汤泡炒半两，研末，醋糊丸梧子大。每服五十丸，米饮下。

6. 产后晕厥。《千金方》：神曲炒为末，水服三分。

7. 食积能痛。《摘玄方》：陈神曲一块烧红，淬酒二大碗服。

红　麹
（见《丹溪补遗》）

[集解] 李时珍说：红麹（音麹）本草上没有记载，制法近代发明，也是一种奇术。其制法：白粳米一石五斗，用水淘洗浸一宿，作成饭。分作十五份放，加入蓓母三斤，用手揉搓使之拌匀，再合并放一块，用帛（音 bó，丝织品）包裹严实，发热后即去帛将其摊开，感觉热散微温又赶快堆起，用帛包裹严实。次日中午又发作三堆，过一小时分作五堆，再过一小时合作一堆，又过一小时分作十五堆，稍温又作一堆，如此数次，第三天，用大桶装新鲜井水，分成五、六分用竹箩装麹，蘸湿后又作一堆，像前面的做法一样作一次。第四天，像前面一样又蘸。如果蓓半沉半浮，再按前法作一次，又蘸。如果全部浮起成则麹了，取出太阳晒干收藏。米发酵透了叫生黄，加入酒及腌鱼、肉酱中，鲜红可爱，未发酵透的不太好。入药以陈久者良。

[气味] 甘，温，无毒。
吴瑞说：酿酒则性辛热，有小毒，发肠风痔瘘、脚气、哮喘痰嗽诸疾。
[主治] 朱震亨：消食活血，健脾燥胃，治赤白痢下水谷。
吴瑞：酿酒，破血助药力，除山岚瘴气，治跌扑损伤。

李时珍：治妇女血淤气滞腹痛，及产后恶露不尽，打酒饮之，效良。

[发明] 李时珍说：人的水谷入于胃，受中焦湿热熏蒸，游溢精气，自然化为红色，洒布脏腑经络，是为营血，这是自然造化的微妙。造红麴，用白米饭受湿热郁蒸变为红色，即成真正的颜色，时间久也不会变色，此乃是人们窥探自然造化的微妙所致。因此红麴有治脾胃营血之功，来自同气相求之理。

[附方] 新方四条。

1. 湿热泻痢。《丹溪心法》：丹溪青六丸：用六一散，加炒红麴五钱，为末，蒸饭，以上末调和成梧桐子大药丸。每次用白开水送服五至七或十丸。每日三服。

2. 小儿吐逆频繁并见，不进乳食，手足心热。《经验济世方》：用红陈久麴三钱半，麸炒白术一钱半，炙甘草一钱，为末。每次服半钱上末，用枣汤、米汤送服。

3. 小儿头疮，因伤湿入水成毒，浓汁不止。《百一选方》：用红麴嚼碎覆盖患处，甚效。

4. 心腹作痛。《摘玄方》：红麴、香附、乳香等分为末，用酒送服。

蘖 米
（见《名医别录》中品）

[释名] 陶弘景说：这是用米作蘖，并非其他米的名称。

苏恭（即苏敬）说：蘖还有孽的意思，不以常理生长的名称叫孽。都是用可以生长之物生长的，取它蘖中的米入药。按《李氏食经》中所用是稻蘖，稻就是秄谷的总称。陶弘景说用米作蘖，不是的。米怎么能再生长呢？

[集解] 寇宗奭说：蘖米，就是粟蘖。

李时珍说：《名医别录》只说蘖米，没说是粟作的。苏恭说凡是可以生长的谷，都是蘖。有粟、黍、谷、麦、豆等许多蘖，都用水浸胀，等生芽后晒干去须，取其中的米，炒后研成面用。其功效都主消导。现在一齐收集如下。日华子称蘖米是酿醋的黄子，这也是错误的。

附 粟蘖（也叫粟芽）

[气味] 苦，温，无毒。

寇宗奭说：现在谷神散中用之，其性比麦蘖温。

[主治] 《名医别录》：寒中，下气，除热。

《日华诸家本草》：除烦，消宿食，开胃。

陶弘景说：研末和脂敷脸，使皮肤悦泽。

附 稻蘖（也叫谷芽）

[气味] 甘，温，无毒。

［主治］　李时珍说：快脾开胃，下气和中，消食化积。

［附方］　新收附方一条。

启脾进食。《澹寮方》：谷神丸：用谷蘖四两研末，放入姜汁、盐少量，混合作饼，焙干，入炙甘草、砂仁、白术麸炒各一两，研末。白开水冲服，或作成丸服。

附　矿麦蘖（也叫麦芽）

［气味］　咸，温，无毒。

［主治］　《名医别录》：消食和中。

《药性本草》：破冷气，去心腹胀满。

《日华诸家本草》：开胃，止霍乱，除烦闷，消痰饮，破癥结，能催生落胎。

张元素说：补脾胃虚，宽肠下气，腹鸣者用之。

李时珍说：消化一切米、面、诸果食积。

［发明］　王好古说：麦芽、神麴二药，胃气虚的人应该服用，用来代替成已丸腐熟水谷。豆蔻、缩砂、乌梅、木瓜、芍药、五味子是它的使药。

李时珍说：麦蘖、谷芽、粟蘖，都能消导米、面、各种果实所致的食积，看造饧者如何用之，可以类推。但是有积者能消化，无积而久服，则会消人元气，不可不知。长期服用者，必须同白术等各药兼用，才对身体无害。

［附方］　古代所用附方二条，新收附方六条，共八条。

1. 快膈进食。麦蘖四两，神麴二两，白术、橘皮各一两，研末，蒸饼后作成梧桐子大的丸。每次用人参汤送下三十丸，有效。

2. 谷劳嗜卧。饱食便卧，得谷劳病，令人四肢繁重，默默想睡觉，每次饭后更加严重。《肘后方》：用大麦蘖一升，椒一两（并炒），干姜三两，捣为末。每次服一钱，白开水送下，每天三次。

3. 腹中虚冷。食后每次不消化，身体瘦弱疲倦，因而导致多病。《肘后方》：大麦蘖五升，小麦面半斤，豉五合，杏仁二升，都熬至黄香，捣烂过筛作成鸡子黄大的糊丸。每次服一丸，白开水送下。

4. 产后腹胀。不通，转气急，坐卧不安。李绛《兵部手集方》：以麦蘖一合，研末。用酒调和服，良久后通转，神验。此乃是供奉辅太初传给崔郎中的方。

5. 产后青肿，是血水瘀结所致。《妇人经验方》：干漆、大麦蘖等分，研末。新瓦中铺干漆末一层，再铺大麦蘖末一层，层层交替一直铺满瓦片，用盐泥封固，煅红研末。热酒调服二钱。产后各种疾病都可用。

6. 产后秘塞，五七日不通。《妇人良方》：不宜乱服药丸。宜用大麦芽炒黄研末，每次服三钱，开水调下，与粥间隔服用。

7. 妊娠去胎。《外台秘要》：治妊娠欲去胎。麦蘖一升，蜜一升，服之即下。《小品方》：用大麦芽一升，水三升，煮至二升，分三次服，取神效。

8. 产后回乳。产妇无小孩吃乳，乳不消，使人发热恶寒。丹溪《纂要方》：用大麦蘖二两，炒后研末。每次服五钱，白开水送下，很好。

饴　糖
（见《名医别录》上品）

[释名]　饧（音醒）

李时珍说：按刘熙《释名》说：糖之清者叫饴，和悦的样子。稠者叫饧，强硬像饧一样。如果饧又浊者叫𫗦。《方言》称之为饴饧（音长皇）。《楚辞》说：粔籹（音jù枸nǚ女，古代的一种食品）蜜里有饴饧。

陈嘉谟说：因其色紫类似琥珀，方中称之为胶饴，无胶干燥的叫饧。

[集解]　陶弘景说：医方家用饴，是说胶饴，是像稠蜜样的湿糖。其凝固坚硬及带白者是饧糖，不入药用。

韩保昇说：饴，即是软糖。北方人称之为饧。糯米、粳米、秫粟米、蜀秫米、大麻子、枳椇（音jǔ枸）子、黄精、白术都可以熬制饴糖。仅以糯米作的饴糖入药，粟米作的次之，其余仅可食。

李时珍说：饴、饧用麦蘖或谷芽同各种米熬煎而成。古人寒食节这天多吃饧，所以医方也收用它。

[气味]　甘，大温，无毒。入太阴经。

寇宗奭说：多吃动脾风。

朱震亨说：饴糖属土而在火中熬成，大发湿中之热。寇宗奭称其动脾风，是言其末而丢失了其根本。

李时珍说：凡中满吐逆、秘结牙蟨、赤目疳积者，切宜忌食，其最易生痰动火。甘属土，肾病不要多吃甜甘，甘伤肾，肾伤则骨痛而齿落，皆是指此类。

[主治]　《名医别录》：补虚乏，止渴祛淤血。

孙思邈：补虚冷，益气力，止肠鸣咽痛，治唾血，消痰润肺止咳嗽。

孟诜：健脾胃、补中，治吐血。跌打损伤淤血者，饴糖熬焦用酒送服，能下恶血。又伤重生症咳嗽，在蔓菁、薤白汁中加饴糖煮至热沸，一次服尽，效良。

寇宗奭：脾弱不思饮食之人少用，能和胃气。也用其调和药性。

李时珍：解附子、草乌头毒。

[发明]　陶弘景说：古方建中汤中多用之。糖与酒都用米蘖作，而糖居上品，酒居中品。是由于糖以和润为优，而酒以醉乱为劣。

成无己说：脾欲缓，急食甘以缓之。胶饴的甘味可以缓中。

王好古说：饴乃是脾经气分药。甘能补脾之不足。

李时珍说：《集异记》说：邢曹进，是河朔健将。被飞箭击中目，拔出箭但箭头留在目中，钳之不动，痛困的要死。忽然一晚梦见一胡僧教他以米汤注入目中必愈。此后，他到处找人解此梦，无悟者。一天有一僧丐食，长得很像梦中的那个胡僧。邢曹进叩求僧解梦，僧说：只要用寒食这天的饧点目。邢如法使用，双手清凉顿减酸胀，至夜间疮痒，用力一钳箭头拔出。十日而瘥。

[附方] 旧方二条，新方十条。

1. 老人烦渴。《奉亲养老书》：寒食用大麦一升，水七升，煎取五升，加入赤饧二合，渴即饮之。

2. 蛟龙癥病。正常人正二月食芹菜，误食蛟龙精者，称蛟龙病，发则似痫，面色青黄。《金匮要略》每次服寒食饧五合，日三次服。吐出蛟龙，有两个头即可验证。吐蛔者勿用。

3. 鱼脐疔疮。《千金方》：寒食这天用饧涂患处，效良。饧干者烧成灰。

4. 瘰疬毒疮。《千金方》：腊月用饴糖昼夜涂患处，数日则愈。

5. 误吞稻芒。《简便方》：频食白饧。

6. 鱼骨鲠咽不能出。《肘后百一方》：用饴糖丸、鸡子黄大口吞之，鱼骨不下再吞。

7. 误吞钱钗及竹木。《外台秘要》：取饴糖一斤，慢慢食尽，钱钗及竹木便出。

8. 箭头不出。见发明条。

9. 服药过剂烦闷者。《千金方》：食饴糖。

10. 解草乌头及天雄、附子毒。《圣济总录》：食饴糖毒性即解。

11. 手足病疮（即冻烂疮）。《千金方》：炒腊月食糖，敷患处。

12. 火烧成疮。《小品方》：饧烧灰，涂患处即使之干燥，易瘥。

酱
（见《名医别录》下品）

[释名] 李时珍说。按刘熙《释名》说：酱即是将。能制食物之毒，像将军平暴抑恶一样。

[集解] 李时珍说：面酱有大麦、小麦、甜酱、麸酱之类，豆酱有大豆、小豆、豌豆及豆油之类。豆油制法：用大豆三斗，水煮烂，用面二十四斤，拌罨成黄色。每十斤入盐八斤，井水四十斤，搅拌晒成油收取之。大豆酱制法：用大豆炒后磨成粉，一斗加入面三斗和匀，切片罨黄，晒之。每十斤加入盐五斤，用井水浸透，晒成酱后收之。小豆酱制法：将豆磨净，和面罨黄，次年再磨。每十斤加入盐五斤，用腊月的水浸透，晒成后收之。豌豆酱制法：将豆用水浸，蒸软晒干去皮。每一升加入小麦一斗，磨成面和匀切，蒸透用盦（音ān安，古代一种器皿）罨黄，晒干。每十斤加入盐五斤，水二十斤，晒成后收之。麸酱制法：用小麦麸蒸熟罨黄，晒干磨碎。每十斤加入盐三斤，热开水二十斤，晒成后收之。甜面酱制法：将小麦面用调剂和匀，切片蒸

熟，用罾罨黄晒后，用簸箕簸匀。每十斤加盐三斤，开水二十斤，晒成后收之。小麦面酱制法：将生小麦面用水调和匀，布包用脚踩成饼，罨黄松开晒。每十斤加盐五斤，水二十斤，晒成后收之。大麦酱用黑豆一斗炒熟，用水浸半天后同煮烂，以大麦面二十斤拌匀，筛下面，用煮豆的汁作调剂和面，切片蒸熟，罨黄晒后捣碎。每一斗加盐二斤，井水八斤，晒成色黑味甜而汁清。又有麻滓酱：用麻枯饼捣碎蒸，用面和匀罨黄，用盐水晒成，色味甘美。

[气味] 咸，性寒滑利，无毒。

李时珍说：面酱：咸。豆酱、甜酱、豆油、大麦酱、麸酱：皆咸、甘。

孟诜说：多食发小儿无辜病症，生痰动气。孕妇以酱和雀肉同食，使胎儿脸黑。

苏颂说：麦酱和鲤鱼同食，生口疮。

[主治] 《名医名录》：除热，止烦满，解百药及热汤火毒。

《日华诸药本草》：解一切鱼、肉、蔬菜、蕈（音 xùn 寻；一种菌类植物）毒，并治蛇、虫、蜂、虿（音 chài 柴，蝎子一类的毒虫）等毒。

李时珍方：酱汁灌入下部，治大便不通。灌入耳中，治飞蛾、虫、蚁入耳。涂治犬咬及汤、火灼伤未成疮者，有效。又中砒毒，用酱调水服即解。

[发明] 陶弘景说：酱多以豆作，纯用麦很少。入药应用豆酱，陈久者更好。又有鱼酱、肉酱、皆称为醢，不入药用。

孟诜说：小麦酱解药力，其不如豆酱。又有獐、鹿、兔、雉及鳢鱼酱，皆不可久食。

寇宗奭说：圣人没有酱不食，五味谐调不烈，五脏悦而受之，这也是安乐的一个方面。

李时珍说：没有酱不食，也是兼取其解饮食百药之毒。

[附方] 旧方一条，新方五条。

1. 手指掣痛。《千金食治》：用清稀的酱和蜜，加热至温，将手指浸入，愈即止。

2. 疬（瘰疬）疡（溃烂）风斑。《外台秘要》：清稀的酱和石硫磺细末，天天揩患处。

3. 妊娠下血。《古今录验方》：豆酱二升，去汁取豆，炒后研末，用酒送服（二十个大豆样大药末）一钱，每日三次。

4. 妊娠尿血。《普济方》：豆酱一大盏熬干，生地黄二两，为末。每次服一钱，用米汤送服。

5. 浸淫疮（皮肤溃烂型疮）癣。《千金翼方》：酱瓣和人尿，涂患处。

6. 解轻粉毒。适合于服轻粉口破者。《濒湖集简方》：用三年的陈酱化水，频频漱口。

榆 仁 酱
（见《食疗本草》）

[校正]　原附酱下，今分出。

[集解]　李时珍说：三伏天取榆仁用水浸一小时，用袋盛，揉洗去涎，以蓼汗拌晒，如此七次，与发透的面麹，像造酱法样下盐晒之。每一升，曲四斤，盐一斤，水五斤。《崔寔令》称之为鲞输（音牟偷），是对的。

[气味]　辛，温，无毒。

[主治]　孟诜：利大小便，心腹恶心，杀诸虫。不宜多食。

芜 荑 酱
（见《食疗本草》）

[校正]　原附酱下，今分出。

[集解]　李时珍说：造法与榆仁酱同。

[气味]　辛、微臭，温，无毒。使人多食落发。

[主治]　孟诜：杀三虫，功力强于榆仁酱。

[发明]　张从正说：北方人也多食乳酪酥脯甘美之物，皆能萌生虫。而不生虫者，都是因为食中多胡荽、芜荑、卤汁等杀九虫之物。

醋
（见《名医别录》下品）

[释名]　酢（音醋）　醯（音兮）　苦酒

陶弘景说：醋酒为用，无所不入，愈久愈良，也称之醯。因有苦味，通常称苦酒。炼丹家又加余物，称为华池左味。

李时珍说：刘熙《释名》说：醋即是措。能制食毒。古方多用酢字。

[集解]　苏敬说：醋有九种：有米醋、麦醋、麹醋、糠醋、糟醋、饧醋、桃醋、葡萄、大枣、蘡薁等诸杂果醋，醋的原含义是指醋很酸。只有二、三年的米醋才入药。其他的只可吃，不可入药。

孟诜说：北方人多作糟醋，南方人多作米醋，小麦醋不及米醋。糟醋有害人体多忌。大麦醋良。

陈藏器说：苏敬说葡萄、大枣诸果可以作醋，因为他是荆楚人，土地里的庄稼歉收，则用凋残的果子酿酒。糟醋尚且不能入药，更何况果醋呢？

李时珍说：米醋：三伏天用仓米一斗，淘净蒸饭，摊开透凉用盫罨黄，晒后簸匀，用水淋透，另以仓米二斗蒸饭，和匀装入瓮，用水浸透，密封放暖处，三至七日即成。糯米醋：用糯米一斗淘净蒸饭，以六月六日造成的小麦大麴和匀，用水二斗，一起入瓮密封酿造。三至二十一日即成。粟米醋：用陈粟米一斗，淘洗浸七日，再淘洗后蒸熟，入瓮密封，傍晚搅拌之盫黄，入瓮加水淹没，四十九天即成。大麦醋：用大麦米一斗，水浸后蒸饭，盫黄晒干，用水淋透，再用麦饭二斗和匀，入水封闭，二十一日即成。饧醋：用饧一斤，三升水烊化，入白麴末二两，入瓶密封后再晒即成。其余糟、糠等醋，皆不入药，不能全部记载。

附　米醋

[气味]　酸、苦，温，无毒。

孟诜说：大麦醋：微寒。其他醋性同。

陶弘景说：多食损人肌脏。

陈藏器说：多食损筋骨，也损胃。不益男子，损人肤色。醋能使诸药发酸，不可同食。

李时珍说：酸属木，脾病不能多食酸。酸伤脾，使肉皱而唇裂。服茯苓、丹参的人，不可食醋。

镜源说：米醋煮可治黄芩、黄连、黄柏、黄栀子、丹砂、胆矾、常山诸药。

[主治]　《名医别录》：消痈肿，散水气，杀邪毒。

扁鹊：能理诸药毒热。

陈藏器：治产后血晕、陈癥块坚积，消食，杀恶毒，破结气、胃中酸水痰饮。

《日华诸家本草》：下气除烦，治妇人血淤气滞心痛，产后及伤损金疮出血昏晕，解一切鱼、肉、菜毒。

孟诜：醋磨青木香，止卒心痛、血淤气滞痛。浸黄柏含之，治口疮。醋调大黄末，涂肿毒。醋煎大黄服，治痃癖（与积聚类似的一种在腹部的包块疾病）效良。

散淤血，治黄疸、黄汗。王好古说：张仲景治黄汗，有黄芪芍药桂枝苦酒汤；治黄疸，有麻黄醇酒汤，用苦酒、青酒。方见《金匮要略》

[发明]　寇宗奭说：米醋与诸醋比，味最浓，入药多用，全是谷气，故比糟醋好。产妇房中，常以在火炭上浇醋为好，酸能益血。用醋磨雄黄，涂蜂虿（音柴；即蝎子类的毒虫）毒，也取其收而不散之义。今人食酸则齿软，称其是水生木，水气弱，木气强，故如此。造皮靴者，须得醋使裂纹消，故知其性收敛，不负酸收之意。

李时珍说：按孙光宪《北梦琐言》云：一女孩不慎抱小儿落炭火上烧灼，用醋和的泥敷患处，即刻痊愈无疤痕。又有一少年，眼中常见一镜。赵卿告诉他说：第二天早晨来以鲙鱼奉候他，少年超过约定的时间迟迟才来，赵卿则不慌不忙的在那炙鱼少年饥甚，见台上有一杯芥醋，旋即饮之，于是，就觉胸中豁然，眼花消除。赵卿说：你吃鲙鱼太多，鱼畏芥醋，故暂且哄骗了而治愈他的病。观此二事，是可以验证《名医别录》记载米醋治痈肿、杀邪毒的经验。大概醋治诸疮肿积块，心腹疼痛，痰水血病，杀鱼、肉、菜及诸虫毒气，无非取其酸收之义，而又有散瘀解毒之功。李鹏飞说：醋应少饮，其性能辟寒超过酒。王戬自幼不食醋，年逾八十，还能传高超的医术。

[附方] 旧方二十一条，新方十二条，共三十三条。

1. 身体卒肿。《千金食治》：用醋和蚯蚓屎敷肿处。

2. 白虎风毒（即历节病）。《外台秘要》：用三年的浓醋五升，煎五沸，切葱白三升，煎一沸将醋漉出，用布浸染后乘热裹关节，痛止乃停。

3. 霍乱吐利。《如宜方》：用盐 醋煎服效甚良。

4. 霍乱烦胀，未得吐下。《千金方》：以好苦酒三升饮之。

5. 足上转筋。《外台秘要》：用旧绵浸醋中，以甑（音曾，古代蒸饭的一种瓦器）蒸热裹足，凉即换，不停地裹，病除即止。

6. 出汗不滴，瘦削了腰腿部肌肉及耳聋者。《经验后方》：米醋浸京三棱，夏浸四日，冬浸六日，浸后研为末，醋汤调服二钱，即瘥。

7. 腋下狐臭。《外台秘要》：用三年的浓醋和石灰敷腋下。

8. 疬疡风病。《外台秘要》：醋和硫磺末敷患处。

9. 痈疽不溃。《肘后百一方》：醋和雀屎如小豆大，敷疮头上，即溃。

10. 舌肿不消。《千金方》：以醋和锅底黑烟墨，厚敷舌的上、下，脱落则再敷，一会儿即肿消。

11. 木舌（即舌麻木）肿强。《普济方》：用糖醋时时含漱。

12. 牙齿疼痛。《肘后百一方》：米醋一升，煮枸杞白皮一升，取半升，含漱即瘥。

13. 鼻中出血。《千金方》：醋和胡粉入半个大枣这样服用。又一法：用醋和土，涂阴囊，干了即换了再涂。

14. 塞耳治聋。《千金方》：用醇醋浸泡附子后在微火上炙，将附子削尖塞耳中。

15. 面䵟雀斑。《肘后百一方》：用醋浸白术，经常用此醋擦拭脸。

16. 中砒石毒。《太平广记》：饮浓醋，得吐即愈。不可饮水。

17. 服硫（磺）发痈。《千金方》：醋和豆豉研细成膏敷患处，干则换。

18. 食鸡子毒。《太平广记》：饮醋少许即毒消。

19. 浑身虱出。方见石部食盐。

20. 毒蜂伤蜇。赵宜真《济急仙方》：急饮清醋一至两碗，使毒气不扩散，然后再用药。

21. 蝎刺蜇人。《食医心镜》：醋磨附子的汁敷蝎刺处。

22. 蜈蚣咬毒。《钱氏箧中方》：用醋磨生铁，以其汁敷患处。

23. 蜘蛛咬毒。同上方。

24. 蝼蛄尿疮。《千金方》：用醋和胡粉外敷患处。

25. 诸虫入耳。《钱氏箧中方》：凡百节虫、蚰蜒、蚁入耳，以醋注入耳中，站起来行走虫即出。

26. 汤火灼伤。即用酸醋淋洗，并以醋和泥涂灼伤处效甚妙，亦无瘢痕。

27. 狼烟入口。《箧中秘宝方》：以少许醋饮之。

28. 足上冻疮。以醋洗足，研藕粉敷患处。

29. 胎死不下，胎未满妊娠月数。《子母秘录》：用大豆煮醋服三升，死胎即可从大小便下。未下再服。

30. 胞衣不下，腹满则杀人。《太平圣惠方》：以水入少许醋，用此水喷面，神效。

31. 中邪毒猝死。《千金食治》：吹醋少许入鼻中。

32. 乳痈坚硬。《千金食治》：以罐盛醋，烧热石投醋中两次，用温醋浸患处。醋冷则再烧石投之，不过三次即愈。

33. 疔肿初起。用面围住疔，以针乱刺疮上。用铜器将醋煮沸，到入围中，使其能容纳一盏，醋冷即换，三次根即出。

酒
（见《名医别录》中品）

[校正] 《本草拾遗》中的糟笋酒、社酒，现在合并为一种。

[释名] 李时珍说：按许慎《说文解字》中说：酒，是就的意思。是用来肯定人的善与恶的东西。也说：酒字的篆体，像酒在卣中的形状。《饮膳正要》标题说：酒之清者叫酿，浊者叫盎；味厚叫醇，薄叫醨；重酿酒叫酎，一宿酒叫醴；美酒叫醑；未榨酒叫醅；红酒叫醍，绿酒叫醽，白酒叫醝。

[集解] 苏恭说：酒有秫、黍、粳、糯、粟、麹蜜、葡萄等种类。一般作酒醴必须用麹，唯独葡萄、蜜等酒不用麹。各种酒厚薄不同，只有米酒入药用。

陈藏器说：一般好酒快熟时，都能随风潮而转，这是符合阴阳的。

孟诜说：酒有紫酒、姜酒、桑椹酒、葱豉酒、葡萄酒、蜜酒，以及地黄、牛膝、虎骨、牛蒡、大豆、枸杞、通草、仙灵脾、狗肉汁等，都可以和酿做酒，都有各自的处方。

寇宗奭说：《战国策》中说：帝女仪狄（约公元前21世纪）造酒，进献给禹。许慎《说文解字》说，少康造酒，就是杜康酒。然而本草已著酒名，《素问》中也有酒浆等词，那么酒是从黄帝（约公元前26世纪）开始，并不是从仪狄开始。古方用酒，有醇酒、春酒、白酒、清酒、美酒、糟下酒、粳酒、秫黍酒、葡萄酒、地黄酒、蜜酒、有灰酒（放了石灰的酒）、新熟无灰酒（没放石灰的酒）、社坛余胙酒。现在人们所用的，有糯米酒、煮酒、小豆麹酒、香药酒、鹿头酒、羔儿酒等。江浙、湖南、湖北等

地又把糯米粉放入许多药中，调和作成麹，叫饼子酒。至于官务中，也有四夷酒，中国不可取之把它作为方法。现在医家所用，

正应该斟酌。但是喝酒的人只取其味，不顾入药怎样，然而很久没见过不生病者。因为此物损益兼行，能不慎吗？汉朝赐予丞相上尊酒，糯米酒为上，稷酒为中，粟酒为下。现在入药佐使，专用糯米，以清水白面麹所酿的酒为正品。古人造麹没见过放入各种药，所以功力和厚，都胜过其他酒。现在人们又用蘖造酒，造出的只是醴，并不是酒。书中说：若作酒或醴，你只能用麹或蘖。作酒则用麹，作醴则用蘖，气味相差很远，主治和疗效怎么没有悬殊呢？

汪颖说：入药用东阳酒最好，其酒自古有名。陈元靓《事林广记》所记载的酿法，其麹也用药。现在则绝对没有，只用麸面、蓼汁搅拌做成，借其辛辣之力，蓼也能解毒，清香远达，颜色金黄，喝到醉，不会头痛，不会口干，不会致泻。其水的重量会比其他地方的水重，与它相邻的县所造的酒都不是这样，因为水土好的缘故。处州的金盆露，用水和姜汁作麹，用多余的饭造酿，醇美还可以，但色香比东阳酒差，因为它的水没有东阳的水质好。江西麻姑酒，以泉而得名，而麹有群药。金陵的瓶酒，与麹米没有什么值得怀疑，但水中含有碱，并且用石灰，味太甘，多能聚痰。山东的秋露白，色纯味烈。苏州的小瓶酒，麹中有葱及红豆、川乌之类，饮之会头痛口渴。淮南的绿豆酒，麹中有绿豆，能解毒，然而也有石灰味道不美。

李时珍说：东阳酒就是金华酒，也是古代的兰陵酒，李太白诗中所说的"兰陵美酒郁金香"就是这种酒，经常喝或入药用都良。山西的襄陵酒、蓟州的薏苡酒都清烈，只是麹中也有药物。黄酒有石灰。秦、蜀（今陕西省、甘肃省、四川省一带）有咂嘛酒，用稻、麦、黍、秫、药麹，小罂封酿而成，用筒吸饮。谷气又杂，酒又不清美，并不可以入药。

附　米酒

[气味]　苦、甘、辛，大热，有毒。

孟诜说：久饮会伤神损寿，软筋骨，动气痢。醉卧当风，则成癜风。喝醉后洗冷水澡则成痛痹。服了丹砂的人饮之，会头痛吐热。

陈士良说：凡是服丹砂、北庭、石亭脂、钟乳、各种礜石、生姜者，并不能经常用酒送下，酒能引石药之气入四肢，使血液凝固化为痈疽。

陈藏器说：凡是酒都忌甜食。酒浆照人没有人影，不能喝。祭酒自然损耗，不能喝。酒与乳混合喝，使人气结。同牛肉一起吃，使人生虫。酒后卧黍穰，吃猪肉，会患大风。

李时珍说：酒后吃芥及辛辣之物，会缓人筋骨。酒后喝茶，伤肾脏，腰脚重坠，膀胱冷痛，兼患痰饮水肿、消渴挛痛之病。一切毒药，因为喝酒而得者难以治疗。另外酒遇咸而解者，是因为水能制火，酒性上而咸能润下。又酒畏枳椇、葛花、赤豆花、

绿豆粉者，是因为寒能胜热。

[主治] 《名医别录》：行药势，杀百邪恶毒气。

陈藏器说：通血脉，厚肠胃，润皮肤，散湿气，消忧发怒，宣言畅意。

孟诜说：养脾气，扶肝，除风下气。

李时珍说：解马肉、桐油毒，丹石引发的诸病，热饮之甚良。

附　糟底酒
（三年后腊月从糟的下面取之）

[主治] 《日华诸家本草》：开胃下食，暖水脏，温肠胃，消宿食，御风寒，杀一切蔬菜毒。

孙思邈说：止呕哕，摩风瘙、腰膝疼痛。

附　老酒
（腊月酿造者，可经数十年不坏）

[主治] 李时珍说：和血养气，暖胃辟寒，发痰动火。

附　春酒
（清明节酿造者，也可以经久不坏）

[主治] 孟诜说：常服使人肥白。

李绛《兵部手集》：蠼螋尿疮，饮之至醉，一会儿虫出如米。

附　社坛余胙酒
（见《本草拾遗》）

[主治] 陈藏器说：治小儿语迟，含口中佳。又可用来喷房屋四角，辟蚊子。饮此酒治耳聋。

李时珍说：按《海录碎事》中说：俗传社坛余胙酒治耳聋，所以李涛有"社翁今日没心情，为寄治聋酒一瓶"之句。

附　糟笋节中酒

[气味] 咸，平，无毒。

[主治] 陈藏器说：饮之，主哕气，呕逆，或加小儿乳及半乳同服。又摩治疬疡风（即麻风病）。

附　东阳酒

[气味] 甘、辛，无毒。

[主治]　用来制各种药效果良好。

[发明]　陶弘景说：大寒凝海，只有酒不结冰，说明其性热，是群物之冠。搞药的人多将它用来行药势，人们喝多了则会体弊神昏，这是它有毒的缘故。李石续《博物志》说：王肃、张衡、马均三人，冒雾晨行。一人饮酒，一人饱食，一人空腹。空腹者死，饱食者病，饮酒者健。此酒的辟恶之势，效果胜于作食。

王好古说：酒能行诸经不止，与附子相同。味之辛者能散，苦者能下，甘者居中而缓。用作导引，可以通行一身之表，至极高之分，味淡者则利小便而速下。古人只用麦造麴酿黍，认为辛热有毒。现在的酝酒加用乌头、巴豆、砒霜、姜、桂、石灰、灶灰之类大毒大热之药，以增其气味。这岂不伤中和，损精神，涸荣卫，竭天癸，而折男人寿吗？

朱震亨说：本草只说酒热而有毒，没说其湿中发热，近于相火，醉后可见振寒战栗。又性喜升，气必随之，痰郁于上，溺涩于下，纵饮则寒凉，其热内郁，肺气大伤。它开始时致病浅，或呕吐，或自汗，或疮疥，或鼻衄，或泻痢，或心脾痛，还可以散去，但久后则病深，或消渴，或内疽，或肺痿，或膨胀，或失明，或哮喘，或劳瘵，或癫痫，或痔漏，为难名之病，并不是眼睛容易看见之处。醇酒性大热，饮者适口，自己不觉得。按理应该喝冷的，有三益。过于肺，入于胃，然后微温。肺先得温中之寒，可以补气。再得寒中之温，可以养胃。冷酒行迟，传化和缓，人们不能纵饮。现在则不是这样，只图取暂时的喉舌之痛快。

汪颖说：人们知道早晨戒酒，而不知道晚上饮酒更严重。已经喝醉了吃饱了，马上就枕而睡，而热壅伤心伤目。夜气收敛，而酒要发作，乱其清明，劳其脾胃，停湿生疮，动火助欲，因而致病者多。朱子说：以醉为节制就可以。

汪机说：按扁鹊说：喝过量了会腐肠烂胃，溃髓蒸筋，伤神损寿。从前有客访周顗，拿出美酒二石。周顗喝一石二斗，客喝八斗。第二天早晨，周顗没有什么不舒适，客已胁穿而死。这不是犯扁鹊之戒吗？

李时珍说：酒，是天之美禄。面麴之酒，少量喝可和血行气，壮神御寒，消愁遣兴；痛饮则伤神耗血，损胃亡精，生痰动火。邵尧夫诗说：“美酒饮教微醉后。”这里得出喝酒之妙，是所谓的醉中趣、壶中天者也。如果人们沉湎无度，醉以为常者，轻则致病败行，严重的则丧失朋友家破人亡而殒命，它的危害能说得清吗？这就是大禹疏远仪狄，周公著酒诰的原因，可作为世人的范戒。

[附方]　古代所用附方十条，新收附方七条，共一十七条。

1. 惊怖猝死。温酒灌之就会醒。

2. 鬼击诸病。卒然着人，如刀刺状，胸胁腹内切痛，不能抑按，或吐血、鼻血、便血，也叫鬼排。

3. 同上。《肘后方》：以醇酒吹入两鼻内，效果良好。

4. 马气入疮。或马汗、马毛入疮，都会导致肿痛烦热，入腹则杀人。《肘后方》：

多喝醇酒，至醉即愈，妙。

5. 虎伤人疮。梅师《集验方》：只要饮酒，常令大醉，当会吐毛出。

6. 蛇咬成疮。唐德宗《贞元广利方》：暖酒淋洗疮上，每天三次。

7. 蜘蛛疮毒。唐德宗《贞元广利方》。

8. 毒蜂蜇入。唐德宗《贞元广利方》。

9. 咽伤声破。《十便良方》：酒一合，酥四十分之一合，干姜末二十分之一合，混合服，每天两次。

10. 三十年耳聋。《千金翼方》酒三升，浸牡荆子一升，七日后去滓，任性饮之。

11. 天行余毒。手足肿痛欲断。平尧卿《伤寒类要》：挖坑深三尺，烧热后灌酒，穿着鞋蹲在坑上，用衣物堵住，不要让它泄气。

12. 下部痔疮。王焘《外台秘要》：在地上挖一小坑，烧红，用酒浇在里面，再在里面放入吴茱萸然后坐在坑上。不需三次就有良效。

13. 产后血闷。梅师《集验方》：清酒一升，和生地黄汁煎服。

14. 身面疣目。王焘《外台秘要》：盗取酸酒醉，边洗边咒骂说：疣疣，不知羞。酸酒醉，洗你头。急急咒骂如律令。骂七遍，自然会痊愈。

15. 断酒不饮。《千金翼方》：酒七升，朱砂半两，用瓶子封口浸，放入猪圈内，任猪摇动，七天后取出，一顿喝完。又一方：正月初一用酒五升，淋在礁头杵下，取出饮之。

16. 丈夫脚冷，不随，不能行者。《千金翼方》：用醇酒三斗，水三斗，放入陶器中，灰火温热，浸脚至膝部。不断加灰火，不要让它冷却，三天就止。

17. 海水伤裂。凡人被海水碱物所伤，以及风吹裂，痛不可忍，《使琉球录》：用蜜半斤，水酒三十斤，防风、当归、羌活、荆芥各二两研成粉末，煎水洗澡。一晚就会痊愈。

附　诸药酒方

李时珍说：本草及各类书，都有治病酿酒的许多方。现在收集其中简要者，以备参考。药味多者，不能全部收录。

1. 愈疟酒。贾思勰《齐民要术》：治诸疟疾，连次频频温喝。四月八日，水一石，麹一斤，研成粉末，全部放入水中酿酒。待酢后煎之，一石煎取七斗。等冷却后，放入麹四斤。过一夜，上面生出白色泡沫。烧高粱米饭一石冷酿，三天可成酒。

2. 屠苏酒。陈延之《小品方》说：这是华佗方。一年的第一天喝，可以排除瘟疫和一切不正之气。造法：用赤木桂心七钱五分，防风一两，菝葜五钱，蜀椒、桔梗、大黄五钱七分，乌头二钱五分，赤小豆十四枚，以三角绛囊盛之，除夕之夜悬在井底，正月初一取出放入酒中，煎沸数次。全家面向东，从少到老，依次饮之。药滓还投入井中，一年都喝此水，一世不会病。

李时珍说：苏魁，是鬼名。这种药能屠杀鬼气，所以得名。有人说，是草庵名。

3. 逡巡酒。补虚益气，去一切风痹湿气，久服益寿耐老，使颜色好。造法：三月三日收桃花三两三钱，五月五日收马蔺花五两五钱，六月六日收芝麻花六两六钱，九月九日收黄甘菊花九两九钱，阴干。十二月八日取腊月水三斗。等到春分节，取桃仁四十九枚好者，去皮去尖，用白面十斤整，与前面的几种花一齐作麹，用纸包四十九日。用时，白水一瓶，麹一丸，面一块，封好久成。如淡了，再加一丸。

4. 五加皮酒。去一切风湿痿痹，壮筋骨，填精髓。用洗好的五加皮刮去骨煎汁，与麹、米酿成，饮之。或者切碎盛入袋中，浸酒煮饮。或加当归、牛膝、地榆各种药。

5. 白杨皮酒。治风毒脚气，腹中痰癖如石。以白杨皮切片，浸酒喝。

6. 女贞皮酒。治风虚，补腰膝。女贞皮切片，浸酒煮饮之。

7. 仙灵脾酒。《太平圣惠方》：治偏风不遂，强筋健骨。仙灵脾一斤，盛袋中，浸无灰酒二斗，密封三天，饮之。

8. 薏苡仁酒。去风湿，强筋骨，健脾胃。用极好的薏苡仁粉，同麹、米酿酒，或者盛入袋中煮酒饮。

9. 天门冬酒。《千金翼方》：润五脏，和血脉。久服可除五劳七伤，癫痫恶疾。经常让酒气相接，不要让其大醉，忌生冷。十天应当会出风疹毒气，三十天就停，五十天则不觉风吹。冬季用天门冬去心煮汁，同麹、米酿成。初熟时稍有酸味，时间长了味才佳。

10. 百灵藤酒。《太平圣惠方》：治诸风。百灵藤十斤，水一石，煎汁至三斗，放入糯米三斗，神麹九两，像往常一样酿成。三五天后，再烧一斗糯米饭等冷却后投进去，就会熟。澄清后每天喝，以汗出为效。

11. 白石英酒。《圣济总录》：治风湿周痹，肢节中痛，以及肾虚耳聋。用白石英、磁石煅醋淬七次各五两，用绢袋盛，浸酒一升，五六天后，温热喝。酒少了再添。

12. 地黄酒。补虚弱，壮筋骨，通血脉，治腹痛，变白发。用生肥地黄绞汁，同麹、米封入密闭器中。春夏季封三至七天，秋冬季封五至七天再启封，中有绿汁，是真正的精英，应该先喝掉它，才滤出汁贮藏起来。加入牛膝汁效果更快，也有加入群药者。

13. 牛膝酒。壮筋骨，治痿痹，补虚损，除久疟。用牛膝煎汁，和麹、米酿酒。或切碎盛入袋中浸酒，煮饮。

14. 当归酒。和血脉，坚筋骨，止诸痛，调经水。当归煎汁，或酿或浸，都如上法。

15. 菖蒲酒。治三十六种风，一十两种痹，通血脉，治骨痿，长期服耳目聪明。石菖蒲煎汁，或酿或浸，都如上法。

16. 枸杞酒。补虚弱，益精气，去冷风，壮阳道，止目泪，健腰脚。用甘州枸杞子煮烂捣汁，和麹、米酿酒。或以子同生地黄盛入袋中，浸酒煮饮。

17. 人参酒。补中益气，通治诸虚。用人参粉末同麹、米酿酒。或盛入袋中浸酒煮饮。

18. 薯蓣酒。治诸风眩晕，益精髓，壮脾胃。用薯蓣粉同麹、米酿酒。或同山茱萸、五味子、人参诸药浸酒煮饮。

19. 茯苓酒。治头风虚眩，暖腰膝，主五劳七伤。用茯苓粉同麹、米酿酒，饮之。

20. 菊花酒。治头风，明耳目，去痿痹，消百病。用甘菊花煎汁，同麹、米酿酒。或加地黄、当归、枸杞诸药亦佳。

21. 黄精酒。壮筋骨，益精髓，变白发，治百病。用黄精、苍术各四斤，枸杞根、柏叶各五斤，天门冬三斤，煮汁一石，同麹十斤，糯米一石，像往常一样酿酒喝。

22. 桑椹酒。补五脏，明耳目。治水肿，不下则满，下之则虚，入腹则十人无一人能活。用桑椹捣汁煎过。同麹、米像往常一样酿酒喝。

23. 术酒。治一切风湿筋骨诸病，保颜色，耐寒暑。用术三十斤，去皮捣碎，用东流之水三石，浸三十天，取汁，露天放一夜，浸麹、米酿成饮。

24. 蜜酒。孙真人说：治疗风疹风癣。用沙蜜一斤，糯米饭一升，面麹五两，熟水五升，同放入瓶中，封七天成酒。通常将蜜放入酒中代之，也有良效。

25. 蓼酒。长期服可聪明耳目，脾胃健壮。用蓼煎汁，和麹、米酿酒喝。

26. 姜酒。孟诜说：治偏风，中恶客忤，心腹冷痛。以姜浸酒，暖服一碗即止。另一方法：用姜汁和麹，造酒如常，服之效果好。

27. 葱豉酒。孟诜说：解烦热，补虚劳，治伤寒头痛寒热，及冷痢肠痛，解肌发汗。用葱根、豆豉一齐浸酒煮饮。

28. 茴香酒。治卒肾气痛，偏坠牵引，以及心腹痛。茴香浸酒煮饮之。用舶茴更妙。

29. 缩砂酒。消食和中，下气，止心腹痛。砂仁炒研，盛袋中浸酒，煮饮。

30. 莎根酒。治心中客热，膀胱胁下气郁，常忧不乐。用莎根一斤切碎，熬至香，盛入袋中浸酒。日夜服之，经常让酒气相续。

31. 茵陈酒。治风疾，筋骨挛急。用茵陈蒿炙黄一斤，秫米一石，麹三斤，如平常一样酿酒喝。

32. 青蒿酒。治虚劳久疟。青蒿捣汁，煎过，如平常一样酿酒喝。

33. 百部酒。治一切长期或近期咳嗽。百部根切碎炒，盛入袋中浸酒，连次饮之。

34. 海藻酒。治瘿气。海藻一斤，洗净后浸酒，日夜慢慢饮。

35. 黄药酒。治诸瘿气。用万州黄药切片，盛入袋中浸酒，煮饮。

36. 仙茅酒。治精气虚寒，阳痿膝弱，腰痛痹缓，诸虚之病。用仙茅蒸九次晒九次，浸酒喝。

37. 通草酒。续五脏气，通十二经脉，利三焦。用通草子煎汁，同麹、米酿酒喝。

38. 南藤酒。治风虚，逐冷气，除痹痛，强腰脚。用石南藤煎汁，同麹、米酿酒喝。

39. 松液酒。治一切风痹脚气。在大松树下挖坑，放一瓮承取它的津液，一斤津液酿糯米五斗，取酒饮之。

40. 松节酒。治冷风虚弱，筋骨挛痛，脚气缓痹。用松节煮汁。同麹、米酿酒喝。松叶煎汁也可以。

41. 柏叶酒。治风痹历节作痛。向东边一侧的柏叶煮汁，同麹、米酿酒喝。

42. 椒柏酒。正月初一饮之，可辟一切瘟疫和不正之气，除夕用椒三粒，向东边一侧的柏叶七枝，浸酒一瓶喝。

43. 竹叶酒。治诸风热病，清心畅意。用淡竹叶煎汁，如平常一样酿酒喝。

44. 槐枝酒。治全身大麻痿痹。用槐枝煮汁，如平常一样酿酒喝。

45. 枳茹酒。治中风身直，口僻眼急。用枳壳刮茹，浸酒饮之。

46. 牛蒡酒。治诸风毒，利腰脚。用牛蒡根切片，浸酒饮之。

47. 巨胜酒。治风虚痹弱，腰膝疼痛。用巨胜子二升炒香，薏苡仁二升，生地黄半斤，盛入袋中浸酒喝。

48. 麻仁酒。治骨髓风毒痛，不能动者。取大麻子中仁炒香，盛入袋中浸酒饮之。

49. 桃皮酒。治水肿，利小便。桃皮煎汁，同秫米酿酒喝。

50. 红麹酒。治腹中及产后淤血。红麹浸酒煮饮。

51. 神麹酒。治闪肭腰痛。神麹烧红，淬酒饮之。

52. 柘根酒。治耳聋。处方见柘根条下。

53. 磁石酒。治肾虚耳聋。用磁石、木通、菖蒲等分，盛入袋中浸酒每天喝。

54. 蚕沙酒。治风缓顽痹，全身诸关节不能随意活动，腹内宿痛。用原蚕沙炒黄，盛入袋中浸酒喝。

55. 花蛇酒。治诸风，顽痹瘫缓，挛急疼痛，恶疮疥癞。用白花蛇肉一条，盛入袋中，同麹一齐放于缸底，用糯米饭盖之，三至七日后，取酒喝。还有很多用群药煮酒的方。

56. 乌蛇酒。治疗、酿法同上。

57. 蚺蛇酒。治诸风痛痹，杀虫辟瘴，治癞（麻风）风疥癣恶疮。用蚺蛇肉一斤，羌活一两，盛入袋中，同麹放于缸底，糯米饭盖之，酿成酒喝。也可浸酒。详见本条。

汪颖说：广西蛇酒。坛子上放蛇数寸，其麹则采山中草药做成，不可能没有毒。

58. 蝮蛇酒。治恶疮诸瘘，恶风顽痹癫疾。取活蝮蛇一条，同醇酒一斗，封埋在马尿处，一周年后取出，蛇已消化。每次服数杯，身体当会慢慢痊愈。

59. 紫酒。治卒风，口偏不语，以及角弓反张，烦乱欲死，以及臌胀不消。以鸡屎白一升炒焦，投酒中待紫色，去滓后连次喝。

60. 霹雳酒。治疝气偏坠，妇人崩中下血，胎产不下。以铁器烧红，浸酒饮之。

61. 龟肉酒。治十年咳嗽。酿法详见龟条。

62. 虎骨酒。治臂胫疼痛，历节风，肾虚，膀胱寒痛。虎胫骨一具，炙黄捶碎，同麹、米如平常一样酿酒喝。也可以浸酒。详见虎条。

63. 麋骨酒。治阴虚肾弱，久服使人肥白。麋骨煮汁，同麹、米如平常一样酿酒喝。

64. 鹿头酒。治虚劳不足，消渴，夜梦鬼物，补益精气。鹿头煮烂捣成泥状，连汁和麹、米酿酒喝。放入少量葱、椒。

65. 鹿茸酒。治阳虚痿弱，小便数频，劳损诸虚。用鹿茸、山药浸酒服。详见鹿茸条下。

66. 戊戌酒。孟诜说：大补元阳。

汪颖说：其性大热，阴虚的人及无冷的病人，不宜饮之。有黄狗肉一只煮成糜，连汁和麹、米酿酒饮之。

67. 羊羔酒。大补元气，健脾胃，益腰肾。《宣和化成殿真方》：用米一石，如平常一样浸蒸，嫩肥羊肉七斤，麹十四两，杏仁一斤，共同煮烂，连汁拌末，放入木香一两同酿，不要见水，十天熟，极甜滑。另一方法：羊肉五斤蒸烂，酒浸一夜，放入消梨七个，一齐捣碎取汁，和麹、米酿酒饮之。

68. 腽肭脐酒。助阳气，益精髓，破癥结冷气，大补益人。腽肭脐酒浸擂烂，同麹、米如平常一样酿酒喝。

烧　　酒
（见《本草纲目》）

[释名] 火酒（见《本草纲目》）　阿剌吉酒（见《饮膳正要》）

[集解] 李时珍说：烧酒并非古代的方法。自元朝开始首创其做法，用浓酒和糟放入甑中，蒸使气上，用酒器承取滴露。一般酸坏之酒，都可以蒸烧。近时只是用糯米或粳米或黍或秫或大麦蒸熟，和麹在瓮中酿七天，用甑蒸取。它清如水，味非常浓裂，是酒之露。

汪颖说：暹罗酒是用烧酒再烧两次，放入珍宝会有奇异的香味。其坛每个用檀香十多斤烧烟熏使它漆黑，然后装入酒用蜡封口，埋土中二三年，除去烧气，取出用之。曾有人带上船，能喝者三四杯就要醉，价值倍增，有积病者，喝一二杯就好，而且可以杀毒虫。我亲眼看见二人饮此酒，打下活虫长二寸左右，称之为鱼蛊。

[气味]　辛、甘，大热，有大毒。

李时珍说：喝得过量会败胃伤胆，丧心损寿，严重者则会黑肠腐胃而死。与姜、蒜同吃，使人生痔。盐、冷水、绿豆粉可解其毒。

[主治]　李时珍说：消冷积寒气，燥湿痰，开郁结，止水泄，治霍乱疟疾噎膈，心腹冷痛，阴毒欲死，杀虫辟瘴，利小便，坚大便，洗赤目肿痛，有效。

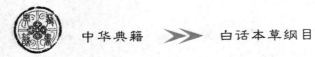

[发明]　李时珍说：烧酒，是纯阳毒物。表面有细花者为真品。与火同性，得火就燃，同于焰消。北方人四季饮之，南方人只是暑月饮之。其味辛甘，升扬发散；其气燥热，胜湿祛寒。所以能开怫郁而消沉积，通膈噎而散痰饮，治泄疟而止冷痛。辛先入肺，和水饮之，则抑使下行，通调水道，而小便长白。热能燥金耗血，大肠受刑，所以使大便燥结，与姜、蒜同饮就会生痔。如果男人暑月饮之，则汗出而膈快身凉；红肿的病目洗之，泪出而肿消赤散，这是用从治之方法。过饮不节制，顷刻就会杀人。近来市场上买的，又加用砒石、草乌、辣灰、香药，助而引之，这是无异于强盗用刀杀人，善养生者应戒之。按刘克用的《刘氏病机赋》说：有人病赤目，用烧酒放盐饮之，而痛止肿消。大概烧酒性走，可引盐通行经络，使郁结开而邪热散，这也是反治的强药剂。

[附方]　新收附方七条。

1. 冷气心痛。烧酒加入飞盐饮，就止。

2. 阴毒腹痛。烧酒温喝，汗出就会止。

3. 呕逆不止。《濒湖医案》：真火酒一杯，新汲的井水一杯，混和服甚妙。

4. 寒湿泄泻、小便清者。用头烧酒饮之，即止。

5. 耳中有核、如枣核大，痛不可动者。李楼《怪证奇方》：将火酒滴入耳中，仰之半小时，即可钳出。

6. 风虫牙痛。烧酒浸花椒，频频漱牙。

7. 寒痰咳嗽。烧酒四两，猪脂、蜜、香油、茶末各四两，一齐浸在酒内，煮成一处。每天挑着吃，用茶送服，可取效。

葡萄酒
（见《本草纲目》）

[集解]　孟诜说：葡萄可酿酒，藤汁也佳。

李时珍说：葡萄酒有两样：酿成者味道佳，像烧酒法所做者有大毒。酿者，取葡萄汁同麹，如平常酿糯米饭的方法。若无汁，用干葡萄粉末也可以。这是魏文帝所说的葡萄酿酒，甜于麹米酒，醉而易醒者也。烧者，取葡萄数十斤，同大麹酿酢，取其放入甑中蒸之，以器皿承取其滴露，红色可爱。古代西部地区造之，唐朝时攻下高昌城，才得其制法。按《梁四公子记》说：高昌进献葡萄干冻酒。杰公说：葡萄皮薄者味美，皮厚者味苦。在八风谷冻成的酒，终年不坏。《叶子奇草木子》说：元朝在冀宁等地路途中造葡萄酒，八月到太行山辨别其真伪。真品下水后即流，伪品得水后即冰冻。久藏的葡萄酒，中间有一块，虽然极其寒冷，其余部分都结了冰，唯独这一块不结冰，是酒中的精液，喝之使人透腋而死。酒放置二三年以后，也有大毒。《饮膳正要》说：酒有几等：出现哈喇味的火者最烈，西番（我国古代西南部民族）出者次之，平阳、太原者又次之。有人说：葡萄久藏后，也会自然成酒，这种酒芳甘醇烈，是真正的葡萄酒。

附 葡萄酿酒

[气味] 甘、辛，热，微毒。

李时珍说：有热病、齿病、疮疹的人，不可饮之。

[主治] 李时珍说：暖腰肾，驻颜色，耐寒。

附 葡萄烧酒

[气味] 辛、甘，大热，有大毒。

李时珍说：大热大毒，甚于烧酒，北方人习惯了而不觉得，南方人切不可不注意身体而饮之。

[主治] 《饮膳正要》：益气调中，耐饥强志。

汪颖说：消痰破癖。

糟
（见《本草纲目》）

[释名] 粕（见《本草纲目》）

[集解] 李时珍说：糯、秫、黍、麦都可以蒸熟酿酒、醋，熬煎饧、饴，化成糟粕。酒糟必须用腊月及清明节、重阳节酿造者，沥干，放入少量盐收藏之。酒糟藏物不会坏，揉物能软化。如果是榨干者，则没有味了。醋糟用三伏天酿造者良。

附 酒糟

[气味] 甘、辛，无毒。

[主治] 陈藏器说：温不消食，除冷气，杀腥，去草、菜毒，润皮肤，调脏腑。《日华诸家本草》：敷扑损淤血，浸水洗冻疮，捣敷蛇咬、蜂叮毒。

[发明] 李时珍说：酒糟有麹蘖之性，能活血行经止痛，所以治伤损有功。按许叔微的《许学士本事方》中说：治腕折，伤筋骨，痛不可忍者。用生地黄一斤，藏瓜姜的酒糟一斤，生姜四两，都炒热，用布裹住盖在受伤处，冷了就更换。曾有人伤折，医者让人捕一生龟，将要杀死用之。夜晚梦中龟传授此方，用之后痊愈。另外《类编》所记载，只用藏瓜姜的酒糟一物，放入赤小豆粉末混合均匀，盖在断伤处，用杉木片或白桐片片夹住，说不超过三天就会痊愈。

[附方] 新收附方四条。

1. **手足皲裂。** 周定王《袖珍方》：红糟、腊猪脂、姜汁、盐等分，研烂，炒热擦之，裂内很痛，少顷裂口即合，再擦几次即安。

2. 鹤膝风病。酒醴糟四两，肥大皂子一个（去子），芒消一两，五味子一两，砂糖一两，姜汁半瓯研匀，天天涂患处。加入烧酒效果更妙。

3. 暴发红肿　痛不可忍者。《谈野翁试验方》：用腊月酿的糟敷之。

4. 杖疮青肿。杨起《简便方》：用湿绵纸铺伤处，用烧过的酒糟捣烂，厚铺在纸上。良久，痛处如蚂蚁行走一样，热气上升即散。

附　大麦醋糟

[气味]　酸，微寒，无毒。

[主治]　孟诜说：气滞风壅，手臂脚膝痛，炒热用布裹住熨之。更换三两次后当会痊愈。

附　干饧糟

[气味]　甘，温，无毒。

[主治]　李时珍说：反胃吐食，暖脾胃，化饮食，益气缓中。

[发明]　李时珍说：饧用蘖酿成，暖而消导，所以其糟能化滞缓中，养脾止吐。按《继洪澹寮方》说：甘露汤：治反胃呕吐不止，服此糟可利胸膈，养脾胃，促进饮食。用干饧糟六两，生姜四两，二味药共同捣烂作成饼，或焙或晒，放入炙甘草粉二两，盐少量，冲开水服之。常熟县一富人生病反胃，乘船前往京口甘露寺，停船在岸下。梦见一僧人持汤一杯给他，喝了后，便觉得胸快。第二天早晨进入寺中，供汤者就是梦中所见的僧人，经常用这种汤招待客人，所以改名为甘露汤。我在水边平地上用此治疗一小吏随即痊愈，切不可忽视之。

[附方]　新收附方一条。

1. 脾胃虚弱。《摘玄方》：平胃散（等分）研末一斤，放入干糖糟（炒）二斤半，生姜一斤半，红枣三百个（煮后取肉焙干），全部研为末。每天冲开水服。

米　批
（见《食物本草》）

[释名]　米皮糠

李时珍说：秕，也有纸薄的意思。

[集解]　汪颖说：米秕，就是精米上的细糖。从前陈平吃糖核而发胖。

李时珍说：糠，是各种粟谷的壳。那些接近米粒的细者为米秕，味很甜。荒年人们多用豆粉或草木的花果可以吃者，混合蒸煮，用来救饥。

[气味]　甘，平，无毒。

[主治]　汪颖说：通肠开胃，下气，磨积块。作粮食吃不饿，充滑肤体，可用来保养身体。

附　春杵头细糠
(《名医别录》为中品)

[集解]　李时珍说：凡谷都有糠，这里应当用粳、稻、粟、秫的糠。北方人多用杵，南方人多用碓，入药都相同。炼丹的人说春杵头细糠是糠的火炼物，功效比常者倍增。

[气味]　辛、甘，热。

朱震亨说：谷壳属金，糠之性则是热。

[主治]　《名医别录》：卒噎，刮取含之，也可以煎汤小口小口地喝。

李时珍说：出自张杰《子母秘录》：烧研，水送服一钱，使妇人顺易产。

[发明]　陶弘景说：治噎用此糠，也是春捣的意思。天下的事理，大多这样相互影响。

[附方]　古代所用附方一条，新收附方一条，共两条。

1. 膈气噎塞，饮食不下。《太平圣惠方》：用碓嘴上的细糠，做成鸡子黄大的蜜丸，时时含之并咽下津液。

2. 咽喉妨碍，如有物吞吐不利。《圣济总录》：杵头上的糠、人参各一钱，石莲肉（炒）一钱，水煎服，每天三次。

第二十六卷 《本草纲目》菜部

　　李时珍说：凡是草木可以吃的叫做菜。韭、薤、葵、葱、藿为五菜。《黄帝内经·素问》说：稻、粱、菽、麦、黍五谷滋养人体，韭、薤、葵、葱、藿五菜补充人体营养。所以，五菜辅佐谷气，疏通壅滞。古时候再三耕种以生产九谷（稻、大小豆、大小麦、黍、稷、秫、麻）种植蔬菜、花草、瓜果的园子种植草木，以备饥饿的荒年，菜固然不只五种。明代初周定王（公元前606—586年）画草木可以救济生民的有四百多种，撰成《救荒本草》，确实很有意义。阴之所生，根本在于五味；阴的五宫，伤在五味。谨慎地调和五味，以通脏腑，流通气血，骨正筋柔，腠理致密，可以长寿。所以内行有训，食医有方，菜对于人，补益不小。但五气的好与害各不相同，五味所入有偏胜之异，而民生日用又不知道。于是搜集可吃的草，总共一百零五种为菜部。分为五类：荤辛、柔滑、蓏（音裸）、水、芝栭（音而）。旧本菜部三品，共六十五种。今并入五种，移十三种入草部，六种入果部。自草部移入及并入二十三种，自谷部移入一种，果部移入一种，外类有名未有条下又移入三种。

　　《神农本草经》一十三种　梁　陶弘景注
　　《名医别录》一十八种　梁　陶弘景注
　　《唐本草》七种　唐　苏恭
　　《千金食治》二种　唐　孙思邈
　　《本草拾遗》一十三种　唐　陈藏器
　　《食疗本草》三种　唐　孟诜　张鼎
　　《食性本草》一种　南唐　陈士良
　　《蜀本草》二种　蜀　韩保昇
　　《日华本草》二种　宋　人大明
　　《开宝本草》六种　宋　马志
　　《嘉祐本草》九种　宋　掌禹锡
　　《图经本草》四种　宋　苏颂
　　《证类本草》一种　宋　唐慎微
　　《日用本草》三种　元　吴瑞
　　《食物本草》二种　明　汪颖

《食鉴本草》一种　明　宁原
《救荒本草》二种　明　周定王
《本草纲目》一十六种　明　李时珍
［附注］　魏·《李当之药录》　　　　　《吴普本草》
　　　　　宋·雷敩《炮炙论》　　　　　齐·徐之才《药对》
　　　　　唐·甄权《药性本草》　　　　肖炳《四声本草》
　　　　　唐·李珣《海药本草》　　　　杨损之《删繁本草》
　　　　　宋·寇宗奭《衍义本草》　　　金·张元素《珍珠囊》
　　　　　元·李杲《用药法像》　　　　王好古《汤液本草》
　　　　　元·朱震亨《补遗本草》　　　明·汪机《本草会编》
　　　　　明·陈嘉谟《本草蒙筌》

菜之一
（荤辛类三十二种）

韭　《名医别录》
山韭《千金方》　　附孝文韭
葱　《名医别录》
茖葱　《千金方》
胡葱　《开宝本草》
薤（即薑子）　《名医别录》　附蓼荞
蒜　《名医别录》
山蒜　《本草拾遗》
葫（即大蒜）　《名医别录》
五辛菜　《本草拾遗》
芸苔（即油菜）　《唐本草》
菘（即白菜）　《名医别录》
芥　《名医别录》
白芥　《开宝本草》
芜菁（即蔓青）　《名医别录》
莱菔（即萝卜）　《唐本草》
生姜　《名医别录》
干姜　《神农本草经》　附天竺干姜
同蒿　《嘉祐补注本草》
邪蒿　《嘉祐补注本草》

胡荽　《嘉祐补注本草》

胡萝卜　《本草纲目》

水靳（即芹菜）　《神农本草经》

菫（即旱芹）　《唐本草》

紫菫　《图经本草》

马蕲　《唐本草》

茴香（即莳香）　《唐本草》

莳萝　《开宝本草》　附蜀胡烂、数低、池德勒、马思荅吉《蜀本草》

罗勒（即兰香）　《嘉祐补注本草》

白花菜　《食物本草》

蔊菜　《本草纲目》

草豉　《本草拾遗》

上附旧方一百五十六种，新方二百九十六种，共四百五十二种。

韭
（见《名医别录》中品）

[释名]　草钟乳（见《本草拾遗》）　起阳草（见《侯氏药谱》）

苏颂说：按照许慎《说文解字》，韭字像叶出地上的形状。一种就长久生存，所以叫做韭。一年可割三四次，其根不伤，到冬天把土或肥料培在根上，早春又生，相信是久生的。

陈藏器说：一般讲韭叶是草钟乳，说它能温补。

李时珍说：韭菜的茎叫韭白，根叫韭黄，花叫韭菁。《礼记》讲韭容貌好看，是说它美在根。薤的美在白，韭的美在黄，韭黄是没有出土的。

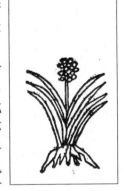

[集解]　李时珍说：韭菜聚生丰盛而根茂，长叶青翠。可以分根种植，亦可以用子种植，其性内生，不得外长。叶长至三寸就剪，日中忌剪。一年剪不超过五次，收子的只可以剪一次。八月开花成丛，收取腌藏提供饮食（吃），叫做长生韭，说剪了又生，久而不缺。九月收子，色黑而扁，须置风处阴干，不要湿郁。北方人至冬将根移至土窖中，培以马屎，暖和即生长，高可达一尺左右，不见风日，叶子黄嫩，叫做韭黄，有钱人家都珍视它。韭做菜，可生可熟，可剁成酱亦可做成酸菜久服，为菜中最有益的。罗愿《尔雅翼》说：物久必变，所以老韭成为苋菜。

苏颂说：郑玄说天下政道得顺则阴物变为阳，所以葱变为韭，可以验证葱冷而韭温。

[气味]　辛、微酸，涩，温，无毒。

李时珍说：生：辛、涩；熟：甘、酸。

大明说：热。

寇宗奭说：春食则香，夏食则臭，多食则能昏神暗目，酒后尤忌。

孟诜说：热病后十日食之，即发疲乏；五月多食，乏气力；冬月多食，动宿饮，吐水，不可与蜜及牛肉同食。

[主治]　《名医别录》：归心经，安五脏，除胃中热，有利病人，可久食。

李时珍：按照《千金方》可作久食，不利病人。

陶弘景：叶，煮鲫鱼鲊食，断忽然下痢；根，入生发膏用。

陈藏器：根、叶，煮食，温中下气，补虚益阳，调和脏腑，令人能食，止泄血脓，腹中冷痛。生捣汁服，主胸痹骨痛不可触者，又解药毒，治疗狂狗咬人欲发者，亦除诸蛇虺（音回）、蝎虿（音柴）、恶虫毒。

《日华本草》：煮食，充肺气，除心腹痼冷痃癖（胁腹部包块病症）。捣汁服、治肥白人中风失音。

宁原：煮食，归肾壮阳，止泄精，暖腰膝。

孟诜：炸熟，以盐、醋空腹吃十顿，治胸膈噎气。捣汁服，治胸痹刺痛如锥，即吐出胸中恶血甚验。又灌初生小儿，吐去恶水恶血，永无诸病。

朱震亨：主吐血唾血，衄血尿血，妇人经脉逆行，打扑伤损及膈噎病。捣汁澄清，和童尿饮之，能消散胃脘淤血，甚效。

李时珍：饮生汁，主上气喘息欲绝，解肉脯毒。煮汁饮，止消渴盗汗。熏产妇血晕，洗肠痔脱肛。

［发明］　陶弘景说：这种菜有特殊的辛臭，虽然经过煮食，仍然发出像熏灼的气味，不像葱、薤熟即无气味，为养生最忌之物。

苏颂说：这是菜中最温而益人的，宜常食。过去的人正月节食五辛以辟疫疠之气，是指韭、薤、葱、蒜、姜五种辛味。

寇宗奭说：韭黄未出粪土，最不益于人，吃了滞气，因含有抑郁没有伸发之气的缘故。孔子说："不时不食"，正是讲这类韭黄。韭花吃了亦能动风。

孙思邈说：韭味酸，肝病宜食，二月、三月宜食韭，大益人的心脏。

李时珍说：韭，叶热根温，功用相同，生则辛而散血，熟则甘而补中。入足厥阴肝经，是肝经之菜。《黄帝内经·素问》说心病宜食韭，《食鉴本草》说归肾，文虽异而理则通。因心是肝之子，肾是肝之母，母能使子实，虚则补其母。修道的人视为五荤之一，说它能昏人神而动虚阳。有一贫困老头患噎膈病，食入即吐，胸中刺痛。有人叫他取韭汁，入盐、梅、卤汁少许，细细小口地喝，得效渐加，忽吐稠涎数升而愈。这亦是仲景治胸痹用薤白，都是取其辛温能散胃脘痰饮恶血的意思。

朱震亨说：心痛有因吃热物及郁怒，致使死血留于胃中作痛的，宜用韭汁、桔梗加入药中，开提气血；有因肾气上攻而致心痛的，宜用韭汁和五苓散为丸，空腹以茴香汤下。因韭性急，能散胃口血滞。又反胃宜用韭汁二杯，入姜汁、牛乳各一杯，细细温服。因韭汁消血，姜汁下气消痰和胃，牛乳能解热润燥补虚。有一人腊月饮刮刹酒三杯，自此后食物屈曲难以下膈，硬涩微痛，右脉甚涩，关脉沉。这是污血在胃脘之口。因气郁而成痰，隘狭食道。就用韭汁半盏，慢慢小口冷喝，喝尽半斤而愈。

［附方］　旧方十二种，新方二十种，共三十二方。

1. 胸痹急痛。孟诜说：胸痹痛如锥刺，不得俯仰，自汗出，或痛彻背上，不治或致死。《食疗本草》：可取生韭或根五斤，洗捣汁服。

2. 阴阳易病。男子阴肿，小腹绞痛，头重眼花，宜公鼠屎汤主之。《南阳活人书》：

用篍（公）鼠屎十四枚，韭根一大把，水二盏，煮七分，去滓再煎二次沸腾，温服，得汗愈。未汗再服。

3. 伤寒劳复。即伤寒刚愈，劳累即发。方同上。

4. 卒然中恶。《食医心镜》：捣韭汁，灌鼻中，便能苏醒。

5. 卧忽不寤。《肘后方》：不要用火照，只要忍痛咬拇指甲际而唾其面则活。取韭捣汁吹入鼻中。冬月则用韭根。

6. 风忤（音午）邪恶。《金匮要略》：韭根一把，乌梅十四个，吴茱萸炒半升，水一斗煮。另用病人梳子入内煮三次热沸，梳子浮的生，沉的死。煮至三升，分三次服。

7. 喘息欲绝。《肘后方》：韭汁饮一升，有效。

8. 夜出盗汗。《千金方》：韭根四十九根，水二升，煮取一升，一次服。

9. 消渴引饮。《秦宪副方》：韭苗日用三五两，或炒或作羹，勿入盐，入酱油可以。吃至十斤即佳，有效。过了清明不要吃。有人患此病，引饮不止，用此方而愈。

10. 喉肿难食。《千金方》：韭一把，捣熬外敷。冷了即换。

11. 水谷痢疾。《食医心镜》：韭叶作羹、粥、炸、炒，任食，效果良好。

12. 脱肛不收。《太平圣惠方》：生韭一斤切碎，用酥拌炒熟，绵裹分作两包，交换热熨，以里有热感为标准。

13. 痔疮作痛。《袖珍方》：用盆装滚开水，用东西盖住，留一孔，用洗净的韭菜一把，泡开水中，乘热坐孔上，先熏后洗，数次后自然脱落痔体。

14. 小儿胎毒。《四声本草》：初生时，用少许韭汁灌服，即吐出恶水恶血，永无各种疾患。

15. 小儿腹胀。《子母秘录》：韭根捣汁，和猪脂煎服一合。隔天一服，取效。

16. 小儿患黄。《子母秘录》：韭根捣汁，每日滴鼻中，取黄水得效。

17. 痘疮不发。《海上集验方》：韭根煎汤服。

18. 产后呕水。产后因怒哭伤肝，呕青绿水。《摘玄方》：用韭叶一斤取汁，入姜汁少许，调和喝，就愈。

19. 产后血运（晕）。《丹溪心法》：韭菜切碎，放瓶中，浇以热醋，使热气入鼻中，即苏醒。

20. 赤白带下。《海上仙方》：韭根捣汁，和童尿露一夜，空腹温服取效。

21. 鼻衄不止。《千金方》：韭根及葱根同捣如枣大，塞入鼻中，频换，二三次即止。

22. 五般疮癣。《经验方》：韭根炒存性，捣末，用猪脂和涂，数次愈。

23. 金疮出血。《濒湖集简方》：韭汁和风化石灰晒干，每用为末外敷，有效。

24. 刺伤中水。肿痛。《千金方》：煮韭菜扩充伤口。

25. 漆疮作痒。《斗门方》：韭叶杵敷。

26. 猘狗咬伤。七日一发。三个七日不发，就逃脱了。《简便方》：急于无风处，用冷水洗净，即服韭汁一碗。隔七日以一碗，四十九日共服七碗。必须忌一百天酸、咸，一年忌食鱼腥，终身忌食狗肉，方可保全。否则十有九死。徐本斋说，这法出自《肘后方》。有疯犬一日咬三人，只有一人用此法得活，亲见有效。

27．百虫入耳。《千金方》：韭汁灌入即出。

28．聤耳出汁。《太平圣惠方》：韭汁日滴三次。

29．牙齿虫䘌。韭菜连根洗捣，同家庭地板上泥混合，敷腮痛处，用纸盖住。过些时候取下，有细虫在泥上，可以除根。

又方：韭根十个，川椒二十粒，香油少许，用水桶上海上泥同捣，敷病牙颊上。很久菜虫出，数次可愈。

31．解肉脯毒。张文仲《备急方》：凡肉密器盖过夜的为郁肉，屋漏沾着的为漏脯，都有毒。捣韭汁饮。

32．食物中毒。《千金方》：生韭汁数升，服之良。

附　韭子

[修治]　大明说：入药拣净，蒸熟晒干，簸去黑皮，炒黄用。

[气味]　辛、甘、温，无毒。

李时珍说：阳药、屈服石钟乳、乳香。

[主治]　《名医别录》：梦中泄精，甚效。

李时珍：补肝及命门，治小便频数、遗尿，女人白淫、白带。

[发明]　苏颂说：韭子配龙骨、桑螵蛸，主漏精补中。葛洪、孙思邈的方中多用。

陶弘景说：韭子入棘刺诸丸，主治漏精。

李时珍说：棘刺丸方见《外台秘要》，治诸劳泄，小便数，药多不录。按《梅师方》：治遗精。用韭子五合，白龙骨一两，研末，空腹酒服四十分之一合。《千金方》：治梦遗，小便数。用韭子二两，桑螵蛸一两，微炒研末，每早酒服二钱。《三因方》：治下元虚冷，小便不禁，或成白浊，用家韭子丸。因韭为肝的菜，入足厥阴经。肾主闭藏，肝主疏泄。《素问》说，足厥阴病则遗尿。思想无穷，行房太甚，发为筋痿及白淫。男子随尿而下，女子绵绵而下。韭子能治遗精漏泄、小便频数及女人带下，因能入厥阴、补下焦肝及命门不足。命门为藏精之府，所以主治相同。

[附方]　旧方四条，新方三条，共七条。

1．梦遗溺白。陈藏器说：韭子，每日空腹生吞一二十粒，盐汤下。

《太平圣惠方》：治虚劳伤肾，梦中泄精。用韭子二两，微炒为末。食前温酒服四十分之一合。

2．虚劳溺精。《外台秘要》：用新韭子二升（十月霜后采的），好酒八合浸一夜。于晴明天，叫儿童向南捣一万杵。凌晨三至五时温酒服四十分之一合，日服二次。

3. 梦泄遗尿。《千金方》：韭子二升，稻米三升，水一斗七升，煮粥取汁六升，分三次服。

4. 玉茎强中。玉茎强硬不痿，精流不住，时时如针刺，捏之则痛，其病名强中，是肾满漏病。夏子益《奇方》：用韭子、破故纸各一两，研末。每服三钱，水一盏，煎服。一日三次即停止。

5. 腰脚无力。崔元亮《海上方》：韭子一升拣净，蒸两次烧饭用的时间，晒干，簸去黑皮，炒黄捣粉。安息香二大两，水煮一二百次烫沸，慢火炒成赤色，和捣为丸梧子大。如干，入少蜜。每日空腹酒下二十丸，用饭三至五匙压下，很好。

6. 女人带下。及男子肾虚冷，梦遗。《千金方》：用韭子七升，醋煮千次热沸，焙研末，炼蜜丸梧子大。每服三十丸，空腹温酒下。

7. 烟熏虫牙。《救急易方》：用瓦片煅红，放韭子数粒，清油数点，等烟起，用筒将烟吸引到痛处。很久用温水漱口，吐出小虫为效。未尽再熏。

山　韭
（见《千金方》）

[释名]　藿（音育）　韱（音纤）　以上两种名称均不说其原意。

[集解]　苏颂说：藿，是山韭。山中往往有，而人多不识。形状与性质亦与家韭相类似，但根白，叶像灯芯苗。韩诗说：六月食郁及藿，就是讲这种东西。

李时珍说：按照尔雅说，藿即山韭。许慎《说文》讲：韱，即山韭。金幼孜《北征录》说：北方云台戍地多有野韭、沙葱，人们都采来吃，就是这种东西。萝氏用诗写的郁就是这种，不知是不是？又昌忱《字林》说，荃（音严），是水韭。野生水边，叶像韭而细长，可以吃。由此看来，则知野韭又有山、水两种，气味或者相差不远。

[气味]　咸、涩，寒，无毒。

[主治]　《千金方》：宜肾，主大小便数，去烦热，治毛发。

[发明]　李时珍说：藿，益肾的菜，肾病宜食。各家本草不记载，而孙思邈《千金方》收入。其他书多将韱字错写成藿字，藿是豆叶。陈直《奉亲养老新书》中有韱菜羹，就是此物。韱菜羹治老人脾胃气弱，饮食不强。方用韱菜四两，鲫鱼两五肉，煮羹（糊状），下五味和少面吃。每三五日作一次，据说极有补益。

附　孝文韭

陈藏器《本草拾遗》：辛，温，无毒。主腹内冷胀满，泻痢肠澼，温不补虚，使人能行。生于边界北部的山谷之中，形状像韭，人多食它，说是后魏孝文帝所种。又有诸葛韭，为孔明所种，这种韭更长，他人食。

李时珍说：这亦是山韭，只是随着人的名称命名罢了。

葱
（见《名医别录》中品）

[释名]　茗（见《本草纲目》）　菜伯（见《本草纲目》）　和事草（见《本草纲目》鹿胎）

李时珍说：葱从囱。外直中空，有如囱门相通的现象。茗，指草中有孔，所以字从孔，有如茗脉的现象。葱初生长时叫葱针，叶叫葱青，衣叫葱袍，茎叫葱白，叶中的液体叫葱苒。各种物体都相宜，所以称为菜伯、和事。

[集解]　苏恭说：葱有数种，山葱叫茖葱，治疗疾病与胡葱相似。人间吃的葱有两种：一种是冻葱，经冬不死，分茎移栽而无子；一种是汉葱，冬天叶枯。食用与入药，冻葱最好，气味亦佳。

韩保昇说：葱大凡有四种：冬葱即冻葱，夏衰冬茂，茎叶都柔软面好，重庆市至湖南岳阳之间的长江以北地区。山南、江左有之；汉葱茎实硬而味薄，冬天叶枯；胡葱茎叶粗短，根像金灯；茖葱生于山谷，不入药用。

苏颂说：入药用山葱、胡葱，食品用冬葱、汉葱。还有一种楼葱，亦是冬葱之类，江南人称为龙角葱，湖北、湖南、江西一带多种，它的皮赤，每茎上出岔如八角，所以名楼葱。

吴瑞说：龙角葱即龙爪葱，又名羊角葱。茎上生根，移下分栽。

李时珍说：冬葱即慈葱，或名太官葱。因它的茎柔细而香，可以经冬，太官上供适宜，所以有数个名称。汉葱一名木葱，因茎粗硬，所以有木葱之名。冬葱无子。汉葱春未开花成丛，青白色，子味辛色黑，有皱纹，呈三瓣状，收取阴干，不要湿润郁遏，可种可栽。

附　葱茎白

[气味]　辛，平。　叶：温。　根须：平。　都无毒。

陶弘景说：葱有寒热，白的冷青的热，治伤寒病的汤剂中不得用青的。

寇宗奭说：葱主发散，多食使人昏神。

孟诜说：葱宜冬季吃。不可多食，多食损人须发，发人虚气上冲，五脏闭绝，因为它能开骨节出汗。

孙思邈说：正月食生葱，使人面上起游风。生葱与蜜同食，发作下利；熟葱与蜜同食，壅气伤人。

张仲景说：生葱合枣吃，使人病；与雄鸡、雉、白犬肉吃，多使人七窍经年流血。

李时珍说：服了地黄、常山的人，忌食葱。

[主治] 《神农本草经》：作汤，治伤寒寒热，中风面目浮肿，能出汗。

《名医别录》：伤寒骨肉碎痛，喉痹不通，安胎，归目益目睛，除肝中邪气，安中利五脏，杀百药毒。根：治伤寒头痛。

大明：主天行时疾，头痛热狂，霍乱转筋，及奔豚气、脚气，心腹痛，目眩，止心气迷闷。

孟诜：通关节，止衄血，利大小便。

李杲：治阳明下痢、下血。

宁原：达表和里，止血。

李时珍：除风湿，身痛麻痹，虫积心痛，止大人阳脱，阴毒腹痛，小儿盘肠内钓（即绞肠痛），妇人妊娠溺血，通乳汁，散乳痈，利耳鸣，涂猘（狂）犬伤，制蚯蚓毒。

陈士良：杀一切鱼、肉毒。

[发明] 张元素说：葱茎白，味辛而甘平，气厚味薄，主升，阳药。入手太阴、足阳明经，专主发散，以通上下阳气。所以，《类证活人书》治伤寒头痛如破，用连须葱白汤主治。张仲景治少阴病，下利清谷，里寒外热，厥阴脉微者，白通汤主之，内用葱白。若面色赤的，四逆汤加葱白。腹中痛者，去葱白。成无己解释说，肾恶燥，急食辛以润之。葱白辛温可以通阳气。

李时珍说：葱为养生道家说的五荤之一。生辛散，熟甘温，外实中空，为肺之菜，肺病宜食。肺主气，外应皮毛，其合阳明。所以，所治的病症多属太阴、阳明，都是取它发散通气的作用。因能通气，所以能解毒及调理血分的疾病。气为血之帅，气通则血活。金疮磕损，折伤出血，疼痛不止的，王璆《百一选方》用葱白、砂糖等分研末外封，说痛立止，而且无瘢痕。葱叶亦可用。又：用葱管吹盐入阴茎内，治小便不通及转胗（膀胱）危急的，很有捷效。我曾用此法治疗数人得效。

[附方] 旧方十二，新方三十六，共四十八条。

1. 感冒风寒初起。《濒湖集简方》：用葱白一握，淡豆豉半合，泡汤服，取汗。

2. 伤寒头痛，如破者。《类证活人书》：连须葱白半斤，生姜二两，水煮温服。

3. 时疾头痛。发热者。《济生秘览》：用连根葱白二十根，和米煮弱，入醋少许，热食取汗即解。

4. 数种伤寒。初起一二日，不能分别者，用上法取汗。

5. 伤寒劳复。因男女交接房事致伤寒复发，腹痛睾肿。《千金方》：用葱白捣烂，醋一盏，调和服。

6. 风湿身痛。《丹溪心法》：生葱捣烂，入香油数点，水煎，调川芎、郁金末一钱服，取吐。

7. 妊娠伤寒。赤斑变为黑斑，尿血者。《伤寒类要》：用葱白一把，水三升，煮热服汁，食葱令尽，取汗。

8. 六月孕动。困笃难救者。杨氏《产乳集验方》：葱白一大握，水三升，煎取一升，去滓一次服完。

9. 胎动下血。腰痛抢心。《梅师集验方》引杨氏《产乳集验方》：用葱白煮浓汁饮，未死即安，已死即出。未见效再服。

10. 同上。葱加川芎。

11. 同上。用银器同米煮粥及羹食。

12. 卒中恶死。有的人先病、有的人平居寝卧，忽然而死，都是中恶。《肘后方》：急取葱心黄刺入鼻孔中，男左女右，入七八寸、鼻、目出血即苏。

13. 《崔氏纂要》又法：用葱刺入耳中五寸，鼻中出血即活。如无血出，即不可治。相传这是扁鹊的秘方。

14. 小儿猝死，无故者。《陈氏经验方》：取葱白纳入下部，及两鼻孔中，气通有嚏即活。

15. 小儿盘肠，内钓腹痛。《汤氏婴孩宝书》：用葱汤洗儿腹，另用炒葱捣贴脐上。很久，屎出痛止。

16. 阴毒腹痛。厥逆唇青卵缩，六脉欲绝者。朱肱《南阳活人书》：用葱一束，去根及青，留白二寸，烘热放脐上，用熨斗火熨，葱坏了就更换。很久热气透入，手足温有汗即愈，就服四逆汤。若熨而手足不温，不可治。

17. 脱阳危症。凡人大吐大泄之后，四肢厥冷，不省人事，或与女子性交后，小腹肾痛，睾丸搐缩，冷汗出厥逆，顷刻不救。先用葱白炒热熨脐，后用葱白三七茎擂烂，用酒煮灌，阳气即回。这是华佗救死病方。

18. 卒心急痛。牙关紧闭欲绝。《瑞竹堂方》：用老葱白五茎去皮须，捣膏，用匙送入咽中，用麻油四两灌，只要能下咽即苏。一会儿，虫积都化黄水而下，永不再发。用此，累得救人。

19. 霍乱烦躁。坐卧不安。《梅师集验方》：葱白茎二十根，大枣二十枚，水三升，煎取二升，分服。

20. 蛔虫心痛。《杨氏经验方》：用葱茎白二寸，铅粉二钱，捣丸服，即止。因葱能通气，铅粉能杀虫。

21. 腹皮麻痹。不仁者。《危氏得救方》：多煮葱白吃，自愈。

22. 小便闭胀。不治杀人。《许学士本事方》：葱白三斤，锉碎炒，用手巾包，用两个交替熨小腹，热气透入，小便就通。

23. 大小便闭。《外台秘要》：捣碎葱白用醋调匀，敷在小腹上。用艾灸重复灼七次。

24. 大肠虚闭。杨士瀛《仁斋直指方》：匀气散：用连须葱一根，姜一块，盐一捻，淡豉三到七粒，捣碎做成饼，烘热后盖在脐中，停留一会。过一段时间，脐气一通大小便就通利。如果不通再重复做。

25. 小儿虚闭。寇衡《全幼心鉴》：用葱白三根煎汤，和生蜜、阿胶末调和服。再用葱头沾蜜，插入肛门。过一会就通。

26. 急淋阴肿。《外台秘要》：用泥葱半斤，煨热后捣烂，贴在脐上。

27. 小便淋涩。或者出血者。《经验方》：用红根的楼葱在近根处截一寸左右，放在脐中，用艾灸灼七次。

28. 小儿不尿。乃胎热。寇衡《全幼心鉴》：用大葱白切成四片，用乳汁半盏，同煎一会，分作四次服食就通。不吃乳汁的小儿，服此药后就吃乳汁。如果脐四周有青黑色及嘴巴撮拢的，不能救治。

29. 肿毒尿闭。由于肿毒还未溃烂，小便不通。《普济方》：用葱切碎，放入麻油中煎至黑色，去葱取油，按时涂在肿处，小便就通。

30. 水癞病肿。《圣济总录》：用葱根的白皮煮汁，喝一小杯，当时水就能出。如果是病已困久的，取葱根捣烂，坐下吸它的辛气，水自下。

31. 阴囊肿痛。用葱白、乳香捣碎涂，立刻痛止肿消。

32. 同上。用煨葱加入盐，捣成泥状，涂在患处。

33. 小便溺血。《普济方》：用葱白一握，郁金一两，水一升，煎至二合，温服。一日服三次。

34. 肠痔有血。《外台秘要》：用葱白三斤，煮汤熏洗立即见效。

35. 赤白下痢。《食医心境》用葱白一握切细，和米煮粥，天天吃。

36. 便毒初起。用葱白炒热，用布包熨数次，才用来敷药，即刻就消。

37. 李仲南《永类钤方》：用葱根和蜜捣碎，敷在患处，用纸封密。另外再吃通气药，就愈。

38. 痛疽肿硬。乌金散。齐德之《外科精义》：治疗痛疽肿硬没有肿起，还没有变色的。

用米粉四两，葱白一两，放在一起炒黑，研成细末，用醋调，贴在患处。过九天时间又换，以肿渭来衡量。

39. 一切肿毒。《千金备急方》：用葱汁浸泡患处，每天四至五次为度。

40. 乳痈初起。《千金备急方》：用葱汁一升，一次吃完就消散。

41. 疗疮恶肿。《圣济总录》：刺破患处，用老葱、生蜜捣碎贴。两个时辰疗毒排出，用醋汤洗去，效果很好。

42. 小儿秃疮。杨损之：用冷米泔水将患处洗净，用羊角葱捣烂成泥，加入蜂蜜，涂于患处，效果神奇。

43. 刺疮金疮。百治不效。《千金备急方》：用葱煎浓汁浸患处，疗效较好。

44. 金疮淤血。在腹者。《千金备急方》：用大葱白二十枚，麻子三升，捣碎，用九升水，煮至一升半，一次服完。立即吐出脓血而愈。没有吐尽就再服。

45. 血壅怪病。人全身突然长出像小锥子似的肉，既痒且痛，不能饮食，这种病叫血壅。如果不及时治疗，必定溃破出脓血。《夏子益怪病奇方》：用红皮葱烧灰淋洗全身，喝豆豉汤多杯，自然安定。

46. 解金银毒。《外台秘要》：用葱白煮汤喝。

47. 脑破骨折。《肘后救卒方》：用蜂蜜和葱白捣匀，厚厚地封在患处，立刻见效。

48. 自缢垂死。《肘后救卒方》：用葱心刺耳朵，鼻子内有血出，即刻苏醒。

附 葱叶

[主治] 《日华诸家本草》：煨后研末，敷金疮水入轶肿。和盐研碎，敷蛇、虫咬伤及中射工（水虫）、溪毒。

苏颂：主治水病足肿。

孙思邈：利五脏，益目精，发黄疸。

[发明] 苏颂说：煨葱治打扑损，见于刘禹锡《传信方》，得于崔给事所传。取新折的葱叶，用围塘火煨热后剥皮，葱管内有分泌的液体，就将液体覆在破损处。照旧多煨，不断地换热的。

崔给事说：不久以前在泽潞县，替李抱真做裁判。李相刚用球棒按住球子。他的一个军将用棒相抵，因此伤了李相的拇指并且爪甲掰裂，急忙要金创药包扎，还一家要酒喝，但脸色更青，忍痛不住。有一名军吏说出这个方，就用了。换了三次药面色转红，不一会儿就说不痛了。总共换了十多次，用热葱和分泌出的液体缠裹手指，就在欢声笑语中撤了酒席。

李时珍说：按照张氏经验方说：金创折伤出血，用葱白连叶煨热，或放在锅中烙热炒热，捣烂后敷在患处，冷却后再换。石城有个叫戴尧臣的官员，在试马时损伤了大拇指，血出淋漓。我用这个药方，重复换药疼痛止住。第二天洗脸，见不到损伤的痕迹。宋推官、鲍县尹都知道这个方，每当有被杀伤但气没有断的人，急令用这个方，救活了很多人。另外凡是人头目重闷疼痛，我每次都用葱叶插入鼻内和耳内二三寸，气一通就清醒爽快。

[附方] 旧方三，新方二，共五条。

1. 水病足肿。《韦宙独行方》：用葱茎和叶煮汤浸泡，每天三到五次为好。

2. 小便不通。李仲南《永类钤方》：用葱白连叶捣烂，放入蜜中，敷在睾丸上，即刻就通。

3. 疮伤风水、肿疼。《食疗本草》：取葱的青叶和干姜、黄檗等分，煮汤浸洗，即刻就好。

4. 蜘蛛咬疮。遍身生疮。李绛《兵部手集》：用青葱叶一根，削去尖，放入蚯蚓一条，等公成水，取出点在被咬处即愈。

5. 代指毒痛。《千金备急方》：用萎黄葱叶煮汁，趁热浸泡。

附　葱汁

[气味]　辛、温、滑，无毒。

[主治]　《名医别录》：尿血，饮汁。解藜芦和桂毒。

李时珍说：散淤血，止衄止痛，治头痛耳聋，消痔漏，解众药的毒副作用。

陶景弘说：能消桂为水，化五石，有仙方的作用。

[发明]　李时珍说：葱汁就是葱涕，功效和葱白相同。古方多用葱涎揉药丸，也是取它能通散上焦风气的功能。

《胜金方》：取葱汁掺入酒中，用少量滴入鼻中，治衄血不止，说立刻觉得血从脑向下散去。

另有《唐瑶经验方》：用葱汁和蜜，少量服，效果也好。说邻居一老妇人用了此方，效果很好。我试用也灵验。葱汁和蜜一同吃会对人有害，怎么能治这种病呢？大概是人的脾胃不一样，不是病情很急不能轻易地用它。

唐慎微说：《三洞要录》说：葱是菜中的第一位，能消金、锡、玉、石。神仙消金玉浆法，在冬至这一天，用壶卢装葱汁和根茎埋在院中。第二年夏至挖开，都化为水。用此法浸金、玉、银精石各三分，自行消失。晒干如饴糖，吃了可以不吃饭，也叫金浆。

[附方]　旧方二，新方三，共五条。

1. 衄血不止。《胜金方》中有记载，同上。
2. 金疮出血。不止。《梅师集验方》：取葱烤热，揉汁涂于患处，立刻血止。
3. 火焰丹毒。从头部起肿时，用生葱汁涂。
4. 痔瘘作痛。《唐仲举方》：用葱涎与白蜜调和涂患处，先用木鳖子煎汤熏洗，等到药冷如冰就见效。有一人苦于此病，早上用药，到午时就安定了。
5. 解钩吻毒。面青口噤欲死。《千金备急方》：吃葱汁，能解毒。

附　葱须

[主治]　孟诜：通气。

李时珍：治饱食房劳，血渗入大肠，便血肠澼成痔，晒干，研成细末，每次吃二钱，用温酒送下。

[附方]　旧方一。

喉中肿塞。气不通的病症。《杜壬方》：葱须阴干研为末，每次服用二钱，加入蒲州胆矾末一钱，和匀。每用一分，吹喉。

附　葱花

[主治]　苏颂引崔元亮《海上集验方》：心脾痛如锥刀刺，腹胀。用葱花一升，

与吴茱萸一升，水一大升以八合同煎，煎至七合，去渣，分三次服食，立即见效。

附　葱实

[气味]　辛、温，无毒。

[主治]　《神农本草经》：明目，补中气不足。

《日华诸家本草》：温中益精。

孙思邈：宜肺，归头。

[附方]　旧方一。

1. 眼暗补中。《食医心镜》：将葱子半斤研成细末，每次取一汤匙，和水二升煎汤到一升半，去渣，放入其中煮粥吃。也可以研为末，做成蜜丸像梧桐子大，饭后用米汤送服一二十丸，每天服三次。

茖　葱
（见《千金方》）

[释名]　山葱

[集解]　韩保昇说：茖葱生在山谷，不作药用。

苏颂说：《尔雅》说：茖葱是山葱。尔雅《释草部注》说：茖葱生在山中，茎细叶大。吃时比平常的葱更香美，适宜作药用。

李时珍说：茖葱是野葱，山原平地都有。生在沙地的茖葱名叫沙葱，生在水旁沼泽的叫水葱，平民百姓都吃它。茖葱开白花，结的子就像小葱头。民间不了解胡葱就是蒜葱，错误地认为茖葱就是胡葱。详细情况见后胡葱。韩保昇说茖葱不作药用，苏颂说作药的应该用山葱、胡葱。现考证孙思邈的《千金食性》，自有茖葱的功用，而其他各本书均没有收录，现纳入补上。

[气味]　辛，微温，无毒。

李时珍说：出家的人用茖葱作为五种荤菜之一。见蒜下。

[主治]　孙思邈：清除瘴气恶毒。长期服食，能增强意志增添胆气。

苏恭：主治毒毛虫，狐尿刺毒，山溪中沙虱、水虫等毒。煮汁浸泡，或捣烂敷，效果很大。也有兼用小蒜、茱萸之类药物，不单独使用。

附　茖葱子

[气味]　同葱。

[主治]　孙思邈：泄精。

胡 葱
（见《开宝本草》）

[释名] 蒜葱（见《本草纲目》 回回葱）

李时珍说：按照《孙真人食忌》为胡葱，因为它的根像葫蒜的缘故。习惯称作蒜葱，正和这种意思相符。元人《饮膳正要》作回回葱解，似乎说它来自北方和西方，因此叫胡葱罢了。

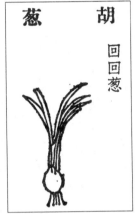

葱 胡

回回葱

[集解] 马志说：胡葱生在四川一带的山谷。形状像大蒜却比大蒜小，形状圆，皮红，葱梢长而尖锐。五、六月采集。

韩保昇说：葱总共有四种：冬葱夏天枯萎；汉葱冬天枯萎；胡葱茎叶粗短，根像山慈菇；茖葱生在山谷。

苏颂说：胡葱类似食葱，但根和茎都细白。也有人说：茎和叶微短像山慈菇。有人说：胡葱像大蒜但比大蒜小，形状圆，皮红，葱梢长而尖。

李时珍说：胡葱就是蒜葱，马志、韩保昇所说的是正确的，不是野葱。野葱名叫茖葱，像葱却比葱小。胡葱是人种植和移栽的，八月份下种，次年五月收取，叶子像葱，根却像蒜，它的气味像薤，不很臭。长江下游北岸淮水以南地区长有水晶葱，根像蒜，叶像葱，大概也属这一类。李鹏飞《延寿书》说胡葱就是薤，大概因为它们相似而产生的误解。现民间都野葱当作胡葱，由于不能识别蒜葱，因此把茖葱认作胡葱，是个谬误。

[修治] 雷敩说：凡是采到后依照它的纹理剖开捣碎，用绿梅子和胡葱互相拌蒸一伏时，去掉梅子，在砂盆中研得像膏一样，放入瓦器中晒干使用。

[气味] 辛，温，无毒。

李时珍说：生胡葱味辛性平，熟胡葱味甘性温。

孟诜说：胡葱也是带有香气的东西。长期服食，伤神损性，使人多忘事，损害眼睛的明亮，断绝血脉，引发积久不易治的疾病。患有狐臭、虫牙的人，吃了胡葱后变得更严重。

孙思邈说：四月份不要吃胡葱，吃了使人气喘多惊。

[主治] 孟诜：温中下气，消谷能食，杀虫，利五脏不足之气。

韩保昇：治疗肿毒。

[发明] 李时珍说：仙术说煮溪涧白石作为粮食，以及煮牛、马、驴骨使它们软化，都是用胡葱，那么胡葱也就是软坚的东西。陶弘景说葱能软化五石，消桂成水，就是说所有的葱都能软化石头。因此现在人们采茖葱煮石，叫它胡葱。

［附方］ 新方一种。

身面浮肿。小便不利，喘急。《太平圣惠方》：取胡葱十根，赤小豆三合，消石一两，用水五升，煮葱、豆到熟，等水煮干，放入消石一起擂成膏。每次空腹用温酒送服半汤匙。

附　胡葱子

［主治］ 孟诜：中各种肉的毒，吐血不止，萎黄憔悴的人，用一升胡葱子，用水煮，冷却后喝半升，白天一次晚上一次，血止才停服。

薤（音械）
（见《名医别录》中品）

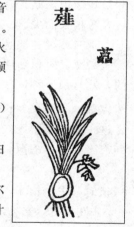

［释名］ 藠子（音叫，有的说作养，不对）　莜子（音钓）　火葱（见《本草纲目》）菜芝（见《名医别录》）　鸿荟（音会）

李时珍说：薤，本文作䪥属韭类。所以，字从韭，从叡（音概），为谐声。现在的人，因薤根白而称为藠，江南的人误为莜子。它的叶类似于葱，而根像蒜，收种时宜用火熏，所以一般人称为火葱。罗愿说：东西没有比灵芝更好的，所以薤为菜中的灵芝。苏颂重复附莜子于蒜条，这是错误的。

［集解］ 《名医名录》说：薤生于河南省鲁山县（县以山名）平坦有水的地方。

苏恭说：薤是韭类，叶像韭而阔，多白而无果实。有赤薤与白薤二种，白的补而好，赤的味苦。

苏颂说：薤到处都有，春秋分开移栽，到冬天叶子枯萎。《尔雅》：劲，即山薤，生于山中，茎叶和家薤相似，而根不同长，叶不同大，仅像鹿葱，体性亦与家薤相同。现在的人少用。

寇宗奭说：薤叶像金灯叶，区别在于狭而更光泽。所以，古人说薤有露水的，因它光滑难于久立的意思。

李时珍说：薤，八月栽根，正月分开移栽，适宜于肥沃的土壤。几枝一根的，则茂盛而根大。叶的形状像韭菜，韭叶中实而扁，有如剑的脊梁。薤叶中空，像细葱叶而有棱，气味亦像葱。二月开细花，呈紫白色。根像小蒜，一根有几颗，相依而生。五月叶青就挖掘，否则薤肉就不饱满。它的根，煮吃、做菜下酒、糟藏、醋浸都适宜。所以，《礼记》内则篇说：切葱、薤果实用各种醋来软化它。白乐天诗说："酥暖薤白酒"，说用酥炒的薤白投入酒中。另有一种水晶葱，葱的叶蒜的根，与薤很相似，不臭，亦是薤类。按照王祯《农书》说，野薤一般叫天薤。生长在麦地原野中，叶像薤而小，味更辛，亦可以供人吃，但不多有，这就是《尔雅》中说的山韭。

附　薤白

[气味]　辛、苦、温、滑，无毒。

王好古说：入手阳明经。

苏颂说：薤，宜去青留白，白冷而青热。

孟诜说：发热病症，不宜多吃。三四月不要吃生的。

大明说：生吃会引出鼻涕唾液。不可与牛肉同吃，因能使人病生症瘕。

[主治]　《神农本草经》：金疮疮败。轻身，不饥耐老。

《名医别录》：归骨，除寒热，去水气，温中散结气。作羹食，利病人。诸疮中风寒、水气肿痛，捣涂。

《日华诸家本草》：煮食，耐寒，调中补不足，止久痢冷泻，肥健人。

李东垣说：治泻痢下重，能泄下焦阳明气滞。王好古说：下重的，是气滞，四逆散加本品以泄气滞。

李时珍说：治少阴病厥逆泻痢，及胸痹刺痛，下气散血，安胎。……温补，助阳道。（即下同文调此）

孙思邈说：心病宜食，利产妇。

孟诜说：治女人带下赤白，作羹食。骨鲠在咽不去的，食之即下。

苏颂说：补虚解毒。

苏恭说：白的补益，赤的疗金疮及风，生肌肉。

寇宗奭说：与蜜同捣，涂汤火伤，效很快。

李时珍说：温补，助阳道。

[发明]　陶弘景说：薤性温补，效方及食疗家都必须用它，偏入各种膏剂用。不可生吃，忌荤辛。

孟诜说：薤，白色的最好，虽然有辛味，但不熏五脏。学习道术的人长吃，可以通神安魂魄，益气续筋壮力。

苏颂说；白薤的白，性冷而补。又说：荄子，煮给临产妇吃，易产。亦主治脚气。

李时珍说：薤，味辛气温。各家都说薤能温补，而苏颂《图经本经》独说它冷补。按照杜甫薤诗说："补比青刍色，园齐玉箸头。衰年关膈冷，味暖并无忧。"亦是说它温补，与经文相合。则冷补的说法，就不一定对了。又按照王祯说：薤，生则气辛，熟则甜美。种植不会被虫子蛀蚀，吃了有补益。所以，学习道术的人长服，老人亦适宜。然而，有神仙导引之术的人把薤作为五荤之一，而各家又说它不荤，这是为什么？薛用弱《齐谐志》说：安陆的郭坦兄，得天行疫病后，就能大吃，每天吃至一斛。五年后，家贫乞讨。有一天大饥，到一菜园，吃薤一小区、大蒜一小区，便气闷至极而卧地，吐出一物像龙，渐渐缩小。有一人取饭放在上面，立即化成水，而病得愈。按这例，亦是薤能散结、蒜能消癥的验证。

寇宗奭说：薤叶光滑，露水亦难久留。《千金方》中治肺气喘急用它，亦是取其滑泄的意义。

［附方］ 旧方十五种，新方八种，共二十三条。

1. 胸痹刺痛。张仲景栝蒌薤白汤：治胸痹，痛彻心背，喘息咳嗽短气，喉中燥痒，寸脉沉迟，关脉弦数，不治死人。用栝蒌实一枚，薤白半升，白酒七升，煮取二升，分两次服。

2. 治胸痹。《千金方》：半夏薤白汤：用薤白四两，半夏一合，枳实半两，生姜一两，栝蒌实半枚，粗末，用白蔹（音在，酢浆）浆三升，煮取一升，温服，一日三次。

3. 治胸痹。《肘后方》：愈而复发。薤根五升，捣汁喝，立刻痊愈。

4. 卒中恶死。猝死，或先病，或平居寝卧奄忽而死，皆是中恶。《肘后方》：用薤汁灌入鼻中，便能苏醒。

5. 霍乱干呕。不止者。《韦宙独行方》：用薤一虎口（大指与次指间），水三升，煮取一半，一次服。不过做三次即止。

6. 奔豚气痛。《肘后方》：薤白捣汁饮。

7. 赤痢不止。陈藏器：薤同黄柏煮汁服。

8. 赤白痢下。《食医心镜》：薤白一握，同米煮粥，白天吃。

9. 小儿疳痢。杨氏《产乳集验方》：薤白生捣如泥，用粳米粉如蜜作饼，炙熟后给小儿吃。不超过三两服。

10. 产后诸痢。《范汪方》：多煮薤白吃，还用羊肾脂同炒吃。

11. 妊娠胎动。腹内冷痛。《古今录验》：薤白一升，当归四两，水五升，煮取二升，分三次服。

12. 郁肉脯毒。葛洪《肘后方》：槌薤汁，服二三升好。

13. 疮犯恶露，甚者杀人。《梅师集验方》：薤白捣烂，用帛裹煨极热，去帛敷，冷即更换。亦作捣作饼，用艾炙，热气入疮，水出即愈。

14. 手指赤色。随月生死。《肘后方》：用生薤一把，醋煮熟，捣烂外涂，愈即停止用。

15. 疥疮痛痒。《梅师集验方》：煮薤叶，捣烂外涂。

16. 灸疮肿痛。《梅师集验方》：薤白一升，猪脂一斤，切碎，用醋浸一夜，微火煎三上三下，去滓外涂。

17. 手足瘑疮。《千金方》：生薤一把，投入热醋中，用以封疮上而取效。

18. 毒蛇螫伤。北齐西阳郡王徐之才方：薤白捣敷。

19. 虎犬咬伤。葛洪《肘后方》：薤白捣汁一升饮，并外涂。一日三次，痊愈就不用了。

20. 诸鱼骨鲠。葛洪《肘后方》：薤白嚼柔，用绳系中间，吞到哽处，拉引即出。

21. 误吞钗环。葛洪《肘后方》：取薤白晒萎，煮熟不要切，吃一大捆，钗就随出。

22. 目中风肿。作痛。《范汪方》：取薤白切断，放眼膜上并遍布，头忽然痛的可止。

23. 咽喉肿痛。《圣济总录》：薤根醋捣，敷于肿的部位，冷了就更换。

附　蓼荞
（见《本草拾遗》）

陈藏器说：味辛，温，无毒。主治霍乱腹冷胀满，冷气攻击，腹满不调，产后血攻胸膈刺痛，煮服。生于平原川泽，苗如葱、韭。

李时珍说：这亦是山薤之类，只是名称不同而已。

蒜
（见《名医别录》下品）

[释名]　小蒜（见《名医别录》）　茆（音卯）蒜　荤菜

李时珍说：蒜字从算（音蒜），和声。又像蒜根的形状。中国最初只有这种东西，后来因汉族的人在新疆得到葫蒜，就叫这种为小蒜来区别。所以，崔豹《古今注》说：蒜，即茆蒜，一般叫小蒜。蒙古有蒜，十子一株，名叫胡蒜，一般称它为大蒜。蒜是五荤（熏）之一，所以许氏说文叫作荤菜。五荤即五辛，说它们辛臭能昏人之神、损伤人的能力。练形强身的人，把小蒜、大蒜、韭、芸苔、胡荽为五荤；神仙导引及后起的道教把韭、薤、蒜、芸苔、胡荽为五荤；佛门中人把大蒜、小蒜、兴渠、慈葱、茖葱为五荤。兴渠，就是阿魏。虽然各有不同，然而都是味辛刺激人的东西。生吃增加人的恚怒，熟吃激发人的淫欲，有损于男女的聪敏，所以断绝不吃。

[集解]　《名医别录》说：蒜，就是小蒜。五月五日采集。

陶弘景说：小蒜生长叶子时，可以煮吃。到五月叶子枯萎，取根乱（音乱）子吃，亦很熏臭。

韩保昇说：小蒜野生，到处到有。小的一名乱，一名蒚（音力）。苗、叶、根、子都像葫芦而小几倍。《尔雅说》：蒚，是山蒜。《说文》讲：蒜，是荤菜。菜中好的，云梦之芹。生在山中的，名蒚。

苏颂说：本草说大蒜为葫，小蒜为蒜，而《说文》所讲的荤菜，即大蒜；蒚，即小蒜。只是各种书传转载的别名不同而已，用药必须审辨。

寇宗奭说：小蒜就是蒚。苗像葱针，根白，大的像黑芋子。连根煮吃，叫作宅蒜。

李时珍说：家蒜有两种：根茎都小而瓣少，很辣的就是蒜，即小蒜；根差都大而瓣多，味辛而带甜的，即葫、是小蒜。按照孙炎《尔雅正义》说：黄帝登葛山，中了臭芋的毒，将要死，得蒜咬食就解，于是就收集种植，能解腥膻之气和虫鱼的毒。又孙恒《唐韵》说；张骞出使西域（按汉代所称，指今新疆维吾尔自治区），开始获得大蒜种带回。据此则小蒜的种，自葛移栽，古时已有。所以，《尔雅正义》把葛称为山蒜，以区别于家蒜。大蒜的种，自蒙古移来，从汉代开始已有。所以，《名医别录》把葫称为大蒜，因而看到中国的蒜小。又王祯《农书》说：一种泽蒜，最易滋生蔓延，随锄随合。成熟的时候采子，漫散种植。长江中下游和东南沿海一带的人调鼎多用这种根作酸菜，更加胜过葱、韭。按此，正是《名医别录》所说的小蒜。开始自野泽之地移来，所以有泽蒜的名称，而寇宗奭误作为宅字。各家都把野生山蒜、泽蒜解释家庭移栽的小蒜，都失于详细考证。小蒜虽出于山中，但既然经过人力栽培，那它的性气就不能不改变。所以，必须辨别清楚。

附　小蒜的根

[气味]　辛，温，有小毒。

陶弘景说：味辛性热，伤人，不可长吃。

孙思邈说：无毒。三月不要久吃，因会伤人意志和性格。黄帝传下来的书说：同生鱼吃，使人犹伤胆，因恐惧而丧气，阴核疼痛。

吴瑞说：脚气风病人，及时病后，忌食。

[主治]　《名医别录》：归脾肾，主霍乱，腹中不安，消谷，理胃温中，除邪痹毒气。

陶弘景：主溪毒。

《日华诸家本草》：下气，治蛊毒，敷蛇、虫、沙虱疮。苏恭说：这种蒜与胡葱相合用，主恶毛虫毒、山溪中沙虱、水毒，大有效果。古代掌管山林的官、民间、夜间打猎时用。

孟诜：涂疖疗肿甚良。

附　蒜叶

[主治]　孙思邈：心烦痛，解诸毒，小儿丹疹。

[发明]　苏颂说：古方中多用小蒜治疗中冷霍乱，煮汁喝。南齐时褚澄用此治疗李道念因吃白煮鸡子过多而成腹内结块，也愈。

寇宗奭说：华佗用捣碎的蒜，就是这种蒜。

李时珍说：按照李延寿《南史》说：李道念病已五年。吴郡太守（今吴郡：苏州；大守在明清时专称知府）褚澄给他诊治，说：不是寒不是热，是吃白煮鸡子过多所致。取蒜一升煮吃，吐出一涎裹住的东西，一看原来是幼鸡，翅足俱全。诸澄说：没有吐尽。再吐，大凡吐出十三枚而愈。有人把蒜字作苏字，错了。范晔《后汉书》说：华佗见一人患噎膈，饮食不得下，叫取饼店家的碎蒜大醋二升喝，立即吐出一蛇。病人挂蛇于车，到华佗家，看见墙壁北石挂数十条，才知这是稀罕的事情。又夏子益《奇疾方》说：若人头面有光，他人用手触摸像火热的，这是中了毒虫的毒。用蒜汁半两，酒调和服，应当吐出像蛇状的东西。看三书所载，则蒜为吐蛊的要药，可是后人很少有人知道。

〔附方〕　旧方七，新方七，共十四条。

1. 时气温病。初得头痛，壮热脉大。《肘后方》：即用小蒜一升，槌计三合，一次服。未愈，再依法作服便愈。

2. 霍乱胀满。不得吐下，名干霍乱。《肘后方》：小蒜一升，水三升，煮至一升，一次服。

3. 霍乱转筋。入腹杀人。《圣济总录》：用小蒜、盐各一两，捣烂敷脐中，灸七壮，立刻停止。

4. 积年心痛。不可忍，不限十年、五年者，随手见效。《兵部手集方》：浓醋煮小蒜吃饱，不要吃盐。曾用之有效，不再复发。

5. 水毒中人。一名中溪，一名中湿，一名水病，像水虫所咬而看不见物。初得恶寒，头目微疼，早晨醒晚上剧烈，手足逆冷。三日则生虫，吃人下部，肛中有疮，不痒不痛。过六七天虫吃五脏，泻下不止。《肘后方》：用小蒜三升，煮微热（大热即无力）用以洗身。若身发赤斑纹的，不要把他作为其他病来治疗。

6. 射工（水虫）中人，成疮者。《千金方》：取蒜切片，贴疮上，灸七壮。

7. 止截疟疾。唐慎微：小蒜不拘多少，研泥，加黄丹少许，作成芡子大丸。每次服一丸，面朝东边用新鲜井水送下，极妙。

8. 阴肿如刺。汗出者。《永类钤方》：小蒜一升，韭根一升，杨柳根二斤，酒三升，煎沸趁热熏。

9. 恶核肿结。《肘后方》：小蒜、吴茱黄各等分，捣敷即散。

10. 丹毒五色，无常，及发足踝者。葛洪：捣蒜厚敷，频换。

11. 小儿白秃，头上团团白色。《子母秘录》：用蒜切口揩擦。

12. 蛇蝎螫人。《肘后方》：小蒜捣汁服，用渣敷。

13. 蜈蚣咬疮。《肘后方》：嚼小蒜外涂，良。

14. 蚰蜒入耳。李绛《兵部手集方》：小蒜洗净，捣汁滴耳。未出再滴。

山　蒜
（见《本草拾遗》）

〔释名〕　蒚（音历）　泽蒜
〔集解〕　苏颂说：长江以南有一种山蒜，像大蒜而较臭。

陈藏器说：泽蒜根像小蒜，叶像韭。又有生于石间的名石蒜，与蒜没有区别。

李时珍说：山蒜、泽蒜、石蒜，同是一物，只是分别生于山、泽、石间不同罢了。人间栽种小蒜，起初是自这三种移成，所以像有泽蒜的名称。《尔雅》中说：蒿，即山蒜。现亦口（今灌输省镇江县）有蒜山，是产蒜的地方。到处都有，不独江南才有。又吕忱《字林》说：蠚，是水中的蒜。那么，蒜不但产于山，而又产于水。其他还有山慈姑、水仙花、老鸦蒜、石蒜之类，根和叶都像蒜而不可吃，花亦不同。可并见草部下。

[气味] 辛，温，无毒。

[主治] 苏颂：山蒜：治积块，及妇人血瘕，用苦醋磨服多有效。

陈藏器：泽蒜、石蒜：并温补下气，滑水源。

葫
（见《名医别录》下品）

[释名] 大蒜（陶弘景） 荤菜

陶弘景说：现在的人讲葫为大蒜，蒜为小蒜，因它们气类相似。

李时珍说：按照孙恓《唐韵》说：张骞出使西域（今新疆维吾尔自治区），开始得到大蒜、胡荽。那么，小蒜是中原旧有，而大蒜来自胡地（今蒙古），所以有胡名。这二种蒜都属于五荤，所以通通可以称荤。详见蒜下（条）。

[集解] 《名医别录》说：葫，是大蒜。五月五日采集，单独一个子入药尤佳。

韩保昇说：葫出产于梁州的，大的直径二寸，最好又少有辛味；泾阳（今陕西省泾阳县，位泾水北岸）的，皮赤很辣。

苏颂说：现到处园圃都种。每颗六七瓣，开始种一瓣，当年就可长成独子蒜，到次年则可还其本。它的花中有子，亦呈葫瓣的形状而很小。

李时珍说：大、小二种蒜都是八月种。春天吃苗，夏初吃花莛，五月吃根，秋月收种。北方的人一天亦不可缺少。

[气味] 辛，温，有毒。久食损人眼睛。

陶弘景说：性最熏臭，不可吃。一般人捣碎用以吃切细的肉，损伤性格伐人生命，再没有比这更厉害的。只可生吃，不能煮。

苏恭说：这种东西煮羹臛是饮食中的俊物，而陶弘景说不能煮，这是没有经过试验的结果。

陈藏器说：开始吃不利于眼睛，多吃反能明目。久吃使人血液清淡，毛发白。

李时珍说：久吃伤肝损眼。所以，稽康《养生论》说：熏辛伤眼，这是厉害的。现北方的人嗜好吃蒜、睡炕，所以病盲警的人最多。陈藏器说多吃明目，与《名医别录》说法有偏，这是为什么？

朱震亨说：大蒜属火，性热辛散，快膈，善化肉食。夏天人多吃它，伤气的祸害，积久自会出现。懂养生之道的人忌食。化肉食的功效，不必谈论。

吴瑞说：多吃伤肺、伤脾、伤肝胆，能生痰助火昏人精神。

孙思邈说：四月、八月食葫，伤神，使人喘悸，胁胁气胀，口味多爽。多吃生大蒜行房事，伤肝气，使人面无人色。生大蒜合青鱼海鲝吃，使人腹内生疮，肠中肿，又成疝瘕，发黄病。合蜜吃，杀人。凡服一切补药，不可吃。

[主治]　《名医别录》：归五脏，散痈肿䘌疮，除风邪，杀毒气。

苏恭说：下气，消谷，化肉。

陈藏器：去水恶瘴气，除风湿，破冷气，烂痃癖（与积聚相似的病名），伏邪恶，宣通温补，疗疮癣，杀鬼去痛。

《日华本草》：健脾胃，治肾气，止霍乱转筋腹痛，除邪祟，解瘟疫，去蛊毒，疗劳疟冷风，敷风损冷痛，恶疮、蛇虫、溪毒、沙虱，并捣贴之。熟醋浸，经年者良。

寇宗奭说：温水捣烂服，治中暑不醒。捣贴足心，止鼻衄不止。和豆豉丸服，治暴下血，通水道。

李时珍说：捣汁饮，治吐血心痛。煮汁饮，治角弓反张。同鲫鱼丸，治膈气。同蛤粉丸，治水肿。同黄丹丸，治疟疾、孕痢。同乳香丸，治腹痛。捣膏敷脐，能达下焦消水，利大小便。贴足心，能引热下行，治泄泻暴痢及干湿霍乱，止衄血。纳肛中，能通幽门，治关格不通。

[发明]　寇宗奭说：大蒜气很辛熏，放在臭肉中反而能掩盖臭肉的臭味。凡中暑的人，嚼烂三两瓣，温水送服，下咽即知人事，但禁饮冷水。又鼻衄不止的，捣烂贴足心，衄止即擦去。

李时珍说：葫蒜入太阴、阳明，气味熏烈，能通五脏，达诸窍，去寒湿，辟邪恶，消痈肿，化症积肉食，这是它的功效。所以王祯称它说：味久不变，可以资生，可以远送，能神奇的化臭肉腐味，调整锅与砧板的味道，代替醋酱。带在身上旅游外涂，那炎热风邪瘴气两湿不能侵犯，变味的食物、腊肉的毒气亦不能伤害。夏天吃了解暑气。北方人吃肉面更不可缺，为饮食的上品，日常用它更多。因不知道它辛能耗气，热能助火，伤肺损目及昏神伐性的害处，在不知不觉地过去的时间里受害而不得醒悟。曾有一妇人，衄血一昼夜不止，用各种治疗无效，李时珍叫她用蒜敷足心，即时血止，真是神奇的方法。又叶石林《避暑录话》说：一仆从在暑天骑马奔驰（快速），忽然跌仆于地不省人事。同房的王相告诉用大蒜及道路上的热土各一握研烂，用新汲（提取）井水一盏调和取汁，启齿灌服，片刻即醒。相传徐州市城门，忽然有木版（或墙）写了这个方子，全都以为是神仙为了救人而写。

陈藏器说：过去有患痃癖的，梦中有人教他每天吃大蒜三颗。开始吃就感到目眩吐逆，下部感到像有火，后来有人教他取几片，连皮切断两头吞服，名叫内灸，果然获得大效。

苏颂说：《名医别录》说，大蒜散痈肿。按照李绛《兵部手集方》说：毒疮肿毒，号叫不得睡眠，不能分辨人的，取独头蒜两颗捣烂，麻油调和，厚敷疮上，干了即更换。屡用救人，都有神奇的效验。卢坦侍郎肩上生疮，连心痛闷，用本方便愈。又有李仆射（官名）患脑痈，久不愈，卢坦侍郎传这方于他，亦愈。又葛洪《肘后方》：说；凡背肿，取独颗蒜横切一分厚，放在肿的上面，炷艾如梧子大，灸蒜百壮，不知不觉便渐渐消散，多灸为好。不要大热，若感觉有痛即掀起蒜。蒜灸焦了就更换新的，不要损伤皮肉。葛洪曾经在小腹下生一大肿块，灸了亦愈。多次用于灸人，都能有效。又江宁府（今江苏江宁县）紫极宫刻石记事说：但是发背及痈疽恶疮肿核初起有不同，都可灸，不拘壮数。唯一要求：痛的灸至不痛，不痛的灸至极痛而止。疣赘之类灸后，亦便成痂自落，效果神奇。这就可知方书没有空淡的。但人不能意度详审，就得不到应有的效验。

李时珍说：按照李迅讨论蒜钱灸法时说：治疽的方法，灸蒜胜于用药。原因是热毒中隔，上下不通。必须得到毒气发泄，然后才能解散。凡初发一日之内，可用大独头蒜切成小钱厚，贴疽顶灸，三壮一更换，大概以一百壮为度即可。这样，一可使疮不扩大，二可使内肉不坏，三可使疮口容易愈合，一举三得。但是，头及项以上部位，万不可用这种办法，恐怕引气上升，更生大祸。又史源记载蒜灸之功效说：母氏背胛作痒，有红晕半寸，白粒像黍。灸二七壮，红晕随之消除。第二天此处（《左传》："再宿曰信；宿，犹处也。"），有红流下长二寸，全家归罪于灸。外科医生用膏药敷，一天又增一晕，至第二十二日，横斜径约六七寸，痛楚不已。有人说一尼姑患此病，用灸而愈。我跑去问，尼姑说：痛得剧烈时昏迷不知人事，只听人告诉我：范奉议坐守给我灸八百余壮才醒，大约用了一筛子的艾。我急切返回，用炷艾像银杏大，灸了十几壮，毫无感觉；就灸四旁红的地方，都痛。每一壮化为灰烬则红晕随之缩入，灸三十余壮，红晕收退。因灸迟了则初发的地方肉已坏，所以不痛，直到灸至好肉才有痛。到夜晚则满背火烧，疮高多而热，晚上得以安寝。到天亮如背上像盖了一小盆，高三四寸，上有几百个孔洞，色黑，调理而安康。因疮高而多的，是毒外出的象征。小孔多，毒不得积聚。色正黑，是皮肉坏了。如果不是艾火将毒从坏肉（拔）提出，那会毒气内逼五脏而危险。平常的医生敷贴凉冷消散的说法，如何可以相信呢？

[附方]　旧方十五，新方三十二，共四十七条。

1. 背疮灸法。《外科精要》：凡觉背上肿硬疼痛，用湿纸贴寻疮头。用大蒜大十颗，淡豉半合，乳香一钱，细研。根据疮头大小，用竹片做圈围定，填药于内，二分厚，用艾灸。痛的灸到痒，痒的灸到痛，以百壮为大致概数。与蒜钱灸法同功。

2. 疔肿恶疮。用门白灰一撮罗细，用独蒜或新蒜薹染灰擦疮口，等到疮自然出少汁，再擦，片刻即可消散。虽是发背痈肿，亦可擦。

3. 五色丹毒。无常色，及发足踝者。《肘后方》：捣蒜厚敷，干了更换。

4. 关格胀满。大小便不通。《外台秘要》：独头蒜烧熟去皮，绵裹纳下部，气立即可通。

5. 干湿霍乱。转筋。《永类钤方》：用大蒜捣涂足心，立刻可愈。

6. 水气肿满。《仇远稗史》：大蒜、田螺、车前子等分，熬膏摊开贴于脐中，水从尿流下，数日即愈。像山（今浙江省像山县）百姓中有人患人肿，一能预测后事的人传这方，用它有效。

7. 山岚瘴气。《摄生众妙方》：生、熟大蒜各七片，一同吃了。片刻腹鸣，或吐血，或大便泄，即可痊愈。

8. 疟疾寒热。《肘后方》：用独头蒜在炭上烧，酒服一分。

9. 《简便方》：用桃仁半片，放内关穴上，将独蒜捣烂盖住，捆绑（男左女右）即止。邻居一老妇用此方给人治病屡有效验。

10. 《普济方》：端午日，取独头蒜煨熟，入矾红等分，捣丸如芡子大，每用白开水下一丸。

11. 寒疟冷痢。《普济方》：端午日，用独头蒜十个，黄丹二钱，捣丸梧子大。每次服九丸，清洁新鲜水下，很好。

12. 泄泻暴痢。《千金方》：大蒜捣贴两足心，亦可贴脐中。

13. 下痢禁口及小儿泻痢。方并同上。

14. 肠毒下血。《济生方》：蒜连丸：用独蒜煨捣，和黄连末为丸，天天用米汤服。

15. 暴下血病。寇宗奭《本草衍义》：用大蒜五七枚，去皮研皮膏，入豆豉捣，丸如梧子大。每用米饭下五六十丸，没有不愈的。

16. 鼻血不止。服药不应。《简要济众方》：用蒜一枚，去皮研如泥，作钱大饼子，厚一豆左右。左鼻血出，贴左足心；右鼻血出，贴右足心；两鼻都出，两足心都贴，立愈。

17. 血逆心痛。《千金方》：生蒜捣汁，服二升即愈。

18. 鬼疰腹痛、不可忍者。《永类钤方》：独头蒜一枚，香墨如枣大，捣和酱汁一合，一次服完。

19. 心腹冷痛。李时珍《濒湖集简方》：法醋浸至二三年蒜，吃到几颗，效果如神。

20. 夜啼腹痛、面青，冷证。《危氏得效方》：用大蒜一枚煨研晒干，乳香五分，捣丸芥子大。每服七丸，乳汁送下。

21. 寒湿气痛。唐瑶《经验方》：端午日收独蒜，同辰砂粉捣，外涂。

22. 鬼毒风气。孟诜《食疗本草》：独头蒜一枚，和雄黄、杏仁研为丸，空腹饮下三丸。静坐少时，当即下毛出来即安。

23. 狗咽气寒。喘息不通，除恶欲绝。《圣济总录》：用独头蒜一枚，削去两头，寒鼻中。左患塞右，右患塞左。等到口中脓血出，立刻见效。

24. 喉痹肿痛。《肘后方》：大蒜塞耳、鼻中，一天换二次。

25. 鱼骨鲠咽。《十便良方》：独头蒜塞鼻中，鱼骨自出。

26. 牙齿疼痛。《外台秘要》：独头蒜煨，乘热切开熨痛处，转动换了方向即更换。亦主治虫痛。

27. 眉毛动摇。目不能交睫，唤之不应，但能饮食。夏子益《奇疾方》：用蒜三两杵汁，调酒饮，即可病愈。

28. 脑泻（漏）鼻渊。《摘玄方》：大蒜切片贴足心，得效即止。

29. 头风苦痛。《易简方》：用大蒜研汁嗅鼻中。

30. 《圣济总录》：用大蒜七个去皮，先烧红地，用蒜一个一个于地上磨成膏子。之后，用僵蚕一两，去头足，放蒜上，用碗覆盖一夜，不要让透气。只取蚕研末，嗅入鼻内，口中含水，甚效。

31. 小儿惊风。《圣济总录》：方同上。

32. 小儿脐风。黎居士《简易方论》：独头蒜切片，放脐上，用艾灸。口中有蒜气，即止。

33. 小儿气淋。《爱竹翁谈薮》：宋宁宗做郡王时，患淋病，一天一晚大凡三百次。御医没有办法，有人推举孙琳诊治。孙用大蒜、淡豆豉、蒸饼三物捣丸，叫用温水送下三十丸，并嘱咐说：今日进三服，疾病应当减去三分之一，明天亦是这样，三天病除。如法服完，果然病愈。赐给千缗（古币缗线）。有人问这是什么道理？孙说：小儿为何会犯淋？只不过是水道不利，大蒜、淡豆豉、蒸饼都能通利水道的缘故。

34. 产后中风。角弓反张，不语。张杰《子母秘录》：用大蒜三十瓣、水三升，煮取一升，灌了即苏。

35. 金疮中风。角弓反张。《外台秘要》：取蒜一升去心，不放石灰的酒四升煮极烂，连滓服，片刻得汗即愈。

36. 妇人阴肿，作痒。《永类钤方》：用蒜煮汤洗，得效即停。

37. 阴汁作痒，大蒜、淡豉捣丸梧子大，朱砂为衣，每空腹灯芯草汤下三十丸。

38. 小便淋沥，或者或无。《朱氏集验方》：用大蒜一个，纸包煨熟，露一夜，空心新鲜水送下。

39. 小儿白秃，团团然。《子母秘录》：切蒜天天揩擦。

40. 闭口椒毒，气闷欲绝者。《张仲景方》：煮蒜吃。

41. 射工（水虫）溪毒。《梅师集验方》：独头蒜切三分厚，贴上艾灸，使蒜气射入即愈。

42. 蜈蚣螫伤。《梅师集验方》：独头蒜按摩，即止。

43. 蛇虺螫伤。孟诜说：即时嚼蒜封伤口，六七换。仍用蒜一升去皮，用乳二升煮熟，空心一次服。明日又进。另外，用去皮蒜一升捣细，小便一升煮三四沸，浸损伤处。

44. 《梅师集验方》：用独头蒜、酸草捣绞敷咬伤处。

46. 脚肚转筋。《摄生众妙方》：大蒜擦足心使热，即可平安，另用冷水吃一瓣。

46. 食蟹中毒。《朱氏集验方》：干蒜煮汁喝。

47. 蛇瘕面光。发热，如火炙人。《危氏得效方》：喝蒜汁一碗，吐出像蛇状物，即安。

五 辛 菜
（见《本草拾遗》）

[集解] 李时珍说：五辛菜，就是在元旦、立春之日，用葱、蒜、韭、蓼、蒿、芥等五种辛嫩之菜，和合在一起食用，取谐音迎新的意义，称作五辛盘，杜甫诗中所说的"春日春盘细生菜"就是指这个意思。

[气味] 辛，温，无毒。

陈藏器说：热病之后吃五辛菜，多能损坏眼睛。

[主治] 陈藏器说：每年开春吃五辛菜，有助于升发五脏气。经常食用，能温中去恶气，消食下气。

芸 薹
（见《唐本草》，薹音台）

[释名] 寒菜（见《胡洽居士百病方》）　胡菜（同上）　蔓菜（见《埤雅广义》）　薹芥（见《沛志》）　油菜（见《本草纲目》）

李时珍说：此菜容易长高，须采取它来食用，那就是分枝必然很多的薹，所以名叫"芸薹"；可是淮河流域一带的人却称为薹芥，即现今的油菜，因为它的种子可以榨油故名油菜。羌族人所居住的西北地方寒冷，冬天多种这种菜，能耐霜雪，种子来自胡地（即古代称西北地区），所以《服虔通俗文》称作胡菜，但《胡洽居士百病方》却称为寒菜，都是取此种意义。或者说塞外（古代指长城以此的地区）有一地名叫云台戍，开始种这种菜，故而命名为芸薹，也通。

[集解] 苏恭说：《名医别录》说：芸薹就是人们吃的菜。

寇宗奭说：芸薹不十分香，经过冬天它的根不会枯死，辟除虫蠹，在各种菜中也不十分好吃。

李时珍说：芸薹入药多用，诸家注解也不清楚，今天的人不能识别是什么菜？经我访问考证，就是今天的油菜。于九月、十月下种，长出的叶子形状颜色稍微像白菜。冬、春时节采摘薹心当菜吃，到三月就老了不可食用。开小黄花，四瓣，如芥菜花，成熟后结荚收取种子，也像芥菜籽，灰赤色。油菜籽经过炒后可榨油，其油黄色，点

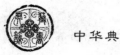

灯照明十分明亮，食用不如麻油好吃。现在的人因它可榨油，利润不少，因而种的人也多。

附　芸薹茎叶

〔气味〕　辛，温，无毒。

大明说：性凉。

《名医别录》：春天服食芸薹茎叶，能诱发膝部痼疾。

孟诜说：原来患腰腿痛的人。不可多食，若食后可加剧病情。本物能又损耗阳气，诱发疮和口齿疾病。狐臭之人不可食。此外，还能孳生腹中诸虫。道家特别禁忌，用来当作五荤之一。

〔主治〕　《唐本草》：治疗风游丹肿（即丹毒类病），乳痈。

《开宝本草》：破癥瘕结血。

《日华诸家本草》：治产后血风及淤血。

陈藏器说：煮熟吃，治腰脚痹。芸薹叶捣燃，外敷，治赤游疹。

李时珍说：治瘭疽（瘭音标，瘭疽是手指头或脚趾头肚儿发炎化脓的病）、豌豆疮，散血消肿。制伏蓬砂。

〔发明〕　陈藏器说；芸薹破血，所以产妇适宜服食。

马志说：现今俗方说患病的人得吃芸薹，是指血病适宜应用。

孙思邈说：贞观七年（634年）三月，我在内江县饮得过多，到夜晚感觉四肢骨肉疼痛。第二天拂晓又见头痛，额角处皮肤发现如弹丸大的红色火丹并肿痛，直到中午头部通肿，目不能睁开。经过一日几乎致死。后来我想起《本草》载芸薹可治风游丹肿，于是采取此叶捣烂外敷患处，随手即消，效验神奇。也可以捣烂取汁服用治疗。

〔附方〕　新方七条。

1. 赤火丹毒。（方见上）

2. 天火热疮。初起似痱子，逐渐增大如水泡，好像火烧疮，赤色，发展很迅速，可以使人死亡。《近效方》：用芸薹叶捣汁，调大黄、芒硝、生铁衣等分，外涂。

3. 风热肿毒。《近效方》：芸薹苗叶根、蔓菁根各三两，研为末，用鸡蛋清调和外贴患处即消。无蔓菁，用商陆根代替，十分有效。

4. 手足瘭疽。此疽喜生在手足肩背等处，累累如赤豆一样，破溃有脓液流出。《千金方》：用芸薹叶煮汁服一升，并食干熟菜数餐，加少许盐、酱。冬天用芸薹子研末调水内服。

5. 异疽似痈。小有不同，脓如小豆汁，今日排出，明天又满。《千金方》：用芸薹捣烂，湿布袋装好，放在热灰中煨熟，交替互换熨敷，不过三二次可愈。无叶用于的亦可。

6. 豌豆斑疮。《外台秘要》；用芸薹叶煎水外洗。

7. 血痢腹痛、日夜不止。《太平圣惠方》：用芸薹叶捣燃取汁二合，加入蜜一合调和，温服。

附　芸薹子

[气味]　辛，浊，无毒。

[主治]　孙思邈说：治梦中泄精，与鬼交。

陈藏器说：取油敷头，使人头发长黑。

李时珍说：行瘀备，破冷气，消肿散结，治产难、产后心腹诸疾，赤丹热肿，金疮血痔。

[发明]　李时珍说：芸薹菜的子与叶功用相同。它的气味辛温，能温能散。它的作用擅长行血滞，破结气。所以古方消肿散结，治产后一切心腹气血痛与各种游风丹毒、热肿疮疡、痔疮等疾病的方药中都用它。妇人行经以后，加入四物汤中内服，据说能够绝育。又治小儿惊风，将芸薹子贴在头顶囟门上，那就可以引气上出。《妇人方》"治产难歌"说：黄金花结粟米实，细研酒下十五粒。灵丹功效妙如神，难产之时能救急。

[附方]　新方十二条。

1. 芸薹散。治产后恶露不下，血结冲心刺痛。将刚刚冒寒踏冷，血往来于心腹之间。凝滞不畅而刺痛不可忍的病变，称为血母。本方并治产后心腹诸疾。产后三日，不可没有此方。《杨氏产乳集验方》：用芸薹子（炒），当归、桂心、赤芍药等分，研末，每次用酒调服二钱，可迅速排下恶物。

2. 产后血晕。《温隐居海上仙方》：芸薹子、生地黄等分，研末。每次服三钱，用姜七片，酒、水各半盏，童便半盏，煎七分，温服，服后即刻苏醒。

3. 补血破气。追气丸：治妇人血刺（滞），小腹痛不可忍。也可经常服用，补血虚、破气块，十分有效。沈存中《灵苑方》：用芸薹子（微炒）、桂心各一两，高良姜半两，研末，醋糊为丸如梧桐子大，每次用淡醋吞下五粒。

4. 肠风脏毒。下血。《太平圣惠方》：芸薹子（生用），甘草（炙），研末。每次二钱，水煎内服。

5. 头风作痛。芸薹子一分，大黄三分，研末，用鼻子嗅此末可止痛。

6. 风热牙痛。《太平圣惠方》：芸薹子、白芥子、角茴香等分，研末。嗜鼻，左牙痛嗜右鼻，右牙痛嗜左鼻。

7. 小儿天钓（即婴幼儿的抽搐证）。《圣济总录》：芸薹子、生乌头（去皮、尖）各二钱，研末。每次用一钱，水调外涂头顶上。名叫涂顶散。

8. 风疮不愈。《摄生众妙方》：陈菜籽油，与穿山甲末熬成膏，涂后即愈。

9. 热疖肿毒。《千金方》：芸薹子、狗头骨等分，研末，醋调外敷。

10. 伤损接骨。《乾坤秘韫》：芸薹子一两，小黄米（炒）二合，龙骨少许，研末，醋调制成膏，将此膏摊在纸上，外贴患处。

11. 汤火伤灼。杨起《简便单方》：菜籽油调蚯蚓屎，外搽。

12. 蜈蚣螫伤。陆氏《积德堂方》：将菜籽油倒在地上，用地上的油擦患处即好。此时不要让四周的人看见。

菘
（见《名医别录》上品）

[释名] 白菜

李时珍说：按《陆佃埤雅》说：菘性快到冬天才迟迟凋谢，一年四时常见，由于它有松的操行，所以叫做菘。今天通俗地称为白菜。它的颜色青白色。

[集解] 陶弘景说：菘虽有数种，但仍然是一类，只是说它美还是不美而已，为蔬菜中最为常吃的一种菜。

寇宗奭说：菘叶如芜青，绿色稍淡，味道微苦，叶嫩梢阔。

苏颂说：扬州有一种菘叶，圆而且大，或像扇子，吃起来没有渣。比任何地方的菘都好，可以说是独一无二，可能就是牛肚菘。

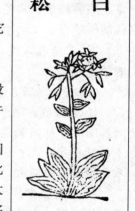

李时珍说：菘（即今天人们称呼的白菜）有两种：一种茎圆厚微青，一种茎扁薄而白。它的叶都是淡青白色。燕（今河北北部地区）、赵（今河北西南部）、辽阳、扬州所种的菘，最为肥大而厚，一颗有十余斤重。南方的菘留在菜畦里过冬，北方的菘多采回放入窖内。燕京（即北京）种菜的人又用马粪入窖壅塞起来，不让见风与阳光，这样长出的苗叶都是嫩黄色，吃时脆美无渣，叫做黄芽菜，富贵人家当作佳品，这也是模仿韭黄的制作方法。菘子像芸薹子颜色灰黑，八月以后种植。第二年，二月开黄花，如芥菜花，四瓣。三月结荚，也像芥菜结荚一样。菘菜用作酸菜食物尤其好吃，做酸菜不宜蒸晒。

[正误] 苏恭说：菘有三种：一是牛肚菘，菘叶最大且厚，味甘；一是紫菘，菘叶薄而细，味微苦；一是白菘，好像北方的蔓菁菜。菘菜不生长在北方，有人将菘菜籽在北方土地上种植，第一年即一半像芜菁，第二年菘种都没有（即绝种）；相反，将芜菁子拿到南方土地上种植，也是两年都变种。如此这样，是与蔬菜所适宜的土地有关。

苏颂说：菘，现今南方北方都有种植。与蔓菁相类似，茎长叶不光亮的为芜菁，茎短叶阔厚而肥大的则为菘。过去说北方没有菘菜，现在北京、洛阳等地种菘都像南方种菘一样，只是叶子肥厚赶不上罢了。

汪机说：蔓菁、菘菜恐怕是一种。只是在南方之地，叶高而大的叫做菘，秋冬都有；在北方之地，叶短而小的称为蔓菁，春夏才有。

李时珍说：白菘就是白菜，牛肚菘就是最肥最大的白菜。紫菘就是芦菔，开紫色的花，所以叫紫菘。苏恭说白菘似蔓菁，不对。它的根和叶都不相同。况且白菘的根坚硬而小，不能吃。又说菘有南北变种的不同，这是指蔓菁、紫菘而言的。紫菘根像蔓菁而叶不同，种类也有区别。又说北方没有菘菜，在唐代以前可能是这样，现在白菘、紫菘却南北都有。只是南方地区不种蔓菁，若种它也是容易生长的。苏颂是随便说的模棱两可的话，汪机是毫无根据的荒谬不合理的鉴别，两人所说的都不对，今在此详尽地作一更正。

附 菘茎叶

[气味] 甘，温，无毒。

大明说：本品性凉，微毒。多食可发皮肤风疹瘙痒。

孟诜说：风冷内虚之人不可食，有热的人食了也不会发病，据此可知性质寒冷。各家本草说是性温，不能理解它的意思。

陶弘景说：性质平和有利于人，多食似乎性微寒。张仲景说药方中有甘草，再吃菘，就使病不能解除。

苏颂说：有小毒不可多食，多食那么可用生姜解毒。

吴瑞说：夏至以前服食，引发气病，触动邪气引发疾痼。有患足部疾病的人忌食。

李时珍说：气虚胃冷的人多食，会出现恶心呕吐涎沫之症，体质壮实的人就适宜。

[主治] 《名医别录》：通利肠胃，除胸中烦，解酒渴。

萧炳说：消食下气，治瘴气，止热气嗽。服食冬天菘菜的汁水特别好。

宁原说：和中，通利大小便。

[附方] 旧方一条，新方二条，共三条。

1. 小儿赤游（即赤游丹、丹毒的一种）。行于上下，侵犯到心就死。张杰《子母秘录》：用菘菜捣烂外敷患处，就能控制。

2. 漆毒生疮。用白菘菜捣烂外涂。

3. 飞丝（即蜘蛛）入目。《普济方》：白菜揉烂，手帕包裹，挤汁滴入眼睛中二三滴，飞丝就可以排出。

附 菘子

[气味] 甘，平，无毒。

[主治] 陶弘景说：菘子榨的油，涂于头部可长发，涂在刀剑上不锈。

[附方] 旧方一条。

酒醉不醒。《太平圣惠方》：菘菜籽二合研细末，用井华水一盏调服，二合末，分成两次吞服。

芥
（见《名医别录》上品）

[释名] 李时珍说：按照王安石《字说》云：芥，界的意思。由于芥菜有发汗散气的作用，因此常常限制人们吃的一种菜。《王祯农书》说：芥的气味辛烈，是蔬菜中像贝甲类一样坚硬的东西，食用它，有刚烈坚硬样子的味道，所以芥字从介。

[集解] 陶弘景说：芥似菘却有毛，味道辛辣，可新鲜吃和制作酸菜。它的种子可用来贮藏冬瓜。还有一种莨（音郎），制作酸菜十分辛辣。

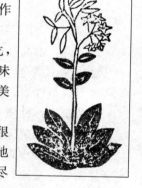

苏恭说：芥有三种：一种是叶片大而芥子亦大的，叶可以吃，子作为药用；一种是叶片小而芥子亦小的，叶不能食，子只作调味的碎末心；还有一种叫白芥子，粗大白色，好像白果米，十分辛美好吃，是从西方传来的品种。

苏颂说：芥到处都有。有青芥，好像菘菜，但有毛，味道很辣；紫芥，茎叶纯紫可爱，用作调味品最好；白芥，见本条；其他还有南芥、旋芥、花芥、石芥等等，都是菜食中的佳品，不能详尽地收录。大概南方多种芥。相传岭南（即广东、广西一带）没有芜菁，有人将芜菁种子携带到岭南地区种植，都变成了芥，这是因为地理环境土质不同才如此的缘故。

李时珍说：芥有数种：青芥，又名刺芥，像白菘，有柔毛；大芥，也名叫皱叶芥，叶大有皱纹，颜色很深绿，味道更是辛辣，上两种芥适宜药用。此外，还有马芥，叶如青芥；有花芥，叶多缺刻，如萝卜英；有紫芥，茎叶均紫色如紫苏；有石芥，矮小。都在八九月份下种。冬天吃的，俗称为腊菜；春天吃的，俗称为春菜；四月食用的，称为夏芥。芥的中央部分长出细嫩的茎，称为芥蓝，烹调食用味道脆美可口。它在三月开花，黄色，向四面张开。结的荚一二寸。结的子像苏子，但色紫味辛，研末泡后变为芥酱。用来劝人当作肉食吃，辛香味美。《岭南异物志》说：南方的芥高有五六尺，芥子大如鸡蛋，这又是芥的一个变种了。

附 芥茎叶

[气味] 辛，温，无毒。

孟诜说：用芥的茎叶煮吃能动气与动风，新鲜食用诱发风疹如丹，因此不宜多食。叶大的好，小叶有的对人有害。

宁原说：有疮疡、痔疾、便血的人宜忌食芥菜。

孙思邈说：与兔肉一同食用，可导致恶邪病。与鲫鱼同食，发水肿。

[主治]　《名医别录》：入鼻，除肾经邪气，利九窍，明耳目，安中。久食温中。

《日华诸家本草》：止咳嗽上气，除去冷气。

孟诜说：主咳逆上气，去头面风。

李时珍说：通肺豁痰，利膈开胃。

[发明]　李时珍说：芥的性味因为辛热而散，所以能通肺开胃，利气豁痰。久食就能积温成热，辛散太过，耗伤人的真元之气，肝脏患病，眼睛昏花，诱发痔疮；可是《名医别录》认为它能明目悦耳，只知暂时之快，却不知积久化热伤人的祸害。《素问》说：辛走气，气病无多食辛。多食辛则筋急而爪枯。这就是多食辛的一类例子。陆佃说：望梅生津，食芥堕泪，这是自外而致的五液；慕而垂涎，愧而汗出，这是自内而生的五液。

[附方]　新方四条。

1. 牙龈肿烂，流水臭水。用芥菜秆烧存燃，研末，频频外敷，即愈。
2. 飞丝（即蜘蛛）入目。《摘玄方》：用青菜汁点眼，效果如神。
3. 漆疮搔痒。《千金方》：芥菜煎汤，取此汤水外洗。
4. 痔疮肿痛。《谈野翁经效方》：芥菜叶捣烂制成饼状，多次坐敷。

附　芥子

[气味]　辛，热，无毒。

李时珍说：多食使人眼睛昏花，动火，耗气伤精。

[主治]　陶弘景说：入鼻，去一切邪恶痋气（多指具有传染性的病变），喉痹。

苏恭说：痋气发无常处，以及射工毒，可以做成丸药服用，或者捣成粉末用醋调和外涂患处。立刻有验。

《日华诸家本草》：治疗风毒肿和麻痹，用芥子研末醋调外敷。扑损瘀血，腰痛肾冷，和生姜一同研烂，涂贴患处。又有治心痛，用酒调内服。

孟诜说：芥子研末制作做酱食用，气香味美，通利五脏。

吴瑞说：芥子研末水调，涂头顶囟门，止衄血。

李时珍说：温中散寒，豁痰利窍，治疗胃寒吐食，肺寒咳嗽，风冷气痛，口噤（饮食不进，为患痫痰而饮食不进），唇紧（口唇紧缩，不能进食。为小儿撮口病），消散痈肿瘀血。

[发明]　李时珍说：芥子的功用与芥菜相同。味辛气散，所以能通利九窍，疏通经络，治口噤、耳聋、鼻衄等病症，消淤血、痈肿、痛痹之邪。它的性热而温中，因此又能利气豁痰，治咳嗽止呕吐，主治心腹诸痛。白芥子辛烈更加厉害，治病特别有效。（见后本条）。

[附方]　旧方八条，新方十六条，共二十四条。

1. 感寒无汗。杨起《简便单方》：芥子研末，水调，填敷脐孔，用热物隔衣来熨敷，求取出汗，效好。

2. 身体麻木。《济生秘览》：芥菜籽末，醋调外涂。

3. 中风口噤，舌本紧缩。《太平圣惠方》：用芥菜籽一升，研碎，入醋二升，煎一升，调敷颔颊下，效验。

4. 小儿唇紧。《崔氏纂要方》：用马芥子捣汁，先将口唇揩破，然后频频外凉。

5. 喉痹肿痛。《太平圣惠方》：芥子末，水调和匀，敷喉下。干了立即更换再敷。又有用辣芥子研末，醋调取汁，滴入喉内。街候喉中鸣响，可用陈苎麻秆烧烟吸入，立刻愈。

6. 耳卒聋闭。《外台秘要》：芥子末，人乳汁调和，用绵裹塞入耳内。

7. 雀目不见。《圣济总录》：真紫芥菜籽，炒黑研末，用羊肝一具，分成八服。每次用芥子末三钱，搓在肝上，再用竹笋皮包好，水煮熟后取出冷食，用此汤汁送服。

8. 目中翳膜。《圣济总录》：用芥子一粒，轻手揉搓放入眼睛内。一会儿，用井华水、鸡蛋清冲洗眼睛。

9. 眉毛不生。《孙天仁集效方》：芥菜籽、半夏等分，研末，用生姜自然汁调和，外搽眉毛处，数次即可生出眉毛。

10. 鬼疰劳气。唐玄宗《开元广济方》：芥子三升研末，用绢丝做的袋装好，放入三斗酒中浸泡七日，温服，一日三次。

11. 热痰烦晕。（方见白芥子附方内）

12. 霍乱吐泻。《圣济总录》：芥子捣细末，水调和，敷于脐上。

13. 反胃吐食。《千金方》：芥子末，用酒调服约一克，每日二次。

14. 上气呕吐。《千金方》：芥子末，蜜糊为丸如梧桐子大。在寅时（即3—5时）用井华水冲下七个丸子，到申时（即15—17时）再服七个。

15. 脐下绞痛。方同上。

16. 腰脊胀痛。《摘玄方》：芥子末，用酒调，外贴腰脊部位，止痛立刻有效。

17. 走注风毒。作痛。《太平圣惠方》：用小芥子末和鸡蛋清共调，外涂患处。

18. 一切痈肿。《千金翼方》：用猪胆汁和芥子末共调，外贴患处，一日三次。用猪油调也可以。

19. 痈肿热毒。《千金翼方》：使用芥子末与柏叶同捣，外涂患处，无有不愈，皆为古方的效验。如果用山芥子更好。

20. 热毒瘰疬。《肘后百一方》：小芥子末，用醋调和，外贴瘰疬处，观察瘰疬消失立即停用，以防损坏皮肉。

21, 五种瘘疾。《唐玄宗开元广济方》：芥子末，用水、蜜调和，外敷咽喉上下部位，干了立即更换敷贴。

22. 射工（即水虫）中人。有疮。《千金方》：用芥子末和醋调，厚厚一层涂敷于患处，半天疼痛即止。

23. 妇人经闭。月事不行，病史一年，脐腹疼痛，腰腿沉重，寒热往来。《仁存方》：用芥子二两，研末。每次服二钱，热酒饭前冲服。

24. 阳证伤寒。腹痛厥逆。《生生编》：芥菜籽研末，用水调和，外贴脐上。

白 芥
（见宋《开宝本草》）

[释名]　胡芥（见《蜀本草》　蜀芥）

李时珍说：白芥种子严重睚西北少数民族地区却盛产于蜀，所以命名为蜀芥。

[集解]　苏恭说：白芥子精子白色，好像白粱米，十分辛辣味美，自西北少数民族地方引种过来。

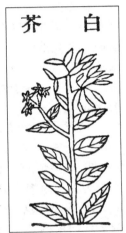

陈藏器说：白芥子生长在太原、河东（即黄河以东一带）。叶像芥菜叶面色白，作为吃的食物，十分味美。

韩保昇说：胡芥近地也有，叶大子白而且粗，入药和食用都最好，可是人们却不大应用它。

李时珍说：白芥处处可以种植，然而知道栽种的人并不多。八九月下种，生长到冬天就可以吃，到晚春则茎长高有二三尺，它的叶花均分叉，好像花芥叶，青白色。茎容易生长但中空、性脆，最怕狂风大雪，必须小心保护它，以免折断损坏。到三月开黄花，香气浓郁。结的荚像芥菜荚，芥子大如白粱米，黄白色。另外，还有一种茎粗大而中实心的白芥，特别高大，它的果实也大。这种菜虽然属于芥类，但与别的品种迥然不同，然而入药用胜过一般芥菜籽。

附　白芥茎叶

[气味]　辛，温，无毒。

李时珍说：《肘后方》说患热病的人不可食用胡芥，因为它的性温的缘故。

[主治]　陈藏器说：治冷气。

《日华诸家本草》：安五脏，功效与芥相同。

附　白芥子

[气味]　辛，温，无毒。

[主治]　《名医别录》：发汗，主治胸膈痰冷，上气，面目黄赤。另外，又有白芥子用醋研碎，敷水虫毒。

陶弘景说：防御恶气遁尸飞尸和突发的风毒肿流四腰疼痛。

《日华诸家本草》：燃烟或内服，排除邪气。

陈藏器说：加入镇宅方中应用。

孙思邈说：咳嗽，胸胁支满，上气多唾的患者，每用温酒吞服七个白芥子。

李时珍说：利气豁痰，除寒温中，散肿止痛，活喘嗽反胃，麻木脚气，筋骨腰节各种疼痛。

[发明]　朱震亨说：痰在胁下和皮里膜外，非白芥子莫能到达。古方控涎丹用白芥子正是这个意义。

李时珍说：白芥子辛能入肺，温能发散，所以有利气豁痰、温中开胃、散痛消肿、排除恶气的功效。按照《韩㠠医通》说：凡是老年人感觉到痰气喘嗽，胸满懒食，不可乱用燥利的药物，若用反能耗伤真元之气。韩㠠根据不同的人要求治疗它类属的病变，在冷静思考中处三子养亲汤方子给予治疗，屡用屡效。方中白芥子白色主痰，下气宽中；紫苏子紫色主气，定喘止嗽；萝卜子（白种的）主食，开痞降气。各药微炒研破，看是谁所主的病变谁就是君药。每剂不过三四钱，用生绢丝织的布袋装进该药，水煎内服。不要煎煮太过，否则味道苦辣。如果大便一贯干结的人，加入蜂蜜一匙内服。冬天则在三子养汤方中加入生姜三片，尤其疗效好。南陵未斋子有辞称赞该方药的疗效。

[附方]　新方八条。

1. 反胃上气。《普济方》：白芥子末，用酒调服一二钱。

2. 热痰烦晕。《普济方》：白芥子、黑芥子、大戟、甘遂、芒硝、朱砂各等分研末，水糊为丸如梧桐子大。每次服二十粒，姜汤送下。名叫白芥丸（《普济方》无此方名）。

3. 冷痰痞满。《普济方》：黑芥子、白芥子、大戟、甘遂、胡椒、桂心各研末，火糊为丸如梧桐子大。每次服十粒，姜汤送下。名叫黑芥丸（《普济方》无此方名）。

4. 腹冷气起。《王颜续传信方》：白芥子一升，微炒研末，水浸再蒸成饼丸如小豆那么大。每次用姜汤吞服十粒，十分效好。

5. 脚气作痛。方见白芷条。

6. 小儿乳癖。《本草权度》：白芥子研末，水调摊铺于膏药上，外贴患处，以恢复正常为准期。

7. 防痘入目。《全幼心鉴》：白芥子末，水调外涂足心，引毒归下，使疮疔不致上攻进入眼睛。

8. 肿毒初起。《濒湖集简方》：白芥子末，用醋调，外涂患处。

9. 胸胁痰饮。《摘玄方》：用白芥子五钱，白术一两，各研末，与红枣肉一同共捣烂，做成丸子如梧桐子大，每次用白开水冲服五十粒。

芜　菁
（见《名医别录》）

[释名]　蔓菁（见《唐本草》）　九英菘（见《食疗本草》）　诸葛菜。

陈藏器说：芜菁北方人叫蔓菁。今汾水和黄河一带每月初一将其根烧着吃，称为芜根，也就是芜菁。芜菁是南方和北方的通称。在长城以北、黄河以西种植的，名叫九英蔓菁，也叫九英菘。根、叶长得很长大，但它的味道并不鲜美。人们常把它作为军粮。

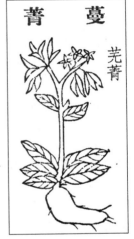

刘禹锡说：按《尔雅》说：须，即是芜菁。

《诗·邶风·谷风》说：摘取芜菁。

毛苌注说：葑，即芜菁。

孙炎说：须，又叫葑苁。

《礼坊记》注说：葑，即是蔓菁。陈（现在河南省东部和安徽省的一部分），与宋（现在河南东部、山东、江苏、安徽）这一带地方叫做葑。

陆玑说：葑，即是芜菁。幽州（今河北北部及辽宁一带）人称为芥。

郭璞说：蘴芜的外形很像羊蹄，叶细，味酸可以吃。

杨雄《方言》说：荛尧、即是蔓菁。

陈、楚（长江中下游一带）一带叫做芊。

齐（山东北部）、鲁（山东西南部）地区叫尧关西（函谷关或潼关以西）地区叫芜菁，

赵（山西中部、陕西东北角、河北西南部）魏（山西芮城北）部分地区叫大芥。于是葑、须、芜菁、蔓菁、蘴芜、芥同是一种植物。

李时珍说：按孙愐说：蘴是蔓菁的苗。他的说法很有道理。宋朝的掌禹锡将蘴芜释为蔓菁，陈藏器说蘴芜是酸模，应当以陈藏器解释比较恰当。详细说明见蓼科酸模。

刘禹锡《嘉话录》说：诸葛亮之所以让士兵们只种蔓菁的原因有六种：

1. 蔓菁刚萌发时，剥去外皮可以生吃。

2. 叶子可以煮熟吃。

3. 时间长了可以自然繁殖、生长。

4. 舍弃了也不可惜。

5. 很容易采集。

6. 冬季，它的根可以食用。比种任何蔬菜都有利。至今，四川人仍叫诸葛菜。江

陵（湖北省南面长江沿岸）地区的人也称之为诸葛菜。

又朱辅溪《蛮从笑》说：苗族、僚族、瑶族、佬族地区产的马王菜，苦味，多刺，就是诸葛菜。相传是五代时期楚国君马殷传下来的，所以才这样命名。

又蒙古人叫它的根为沙吉木儿。

［集解］　陶弘景说：《名医别录》中的芜菁与芦菔同属一科目。芦菔就是现在的温菘，它的根可以吃，叶不能吃。芜菁的根比温菘的根细，而叶子很像温菘，很好吃，西川（约是当今四川成都平原及其以北以西和雅砻江以东地区）只种此种植物。芜菁的果实与温菘很相似，习惯上不作药用，只加工作为食品，名字也不叫芦菔，恐没有药理作用。一般的人把它的根蒸熟作为腌菜，稍加熏蒸便闻到气味。

苏恭说：北方人叫蔓菁，它的根、叶和果实都是菘类，与芦菔完全不同，本体和作用也不同。陶弘景说芜菁像芦菔，芦菔的叶不能吃，江表（指长江以南的地方）地区不生长这两种植物，这种理论丧失了实际意义。菘子的颜色是黑的，蔓菁子颜色是紫红，二者大小相似。芦菔子颜色是黄红色，比蔓菁子、菘子大几倍，形态不是园的。

大明说：蔓菁比芦菔根短而且细，叶很大而且又阔又厚又肥又短，连着地面生长，它的颜色是红的。

苏颂说：芜菁，南北方都有生长，北方较多。四季常有，春天吃芜菁的幼苗，夏天吃它的芯，秋天吃它的茎，冬天吃它的根。黄河以北较多地种植芜菁，是为防备饥荒之年。蔬菜中最有营养价值的莫过于芜菁。它的果实在夏秋季节采集。

寇宗奭说：蔓菁夏天干枯了。这时菜地再复种一次，把它叫做鸡毛菜。可以吃它心的时候，正好是春季。它在多种蔬菜当中，对人只有好处而没有害处，并对人身健康有突出的功效。采集以后，将它的子炸成油，可以点灯，而且很亮，西部的人作为食油。河东（山西境内）、太原所产的蔓菁，它的根很大，比其他地区出产的大得多。蔓菁又出产在我国西部少数民族山谷中。

汪机说：叶子叫蔓菁，根叫芦菔。

李时珍说：《名医别录》中说芜菁与芦菔同属一科，以致造成了各种说法与猜测。有的将芜菁、芦菔混为一种，有的说两种植物完全不同，有的在南方叫芦菔，在北方叫蔓菁，众说不一。现根据芜菁、芦菔这两种植物的根、叶、花、子都不相同，所以芜菁与芦菔不同属一科。蔓菁属于芥科，它的根长而白，它的味辛、苦而淡薄，它的茎粗，叶子阔大且厚实；夏初抽薹，开的是黄花，四片花瓣像芥菜，结的角也像芥；它的子都是园的，颜色是紫红的很像芥子。芦菔属菘科，根是园的，也有长的，有红、白两种颜色；它的味辛、甘而深长；叶子不太大且粗糙，也有的叶子很细嫩；夏初抽苔，开淡紫色的花；结的角像虫一样，腹大尾巴尖，子像胡卢巴，既不园又大小不一，颜色是黄红色。这样区分自然就清楚了。蔓菁，在六月种植的，它的根大而叶子散乱；在八月种植的，叶美而根小；只有七月初种植的，根和叶都很好。所以卖者全部种九英，因九英的根很大而味道很薄，削去餐皮、清洗干净作腌菜很好。现在北京人用瓶子腌藏，叫闭瓮菜。

附　芜菁根叶

[气味]　苦，温，无毒。

李时珍说：辛、甘，苦。

寇宗奭说：多吃则胀气。

[主治]　《名医别录》：利五脏，轻身益气，可长食之。

苏颂说：常食通中，令人肥健。

孟诜说：消食，下气治嗽，止消渴，去心腹冷痛，及热毒风肿，乳痈妒乳寒热。

[发明]　孟诜说：九英菘产于黄河以西地区，叶很大，根也粗长，同羊肉一道煮食，味很鲜美，经常服用都没有副作用。冬季，将它切碎，剁成碎末，煮成羹，可以消积食，利肺气治咳嗽。

[附方]　旧七条，新七条，共十四条。

1. 预禳时疾。《神仙教子法》（出自《伤寒类要》）：立春以后，每逢庚子日这一天，将蔓菁捣汁，全家大小温服，用量多少不一，一年内可以预防疾病。

2. 鼻中衄血。《十便良方》：生诸草葛菜捣汁饮用。

3. 大醉不堪。《肘后方》：连日被疾病困扰的人，将蔓菁加入小米中煮熟，去滓，冷服最好。

4. 饮酒辟气。《千金方》：把干蔓菁的根十四枚，蒸三次，研末。饮酒后，用水冲服蔓菁末一钱半，即可以解酒气。

5. 一切肿毒。《孙真人食忌》：生菁菁根一把，放入少许盐入内，一同捣烂，外敷，三天重换一次。

6. 《肘后方》：用于蔓菁叶烧灰和腊猪油敷。

7. 同上。疔肿有根。《肘后方》：用大针在丁肿上刺孔，将蔓菁的根削成针样大，沾上铁生衣，放入丁肿上所刺的孔内。再用蔓菁根与铁生衣等分，捣烂和匀，涂敷在孔上。有脓液流出来即重新换药敷上，片刻、丁肿根拔出后丁肿就好了。忌食油腻之品、生冷、五辛（葱、薤、韭、蒜、薁）、粘滑、陈旧腐败的食物。

8. 乳痈寒热。李绛《兵部手集方》：把蔓菁的叶和根，除掉泥土即可，不用水洗，同盐一起捣烂涂乳痈上面。涂敷的药热了，再更换，换了三至五次即可治愈。冬天只用根。这个方子已治愈了数十人。必须避风。

9. 女子妒乳。《食疗本草》：把生蔓菁根捣烂，同盐、醋、浆（泛指饮料，这里指谈酒）、水煮汁外洗，五六次即可愈。又有把蔓菁捣烂同鸡蛋清调匀外敷。

10. 阴肿如斗。《集疗方》：生蔓菁根捣烂敷，可以治一般医生所治不好的病。

11. 豌豆斑疮。《肘后方》：蔓菁根捣汁，把疮挑开，将蔓菁根汁涂上，三顿饭的时间，斑疮的根就拔出来了。

12. 犬咬伤疮。《肘后方》：犬咬后病情危重者。用蔓菁根捣汁饮服，疗效很好。

13. 小儿头秃。《千金方》：芜菁叶烧灰，同油调匀，外敷。

14. 飞丝入眼。《普济方》：蔓菁菜揉烂，用手帕包后，挤出菜汁，滴二、三滴入眼内，眼内异物即可挑出。

附　芜菁子

[气味]　苦、辛、平。无毒。

[主治]　《名医别录》：明目。

苏恭说：疗黄疸，利小便。水煮汁服，主癥瘕积聚。少少饮汁，治霍乱心腹胀。末服之，主目暗。为油入面膏，去黑䵟皱。

陈藏器说：和油敷蜘蛛咬。

孟诜说：压油涂头，能变蒜发。

肖炳说：入丸药服，令人肥健，尤宜妇人。

[发明]　陈藏器说：《神仙芝草经》说蔓菁子九蒸九晒，研细末长期服用，可以不吃食物长生不老。蜘蛛咬伤后，恐怕蜘蛛毒入侵入体内部，可将蔓菁子研末冲酒服，也可以用油调蔓菁子研的细末外敷。种植蔓菁地方没有蜘蛛，是因为蔓菁与蜘蛛相畏的缘故。

李时珍说：蔓菁子的性能，可时、可降，能发汗，能催吐，能通下，能利小便，又能明目解毒，它的作用很大，但是社会上很少有人知道蔓菁子的功用，很少人使用它，不知是什么原因？夏初采集蔓菁子，炒熟后炸油，同麻油炼熟后一样的颜色，西部人当作食油。用此油点灯，很明亮，但油烟会损害眼睛。北魏时期记载，囚居地窖中，因点芜菁子油灯伤害了眼睛之事。

[附方]　旧十二条，新十条。

1. 明目益气。《外台秘要》：芜菁子一升，加水九升煮到水干为止，然后再晒干，这样反复三次，研细末。做成梧桐子大丸子，每日服三次，每次十粒。也可以将芜菁子和米煮粥吃。

2. 常服明目。《千金方》：常服芜菁子能增加双目的穿透能力，还会使人充实肥胖。用芜菁子三升，同清酒三升，煮熟晒干，研成细末。用好的井水吃药，每日三次，每次十粒（梧桐子大），没有禁忌。

抱朴子说：吃完了一斗，晚上能看见所有的东西。

3. 青盲眼障。崔元亮《海上方》：只要瞳孔没有损坏，十分之九的病人能治好。用蔓菁子六升，放入甑内蒸，蒸到有很多蒸气产生时，连甑一同取下，用热的药的蒸馏水去洗眼，晒干后再洗，连续三次，然后将药捣成碎末。用上清酒送服药丸十粒，药丸如梧桐子大，每日一次。

4. 虚劳目暗。《普济方》：方法同第一条，明目益气。方大致相同。

5. 补肝明目。《太平圣惠方》：用芜菁子洗后一斤，黄精二斤，两药相和，九蒸九晒后研末。每日空腹用米汤服药二钱，日一次。又有方子：蔓菁子二升，决明子一升和匀，用酒五升煮干，晒干后为末。每次服二钱，温开水调末服下，每日二次。

6. 风邪攻目。《圣济总录》看物不清，是肝气虚的原因。用蔓菁子四两，放入瓷瓶中烧黑，待烧至没有响声中取出，加入蛇蜕二两，又烧成炭，研为细末。每次服半钱，饭后用酒送服，每日三次。

7. 服食辟谷。苏颂《图经本草》：芜菁子成熟后采集，水煮三次以上，让其苦味全部去掉，晒干后捣成细末。每次服二钱，用温水送服，每日三次。久服以后，人可以不吃食物而照常生活。

8. 黄汗染衣、涕唾皆为黄色。《外台秘要》：用蔓菁子捣末，清晨用井华水冲服一汤匙，日间再服。逐渐加到两匙，依据有效为标准。每天夜晚用白布帛浸小便，一日一日地观看它，小便渐渐变白那就痊愈了，总共不过服五升药就完全变白了。

9. 黄疸如金、眼睛黄，小便赤。《孙真人食忌》：用生蔓菁子末，开水冲服约四十分之一合，一日三次。

10. 急黄黄疸以及内黄，大便秘结不通。陈藏器《本草拾遗》：用蔓菁子捣末，水调挤压出汁内服。服后应当出现喷嚏，鼻流黄水以及大便泄泻那就可痊愈。用芜菁子榨油，每次服一盏更好。

11. 热黄便结。孟诜《食疗本草》：用芜菁子捣末，水和挤压取汁内服。一会儿可泻出一切恶浊之物，沙、石、草、发等一并泻出。

12. 二便关格（即大小便不通，胀闷欲绝）。《太平圣惠方》：用蔓菁子油一合，空腹内服即可大小便通。二便通利后有汗出不必惊奇。

13. 心腹作胀。《外台秘要》：蔓菁子一大合（纯净）捣烂，加水一升同研，滤取汁水一盏，一次性立即服下。顷刻大便泄泻，或呕吐，或汗出，即可痊愈。

14. 霍乱胀痛。《濒湖集简方》：芜菁子水煮，取汁饮服。

15. 妊娠溺涩。张杰《子母秘录》：芜菁子末，用水吞服约一克（约10个梧桐子大），一日二次。

16. 风疹入腹、身体强壮，舌干强硬。《太平圣惠方》：用蔓菁子三两研末，每次温酒冲服一钱。

17. 瘭疽发热。疽发于手、足、肩、背等处，累累如米粒隆起，色白，刮破有液体流出，还有发热。《肘后方》：用芜菁子炒热捣碎布帛包裹，反复热熨所发瘭疽部位的上面，日夜不得间断。

18. 骨疽不愈、愈而复发，死骨可从骨瘘孔排出。《千金方》芜菁子捣烂外敷患处，用布帛包裹固定，每日换一次。

19. 小儿头秃。《千金方》：用蔓菁子末调醋拌和，外敷秃头处，一日换三次。

20. 眉毛脱落。《太平圣惠方》：蔓菁子四两炒干研末，用醋调和，外涂患处。

21. 面黡（音掩 yǎn，黑色）痣点。《太平圣惠方》：用蔓菁子研末，加入面油中，每天夜晚外涂，也可去面部皱纹。

附　芜菁花

[气味]　辛，平，无毒。

[主治]　唐慎微说：治虚劳眼暗。久服长生不老，可以夜晚读书看字。三月三日采取芜菁花，阴干以后研末。每次服二钱，用井华水冲服，空腹服下。

莱菔（音来北）
（《唐本草》）

[释名]　芦萉（郭璞说：芦音罗）　萝卜（音罗北）　雹突（见《尔雅注疏》）紫花松（见《尔雅注疏》）　温菘（见《尔雅注疏》）　土酥

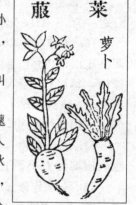

韩保昇说：莱菔俗名叫萝卜。按照《尔雅》说：突，芦萉。孙炎注解说：紫花菘。习惯上称温菘。像芜菁，根大。俗名叫雹突，另一种叫芦菔。

苏颂说：紫化菘、温菘，都是南方人这样叫。江浙一带的人叫楚菘。云南、广南、富尔县一带的人叫秦菘。

李时珍说：按照孙恦的《广韵》而言：山东省西南部叫菈蘧（音拉答）。陕西、甘肃一带的人叫萝卜。王祯《农书》说：北方人说的萝卜，同一种类有四种叫法：春天叫破地锥，夏天叫夏生，秋天叫萝卜，冬天叫土酥，说它洁白和酥一样。我认为：菘是菜名，因为它耐冬如松、柏。莱菔是根名。远古的人叫它芦萉，近古的人转叫莱菔，后世讹传为萝卜，南方人叫萝飐飐（和雹同），见晋灼《汉书注》中。陆佃乃说莱菔能制约面毒，是来制服大麦，把菔定音为服，大概也是根据文字推断意思。王衮《博济方》称干萝卜为仙人骨，也是各地的误名。

[集解]　陶弘景说：芦菔是现在所说的温菘，它的根可以吃。民间百姓把它的根蒸后作掩菜吃，但有点薰臭。叶子不适合吃。又有凸起，根细而且太辛，不适合吃。

苏恭说：莱菔就是芦菔。它的嫩叶可以作生菜吃，老叶可以煮熟吃。陶弘景说不适宜吃，在道理上失掉了它的真实情况。长江以北、黄河以北地区，陕西、山西一带最多，登州、莱州地区也喜欢吃。

苏颂说：莱菔南方北方都有，北方尤其多。有大小两种：大的肉坚，适合蒸吃；小的白而脆，适合生吃。黄河以北很少有大的，但江南、安州、洪洲、信阳的很大，重量达五六斤，有的将近一秤，也是一时种植的功力。

吴瑞说：夏季再种的，叫夏萝卜。形状小而且长的，叫蔓菁萝卜。

　　李时珍说：莱菔现在各地都有。过去人们把芜菁、莱菔这两种植物混淆注释，已以蔓菁条下见到。园丁种莱菔，六月下种，秋天采苗，冬天挖根。春末茎长高，开紫绿色小花。夏初结果实。它的子像大麻子那么大，圆长不相等，黄赤色。五月也可以再种。它的叶子有像芜菁那么大的，有像花芥那么细小的，都有细柔毛。它的根有红、白两种颜色，形状有长、圆二类。生在沙壤的大至脆而甜，生在贫瘠地方的坚硬而且辣。根、叶皆可生吃可以熟吃，可腌可酱，可以糖制可以醋制，可以当饭吃，是蔬菜中最有好处的，但古代的人对它了解不深刻和详细，难道因为它太普通而忽视它吗？或许没有熟悉它的好处吗？

　　[气味]　根辛、甘，叶辛、苦，性温，无毒。

　　孟诜说：性冷。

　　孙思邈说：性平。不能和地黄同吃，吃后会使人头发变白，因为它对营卫气有收涩作用。

　　李时珍说：多吃莱菔会动气，只有生姜能制约它的毒性。又能制硇砂。

　　[主治]　《唐本草》：做成散吃和炮煮服食，下气大，消化水谷调和脾胃，去肥胖健壮人的痰癖；生莱菔捣汁服食，止消渴病，试用很灵验。

　　萧炳：利关节，调理脸色，清洁五脏恶气，制约面毒，通行风气，清除邪热之气。

　　孟诜：利五脏，使身体轻松，令人肌肤白净细腻。

　　《日华诸家本草》：消痰止咳，治肺痿吐血，温中补不足。和羊肉、银鱼煮着吃，治疗劳瘦咳嗽。

　　汪颖：和猪肉同吃，对人有益。生莱菔捣碎服食，治疗口禁痢。

　　吴瑞：捣汁服食，治疗吐血衄血。

　　宁原：宽胸膈，利大小便。生吃，止渴宽中；煮吃，化痰消食导滞。

　　汪机：除鱼腥气味，治疗豆腐积聚证。

　　李时珍：主治吞酸，化解积滞，解酒精中毒，消散淤血，效果很好。研末服食，治疗五种淋病。做成丸服食，治疗白浊。煎成汤，洗脚气。喝汁，治疗下痢及失音，以及烟熏欲死。生莱菔捣碎，涂在跌打损伤和汤火烫伤之处。

　　[发明]　苏颂说：莱菔功效和芜菁相同，然而药力猛烈更超出芜菁。《断下方》也用它的根，烧熟入药。尤其能制约面毒。从前有个婆罗门教的僧人到我国来，看到吃麦面的，吃惊地说：这种大热的东西，为什么吃呢？又看到里面有芦菔，就说：全凭有这个解掉它的热性。从此相传下来，吃面必吃芦菔。

　　萧炳说：捣烂制成面，当作一种煮食的面食吃最好，吃饱也不发热。用酥煎吃，能下气。一般的人饮食过度，嚼咽生莱菔就可以消化。

　　许慎微说：按照杨亿的《谈苑》所说：芜湖及南京以下的长江南岸地区的居民说种芋三十亩，总计节省米三十斛；种萝卜三十亩，总共多要三十斛的米。就可以知道萝卜确实能消化食物。

寇宗奭说：吃地黄、何首乌的人再吃莱菔，就会使人须发变白。世人都认为这种东西味辛，不气快。然而生姜、芥子更辛，不止是能散而已。大概莱菔味辛又甘甜，因此能缓散，而且下气又迅速。所以散气用生姜，下气用莱菔。

朱震亨说：莱菔根属土，有金与水。寇宗奭说它下气迅速。人们往往煮食过多，停滞成溢饮，难道不是甘多而辛少吗？

李时珍说：莱菔的根、叶功效相同，生吃能升气，熟吃能降气。苏颂、寇宗奭二人只说它下气迅速，孙真人说久吃涩营卫，也不知它生吃则嘘气，熟吃则泄气，升和降是不相同的。大多入太阴、阳明、少阳气分，因此所治的都是肺、脾、肠、胃、三焦的病。李九华说：莱菔多吃就渗入血分。那么它能使人髭发变白，大概是这的缘故，不是单独因为它下气、涩营卫。按照《洞微志》所说：济南有人得了精神病，说梦中看见一个穿红衣服的女子引入宫殿之中，少女令人唱歌，每天就唱道：五灵楼阁晓玲珑，天府由来是此中。惆怅闷怀言不尽，一丸苏卜火吾宫。有一位道士说：这是中了大麦毒。少女心神，小姑脾神。《医经》说萝卜能制面毒，因此说"火吾宫"。火是毁。就用药和萝卜治疗，果然痊愈。又按照张杲的《医说》说：河北饶阳县百姓李七患鼻衄，生命危急，医生用萝卜自然汁和无灰酒给他喝，立刻就止。大概是血随气运，气滞导致血妄行，萝卜能下气而且酒引导的缘故。又说：有人喜欢吃豆腐而中毒，医治无效。忽然听到卖豆腐的人说他的妻子误用萝卜汤倒入锅中，就导致豆腐做不成。那人心机一动，就用萝卜汤来喝，病全好了。事物的道理绝妙到了这种地步。又有《延寿书》记载说李师逃难躲进石窟中，贼人用烟将他熏得快死，他摸到萝卜菜一把，嚼汁吞下立刻就清醒过来。这种方法用来备急，不能不知道。

［附方］旧方二种，新方二十四。共二十六条。

1. 食物作酸。《濒湖集简方》：生嚼几片萝卜，或者嚼生萝卜菜也好，非常神妙。干的、熟的、盐腌的，以及胃冷的人，都没有效。

2. 反胃噎疾。《普济方》：用萝卜和蜜煎浸，细细嚼咽效果良好。

3. 消渴饮水。《图经本草》：独胜散：用出了子的萝卜三个，洗干净切片，晒干研成末。每次服二钱，煎猪肉汤澄清后调服，每天服三次，逐渐每次增加到三钱。

4. 同上。生萝卜捣汁也可，或者用萝卜汁煮粥吃。

5. 肺痿咳血。《普济方》：用萝卜和羊肉或鲫鱼，煮熟多吃。

6. 鼻衄不止。《卫生易简方》：用萝卜捣汁半杯，掺入少量酒热服，并且用汁注入鼻中效果都好。或者把酒煎沸，放入萝卜再煎，喝汤。

7. 下痢禁口。用萝卜捣汁一小杯，与蜜一杯，水一杯同煎。早上服一次，中午服一次。午后用米汤送服阿胶丸百粒。如没有萝卜，用萝卜子擂汁也可。

8. 同上。上方：加枯矾七分，同煎。另一方：只用萝卜菜煎汤，每天喝。

9. 同上。《普济方》：用萝卜片，新旧都可，沾蜜含在嘴中，咽汁。味道淡了再换。感觉想吃，用肉煮粥同吃，不可多吃。

11. 痢后肠痛。《普济方》：同上。

12. 大肠便血。《普济方》：用大萝卜皮烧存性，荷叶烧存性，生薄黄，等分研为末。每次服一钱，用米汤送下。

13. 肠风下血。《百一选方》：用蜜炙萝卜，任意吃。过去一妇女服食有效。

14. 酒疾下血。连旬不止。《寿亲养老书》：用大萝卜二十个，留下一寸多的青叶，把井水倒入罐中，把萝卜煮烂，再放入少量醋，空腹任意服食。

15. 大肠脱肛。《摘玄方》：将生莱菔捣烂，填满肚脐中绑好。发觉有疮，即刻除去。

16. 小便白浊。《普济方》：将生萝卜挖空留盖，放入吴茱萸填满，盖好用签封住，放在糯米饭上蒸熟，取掉茱萸，将萝卜焙干研末，调糊做成梧桐子大的丸。每次服五十丸，用盐汤送下，每日服三次。

17. 沙石诸淋。疼不可忍。《普济方》：用萝卜切成片，用蜜浸片刻，烘干几次，但不能过焦。细嚼用盐汤送下，每天服三次。名叫瞑眩膏。

18. 遍身浮肿。《圣济总录》：用出了子的萝卜、浮麦等分，浸汤喝。

19. 脚气走痛。《圣济总录》：用萝卜煎汤洗。仍然用萝卜晒干研成末，铺在袜子里。

20. 偏正头痛。《艾元英如宜方》：用生萝卜汁一规壳，仰卧，从左到右注入鼻中，有神奇的效果。王安石患了头痛病，有一位道人传了这个方，很快就病愈。用此方治疗病人，不能胜数。

21. 失音不语。《普济方》：用生萝卜捣汁，掺入生姜汁同服。

22. 喉痹肿痛。《普济方》：用萝卜汁和皂荚浆同服，吐出就好。

23. 满口烂疮。《濒湖集简方》：用萝卜的自然汁，频繁地漱去痰涎，效果很好。

24. 烟熏欲死。方见发明下。

25. 汤火伤灼。《圣济总录》：将生萝卜捣烂涂。萝卜子也可以。

26. 花火伤肌。方同上。

27. 打扑血聚，皮没破者。《邵氏方》：用萝卜或萝卜叶捣烂封在患处。

附 莱菔子

[气味] 味辛、甘，性平，无毒。

[主治] 《日华诸家本草》：研汁服，吐出风痰。和醋研，能消肿毒。

李时珍：下气定喘治痰，消食除胀，通利大小便，止气痛，下痢后重，发疮疹。

[发明] 朱震亨说：莱菔子能治痰，有推墙倒壁的功力。

李时珍说：莱菔子的功效，在擅长利气。生的能升，熟的能降。升就吐出风痰，发散风寒，透发疮疹；降就能定痰喘咳嗽，调下痢后重，止内痛，都是利气的效果。我曾经用过，果然有不同的效果。

［附方］　旧方三种，新方十三种。共十六条。

1. 上气痰嗽。喘促唾脓血的。《食医心镜》：将莱菔子一合，研成细末煎汤，饭时服。

2. 肺痰咳嗽。《胜金方》：将莱菔子半升淘洗干净烘干，炒黄后研为末，用糖掺和，做成弹子大的丸。用绵裹含着，咽汁效果神奇。

3. 购喘痰促、遇厚味就发作者。《医学集成》：将萝卜子淘洗干净，蒸熟晒干研末，用姜汁浸蒸做成绿豆大的饼丸。每次服用三十丸，用口水咽下，每日服三次。叫清金丸。

4. 痰气喘息。《简便单方》：将萝卜子炒，将皂荚烧得存性，等分研为末，用姜汁调和，做成梧桐子大的蜜丸。每次服食五、七十丸，用白开水送下。

5. 久嗽痰喘。《医学集成》：将萝卜子炒，杏仁去皮尖炒，等分，蒸成麻子大的饼丸。每次服三至五丸，不时地用口水咽下。

6. 高年气喘。《济生秘览》：将萝卜子炒，研成末，做成梧桐子大的蜜丸。每次服用五十丸，白开水送下。

7. 宣吐风痰。《胜金方》：用萝卜子研末，用温水调用三钱。过了较长时间，吐出涎沫。像这样摊缓风者，因此吐后要用紧疏药，疏后服用和气散痊愈。

8. 《丹溪吐法》：用萝卜子半升擂细，用水一碗过滤取汁，放入香油和少量蜜，温服。再用桐油浸过晒干的鹅毛探吐。

9. 中风口噤。《丹溪方》：用萝卜子、牙皂荚各二钱，用水煎服，取它吐的效果。

10. 小儿风寒。《卫生易简方》：将生萝卜子研末一钱，温葱酒服，得出少量汗，效果很好。

11. 风秘气秘。《寿域神方》：将萝卜子炒一合擂出水，和皂荚末二钱服，立刻就通。

12. 气胀气蛊。《朱氏集验方》：将莱菔子研末，用水滤汁，浸一两缩砂一夜，炒干又浸泡又炒干，总共七次，研为末。每次用米汤送服一钱，效果如神。

13. 小儿盘肠。气痛。《杨仁斋直指方》：将萝卜子炒黄研成末，用乳香汤送服半钱。

14. 年久头风。《普济方》：将莱菔子、生姜等分，捣碎取汁，放入少量麝香，吸入鼻内，立刻就止。

15. 牙齿疼痛。将萝卜子十四粒生研，用人奶掺和。左边疼痛滴左鼻孔。

16. 疮疹不出。《卫生易简方》：将生萝卜子研末，用米汤送服二钱，效果良好。

附　莱菔花

［主治］　陈士良：用花的渣放入酒中储藏，吃起来味道很美，能明目。

生 姜
（见《名医别录》）

[校正]　原来附在干姜下，现分出来。从草部移到这。

[释名]　李时珍说：按照许慎的《说文解字》，"姜"应作"蕈"，说的是治湿的菜。王安石的《字说》说：姜能抵御百邪，因此叫姜。初生较嫩的，它的尖部微紫，叫紫姜；或者叫作子姜，它的老根叫母姜。

[集解]　《名医别录》说：生姜生长在四川犍为县的山川河谷和荆州、扬州。九月份采集。

苏颂说：到处都有生姜，以汉州、温州和安徽贵池一带的为好。姜苗高有二三尺。叶子像箭竹叶那么长，两两相对。姜苗青而根黄。没有花和果实。秋天时节采集它的根。

李时珍说：生姜适合生长在低湿的沙地。四月份拿母姜种。五月生出像初生嫩芦似的苗，叶子稍宽像竹叶，对生，叶子也辛香。立秋后第五个戊日前后新芽长得很快，像排列的手指，采集食用里面没有筋，叫子姜。秋分后采的次于子姜，打霜后就老了。习惯上不喜欢低湿而且怕太阳，因此秋天热就没有姜。《吕氏春秋》说：调味好的，有杨朴的姜。杨朴是地名，在四川西部。《春秋运斗枢》说：美玉星散落成姜。

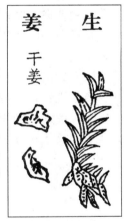

[气味]　味辛，性微温，无毒。

陈藏器说：生姜性温，要取它的热性就去掉皮，要取它的冷性就留下皮。

张元素说：味辛而性甘温，气味都厚，浮而升，属阳。

宋之才说：秦椒被生姜使役。制半夏、莨菪毒性。恶黄芩、黄连、天鼠粪。

陶弘景说：长期服用会少志少智，伤心气。现在的人吃辛辣的东西，只有这种东西最平常。因此《论语》说，每次吃都离不开姜。说可以经常吃，但不可以多吃罢了。有病的人是应该如此的。

苏恭说：《神农本草经》说长期吃姜能通神明，主痰气，可以经常吃。陶弘景认为这种说法是错误的。查无根据。

孙思邈说：八九月多吃姜，到第二年春天大多患眼疾，损寿命减少筋力。孕妇吃后，会使婴儿手指增大。

李果说：古人说：秋天不吃姜，会使人泻气。可能夏天人体火旺，应发汗透散，因此不禁止吃姜。味辛能走气泻肺，因此秋季禁止吃姜。《晦庵语录》中也有秋天吃姜减少人的寿命的说法。

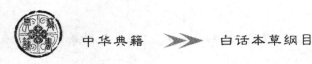

李时珍说：长期吃生姜，会积热患眼病，我多次试验确实如此。凡是有痔疮病的人多吃生姜兼喝酒，会立即发作。患有痈疮的人多吃生姜，就会生恶肉。这都是过去的人没有说的。《相感志》云：把糟姜放入瓶内，再加入蝉蜕，虽然是老姜都没有筋。也是事物的性质有被左右的缘故吗？

[主治]　《神农本草经》：长期服用能除臭气，通神明。

《名医别录》：归五脏，除风邪寒热，伤寒头痛鼻塞，咳逆上气，止呕吐，去痰下气。

甄权：去水气满，治疗咳嗽时疾。和半夏同用，主治心下急痛。生姜汁和杏仁共煎，下一切结气实，心胸拥隔冷热气，效果神奇。捣汁和蜜服，治中焦热呕逆不能下食。

孟诜说：消散烦闷，开胃气。生姜汁煎服，下一切结实，冲胸膈恶气，非常灵验。

陈藏器说：破血调中，去冷气。生姜汁，化解药毒。

张鼎说：除壮热，治疗痰喘胀满，冷痢腹痛，转筋心满，去胸中臭气、狐臭，杀腹内长虫。

张元素说：益脾胃，散风寒。

吴瑞说：解除菌蕈各种毒性。

李时珍说：生用生姜能发散，熟用能和中。解除吃野禽中毒所成的喉痹。浸汁，滴红眼，捣汁和黄明胶熬，贴风湿痛很好。

附　干生姜

[主治]　甄权说：治疗咳嗽，温中，治疗胀满，霍乱不止，腹痛，冷痢，血闭。病人虚弱而感觉冷，应该加入生姜。

孟诜说：生姜屑，和酒服，治疗偏风。

王好古说：属肺经气分之药；能益肺。

[发明]　成无己说：生姜、大枣味辛、甘，专门运行脾的津液而且调和营卫。用药当中，不单独专门用于发散。

李杲说：生姜的用处有四点：一是制半夏、厚朴的毒性；二是发散风寒；三是和大枣相同，辛温益脾胃的元气，温中去湿；四是和芍药同用，温经散寒。孙真人说：姜是呕家圣药，大概是以辛散之。呕吐是气逆不散，这种药行阳而且散气。有人问：生姜辛温入肺，为什么说入胃口呢？回答说：通常认为心下是胃口，其实不是。咽门的下面，接受有形的物体，是属胃系，就是胃口，和肺系同行，因此能够进入肺系而且开胃口。问道：人说夜间不要吃生姜，会使人闭气，为什么？答道：生姜辛温主升发。夜间气本来收敛，反而开发，就违背了人体的生理。如果是有病的人，就不是这样了。生姜屑和干姜相比则不热，和生姜相比则不湿。用干生姜代干姜，因为它不太过的缘故。俗话说上床萝卜下床姜。姜能开胃，萝卜能消化食物。

李时珍说：生姜味辛却不荤，能去邪辟恶，生吃熟食，醋、酱、糟、盐、蜜煎调和，没有不适宜的。可作蔬菜可作调和之品，可作果吃可以作药，它的益处很广。凡是早行和走山路，应该含一块生姜，不会被雾露清湿之气所侵犯，也不会被山中雾气不正之邪所侵犯。《方广心法附余》说：凡是中风、中暑、中气、中毒、中恶、干霍乱、一切急暴的病，用生姜汁和童尿同服，立即可以解散。因为生姜开痰下气，童尿能降火。

苏颂说：崔元亮《海上集验方》记载：敕赐姜茶治痢方：用生姜切细，和好茶一两碗，任意喝，就痊愈。如果是冷痢，要留姜皮；如果是冷痢，就要去掉皮，效果很好。

杨士瀛说：生姜能助阳，茶能助阴，两种东西都可以消散恶气，调和阴阳，且能解除湿热和酒食暑气的毒性，不需问红和白，都通用。苏东坡治疗文彦博有效果。

[附方] 旧方二十个，新方三十个。共五十条。

1. 痰澼卒风。《备急千金方》：用生姜二两，生附子一两，水五升，煮取二升，分两次服。忌食猪肉、冷水。

2. 胃虚风热。不能食。《食疗本草》：用生地黄汁少量，蜜一匙，水二合，掺和服食。

3. 疟疾寒热。脾胃聚痰，发为寒热。胡濙《卫生易简方》：用四两生姜，捣出一酒杯自然汁，露天放一夜。在疟疾发作那天五更对着北方站立，喝下立刻就止。如果还没止，再喝。

4. 寒热痰嗽。初起者。《本草衍义》：烧一块姜，含在嘴里咽汁。

5. 咳嗽不止。《孟诜必效方》：用五两生姜，软糖半升，小火煎熟，吃完就好，段侍御用此方有效果。

6. 久患咳噫。《外台秘要》：用半合生姜汁，一匙蜜，煎熟，温热吸喝三次就病愈。

7. 小儿咳嗽。《千金备急方》：用四两生姜，煎汤洗浴小儿。

8. 暴逆上气。寇宗奭《本草衍义》：咀嚼两三片生姜，每次都见效。

9. 干呕厥逆。《千金备急方》：频繁地咀嚼生姜，是呕家的圣药。

10. 呕吐不止。《食医心镜》：用一两生姜，七合醋浆，在银器中煎取四合，连渣吸饮。又能杀死腹内蛔虫。

11. 心痞呕哕。心下痞坚。《千金备急》：用八两生姜，三升水，煮至一升。用五合半夏洗净，五升水，同煮至一升。然后将二味药同煮至一升半，分两次服。

12. 反胃羸弱。李绛《兵部手集》：用二斤母姜，捣汁作粥吃。《传信适用方》：用生姜切片，麻油煎过后研为末，用软柿蘸末嚼咽。

13. 霍乱欲死。《梅师集验方》：用五两生姜，一升小牛屎，四升水，同煎至二升；分两次服，立刻就止。

14. 霍乱转筋，入腹欲死。《外台秘要》：用三两生姜捣碎，一升酒，煮至三两，趁热服。还要用姜捣碎贴在痛处。

15. 霍乱腹胀，不得吐下。《肘后救卒方》：用一斤生姜，七升水，煮至二升，分三次服下。

16. 腹中胀满，不能服药。《梅师集验方》：用绵裹煨姜，敷在下腹部。冷却立即换掉。

17. 胸胁满痛，凡心胸胁下有邪气结实，硬痛胀满者。陶华《伤寒槌法》：用一斤生姜，捣渣留汁，慢炒等到湿润后，用绢包在患处，慢慢熨。冷却后再用汁炒再熨，过了一段时间豁然宽快。

18. 大便不通。《外台秘要方》：将生姜削得像小指大，长二寸，涂上盐贴在下腹部，立刻就通。

19. 冷痢不止。《食疗本草》：将生姜煨后研为细末，烘干姜末等分，用醋和面作馄饨，先用水煮，再用清水煮过，停煮冷却，吞服二到七枚，用粥送下，每日一次。

20. 消渴饮水。《太平圣惠方》：用于生姜末一两，用鲫鱼胆汁调和，做成梧桐子大的药丸。每次服用七丸，用米汤送下。

21. 湿热发黄。《伤寒槌法》：用生姜时时擦全身，黄色自行消退。另一方：加茵陈蒿，尤其神妙。

22. 暴赤眼肿。寇宗奭说：用古铜钱刮姜取汁，从钱口边点眼睛，眼泪会出。今天点，明天痊愈，没有可疑之处。一是治暴风客热，目赤眼痛肿的患者。在腊月取生姜捣绞汁，阴干取粉，加入青铜末等分。每次用少量沸汤泡浸，澄清后温洗，眼泪出来为好。

23. 舌上生胎。陶华方：所有舌苔病，用布染上井水抹擦，再用生姜片不时擦，自行退去。

24. 满口烂疮。用生姜自然汁，频繁嗽吐。也可以研成末擦，效果很好。

25. 牙齿疼痛。《普济方》：将老生姜用瓦片焙干，加入枯矾末同擦。有人疼得日夜呻吟，用后即痊愈。

26. 喉痹毒气。《千金备急方》：将生姜二斤捣汁，加蜜五合，煎匀。每次服用一合，每日服用五次。

27. 食鸠中毒。方见禽部本条。

28. 食竹鸡毒。方见禽部本条。

29. 食鹧鸪毒。方见禽部本条。

30. 中莨菪毒。《小品方》：喝生姜汁即刻解毒。

31. 中诸药毒。《小品方》：喝生姜汁即解毒。

32. 疯狗伤人。《小品方》：喝生姜汁即刻解毒。

33. 虎伤人疮。《锦囊秘览》：内服生姜汁，外用汁洗，用白矾末敷。

34. 蝮蛇螫人。《千金备急方》：用姜末敷，干了即换。

35. 蜘蛛咬人。《千金备急方》：用炮姜切片贴在患处，效果很好。

36. 刀斧金疮。《吴旻扶寿精方》：将生姜嚼碎敷，不要动。第二天就长出新肉，非常奇妙。

37. 闪拗手足。将生姜、葱白捣烂，和面炒熟，盦之。

38. 跌打伤损。用姜汁和酒调生面贴在患处。

39. 百虫入耳。用少量姜汁滴入。

40. 腋下狐臭。《经验方》：用姜汁频繁涂抹，断根。

41. 赤白癜风。《卫生易简方》：用生姜频繁擦，效果好。

42. 两耳冻疮。《刘跂暇日记》：用生姜的自然汁熬膏涂抹。

43. 发背初起。崔元亮《海上集验方》：用一块生姜，用炭火烤一层，刮一层，研为细末，用猪胆汁调涂。

44. 疔疮肿毒。方见白芷下。

45. 诸疮痔漏、久不结痂。《普济方》：将生姜连皮切成大片，涂上白矾末，烤焦后研为细末，贴在患处别动，效果好。

46. 产后血滞、冲心不下。杨氏《产乳集验方》：取五两生姜，八升水，煮取三升，分三次服下。

47. 产后肉线。一位妇女产后用力，掉出一根长三四尺的肉线，触摸引起心腹疼痛欲绝。一位道人叫人买来连皮老姜三斤捣烂，放入二斤麻油拌匀炒干。先用五尺熟绢，折成方结。叫人轻轻装起肉线，使它屈曲作三团，放入产道。用绢袋装姜，就近熏产道，冷却就更换。熏一整天就缩入一大半，熏二天全部缩进。说这是魏夫人秘传的怪病方。但不能让肉线断掉，断掉就无法医治了。

48. 脉溢怪症。夏子益《奇疾方》：有人毛孔节次出血不停，皮肤胀得像鼓，不一会儿眼睛、鼻子、口都被气胀合，这叫脉溢。用生姜自然汁和水各半盏服下，即刻安定。

附　姜皮

[气味]　味辛，性凉，无毒。

[主治]　李时珍：消除浮肿腹胀痞满，调和脾胃，去翳。

[附方]　旧方一个。

拔白换黑。苏颂《图经本草》：刮下老生姜皮一大升。在用久的油腻锅内，不需洗刷，牢固封住不要让它通气。叫细心的人守住，用文武火交替煎，不可以用急火，从早上到晚上就完成了，研为末。拔掉白须后，先用小东西将麻子大的末点入细孔中。或者先点在须发下，然后拔，用指捻入。三天后应当生出黑的须发，效果神奇。李卿用这个方有效验。

附　姜叶

[气味]　味辛，性温，无毒。

[主治]　张机：吃生鱼片所致的腹中结硬块的病，治疗用生姜捣汁喝，即刻消除。

[附方]　新方一个。

打伤淤血。《范汪东阳方》：用一升姜叶，三两当归，研为末。温酒送服一方寸大小的一勺，一日服三次。

干　姜
（见《神农本草经》中品）

[释名]　白姜（见下）。

[集解]　陶弘景说：干姜今只产浙江临海县章安一带，数村制作。四川姜以前较好，现荆州有好姜，但不作干姜用。干姜的制作方法：水浸三天，去皮流水中浸泡六天，再刮去皮，然后晒干，置瓷缸中酿三天，即可用。

苏颂说：制法，采根置长流水洗过，日晒为干姜。以汉水一带河南温县、安徽贵池一带为佳。陶弘景说此为汉州干姜法。

李时珍说：干姜用母姜制作。今江西、襄樊均产，以白净结实者为佳，故称白姜，又称均姜。入药应炮炙。

[气味]　辛、温，无毒。

诸氏说：苦、辛。

王好古说：大热。

李时珍说：《太清外术》记载说：孕妇不能用，发汗，其性热而辛散，能使胎内消。

[主治]　《神农本草经》：胸满咳逆上气，温中止血，发汗，逐风湿痹，肠澼下痢。生者尤佳。

《名医别录》：寒冷腹痛，中恶霍乱胀满，风邪诸毒，皮肤间结气，止咳血。

甄权说：治腰肾疼冷，受寒，破血祛风，通四肢关节，开五脏六腑，宣诸络脉，去风毒冷痹，夜多小便。

大明说：消痰下气，治抽筋吐泻，腹脏冷，反胃干呕，淤血扑损，止鼻血不止，解冷热毒，开胃，消宿食。

王好古说：主心下寒痞，目睛久赤。

[发明]　张元素说：干姜气薄味厚，半沉半浮，可升可降，为阳中之阴。另一种说法是，大辛大热，为阳中之阳。其功效有四：一：通心助阳。二：去脏腑沉寒痼冷。三：宣发诸经寒气。四：治感寒腹痛。肾中无阳，脉气欲绝，用黑附子为药引，水煎服之，称姜附汤。也可治中焦寒邪、寒淫所胜，用其辛味发散。又能补下焦，故四逆汤中用干姜。干姜本辛，炮炙后稍苦，故止而不移，所以能治里寒，不是附子行而不

止。理中汤用干姜，则取其回阳的作用。

李杲说：干姜生辛，炮后苦，为阳。生则逐寒邪而发表，炮后除胃冷而守中。多用耗散元气，辛能发散，壮火食气，须用生甘草调和。辛热散里寒，与五味子配伍温肺，与人参配伍则温胃。

王好古说：干姜，入心脾二经的气氛药，故补心气中足。另一说法为干姜辛热可补脾。今理中汤含干姜，说其泄而不说补，不知何故？其辛热燥湿，泄脾中寒湿邪气，不泄正气。又说，用干姜治中，必窜上，不可不知。

朱震亨说：干姜入肺利肺气，入肾燥下湿，入肝经引血药生血，与补阴药配伍也能引血药入气分生血，故用于血虚发热、产后大热患者。止咳血、血痢，应炒黑使用。血脱、面色苍白无华，脉濡患者，则大寒。宜用干姜，其辛温利血，大热温经。

李时珍说：干姜能引血药入血分，气药入气分，又可去恶养新，有阳生阴长的作用，故用于血虚；而吐血、衄血、下血，则为有阴无阳，也可应用。为从治法中的热因热用。

［附方］ 旧有附方十三条，新收附方十五条，共二十八条。

1. 脾胃虚冷。《图经本草》：不下食，积久羸弱成瘵，用温州白干姜，浆水煮透，取出焙干研末，陈仓米煮粥与干姜末制成梧桐子大的丸。每次三至五十粒，开水送服。

2. 脾胃虚弱。《十便方》：饮食减少，易伤难化，肌瘦无力。用干姜四两研末，白糖和水入铁铫（音吊）中溶化，与药末制成梧桐子大的丸。空腹，每次三十粒。

3. 头晕吐逆。《传信适用方》：胃冷生痰。用炮川干姜二钱半，炒甘草一钱二分，水一盏半，煎，减半服。常用有效。

4. 心脾冷痛，暖胃消痰。《和剂局方》：二姜丸：用干姜、高良姜等量，炮制后研末，制成梧桐子大的丸，饭后用猪皮汤吞服三十粒。

5. 心气卒痛。《外台秘要》：干姜末，每次用米汤吞服一钱。

6. 阴阳易病。《伤寒类要方》：伤寒后，妇女得病虽愈，一百天未满者，禁与男子同房。此病急，手足弯曲，腹痛欲死，丈夫名阴，妇女称为阳，宜速用发汗法治疗即愈。病势已过四天的患者，不可治。用干姜四两研末，每次白开水吞服半两，卧床盖被休息，汗出后，手脚能伸即愈。

7. 中寒水泻。《千金方》：炮干姜研末，每次用粥吞服二钱。

8. 寒痢青色。《肘后方》：取干姜切成豆粒大小，每次用米汤取六至七粒。白天三次，晚上一次，常用见效。

9. 血痢不止。《姚氏集验》：干姜烧炭存性，放冷研末。每次用米汤吞服一钱。

10. 脾寒疟疾。《外台秘要方》：取干姜、高良姜等量研末，每次一钱加水盏煎至七分服用。

11. 脾寒疟疾。《王氏博济方》：干姜炒黑研末，发作时用温酒吞服三钱匕。

12. 冷气咳嗽、结胀者。《姚僧坦方》：取干姜末，热酒调服每次半钱，或制成糖丸含服。

13. 咳嗽上气。刘禹锡《传信方》：取炮合州干姜、炮皂荚（去皮、子及虫蛀部分）、桂心（紫色的则去皮），等量研碎过筛，加炼百蜜，搅拌均匀，制成梧桐子大的丸，每次服三粒，每日三至五次，咳嗽发作时服用。禁食葱、面及油腻之品。

禹锡在淮南时与李亚同一起诊断治病，李每次治病均不开方，就讽刺他吝惜。李氏说：凡治咳嗽，均用凉药治疗，而此方为热燥的药物，病人一定不肯服用，制成丸药可起到治疗的目的。经试验后才相信他的说法。

14. 虚劳不眠。《千金方》：干姜研末，每次三钱，煎汤服，至微汗出。

15. 吐血不止。干姜研末，童便调匀，每次服一钱。

16. 鼻衄不止。《广利方》：干姜削尖煨，塞鼻内即止血。

17. 鼻子堵塞不通。《千金方》：干姜研末，蜜调匀塞鼻中。

18. 冷泪目昏。《圣济录》：取炮干姜粉一分，煎汤点洗患处。

19. 赤眼涩痛。《普济方》：白姜末，水调匀，贴足心。

20. 目忽不见。《圣济方》：请人嚼母姜，以舌舐患处，每日六至七次，以能看见为度。

21. 目中卒痛。《千金方》：干姜削圆滑，内眦（音字）中有汁流出时，用其擦拭，味尽再更换。

22. 牙痛不止。《御药院方》：炮川姜、川椒等量研末，混匀，涂患处。

23. 斑痘厥逆。庞安常《伤寒总病论》：治疗斑痘服凉药较多致使手足厥冷，脉微。用炮干姜二钱半，炙粉甘草一钱半，水二钟，煎至一盏后服用。

24. 痈疽初起。《诸症辨疑》：干姜一两，炒成紫色研末，醋调匀，敷患处四周，留头，即可自愈。以为东昌申一斋的偏方。

25. 瘰疬不敛。《救急方》：干姜研末，姜汁调和成糊，按疮面大小制成丸，外裹黄丹，每日将药放入患处内，直至脓尽，生肉、口合为止。如不合，用葱白汁调大黄粉拭擦患处，即可愈。

26. 虎狼伤人。《肘后方》：干姜研末，敷患处。

27. 猘（音制）犬伤人。干姜研末，用水吞服二钱（可用姜汁替代），将姜炙热烫患处。

28. 蛇蝎螫人。《广利方》：干姜、雄黄等量研末，布袋装药系于身上，蛇闻药气则逃。螫伤可用此敷患处。

附　天竺干姜
（见《本草拾遗》）

陈藏器说：味辛、温、无毒。主治冷气寒中，宿食不消，腹胀下痢，腰背痛，痃（音旋）癖气块，恶血积聚。产于印度。又称为胡干姜，形状似姜，小，色黄。

同 蒿
（见《嘉祐补注本草》）

[释名] 蓬蒿

李时珍说：其形气与蓬蒿相似，故名。

[集解] 汪机说：本草中不描述形状，后人不认识。

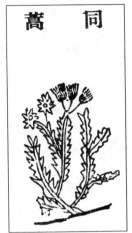

李时珍说：同蒿八至九月下种，冬春采食肥茎。花、叶略似白蒿，味辛、甘，具蒿气。四月抽薹，高约二尺。花深黄色，似菊花。每花结子约百粒成球状，子似的菘或苦荬子，最易繁殖。此菜自古就有，孙思邈的《千金方》菜类就有记载，直到宋嘉祐中期才补载于本草中，今人常食。而汪机仍不认识，竟敢擅自篡改，实为可笑可叹。

[气味] 甘、辛、平，无毒。

掌禹锡说：多食易动风气，熏人心，令人所满。

[主治] 安心气，养脾胃，消痰饮。

孙思邈：利肠胃。

邪 蒿
（见《嘉祐补注本草》）

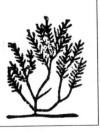

[释名] 李时珍说：此蒿叶。

[集解] 陈藏器说；邪蒿根、茎似青蒿而细软。

李时珍说：三至四月生苗，叶似青蒿，色浅无臭味。根、叶均可吃。

[气味] 辛、温、平，无毒。

孟诜说：生吃微动风，做羹吃较好。不应与胡荽同吃，易使人汗臭。

[主治] 孟诜说：胸膈中臭烂恶邪气，利肠胃，通血脉，续不足气。

《食医心镜》：煮熟和酱、醋吃，治五脏恶邪气，厌食的患者。治脾胃肠澼，大渴热中，暴痰恶疮。

胡 荽
（见《嘉祐补注本草》）

[释名] 香荽（见《本草拾遗》）胡菜（见《外台秘要》） 蒝（音元）荽。

李时珍说：荽，许慎《说文解字》中作葰（音荽），属云姜，可以香口。茎柔叶细多须根，绥绥（音随）然也。张骞（音牵）出使西域得种子带回家乡种植，故名胡荽。今称为蒝荽，蒝则为茎叶分布的形状。俗作芫花的芫解，不对。

陈藏器说：石勒（十六国时期后赵的建立者）讳胡，故并、山西人称胡荽为香荽。

[集解] 李时珍说：胡荽到处可以种植。八月下种，阴天播种较好。初生茎柔软叶圆，叶有花枝，根软而白。冬春采集，香美可吃，亦可制成酸菜。为道家五荤菜之一。立夏后开成簇的淡紫色细花，如芹菜花。五月收集种子，似大麻子，辛香。

李时珍说：按贾思勰（音叶）的《齐民要术》记载说，六七月播种，可吃到冬天。春天揉搓种子于肥水中发芽，再种植，植株较小，食用时间较短。

李时珍说：《王祯农书》记载，胡荽属于蔬菜，子、叶均可用，生、熟都可吃，对人体有益。适宜肥沃的土地种植。

[正误] 李鹏飞说：胡荽，就是荞子。

吴瑞说：胡荽俗称蒀子，根、苗如蒜。

李时珍说：荞子即为蒀子，也就是薤。李、吴二人将此两者合称为胡荽，实属误解。

附 胡荽根叶

[气味] 辛、温，微毒。

孟诜说：平，微寒，无毒。可拌生菜食。此是荤菜，损人精神。

华佗说：凡患狐臭、口臭、蜃（音腻）齿、脚气及金疮之人，均不能食用，食后易加重病情。

陈藏器说：久食令人多忘。根，发痼疾，不可与邪蒿同食，易使人汗臭难愈。

李时珍说：凡服一切补药及药中有白术、牡丹者，不可同食胡荽根叶。伏石钟乳。

[主治] 《嘉祐补注本草》：消谷，治五脏，补不足，利大小肠，通小腹气，拔四肢热；止头痛；疗痧疹、豌豆疮不出，作酒喷之，立出。通心窍。

孟诜说：补筋脉，使人能食。治肠风，用热饼裹食较好。

吴瑞说：合诸菜食，气香，令人口爽，辟飞尸、鬼疰（音注）、蛊（音古）毒。

宁原说：祛除鱼、肉毒。

[发明] 李时珍说：胡荽，辛温香窜，内通心脾，外达四肢，能祛一切邪气。故痘疮出不爽快者，能发之。诸疮皆属心火，营血人摄于脾，心脾之气，得芳香则运行，得臭恶则壅滞之故。

李时珍说：按杨士瀛《仁斋直指方》记载说，痘疹不快，宜用胡荽酒喷之，以祛恶气。床帐上下左右均宜挂之，以御汗气、狐臭，天癸、淫佚（音义）之气。一切秽恶，均可去除。如果小儿虚弱及天气阴寒，用此最佳。如果小儿壮实及春夏晴暖、阳气发越之时，加酒则助虐虐，以火益火，胃中热炽，毒血聚蓄，则变为色黑而凹陷，不可不慎。

[附方] 旧有附方五条，新收附方四条，共九条。

1. 疹痘不快。《经验后方》：用胡荽二两切碎，用酒二大盏煎沸，以物盖住，以防漏气，待冷后去渣，口含喷遍患者项背至足，勿喷头面。

2. 热气结滞。《心效方》：多年发病患者。胡荽半斤（五月五日采）阴干，水七升煎煮至一升半，去渣分服，未愈再服。春夏的叶及秋冬的根可并用。

3. 孩子赤丹。《谭氏方》：胡荽汁涂之。

4. 面上黑子。《小说》：蒳荽煎汤，天天洗。

5. 产后无乳。《经验方》：干胡荽煎汤服用。

6. 小便无通。《圣济总录》：胡荽二两，葵根一把，水二升，煎至一升，加滑石粉一两，分三至四次服。

7. 脱肛。《子母秘录》：胡荽切一升，烧烟熏，即入。

8. 解中蛊毒。《必效方》：胡荽根捣汁半升，和酒服，立见效。

9. 蛇虺（音毁）螫伤。《千金方》：胡荽苗、合口椒等量，捣烂涂敷。

附 胡荽子

[气味] 辛、酸、平，无毒。炒用。

[主治] 孙思邈（音秒）说：消食。

陈藏器说：蛊毒五痔，食肉中毒，吐下血，煮汁冷服。油煎，涂小儿秃疮。

李时珍说：发痘疹，杀血腥。

[附方] 旧有附方四条，新收附方三条，共七条。

1. 食猪肉毒，吐下血不止，萎黄者。《食疗本草》：胡荽子一升煮至发裂，取汁冷服半升，日、夜各服一次。

2. 肠风下血。《食疗本草》：胡荽子和生菜，以热饼裹食。

3. 痢及泻血。《普济方》：胡荽子一合，炒后研末，每次服二钱，赤痢用砂糖水服，白痢用姜汤服，泻血用白汤服。每日二次。

4. 五痔作痛。《海上仙方》：胡荽子炒，研末，每次二钱，空服温酒吞服。数次见效。

5. 痔漏脱肛。《儒门事亲》：胡荽籽一升，粟糠一升，乳香少许，以小口瓶烧烟熏患处。

6. 肠头挺出。《食疗本草》：秋冬捣胡荽子，醋煮烫之。

7. 牙齿疼痛。《外台秘要》：胡荽子五升，水五升，煮至一升，含漱。

胡 萝 卜
（见《本草纲目》）

[释名] 李时珍说：元代开始从西域移植而来，气味微似萝卜，故名。

[集解] 李时珍说：胡萝卜今北方、山东种植较多，安徽、湖北也有种植。八月下种，苗如邪蒿，茎有白毛，辛臭如蒿，不可食。冬月挖根，生、熟均可吃，作为水果或蔬菜食用。根有黄、赤两种，微带蒿气，长五至六寸左右，大的如手掌般长，形状似鲜生地或羊蹄根。三、四月时茎高约二至三尺，开小白花，聚集如伞状，形似蛇床花。种子也似蛇床子，稍长而有毛，褐色，又似莳萝子，也可调食味。

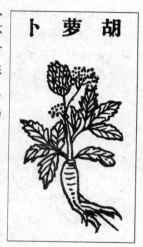

李时珍说：按周定王《救荒本草》记载说，野胡萝卜的苗、叶、花、种子均与家种的相似，但根较细小，味甜，生、熟均可食用。花与种子均比蛇床子大。

李时珍说：按金幼孜《北征录》记载说，河北交河县北有沙萝卜、根长约有二尺多，大者直径一寸，下面分生小根如筷子。颜色黄白，气味辛而微苦，亦是萝卜气，均属胡萝卜一类。

附 胡萝卜根

[气味] 甘、辛、微温，无毒。

[主治] 李时珍说：下气补中，利胸膈肠胃，安五脏，令人健食，有益无损。

附 胡萝卜子

[主治] 李时珍说：久痢。

水靳（音芹）
（见《神农本草经》下品）

[释名] 芹菜（见《名医别录》）水英（见《神农本草经》）楚葵。

陶弘景说：字俗称芹字。按其主治，应列为上品，不知何意列在下品。二三月采集。

李时珍说：靳应作薪，具炒字头，靳为谐音。后简写成芹，音斤，也为谐音。其性冷滑如葵，所以《尔雅》称其为楚葵。《吕氏春秋》记载说，菜中美的，有云梦县的芹菜。云梦县，属楚国，楚国有蕲州、蕲县，均读作淇。罗愿《尔雅翼》说，地多产芹，故字为芹。薪读芹。徐锴（音凯）注的《说文》靳字，从靳（读靳声）说，诸书均无靳字，唯《说文解字》别出靳字（音银），认为是相传之误。据此，则蕲字也作、靳及靳字。

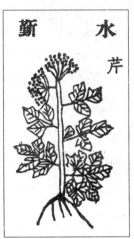

靳 水 芹

［集解］　《名医别录》：水芹生今广州市附近的池塘沼泽处。

苏恭说：水靳即为芹菜。有两种：获芹白色用根，赤芹用茎叶。并可作酸菜及蔬菜吃。

韩保昇说：芹生于水中，叶似芎藭，花白色无实，根也有白色。

孟诜说：水芹生黑滑地的，不如高田种的好吃及置酒酱中香美。高田产的称白芹，余田种的叶间均有虫子，眼睛看不见，吃后使人患病。

陶弘景说：另有一种称渣芹，可作蔬菜，也可生吃。

李时珍说：芹有水、旱之分。水芹生江湖陂泽之旁；旱芹生于平地，有赤、白两种。二月生苗，叶对生，似芎藭。其茎有节及棱，中空，气味芬芳。五月开细小的白花，似蛇床花。楚人采摘用作充饥。它的作用不小。有诗为证说：觱（音必）沸槛（音剑）泉，言采其芹。杜甫做诗说：饭煮青泥坊底芹。又说，香芹碧涧羹。均赞扬芹的功用。然而列子说，乡豪尝芹、蜇口惨腹，均为没有正确的掌握吃芹的方法所致。

附：水靳茎

［气味］　甘，平，无毒。

孙思邈说：苦、酸、冷、涩，无毒。

孟诜说：和醋食，损齿。

李鹏飞说：赤芹害人，不可食。

［主治］　《神农本草经》：女子赤沃，止血养精，保血脉，益气，使人肥健嗜食。

孟诜说：去伏热，杀石药毒，捣汁服。

陈藏器说：饮汁，去小儿暴热，大人酒后热，鼻塞身热，去头中风热，利口齿，利大小肠。

大明说：治烦渴，崩中带下，五种黄病。

［发明］　张仲景说：春秋二时，龙带转入芹菜中。人误食后生病，面青手青，腹满如妊娠，痛不可忍，称作蛟龙病。宜服硬糖二至三升，每日三次，吐出似蜥蜴样物，

则病愈。

李时珍说：芹菜生水涯。蛟龙虽说变化莫测，其精那能进入，大概是蜥蜴、虺蛇之类，春夏之交，遗精于此之故。且蛇喜吃芹，可为证据。有别于后面的马芹。

[附方] 旧有附方一条，新收附方二条，共三条。

1. 小儿吐泻。《子母秘录》：芹菜切细，煮汁服，不拘多少。
2. 小便淋痛。《圣惠方》：水芹菜具白根者，去叶捣汁，并水和服。
3. 小便出血。《圣惠方》：水芹捣汁，日服六七合。

附：水靳花

[气味] 苦、寒，无毒。

[主治] 苏恭说：脉溢出血及淤血征。

堇（音勤）
（见《唐本草》）

[释名] 苦堇（见《尔雅注疏》）　堇葵（见《唐本草》）　旱芹（见《本草纲目》）

掌禹锡说：《尔雅注疏》记载说，口唫，苦堇。

掌禹锡说：郭璞说，即堇葵。

掌禹锡说：《唐本草》记载说：味甘，而在此称苦堇，系古人说反话：如甘草称其大苦。

李时珍说：其性滑如葵，故以葵命名。

[集解] 苏恭（即苏敬）说：堇菜野生，不为人所种植。叶人似戢（音集）菜，花紫色。

掌禹锡说：《说文解字》记载说，堇，根如芹，叶似细柳，种子如米粒，蒸煮食之，甘滑。《内则》记载说，堇、苣（音环）、粉（音坟）、榆。均为一种东西。

李时珍说：为旱芹。其性滑利。故《洪舜俞赋》说：烈有椒、桂、滑有堇、榆。有一种开黄花的，有毒可致人中毒，为毛芹。见草部毛茛。另外乌头苗亦称堇。有毒。

附　堇菜

[气味] 甘、寒，无毒。

[主治] 《唐本草》：捣汁，洗马毒疮，并吞服。又治蛇蝎毒及痈肿。

孟洗说：久食，除心下烦热。主治寒热鼠瘘，瘰疬生疮，结核聚气，下淤血，止霍乱。新鲜捣汁服半斤，能杀鬼毒，即吐出。

[发明] 孟诜说：堇叶止霍乱，与香茙（音绒），香茙即香薷。

[附方] 旧有附方二条，新收附方一条，共三条。

1. 结核气。《食疗本草》：勤菜晒干研末，油煎成膏。涂于患处，每日三至四次。

2. 湿热气。《寿域神方》：旱芹菜晒干研末，做成梧桐子大的糊丸，空服用温酒下，每次服四十丸。大杀百虫毒。

3. 蛇咬疮。《万毕术》：新鲜堇菜榨汁涂患处。

紫堇（音芹）
（见《图经本草》）

[释名] 赤芹（见《本草纲目》）蜀芹楚葵苔菜（见《图经本草》）水卜菜。　李时珍说：堇、蕲（音奇）、芹、荶（音银），四字一义。

[集解] 苏颂说：紫堇生浙江临安、德清一带。淮河以南称楚葵，江西宜春称蜀芹，江西南昌称苔菜，江苏常州一带郡称水卜菜。

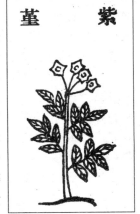

李时珍说：苏颂所说，出于唐玄宗天宝单方中，不具紫堇形状。今按照《轩辕述宝藏论》记载说，赤芹即为紫芹，生水边。叶形如赤芍药，青色，长约三寸，叶上具黄斑，味苦涩。其汁可煮雌、制汞、伏朱砂、擒三黄。号为起贫草。另据《土宿真君本草》记载说，赤芹生阴崖陂泽近水石间，形状类似赤芍药。其叶深绿背面带红色，茎叶似荞麦，花鲜红色，结实似貔（音皮）荞麦。根似蜘蛛，嚼之极酸苦涩。江淮人三、四月采苗；作蔬菜食用，南方较少见，太行山、王屋山一带最常见。

附　紫堇苗

[气味] 酸、平，微毒。

附　紫堇花

[气味] 酸、微温，无毒。

[主治] 苏颂说：大人、小儿脱肛。

[附方] 旧有附方一条。

脱肛。《天宝单方》：凡大人、小儿脱肛，每当天冷或吃冷食，即暴痢不止，肛则下脱，久治不愈者。春天采紫堇花二斤，曝晒干研粉，加磁毛米七两，混合均匀，涂于肛门上及内面，并喷冷水于表面，使其进入肠中。每日一次，六、七次后即愈。另外以热酒半升与紫堇花粉末做成梧桐子大丸子十粒，空腹吞服，每日两次，逐渐加至二十粒。以病愈为止。若五岁以下小儿，用约半杏子大小的丸子和酒吞服，忌生冷、

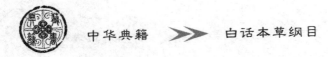

陈仓米等物。

马蕲（音芹）
（见《唐本草》）

[释名]　牛蕲（见《尔雅》）胡芹（见《通志》）野茴香（见《本草纲目》）

李时珍说：凡物大者多以马命名，此草似芹而大，故名。其气味，种子似茴香，俗称野茴香。金光明经三十二品香药中，称其为叶婆你。

[集解]　苏恭说：马蕲生水泽旁。苗似鬼针、恭（音甜）菜等，嫩时可以食用。花青白色，种子黄黑色，似防风子，可作调味品用。香气似橘皮而无苦味。

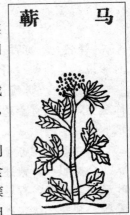

韩保昇说：花似芹花，子如防风子，但偏而大。《尔雅》记载说，茭，牛蕲。孙炎解释说，似芹而叶细实，可供食用，一名茭，一名马薪子，可供药用。

李时珍说：马蕲与芹为同类不同种，地势低凹、潮湿之处到处可见，三四月生苗，一根丛出如蒿，嫩时苗具有白毛，可供食用。叶似水芹而微小，似芎劳叶而色深。五六月开小花聚集成簇如蛇床及莳萝的花，青白色，结实如莳萝子，但色黑而重。根白色，大的约一尺，气香而坚硬，不可食用。苏恭所说的鬼针，即为鬼钗草。茎方形，叶分裂，子似钗脚，着人衣如针。与马蕲不同。

附　马蕲苗

[气味]　甘、辛、温，无毒。

[主治]　李时珍说：益脾胃，利胸膈，去冷气，可作蔬菜食用。

附　马蕲子

[气味]　甘、辛、温，无毒。

[主治]　《唐本草》：心腹胀满，开胃不气，消食，可作调味品。

孟诜说：炒后研碎，用醋吞服，治卒心痛，使人安睡。

李时珍说：温中暖脾，治疗反胃。

[附方]　新收附方一条。

慢脾惊风。《普济方》：马芹子、丁香、僵蚕等量，研末。每次一钱，用炙橘皮煎水吞服。名醒脾散。

莪香（音怀）
（见《唐本草》）

[释名]　茴香八角珠

苏颂说：莪香，北方人称为茴香，音相近似。

孙思邈说：煮臭肉，放少许，即无臭气，臭酱加入此末后也变香，故称茴香。

李时珍说：民间习俗多怀在衣袖里咀嚼，大概莪香的名称就从此意而来。

[集解]　苏颂说：今交、广（三国英将交州分为交、广二州）地及近郡均有。入药多用进口品，以近郡产质量好。三月长叶似老胡荽，极疏细、丛生。到五月茎长粗，高三四尺。七月开花，伞状，黄色。结实似麦子而小，青色。北方称为土茴香。八至九月采实阴干。今近道人均家种。四川多煮食其茎叶。

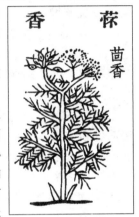

寇宗奭（音式）说：称叶形似老胡荽是错的，胡荽叶如蛇床。莪香虽有叶之名，但其散如发丝。与其他草特异。

李时珍说：茴香宿根，深冬长苗成丛状，粗茎叶似丝状。五至六月开花，似蛇床花而色黄。结子大如麦粒，轻，表面具细棱，俗称大茴香。今以宁夏产的为最好，其他产的较小，称为小茴香。进口品，种子大如柏树子，裂成八瓣，一瓣一核，大如豆、黄褐色，有仁，味更甜，俗称舶茴香，又称八角茴香（广西左右江中峒亦产），形色与中国茴香明显不同，但气味相同。北方人买来，研碎浸酒吃。

附　莪香子

[气味]　辛、平，无毒。

孙思邈说；苦、辛、微寒，涩。

甄权说：苦、辛。得酒良。炒黄用。

王好古说：阳也，浮也。入手、足少阴、太阳经。

[主治]　《唐本草》：诸瘘、霍乱及蛇伤。

马志说：膀胱胃间冷气及育肠气，调中，止痛，呕吐。

大明说：治干湿脚气，肾劳　癫疝阴疼，开胃下食。

李杲说：补命门不足。

吴绶说：暖丹田。

[发明]　孟诜说：茴香国人比较重视，说有助阳的作用，但没有使用的方法。

王好古说：茴香本为治膀胱药，因它先于火，所以叫小肠，能润火燥；因它先于土，所以从火至水，又为入手少阴心、足少阴肾二经的药物，能够开通上、下二经。所以水与火能够相交。

李时珍说：小茴香性平，理气开胃，夏天祛蝇辟臭，为调味品。大茴香性热，多食伤目发疮，作调味品不宜多用。古方有去铃丸：用茴香二两，带皮生姜四两，置罐内掩十天，小火炒，加盐一两，研末，做成梧桐子大的丸，每次三至五十粒，空腹用盐酒吞服。此方为治脾胃虚弱病。茴香得盐则引药入肾经，散发邪气，肾不受邪，病则不生。也治小肠疝气。

[附方] 旧有附方三条，新收附方十八条，共计二十一条。

1. 开胃进食。《经验后方》：茴香二两、生姜四两，一起捣匀，倒入干净的容器内，湿纸盖好，放置过夜，次日放入银器或石器中，用文武火炒至焦黄色，研末，用酒拌匀，制成梧桐子大的丸，每次十至十五粒，温酒吞服。

2. 瘴疟发热连背项者。孙真人方：茴香子捣汁吞服。

3. 大小便闭，膨胀气促。《普济方》：八角茴香七个，大麻仁半两，研末。生葱白三至七根，同研煎汤。五苓散粉用此汤吞服。每日一次。

4. 小便频数。茴香不论多少，洗净，加盐少许，炒后研末，用炙糯米糕蘸食。

5. 伤寒脱阳，小便不通。《摘玄方》：取茴香粉末，用生姜汁拌匀，敷于腹部。另用茴香粉末加益元散同服。

6. 肾消饮水，小便如膏油。《保命集》：取炒茴香、炒苦楝子，等量研末。空腹用酒吞服，每次二钱。

7. 肾邪冷气力弱者。《朱氏集验方》：用大茴香六两，分作三份，用生附子一个去皮，分为三份。第一次，取附子、茴香各一份炒黄，出火毒一夜，去除附子，茴香研末，空服用盐酒吞服，每次一钱。第二次，取附子、茴香各一份，炒至存性，出火毒，除去一半附子，其余与茴香共研末，服法同前。第三次，两药各取一份，炒至存性，研末，如前服法。

8. 肾虚腰痛。《戴原礼要诀》：茴香炒后研末，将猪腰子部开，掺入茴香粉末，湿纸裹，煨熟。空腹用盐瓷罐。空腹用盐酒送服。

9. 腰痛如刺。《简便方》：用八角茴香炒后研末，每次二钱，食前用盐汤送服。另用糯米一至二升，炒热盛于布袋中，拴于痛处。

10. 腰痛如刺。《活人心统》：思仙散：用八角茴香、杜仲各三钱炒后研末，木香一钱，水一盏，酒半钟，煎服。

11. 腰重刺胀。《直指方》：八角茴香炒后研末，食前用酒吞服，每次二钱。

12. 疝气入肾。《简便方》：茴香炒后分为二包，更换熨之。

13. 小肠气坠。《直指方》：用八角茴香、小茴香各三钱，乳香少许，水服取汗。

14. 治小肠疝气，痛不可忍。《孙氏集效方》：用大茴香、荔枝核等量炒黑研末，每次一钱，温酒送服。

15. 小肠气坠。《濒湖集简方》：大茴香一两，花椒五钱炒后研末，每次一钱，用酒送服。

16. 膀胱疝痛。《普济本事方》：用进口茴香一两，杏仁一两，焙干的葱白五钱，研末，每次二钱，嚼胡桃，用酒吞服。

17. 治疝气膀胱小肠痛。《医林集要》：茴香盐炒，晚蚕沙盐炒，等量混合研末，制成弹子大的蜜丸，每次一丸，温酒嚼下。

18. 疝气偏坠。邓才《笔峰杂兴》：大茴香末一两，小茴香末一两，用小猪尿胞一个，连尿，加入两药粉末后扎紧。置罐中用酒煮烂，连胞捣碎，做成梧桐子大的丸，每次五十粒，白开水送服。

19. 胁下刺痛。《袖珍方》：炒小茴香一两，麸炒枳壳五钱，研末。每次二钱，盐酒调服。

20. 消除口臭。《食医心镜》：取茴香煮羹或生食。

21. 蛇咬久溃。《千金方》：小茴香研末，敷患处。

附袜香茎叶

[气味]　辛、平，无毒。

[主治]　甄权说，煮食，治突然恶心，腹中不安。

孟诜说：治人肠气，卒肾气冲胁，如刀刺痛，喘息不得。鲜茎叶捣汁一合，热酒一合，和服。

[发明]　苏颂说：《范汪方》，疗恶毒痈肿，阴囊连大腿间疼痛挛急，放射至小腹疼痛难忍，一夜即致小死。用茴香苗叶，捣汁一升，每日三至四次，渣贴于肿处。冬天用根。此方来自国外，永嘉以来使用，具有起死回生的功效。

莳萝
（见《开宝本草》）

[释名]　慈谋勒（见《开宝本草》）　小茴香

李时珍说：莳萝，慈谋勒，均为国外音译名。

[集解]　陈藏器说：莳萝生佛誓国（古代国名），实如马芹子，辛香。

李殉（音寻）说：按《广州记》记载说，生伊朗国。马芹子色黑而重，莳萝子色褐而轻，以此区别。善调食味，多食无损。不可与阿魏同食，易酒送服。

苏颂说：今五岭以南及附近（治所在广州）均有。三至四月生苗，花实大的蛇床，簇生，辛香，六至七月采实。多用于调味，没见入药。

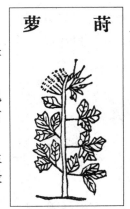

莳萝

李时珍说：其子簇生，形状的蛇床子而短，微黑，气辛臭不如茴香。

陈嘉谟说：俗称莳萝椒。内有黑子，皮薄色褐不红。

附　莳萝苗

[气味]　辛、温，无毒。

[主治]　李时珍说：下气利膈。

附　莳萝子

[气味]　辛、温，无毒。

[主治]　陈藏器说：小儿胀气，霍乱呕逆，腹冷不下食。两胁痞满。

《日华本草》：健脾，开胃气，温肠，祛鱼、肉毒，补水脏，治肾气，壮筋骨。

李珣：主膈气，消食，调味。

[附方]　新收附方二条。

1. 闪挫腰痛。《永类钤（音前）方》：莳萝研末，酒服二钱。

2. 牙齿疼痛。《圣惠方》：莳萝（进口）、芸苔子、白芥子等量，研末和匀，口中含水，将粉末吹入左右鼻孔。

附　蜀胡烂
（见《本草拾遗》）

陈藏器说：子，味辛，平，无毒。主治受寒心腹胀满，补肾，除妇人血气，下痢，杀牙齿虫。生安南，似茮香子，可知食。

数　低
（见《本草拾遗》）

陈藏器说：子，味甘、温，无毒。下冷气冷风，下宿食不消、胀满。生西番、北土，稍似茮香，胡人作羹吃。

池　德　勒
（见《本草拾遗》）

陈藏器说：根，辛、温，无毒。破冷气，消食。生西国，草根，胡人食用。

马思荅（音达）吉

李时珍说：味苦，温，无毒。去邪恶气，温中利膈，顺气止痛，生津解渴。使人口香。元代用于膳饮。为极香料，形状不知，故附上。

罗　勒
（见《嘉祐补注本草》）

[释名]　兰香（见《嘉祐补注本草》）　香菜（见《本草纲目》）　翳（音意）子草

掌禹锡说：北方人为避石勒（十六国时期后赵的建立者）的讳，称罗勒为兰香。

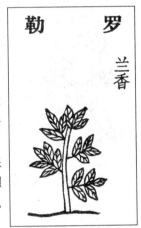

李时珍说：按《邺（音叶）中记》记载说，石虎讳音勒，故改罗勒为香菜。今俗称为翳子草，以其子可治翳而得名。

[集解]　掌禹锡说：罗勒随处可见。有三种。一种似紫苏叶；一种叶大，二十步内即能闻到香气；一种作蔬菜，冬月用于品。子可入眼去翳，遇湿则胀，随翳同出。

李时珍说：香菜须三月枣树出时下种，否则不生。常用鱼腥水、米泔水、阴沟水浇灌，则生长茂盛而香。不宜用粪水。《臞（音渠）仙神隐书》记载说，园旁水边适宜种植，饥年亦可济用。其子大如跳蚤，褐色无光泽，七月采收。

陶弘景说：术家取羊角、马蹄烧灰，撒于湿地，用脚踏遍，即生罗勒，俗称西王母菜，人吃有益处。

[气味]　辛、温，微毒。

掌禹锡说：不可多食。壅关节，涩营卫，使人血脉不通，能动风，生脚气。

[主治]　掌禹锡说：调中消食，祛恶气，消水气，宜生食。治疗齿根溃疡，用灰较好。患啘（音哇）呕者，取汁服半合；冬天用于品煎汁。根烧灰，敷治小儿黄烂疮。

吴瑞说：主辟飞尸、鬼疰（音柱）、蛊（音古）毒。

[发明]　李时珍说：按罗天益说，兰香味辛气温，能和血润燥，而掌禹锡说：多食涩营卫，血脉不通，何故？另外李东垣治牙疼口臭的神功丸中有用兰香，如无则可用藿香替代，此处用它去恶气。所以《饮膳正要》记载说，与诸菜同食，味辛香能祛腥气，均为此意。

[附方]　新收附方二条。

1. 鼻疳赤烂。《钱乙小儿方》：兰香叶二钱烧灰，铜青五分，轻粉二字，研末混匀，每日敷三次。

2. 反胃咳嗽。《普济方》：生姜四两捣烂，兰香叶一两，椒末一钱，盐和面各四两，包裹成烧饼状，煨熟，空腹吃，二至三次后见效。反胃用甘蔗汁和。

白 花 菜
（见《食物本草》）

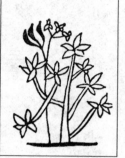

菜花白

［译名］ 羊角菜

［集解］ 李时珍说：白花菜三月播种。茎柔软蔓延，一枝五叶，叶大如拇指。秋天开小白花，长蕊。结小角果，长二至三寸。子墨黑而细小，形状如初眠蚕沙，无光泽，菜气膻臭。用盐淹后食。

汪颖说：有一种开黄花者，称为黄花菜，形状与白花菜相同，但花为黄色。

［气味］ 苦、辛，微毒。

汪颖说：多食动风气，滞脏腑，使人胃中闷满，伤脾。

［主治］ 汪颖说：下气。

李时珍说：煎水洗痔疮，捣烂敷治风湿痹痛。浸酒饮可止疟。

蔊菜（音罕）
（见《本草纲目》）

［释名］ 蔊（音罩）菜 辣米菜

李时珍说：蔊味辛辣，如火焊人，故名。也读作蕇。陈藏器著的本草中有蕇菜，称为辛菜，南方人食用。未见形态描述，考证《唐韵》、《玉篇》两书，没有蕇字，只有蔊字，称辛菜。蕇则为蔊的错误字。

［集解］ 李时珍说：蔊菜生南方，为田园中的草，冬天布地丛生，长约二至三寸，梗柔叶细小，三月开黄色小花。角果长至二分，内有细小种子。野入连根拔起吃，味极辛辣，称为辣米菜。较少长于沙地。所以洪舜俞《志圃赋》记载说：蔊有拂土之风。林洪《山家清供》记载说，朱文公吃后，总把蔊菜茎做蔬菜。盱江、福建、建阳、严陵人均喜欢吃。

［气味］ 辛、温，无毒。

李鹏飞说：蔊菜切碎，用生蜜拌或水烫后吃爽口消食。多食、发痼疾、生热。

［主治］ 陈藏器说：去冷气，腹内久寒，饮食不消，使人能食。

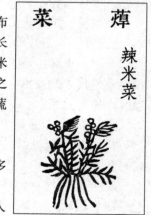

菜 蔊

辣米菜

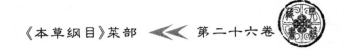

李时珍说：利胸膈、豁冷痰、心腹痛。

草豉（音齿）
（见《本草拾遗》）

[集解]　陈藏器说：产于巴西等国。草似韭状，豉生花中，当地人食用。

[气味]　辛、平，无毒。

[主治]　陈藏器说：恶气，调中，益五脏，开胃，使人能食。

第二十七卷 《本草纲目》菜部

菜之二
柔滑类四十一种

菠薐（即赤根） 《嘉祐本草》

蕹菜 《嘉祐本草》

蒁（即莙荙） 《名医别录》

东风菜 《开宝本草》

芹 《名医别录》

菥蓂（即大荠） 《神农本草经》

繁缕 《名医别录》

鸡肠草 《名医别录》

苜蓿 《名医别录》

苋 《神农本草经》

马齿苋 《蜀本草》

苦菜（即苦荬） 《神农本草经》

白苣 《嘉祐本草》（即生菜）

莴苣 《食疗本草》

水苦荬 《图经本草》

翻白草 《救荒本草》

仙人杖草 《本草拾遗》

蒲公英（即黄花地丁） 《唐本草》

黄瓜菜 《食物本草》

生瓜菜 《图经本草》

落葵（即藤菜） 《名医别录》

蕺（即鱼腥草） 《名医别录》

蕨 《本草拾遗》

水蕨 《本草纲目》

薇　《本草拾遗》

翘摇（即小巢菜）　《本草拾遗》

鹿藿（即野绿豆）　《神农本草经》

灰藋《嘉祐本草》

藜　《本草纲目》

秦荻藜　《唐本草》

醍醐菜　《证类本草》　附茅膏菜、鸡候菜、孟娘菜、优殿

芋《名医别录》　附野芋

土芋（即土卵）　《本草拾遗》

薯蓣（即山药）　《神农本草经》

零余子　《本草拾遗》

甘薯　《本草纲目》

百合　《神农本草》

山丹（即红花菜）　《日华本草》

草石（即甘露子）　蚕　《本草拾遗》

竹笋《蜀本草》酸笋　《本草纲目》

上附方旧三十七，新一百一十。

菠 薐
（见《嘉祐本草》）

[释名] 菠菜（见《本草纲目》） 波斯草（见《本草纲目》） 赤根菜

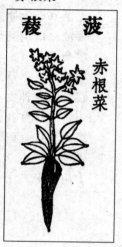

菠薐 赤根菜

唐慎微说：按刘禹锡《嘉话录》中说：菠薐种出自西国。有僧将其种子带来，说本是颇陵国的种。语误为波棱。

李时珍说：按《唐会要》说：太宗时（分元627年）尼波罗国进献波棱菜，类似红蓝，果实像蒺藜，火炒熟后能增益食味。就是此物。方士隐命名它为波斯草。

[集解] 李时珍说：波棱八月、九月种者，可备作冬天的食物；正月、二月种者，可备作春天的蔬菜。它的茎柔脆中空。它的叶子绿腻柔厚，直出一尖，旁出两尖，像鼓子花叶的形状而较其长大。它的根长数寸，大如桔梗而色赤，味道更短美。四月起花薹一尺左右。有雄雌之分。就茎开碎红花，丛簇不明显。雌者结实，有刺，形状像蒺藜子。种时必须把壳研开，易于浸胀。必须过阴历月初一才生长，也是一异。

附 菠薐菜及根

[气味] 甘，冷，滑，无毒。

陈士良说：微毒。多吃使人脚弱，发腰痛，动冷气。先患腹冷的人吃之，定会伤肠胃。不能与鳝鱼同吃，会发霍乱。取其汁炼霜，可制砒、汞，可伏雌黄、硫磺。

[主治] 孟诜说：利五脏，通肠胃热，解酒毒。服丹石药的人吃之好。

李时珍说：通血脉，开胸膈，下气调中，止渴润燥。用根更好。

[发明] 孟诜说：北方人吃肉、面，所以吃之即平；而南方人吃鱼、鳖、水米，所以吃之即冷。故多吃了会冷大小肠。

李时珍说：按张子和《儒门事亲》说：凡是因久病而致的大便涩滞不通，以及痔漏的人，应该经常吃菠薐、葵菜之类，滑而养窍，自然通利。

[附方] 新收附方一条。

1. 消渴引饮。每天达一石者。《经验方》：菠薐根、鸡内金等分，研末。米汤送服一钱，每天三次。

蕹菜（蕹·去声）
（见《嘉祐本草》）

[释名]　李时珍说：蕹与壅相同。这种菜只有把肥或土将其培埋才能成长，所以称它壅。

[集解]　陈藏器说：蕹菜在岭南一代种之。蔓延着生长，开白花，能吃。

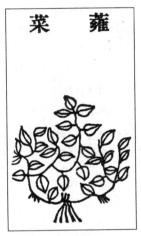

李时珍说：蕹菜现在金陵及江夏等地人们多种之。其性适宜湿地，怕霜雪。九月藏入土窖中，三四月取出，用粪土将其壅埋，即节节都会生芽，一根茎可长成一畦。茎柔软如蔓菁而中空，叶子像菠薐叶及呈鏊头形。味道不足，必须与猪肉同煮，使肉成紫色才佳。段公路《北户录》中说蕹菜是叶如柳者，不是的。按嵇含《南方草木状》中说：蕹菜叶子如落葵而较其小。南方人将芦苇编成筏子，并作些小孔，浮在水上。种子在水中，则像浮萍根浮于水面。到长成茎叶，都从苇筏孔中长出，随水上下，是南方的奇蔬。那么这种菜；水、陆都可生长。

[气味]　甘，平，无毒。

[主治]　陈藏器说：解胡蔓草毒（即野葛毒），煮熟吃。也可生捣服。

李时珍：出自《唐瑶经验方》：捣汁和酒服，治难产。

[发明]　陈藏器说：南方人先吃蕹菜，后吃野葛，二物相伏，自然无苦。若取汁滴野葛苗，则当时萎死，如此相杀。张华《博物志》说：魏武帝吃野葛至一尺。应该先吃此菜。

菾菜（菾音甜）
（见《名医别录》中品）

[校正]　并入《嘉祐本草》的莙荙菜。

[释名]　莙荙菜

李时珍说：菾菜，即莙荙菜。菾与甜相通，是因为它味甜。莙荙之义不详。

[集解]　陶弘景说：菾菜，就是现在用来作盐腌菜蒸者。

苏恭（即苏敬）说：菾菜叶像升麻苗，南方人蒸或炮熟吃，大香美。

韩保昇说：苗高三四尺，茎像蒴藋，有细棱，夏天茂盛冬天枯萎。它的茎烧灰淋汁洗衣服，会洁白如玉。

陈士良说：叶子像紫菊而且大，花白花。

李时珍说：蒜菜正二月下种，老根也会自生。其叶青白色，像白菘菜叶而短，茎也相类似，只有微小的差别。生的、熟的都可以吃，稍微有点土气。四月开小白花。结的果实状如吴茱萸栌实而较其轻虚，土黄色，内有细子。根白色。

菜 蒜

苣荬

[气味] 甘，苦，大寒，滑，无毒。

掌禹锡说：平，微毒。受冷气的人不可多吃，会动气。先患腹冷的人吃后，必伤肠胃。

[主治] 《名医别录》：时行壮热，解风热毒，捣汁饮之便愈。

苏恭说：夏日用蒜菜作粥吃，可解热，止热毒痢。捣烂，敷灸疮，止痛易愈。

陈藏器说：捣汁服，主冷热痢。又止血生肌，以及各种禽兽所伤，敷之立即痊愈。

大明《日华诸家本草》：煎汤喝，开胃，通心膈，适宜于妇人。

《嘉祐本草》：补中下气，理脾气，去头风，利五脏。

附 蒜菜根

[气味] 甘，平，无毒。

[主治] 《饮膳正要》：通经脉，下气，开胸膈。

附 蒜菜籽

[主治] 孟诜说：煮至半熟，捣汁服，治小儿热。

陈藏器说：醋浸擦脸，除去粉滓，可使脸部润泽有光。

[附方] 新收附方一条。

痔瘘下血。苣荬子、芸薹子、荆芥子、芫荽子、莴苣子、蔓菁子、萝卜子、葱子等量，用大鲫鱼一条去鳞、肠，将上药装入腹内，缝合，放入银器、石器内，上下用炎炼熟，放冷研末。每次服二钱，米汤送服，每天两次服。

东 风 菜
（见宋《开宝本草》）

[释名] 冬风

马志说：这种菜春前生长，所以有东风之称。也叫冬风，说是得了冬气。

[集解] 马志说：东风菜生于岭南等地的平泽处。茎高二三尺，叶子像杏叶而较其长，极厚软，上面有细毛，煮熟吃味道很美。

李时珍说：按裴渊《广州记》说：东风菜，花、叶像落妊娠，茎紫色。可与肥肉作汤吃，香气像马兰，味如酪。

［气味］ 甘、寒，无毒。

［主治］ 《开宝本草》：风毒壅热，头痛目眩，肝热眼赤，可与肉作汤吃。

荠
（见《名医别录》上品）

［释名］ 护生草

李时珍说：荠遍地都能生长，所以称之为荠。释者取其茎作挑灯杖，可以辟蚊、蛾，称它护生草，说是能护众生。

［集解］ 吴普说：荠生于荒野之中。

陶弘景说：荠的种类很多，这是现在人们所吃的一种。叶子作酸菜、汤也佳。诗中说的"谁谓荼苦，其甘如荠"则是一例。

李时珍说：荠有大、小数种。小荠叶花茎扁，味美。其中最细小者，名叫沙荠。大荠棵、叶都大，但味道不及小荠。其中茎硬有毛者，名叫菥蓂，味道不太好。并在冬至后生苗，二三月起茎五六寸长。开小白花，整齐如一。结的荚像小萍，而且有三个角。荚内有细子，像葶苈子。子名叫差（音嵯），四月采收。师旷说：一年后将会甜，草先甜，这就是荠。菥蓂、葶苈都是荠类。葶苈见草部湿草类。

［气味］ 甘，温，无毒。

［主治］ 《名医别录》：利肝和中。

大明《日华本草》：利五脏。根：治目痛。

李时珍说：明目益胃。

甄权说：根、叶：烧灰，治赤白痢效果极好。

［附方］ 古代所用附方一条，新收附方二条，共三条。

1. 暴赤眼痛胀磣涩。《太平圣惠方》：荠菜根捣汁滴入。

2. 眼生翳膜。《圣济总录》：荠菜全草洗净，焙干研成细末。每夜睡时先洗眼，挑粉末一粒米大，放入眼两眦头。涩痛忍往，久而久之膜会自然脱落。

3. 肿满腹大、四肢枯瘦，尿涩。陈言《三因方》：用甜葶苈（炒）、荠菜根等分，研末，用炼蜜调和作成鸡子黄大的蜜丸。每次服一丸，陈皮汤送下。只二三丸，小便则清；十余丸，腹腔恢复正常。

附 荠实

吴普说：五月五日采收，阴干。陈士良说：也叫薪蓂子。四月八日采收，良。周定王说：饥荒之年采子，水调成块，煮粥、作成饼很粘滑。

[气味] 甘，平，无毒。

甄权说：患有气病的人吃后，会动冷病。

孟诜说：不能与面同吃，否则会使人背闷。服用丹石药的人不能吃。

[主治] 《名医别录》：明目，目痛，

甄权说：青盲不见物，补五脏不足。

吴普说：治腹胀。

陈士良说：去风毒邪气，治壅去翳，解热毒。长期服用，视物鲜明。

附 荠花

[主治] 陈士良说：铺在席子底下，辟虫。又辟蚊、蛾。

大明《日华本草》：阴干研末，用枣汤每天送服二钱，治久痢。

薪蓂（音锡觅）
（《神农本草经》上品）

[释名] 大荠（见《名医别录》） 大蕺（见《神农本草经》） 马辛

李时珍说：各个名称都不能解释。《吴普本草》又说：也名析目，也名荣目，也名马驹。

[集解] 《名医别录》说：薪蓂生于咸阳的河边及路旁。四月、五月采收，晒干。

陶弘景说：现在到处都有的，是大荠子。但药方所用很少。

韩保昇说：像荠叶而较细，俗称为老荠。

苏恭说：《尔雅》中说：薪蓂，就是大荠。解释说：像荠，俗称为老荠。不过它的味道甜而不辣。

陈藏器说：《神农本草经》中薪蓂也名大荠。苏恭引《尔雅》为注解。经考察大荠就是葶苈，而不是薪蓂。薪蓂大而扁，葶苈小而圆，二物有很大的差别。

苏颂说：《尔雅》中将葶苈称为草（音典），子、叶都像荠，也名狗荠。薪蓂就是大齐。大概二物都是荠类，所以人们大多不能细分，分致产生疑问。古今在眼目方中多用它。

李时珍说：荠与薪是同一物，只是分为大、小二种。小者为荠，大者为薪蓂，薪蓂有毛。所以它们的种子功用相同，而陈士良的《食性本草》，也称荠实际上也叫薪荑。葶苈与蒺藜同类，只是蒺藜味甜花白，葶苈味苦化黄之异罢了。有的人说蒺藜就是甜葶苈，也通。

附　蒺藜苗

[气味]　甘，平，无毒。

[主治]　李时珍说，和中益气，利肝明目。

附　蒺藜子

[气味]　辛，微温，无毒。

苏恭说：甘而不辛。

吴普说；神农、雷敩说：辛。李当之说：小温。

徐之才说：采得蔓荆的果实，又小又辛又好。恶干姜、苦参。也说：苦参与它相使。

[主治]　《神农本草经》：明目目痛泪出，除痹，补五脏，益精光。久服轻身不老。

《名医别录》：疗心腹腰痛。

甄权说：眼目赤肿。

[附方]　古代所用附方一条，新收附方气条，共二条。

1. 眼目热痛、泪出不止。蒺藜子捣碎筛下粉末。睡觉时用铜簪点少量入目，当即有热泪和恶物流出，很好。

2. 眼中弩肉。崔元亮《海上集验方》：方法同上，夜夜点之。

繁 缕

（见《名医别录》下品）

[释名]　䅯缕（见《尔雅》）　敖（音敖）　蔜缕（郭璞）　滋草（见《千金备急方》）　鹅肠菜

李时珍说：这种草茎蔓很繁茂，茎中有一缕，所以名繁缕。形象鹅肠，又俗称鹅儿肠菜。易于滋长，所以叫滋草。《古乐府》中说："为乐当及时，何能待来滋。"滋乃是草名，就是滋草。

[集解]　《名医别录》说：繁缕五月五日中午采收，干用。

苏恭说：这就是鸡肠。大多生长于湿地坑渠的旁边。世俗通称为鸡肠，雅士将其总称为繁缕。

孟诜说：繁缕就是藤。又有可能是白软草。

韩保再说；叶青花白，采苗入药。

苏颂说：就是鸡肠。南部地区多有，生于田野间。近代河南开封等湿地有时也有。叶子像荇菜而较小。夏秋期间开小白黄花。其茎梗蔓延生长，折断后中有丝缕。另外茎细而中空，像鸡肠，因而得此名。本草将繁缕、鸡肠列为两条，苏恭认为二者为同一物。按郭璞的《尔雅注疏》中说，蔜缕也名鸡肠草，其实是同一物。现在南方与北方所长的，只是有的肥大有的瘦小，所以人们怀疑是两种不同物。而葛洪《肘后救卒方》在治卒淋方中说：用鸡肠及繁缕。这样又像是两不同物。其功用大概主血，所以人们宜吃之。

李时珍说：繁缕就是鹅肠，并非鸡肠。低下潮湿之地极多。正月生苗，叶如手指头大。茎细蔓延生长，折断后中空，有一缕如丝。作蔬菜又甜又脆。三月以后逐渐衰老。开细瓣白花。结稃粒大的小果实，中有细子如葶苈子。吴瑞的《日用本草》称开黄花者为繁缕，开白花者为鸡肠，也不是。二物大概相类似。只是鹅肠味甜，茎中空并有细缕，开白花；而鸡肠味微苦，咀之有涎滑感，茎中无细缕，微紫色，花也是紫色，以此作为鉴别。

〔气味〕　酸，平，无毒。

甄权说：苦。

李时珍说：甘，微咸。

孟诜说：温。

孙思邈说：与腌的鳝鱼一起吃，会发消渴，使人多忘事。

〔主治〕　《名医别录》：积年恶疮、痔不愈。

陈藏器说：破血，下乳汁，产妇宜食之。产后腹有块痛，以酒炒后绞汁温服。另外晒干为末，醋调糊制丸，空腹服五十丸，可取下恶血。

〔发明〕　陶弘景说：此菜五月五日采集，晒干，烧成屑，治疗杂疮有效。也要与别的多种早一起取效，不只这一种。

孟诜说：治疗恶疮有神效，捣汁涂之。做菜吃，对人有益。但必须用五月五日采收者才灵验。

孟诜说：能除去恶血。但不可久吃，怕血尽。

〔附方〕　古代所用附方二条，新收附方二条，共四条。

1. 食治乌髭。《太平圣惠方》：繁缕捣碎，长期吃，能乌髭发。

2. 小便卒淋。范汪《东阳方》：抓繁缕草满两手，用水煮，常常喝。

3. 产妇有块。作痛。繁缕方见上。

4. 丈夫阴疮。茎及头溃烂，痛不可忍，久不愈者。《扁鹊方》：用五月五日采的繁缕烧焦取五分，放入新出蚯蚓屎二分，加入少量水，调和研匀作成饼，贴患处。干了再换。禁酒、面、五辛及热性食物。效果很好。

繁　缕

鹅肠菜〔一〕

鸡 肠 草
（见《名医别录》下品）

[集解] 陶弘景说：人家园庭中也有这种草。小孩取其揉汁用来捋蜘蛛网，极粘，可捕蝉。

苏恭说：这就是繁缕，剩下的出自此条。

李时珍说：鸡肠生长在低下潮湿地。二月生苗，叶像鹅肠草叶而颜色较其微深。茎带紫色，中不空，无缕。四月有小茎开五瓣小紫花。结小果，果中有细子。其苗作蔬菜，不如鹅肠。所以《名医别录》将繁缕列于菜部，而将鸡肠列于草部，是因为这个缘故。苏恭不知道，怀疑二者是同一物，是错误的。生嚼很涎滑，所以可用来捕蝉。鹅肠生嚼没有涎，自然也可辨别。郑樵《通志》称鸡肠像蓼而较其小，其味小辛，繁缕并没有这些性质。另外石胡荽也名鸡肠草，但与这里列的不同。

[气味] 微辛、苦、平，无毒。

甄权说：苦。

徐之才说：微寒。

[主治] 《名医别录》：毒肿，止小便利。

陶弘景说：疗蟹螱溺疮。

甄权说：主遗溺，洗手足伤水烂。

孟诜说：五月五日将其烧作灰调盐，疗一切疮风丹遍身痒痛；也可捣碎封敷，每天换五六次。做菜吃，对人有益，去脂膏毒气。另外烧后敷疳蠶。取汁稠密服，疗小儿赤白痢，效果很好。

苏颂说：研末或烧灰，揩牙齿，可去宣露。

[附方] 古代所用附方四条，新收附方五条，共九条。

1. 止小便利。《食医心镜》：鸡肠草一斤，放入豆豉汁中煮，和米煮汤及粥，连次吃。

2. 小儿下痢，赤白。孟诜《食疗本草》：鸡肠草捣汁一合，与蜜调服，效果很好。

3. 气淋胀痛。《圣济总录》：鸡肠草三两，石韦（去毛）一两。每次用三钱，水一合，煎服。

4. 风热牙痛，浮肿发歇，元脏气虚，小儿疳蚀。《普济方》：鸡肠草、旱莲草、细辛等分，研末。每天擦三次，名祛痛散。

5. 发背欲死。《肘后方》：鸡肠草捣碎敷之。

6. 反花恶疮。饶氏《医林正宗》：鸡肠草研汁轻轻擦之。或者研末，用猪脂调匀擦，极效。

7. 一切头疮。孟诜《食疗本草》：鸡肠草烧灰，与盐混合敷之。

8. 漆疮瘙痒。《肘后方》：鸡肠草捣烂涂之。

9. 射工中人而成疮者。《卢氏方》：以鸡肠草捣烂涂之，一天后即愈。

苜蓿
（见《名医别录》上品）

[释名] 木粟（见《本草纲目》） 光风草

李时珍说：苜蓿，郭璞称作收宿。说其老根会自生，可饲牧牛马。另外罗愿的《尔雅翼》将其称作木粟，说其米可以煮饭。葛洪的《西京杂记》中说：乐于游苑中因有很多苜蓿。风在其间，常会发出萧萧声。太阳照在其花上有光彩。所以名怀风，又名光风。茂陵（今陕西兴平等地）人称它为连枝草。《金光明经》称它为塞鼻力迦。

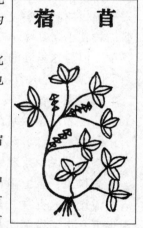

[集解] 陶弘景说：长安中（今西安城）才有苜蓿园。北方人很尊重它。长江以南的人不太吃它，因为苜蓿无味。外国也有苜蓿草，用来治眼睛，但并不是这一类。

孟诜说：那地方人们采其根当作土黄花。

寇宗奭说：陕面很多，用来饲养牛马，嫩时人也吃。有宿根，割完了又能复生。

李时珍说：《西京杂记》说苜蓿原本出自大宛（今前苏联中亚费尔干纳盆地），汉使张骞带回中国。然而现在各处田野都有（陕西、甘肃的人也有种植者），年年自生。割苗作蔬菜，一年可割三次。二月生苗，一棵有数十条茎，茎很像灰藋。一枝有三叶，叶像决明叶，然而小如指尖，绿色碧艳。入夏及秋天，开细黄花。结圆扁小荚，周围有刺，数荚累累，老了则成黑色。内有米如穄米，可做饭，也可酿酒。罗愿把它作为鹤顶草，是错误的。鹤顶，是红心灰藋。

[气味] 苦，平，涩，无毒。

寇宗奭说：微甘、淡。

孟诜说：凉。少吃较好。多吃了会使冷气入筋中，即使人瘦。

李鹏飞说：同蜜一起吃，会使人下痢。

[主治] 《名医别录》：安中利人，可长期吃。

孟诜说：利五脏，轻身健人，洗去脾胃间邪热气，通小肠诸恶热毒，煮熟与酱调和吃，也可作羹。

寇宗奭说：利大小肠。

苏颂说：干吃对人有益。

附　苜蓿根

[气味]　寒，无毒。

[主治]　苏恭说：热病烦满，目黄赤，小便黄，酒疸，捣烂取汁服一升，使患者吐泻后即痊愈。

李时珍说：捣汁煎饮，治沙石淋痛。

苋
（见《神农本草经》上品）

[释名]　李时珍说：按《陆佃埤雅》中说：苋的茎叶，都高大而且易见，所以其名从见字，是指事。

[集解]　《名医别录》说：苋实也叫莫实，细苋也是同一物。生长在淮阳（今河南省东部等地）的河流及田中。叶子像蓝叶，十一月采。

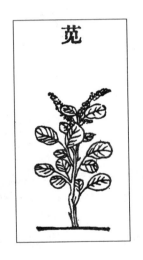

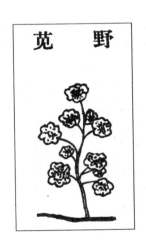

李当之说：苋实际上就是苋菜。

陶弘景说：苋实际上应当是白苋，所以说细苋也是同一物，叶像蓝叶。细苋就是糠苋，其性冷利，吃之更胜。降霜后才成熟，所以说十一月采收。另外还有赤苋，茎纯紫色，不能吃。马苋是另外一种，遍地生长，果实微细，俗称马齿苋，恐怕不是苋实。

苏恭说：赤苋也名蒉（音匮）。曾经有人说苋实也名莫实，我怀疑莫字有误。

韩保昇说：苋共有六种：赤苋、白苋、人苋、紫苋、五色苋、马苋。只有人苋、白苋二种的果实可入药用。赤苋味辛。另有别的功用。

苏颂说：人苋、白苋都太寒，也称为糠苋，又称为胡苋，或称为细苋，其实是同一物。只是大者为白苋，小者为人苋。其种子要降霜后才成熟，细而黑。紫苋的茎叶都是紫色，吴（今江苏等地）人用来染指甲，各种苋中只有紫苋无毒，不寒。赤苋也称为花苋，茎叶深红色，根茎也可用糟贮藏，吃之味很美，味辛。五色苋现在很少有。细苋俗称为野苋，猪爱吃，又叫猪苋。

李时珍说：苋都是三月撒种。六月以后不能吃。老了则会抽茎约人那么长，开细花成穗。穗中的细子，扁而且亮黑，与青葙子、鸡冠子没有区别，九月采收。细苋就是野苋，北方人称之为糠苋，柔茎细叶，生长了就会结子，味道胜过家苋。俗称青葙苗为鸡冠苋，也可吃。见草部。

附　苋菜

［气味］　甘，冷利，无毒。

苏恭说：赤苋：辛，寒。

张鼎说：苋能动气，令人烦闷，冷中损腹。不能与鳖同吃，否则会生鳖瘕。另外取鳖肉豆大，用苋菜包裹放置土坑内，用土掩盖，一夜后全变成小鳖了。

汪机说：这种说法每次试验都没成功。

［主治］　孟诜说：白苋：补气除热，通九窍。

苏恭说：赤苋，主赤痢，射工，沙虱。

陈藏器说：紫苋，杀虫毒，治气痢。

李时珍说：六苋，并利大小肠，治初痢，滑胎。

［发明］　陶弘景说：人苋、细苋都冷利。赤苋治疗赤痢但不能吃。用苋菜入药的方很少，断谷方中经常用之。

苏颂说：赤苋微寒，所以主血痢；紫苋不寒，比诸苋无毒，所以主气痢。

孟诜说：五月五日采收苋菜，和马齿苋同研成细粉，两者等量，让妊娠妇女常服用，会使其易产。

朱震亨说：红苋入血分善走，所以与马齿苋同服，能下胎。或者煮着吃，使人易产。

［附方］　古代所用附方二条，新收附方五条，共七条。

1. 产后下痢。赤白者。《奉亲养老书》：用紫苋菜一握切碎煮汁，放入粳米三合，煮粥，吃之立即痊愈。

2. 小儿紧唇。《太平圣惠方》：赤苋捣汁洗之，效果良好。

3. 漆疮搔痒。苋菜煎汤洗之。

4. 蜈蚣螫伤。谈野翁《试验方》：取灰苋叶擦之即止。

5. 蜂虿螫伤。野苋揉擦之。

6. **诸蛇螫人。**《集验方》：紫苋捣汁喝一升，用滓涂之。

7. **射工中人。**状如伤寒，寒热，发疮偏在一处，与常者不同。《集验方》：取赤苋连茎、叶捣汁一升，每天服两次。

附　苋实

[气味]　甘，寒，无毒。

[主治]　《神农本草经》：青盲，明目除邪，利大小便，去寒热。久服益气力，不饥轻身。

《名医别录》：治白翳，杀蛔虫。

大明说：益精。

李时珍说：肝风客热，翳目黑花。

[发明]　李时珍说：苋实与青葙子同类异种，所以其治目之功也相似。

[附方]　新收附方一条。

利大小便。《太平圣惠方》：苋实研成粉末半两，分两次服，新鲜井水送服。

附　苋根

[主治]　李时珍说：阴下冷痛，入腹则肿满杀人，捣烂敷之。

[附方]　新收附方一条。

牙痛。孙天仁《集效方》：苋根晒干，烧存性为末，揩牙。再用红灯笼草根煎汤漱牙。

马齿苋
（见《蜀本草》）

[释名]　马苋（见《名医别录》）　五行草（见《图经本草》）五方草（见《本草纲目》）　长命菜（见《本草纲目》）　九头狮子草

李时珍说：其叶子一片片紧挨着看上去像马齿，而其性滑利似苋，故名马齿苋。俗称大叶者为狗耳草，小叶者为鼠齿苋，又叫九头狮子草。其性耐久难燥，所以有长命之称。《轩辕述宝藏论》以及《八草灵变篇》都将马齿命名为龙芽，又名五方草，也有五行之义。

苏颂说：马齿苋虽然叫苋类，而苗、叶与苋都不相似。也名五行草，因为其叶青、梗赤花黄、根白、子黑。

陈藏器说：《名医别录》中将马齿与苋列为同类。两物既然不同，现应将其列为别品。

［集解］ 陶弘景说：马苋与苋不是同一种类，遍地生长，果实非常微小，俗称马齿苋，也可以吃，有小酸。

韩保昇说：此物有两种：叶大者不能用；叶小者节叶间有水银，每十斤有八两至十两。然而极难干燥，应当用槐木捶碎，向东作架晒之，则三两天后即干如隔年者。入药须去茎，其茎无效。

雷敩说：凡用时不能用大叶者，大叶者不是马齿苋，也无水银。

李时珍说：马齿苋处处园野生长。柔茎布地，细叶对生。六七月开细花，结小尖果实，实中有葶苈子状的细子。人们多采其苗煮熟晒干作蔬菜。通晓术术的人将其采取，用于伏砒结汞，煮丹砂，伏硫磺，死雄黄制雌黄，很有法度。一种水马齿，生于水中，形状相似，也可以用水煮熟吃。见王西楼的《野菜谱》。

附 马齿苋菜

［气味］ 酸，寒，无毒。

苏恭说：辛，温。

寇宗奭说：人们多吃之，然而其性寒滑。

［主治］ 陈藏器说：诸肿瘘疣目，捣碎揩之。破痃癖，止消渴。

苏颂说：能肥肠，令人不思饮食。治女人赤白下。

苏恭说：饮汁，治反胃诸淋，金疮流血，破血癥瘕，小儿尤其良。用汁治紧唇面疱，解马汗、射工毒（传说中的鬼魅病），涂之痊愈。

韩保昇说：治尸脚阴肿。

孟诜说：作膏，涂湿癣、白秃、杖疮。又主三十六种风。煮粥，止痢及疳痢，治腹痛。

《开宝本草》：服之长年不白。治痈疮，杀诸虫。生捣汁服，当利下恶物，去白虫。和梳垢，封疔肿。又烧灰和陈醋滓，先灸后封之，即根出。

李时珍说：散血消肿，利肠滑胎，解毒通淋，治产后虚汗。

［发明］ 李时珍说：马齿苋所主诸病，都是只取其散血消肿之功。

苏颂说：多年恶疮，用很多方治疗不愈，有的甚至灼痛不止者。将马齿全草捣烂敷上，两三次即愈。此方出自武元衡相国。武氏在西川，自己小腿上生疮灼痒难忍，多次治疗无效。等到了京城，有一官吏献上此方，用后便痊愈。李绛将这件事记入了《兵部手集方》。

［附方］ 古代所用附方十六条，新收附方二十三条，共三十九条。

1. 三十六风。结疮。《食疗本草》：马齿苋一石，水二石，煮取汁，加入蜜蜡三两，重新煎成膏，涂之。

2. 诸气不调。《食医心镜》：马齿苋煮粥吃。

3. 禳解疫气。《唐瑶经验方》：六月六日，采马齿苋晒干。新年的第一天将其煮熟，同盐、醋一起吃，可解疫疠气。

4. 筋骨疼痛。不限于风湿气、杨梅疮及女人月家病，先用此药止疼，然后再调理。《海上名方》：干马齿苋一个（湿马齿苋二斤），五加皮半斤，苍术四两，捣碎，以水煎汤洗澡。迅速用葱、姜捣烂，冲热汤三碗，服下。到温暖处取汗，立刻就会止痛。

5. 脚气浮肿。心腹胀满，小便涩少。《食医心镜》：马齿草和少量粳米，用酱汁煮熟吃。

6. 男女疟疾。马齿苋捣烂，扎在手的寸口处，男扎左手女扎右手。

7. 产后虚汗。《妇人良方》：马齿苋研汁三合内服。如果没有新鲜马齿苋，就用干者煮汁服。

8. 产后血痢。小便不通，脐腹痛。昝殷《产宝》：生马齿苋菜捣汁三合，煎沸入蜜一合，调匀服。

9. 小儿血痢。《食医心镜》：方同上。

10. 肛门肿痛。《濒湖集简方》：马齿苋叶、三叶酸草各等量，煎汤熏洗，一日二次，有效。

11. 痔疮初起。《杨氏经验方》：马齿苋（鲜干不限），煮熟迅速吃下。以汤熏洗。一月左右，其孔闭，痊愈。

12. 赤白带下。崔元亮《海上集验方》：无论老、幼、孕妇都可服。取马齿苋捣烂绞汁三大合，与鸡蛋清二枚，先温热，再下苋汁，微温时一顿喝完。一次即愈。

13. 小便热淋。《太平圣惠方》：马齿苋汁服之。

14. 阴肿痛极。《永类钤方》：马齿苋捣烂敷之，良。

15. 中蛊欲死。《寿域神方》：马齿苋捣汁一升喝，并且敷之。每天四五次。

16. 腹中白虫。孟诜《食疗本草》：马齿苋水煮一碗，和盐、醋空腹吃。一会儿白虫全出。

17. 紧唇面疱。《太平圣惠方》：马齿苋煎汤每天洗之。

18. 目中瘜肉淫肤、赤白膜。《眼科龙木论》：马齿苋一大握洗净，和芒消末少许，用丝绵包裹安上。频频更换。

19. 风齿肿痛。许学士《普济本事方》：马齿苋一把，嚼汁含之。当天肿消。

20. 漏耳诸疮。治耳内外恶疮，及头疮、肥疮、瘑疮。《太平圣惠方》：黄马散：用黄檗半两，干马齿苋一两，研末敷之。

21. 项上瘰疮。《外台秘要》方：将马苋阴干烧研，腊猪脂调和，用温洗米水擦先，再敷之。

22. 杨起《简便方》：治瘰疬未破。马齿苋同靛花捣掺，每天三次。

23. 腋下狐臭。《千金备急方》：马齿苋捣烂，用蜜调和成团，纸包裹泥封固半寸厚，晒干，烧过研末。每次用少许与蜜作饼，先以生布揩之，将药夹胁下，让其极痛，久忍，然后用手巾勒两臂。每天一次，以愈为度。

24. 小儿火丹热如火，绕脐即损人。《贞元广利方》：将马齿苋捣烂涂，每天二次。

25. 小儿脐疮。久不愈者。《千金备急方》：马齿菜烧研敷之。

26. 豌豆癍疮。《肘后救卒方》：马齿苋烧研敷之，片刻后根随药出。若不出再敷。

27. 丁疮肿毒。马齿菜二分，石灰三分，为末，鸡蛋清调和。敷之。

28. 反花恶疮。《太平圣惠方》：马齿苋一斤烧研，猪脂调和敷。

29. 蛀脚臁疮。《海上集验方》：干马齿苋研末，用蜜调敷上。一夜后其虫自出，神效。

30. 足趾甲疽、肿烂者。《外台秘要》：屋上马齿苋、昆仑青木香、印成盐，各等分和匀，烧存性，加入先明朱砂少许，敷之。

31. 疮久不愈、积年者。《千金备急方》：马齿苋捣烂封之。取汁煎稠后敷也可。

32. 马咬人疮、毒入心者。《太平圣惠方》：马齿苋煮，与汤一起吃。

33. 射工溪毒。崔元亮《海上集验方》：马齿苋捣汁一升服，用滓敷之，每天四五次，良。

34. 毛虫螫人赤痛不止。沈存中《灵苑方》：马齿苋捣熟封之，妙。

35. 蜂虿螫人。张文仲《随身备急方》：方同上。

36. 蜈蚣咬伤。《肘后备急方》：马苋汁涂之。

37. 小儿白秃。《太平圣惠方》：马齿苋煎膏涂之。或烧灰，猪脂调和涂之。

38. 身面瘢痕。《太平圣惠方》：马齿苋汤每天洗二次。

39. 杂物眯目不出。《太平圣惠方》：用东边墙上长的马齿苋烧灰研细，点少许于眦头，即出。

附　马齿苋子

[主治]　《开宝本草》：明目，《神仙服食经》用之。

孟诜说：延年益寿。

《食医心镜》：青盲白翳，除邪气，利大小肠，去寒热。以一升捣末，每次将0.01合用葱、豉煮粥吃。或用米粒、五味子煮羹吃。

[附方]　新收附方一条。

目中出泪或出脓。《太平圣惠方》：用马齿苋子、人苋子各半两为末，丝绵裹于铜器中蒸熟，熨大眦头脓头出处。每回熨五十次，时间长了便自愈。

苦　菜
（见《神农本草经》上品）

[释名]　荼（见《神农本草经》）　苦苣（见《嘉祐本草》）　苦荬（见《本草纲

目》）游冬（见《名医别录》）　萹苣（见《日用本草》）　老鹳菜（见《救荒本草》）
天香菜

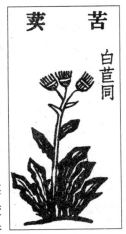

李时珍说：苦荼因其味而得名。经历冬春，故说游冬。许慎《说文解字》将苣称作蘧。吴人称为苦荬，其义不详。《嘉祐本草》说岭南、吴人种苣作食品名叫苦苣，而且又重出了苦苣及苦荬条。现在合并在一起。

［集解］　《名医别录》说：苦菜生于益州的川谷、山陵、路边处。凌冬不死。三月三日采，阴干。

《桐君药录》说：苦菜三月生，枝叶茂盛。六月花从叶中长出，茎直花黄。八月结果实，实落根又生长，冬天不枯。

苏恭说：《尔雅》说：荼就是苦菜。《易通卦验玄图》说：苦菜生于寒秋，经冬历春，到夏天才成熟。也名游冬。叶子像苦苣而较其细，断之有白汁，花黄像菊，到处都有。其说法与桐君略同。苦蕒也俗称苦菜，但并非此荼。

韩保昇说：春天开花，夏开结实，到秋天又开花但不结实，经历冬天而不凋谢。

寇宗奭说：此月令四月小满节后苦菜开花者即是。四方都有，在北方路边者冬天会凋谢，生于南方者冬夏常青。叶子像苦苣而较其窄，淡绿色。折断后有白色乳汁流出，味苦。花像野菊，春夏秋都开放。

李时珍说：苦菜就是苦荬，家里栽种者称为苦苣，其实是同一物。春初生苗，有赤茎、白茎二种。其茎中空而脆，折断后有白汁。叶像花萝卜菜叶而且成碧绿色，上叶抱茎，梢叶像鹳嘴，每叶分叉，茎撺挺如穿叶。开黄花，如初开的野菊。一花结子一丛，如同蒿子及鹤虱子，开完花则收敛，子上有茸茸白毛，能随风飘扬，落到地上即会生长。

陈士良说：蚕蛾出时，不能折取，会使蛾子青烂。蚕妇也忌食之。然而野苣若经五六次折去后，味道反而甘滑，胜于家种的苦荬。

［正误］　陶弘景说：苦菜可能就是茗。茗也名荼，凌冬不凋，作汤喝能使人不眠。

苏恭说：诗说："谁谓荼苦"，即是苦菜的异名。陶弘景称荼为茗，茗是木类。按《尔雅释草》说：荼说是苦菜。音途。《尔雅·释木》说：槚就是苦荼。音迟遐切。二物完全不同，不能相比，陶弘景的说法是错的。

附　苦菜

［气味］　苦，寒，无毒。

张机说：野苣不能同蜜一起吃，会使人生内痔。

李时珍说：脾胃虚寒的人，不能吃。

[主治] 《神农本草经》：五脏邪气，厌（延叶反，伏也。）谷胃痹。久服安心益气，聪察少卧，轻身耐老。

《名医别录》：肠澼渴热，中疾恶疮。久服耐饥寒，豪气不老。

《嘉祐本草》：调十二经脉，霍乱后胃气烦逆。久服强力，虽冷甚但益人。

陈藏器说：捣汁饮，除面目及舌下黄。其白汁，涂丁肿，可拔根。滴痛上，立刻溃破。

《本草衍义》：点瘊子，自落。

大明说：敷蛇咬。

汪机说：明目，主诸痢。

李时珍说：血淋痔瘘。

[发明] 寇宗奭说：苦苣捣汁敷疔疮，特别灵验。青苗阴干，以备冬季为末，水调敷之。

李时珍说：按《保生录》洞天中说：夏三月宜吃苦菜，能益心和血通气。又陆文量的《菽园杂记》中说：凡病痔者，宜用苦苣菜，鲜的干的都行，煮至熟烂，连汤放入一器中，横放一木板坐下，先熏后洗，冷了即停。每天洗数次，每次用都有效。

[附方] 新收附方六条。

1. 血淋尿血。《资生经》：苦荬菜一把，酒、水各半，煎服。

2. 血脉不调。《卫生易简方》：苦荬菜晒干，研末。每次服二钱，温酒送下。

3. 喉痹肿痛。《普济方》：野苦荬捣汁半盏，灯芯用汤浸，捻汁半盏，和匀服。

4. 对口恶疮。《唐瑶经验方》：野苦荬擂汁一钟，放入姜汁一匙合，和酒服。用渣敷。一二次即愈。

5. 中沙虱毒。沙虱在水中，人洗澡时则侵入人体，钻入皮内。刚得时皮上正红，如小豆、黍、粟，摩之痛如刺，三日后寒热发疮毒，若入骨则杀人，岭南多此。《肘后救卒方》：将茅叶刮去，用苦菜汁涂之，佳。

6. 胡蜂叮蜇。《摘玄方》：苦荬汁涂之，良。

附　苦菜根

[主治] 《嘉祐本草》：赤白痢及骨蒸，一起煮服。

李时珍说：治血淋，利小便。

附　苦菜花和子

[气味] 甘，平，无毒。

[主治] 寇宗奭说：去中热，安心神。

汪颖说：黄疸病，连花、子研细二钱，水煎服，每天二次，良。

白　苣
（见《嘉祐本草》）

[释名]　石苣（见《本草纲目》）　生菜

李时珍说：白苣、苦苣、莴苣都不能煮烹，都应生揉去汁，用盐、醋拌着吃，可通说生菜，而白苣味稍美，所以独得专称。《王桢农书》谓之为石苣。陆机《诗义疏》说：青州称之为苣。可生吃，也可蒸熟吃。

[集解]　陈藏器说：白苣像莴苣，叶有白毛。

李时珍说：处处都有。像莴苣而叶为白色，折断后有白汁。正二月下种。四月开黄花如苦荬，结子也与苦荬同。八月、十月可再种。所以谚语说：生菜不离园。按《事类合璧》中说：苣有数种：色白者为白苣，色紫者为紫苣，味苦者为苦苣。

附　白苣菜

[气味]　苦，寒，无毒。

萧炳说：平。患冷气的人吃了即会腹冷，也不像苦苣那样伤人。产后不能吃，会使人寒中，小肠痛。

孙思邈说：不能与酪同吃，否则会生虫蜃。

[主治]　孟诜说：补筋骨，利五脏，开胸膈拥气，通经脉，止脾气，令人齿白，聪明少睡，可煮熟吃。

宁愿说：解热毒、酒毒，止消渴，利大小肠。

[附方]　古代所用附方一条。

鱼脐疮其头白似肿，痛不可忍。《外台秘要》：先用针刺破头及四边，以白苣取汁滴入孔中，良。

莴　苣
（见《食疗本草》）

[释名]　莴菜　千金菜

李时珍说：按彭乘《墨客挥犀》中说：莴菜来自呙国，故得此名。

[集解]　陈藏器说：莴苣有白者、紫者。紫者入烧炼药用。

李时珍说：莴苣正二月下种，最宜肥地。叶像白苣叶而较其尖，色微青，折断后有白汁粘手。四月抽花茎，高三四尺。剥皮生吃，味如胡瓜。作糟吃也良。长江以东人们用盐将其腌晒压实，以备饥荒，称之为莴笋。花、子都与白苣同。

附　莴苣菜

[气味]　苦，冷，微毒。

李鹏飞说：久吃昏人目。患冷的人不宜吃。

李时珍说：按彭乘所说：莴苣有毒，百虫不敢接近。蛇虺触之，则眼睛看不见物。人中其毒，用姜汁解之。

陈藏器说：紫莴苣有毒，可入烧炼药用。

独孤滔《丹房镜源》说：莴苣用硫磺种，结沙子，制朱砂。又说：紫色莴苣和土作成器皿，火煅如铜。

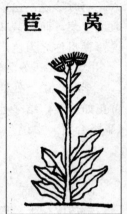

莴苣

[主治]　陈藏器说：利五脏，通经脉，开胸膈，功同白苣。

宁原说：利气，坚筋骨，去口气，白齿牙，明眼目。

李时珍说：通乳汁，利小便，杀虫、蛇毒。

[附方]　古代所用附方一条，新收附方五条，共六条。

1. 乳汁不通。《海上集验方》：莴苣菜煎酒服。

2. 小便不通。《卫生易简方》：莴苣菜捣敷脐上即通。

3. 小便尿血。《杨氏经验方》：同上方，效果很好。

4. 沙虱水毒。《肘后救卒方》：莴苣菜捣汁涂之，良。

5. 蚰蜒入耳。《太平圣惠方》：莴苣叶干者一分，雄黄一分，研为末，做成枣核大糊丸。蘸生油塞耳中，引出。

6. 百虫入耳。《圣济总录》：莴苣捣汁滴入，虫自出。

附　莴苣子
（人药炒用）

[主治]　李时珍说：下乳汁，通小便，治阴肿、痔漏下血、伤损伤痛。

[附方]　古代所用附方一条，新收附方六条，共七条。

1. 乳汁不行。莴苣子三十枚，研细酒送服。另一方：莴苣子一合，生甘草三钱，糯米、粳米各半合，煮粥频频吃。

2. 小便不通。《海上仙方》：莴苣子捣成饼，贴成脐中，即通。

3. 肾黄如金。《外台秘要》：莴苣子一合细研，水一盏，煎至一半服。

4. 阴囊癫肿。莴苣子一合捣末，水一盏升，煎沸五次，温服。

5. 闪损腰痛。《玉机微义》：趁痛丸：用白莴苣子炒三两，白粟米炒一撮，乳香、没药、乌梅肉各半两，研为末，炼蜜作丸鸡子黄大。每次嚼一丸，热酒送服。

6. 髭发不生。疖疮疤上不生髭发。《摘玄方》：先用竹刀刮损，将莴苣子拗猢狲姜末，频频擦之。

水 苦 荬
（见《图经本草》）

[释名]　谢婆菜（见《图经本草》）　半边山

[集解]　苏颂说：水苦荬生于宜州（今湖北宜昌等地）的溪涧旁边。叶子像苦荬，厚而有光泽。根像白术而软。二、八、九月采其根吃。

附　水苦荬根

[气味]　微苦、辛，寒，无毒。

[主治]　苏颂说：风热上壅，咽喉肿痛，及项下风疬，用酒磨服。

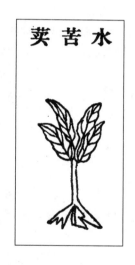

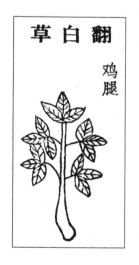

翻 白 草
（首见于《救荒本草》）

[释名]　鸡腿根（见《救荒本草》）天藕（见王西楼的《野菜谱》）

李时珍说：翻白是因其的形状而命名，鸡腿、天藕是因其根的味而命名的。楚国人称之为湖鸡腿，淮人称之为天藕。

[集解]　周定王说：翻白草高七八寸。叶硬而厚，有锯齿，背面白色，像地榆叶而较其细长。开黄花。根如指大，长三寸左右，皮红肉白，两头尖峭。生吃、煮熟吃都可以。

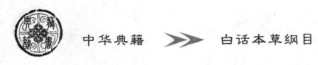

李时珍说：鸡腿儿生于靠近水边的田地，高不过一尺。春天生弱茎，一茎有三叶，尖长而厚，有皱纹锯齿，正面青背面白。四月开小黄花。结子如胡荽子，中有细子。其根的形状像小白术头，剥去红皮，里面白色如鸡肉，吃之有粉状。小儿常生吃，荒年人们挖取用来和饭吃。

附　翻白草根

[气味]　甘、微苦，平，无毒。

[主治]　李时珍说：吐血下血崩中，疟疾痈疮。

[附方]　新收附方七条。

1. 崩中下血。《濒湖集简方》：用湖鸡腿根一两捣碎，酒二盏，煎至一盏服。

2. 吐血不止。翻白草，每次用五棵咀嚼，水二钟，煎至一盅，空腹服。

3. 疟疾寒热。翻白草根五个，煎酒服。

4. 无名肿毒。方同上。

5. 疔毒初起。无论已成还是未成。用翻白草十棵，酒煎服，出汁即愈。

6. 浑身疥癞。端午节那天中午十一至十三点钟期间采翻白草，每次用一握，煎水洗之。

7. 臁疮溃烂。刘松石《保寿堂经验方》：端午节那天中午十一至十三点钟期间采翻白草，洗净收藏，每次用一握，煎汤盛入盆中，围住熏洗，有效。

仙人杖草
（见《本草拾遗》）

[集解]　陈藏器说：仙人杖生于剑南的平泽地。叶子像苦苣，丛生。陈子昂的《观玉篇》序说：我跟随补阙官乔公北征，夏季四月在张掖郡（今甘肃省张掖西北）安营停留。河洲的草木没有特别者，只有仙人杖处处丛生。我家世代都常吃之。因为乔公谈及其功用，同行的王仲烈甘心吃之。有人对乔公说，这是白棘。乔公于是谏于我。因而我写了《观玉篇》。

苏颂说：仙人杖有三物同名：一种是菜类，一种是枯死竹笋之色黑者，枸杞也叫仙人杖。这里讲的仙人杖是做菜吃者，白棘木类，怎么会与其相似？有人说：乔公所说的白棘是枸棘，是有针的枸杞。《神农本草经》中枸棘无白棘之名，另外其味苦，而此菜叶甜。方知草木之类，多而难识别，使人怀疑他的话，把真品作当伪品，应该从陈子昂的论著中详之。

李时珍说：另外有一种仙人草，生于台阶间，高二三寸。还有一种叫仙人掌草，生于石壁上。这些都是与仙人杖草名同物异，不可不审。一起见石草类。

[气味]　甘，小温，无毒。

[主治] 大明说：做菜吃，去痰癖，除风冷。

陈藏器说：久服长生，坚筋骨，令人不老。

蒲 公 英
（见《唐本草》）

[释名] 耨耨草（音構糯） 金簪草（见《本草纲目》） 黄花地丁

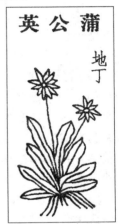

李时珍说：名称的意义没有说清楚。孙思邈《千金方》叫做凫公英，苏颂《图经本草》叫作仆公罂，《庚辛玉册》叫做鹁鸪英。一般叫作蒲公英，又叫黄花地英。淮河一带的人叫作白鼓钉，四川人叫作耳瘢草，关中（古之地区名，可泛指"东至函谷关，西至陇关"）叫作狗乳草。按照《土宿本草》说：金簪草一名地丁，花像金簪头，独脚像丁，所以这样称呼。

[集解] 韩保昇说：蒲公英草生长在平原沼泽的田园之中。茎与叶类似苦苣（音曲），折断有白汁。可以生吃。花像单菊而大。四月、五月采集。

苏颂说：到处都有。春初生苗，叶像苦苣，有细刺。中心长出一茎，茎的顶端长出一花，色黄像金钱。一般错误地讹传为仆公婴。

寇宗奭说：就是现在的地丁。四时常有花，花完了就飞絮，絮中有子，落到那里就会生长。所以，庭院内都有的，是因子随风飘来。

李时珍说：地丁，长江南北很多，其他地方亦有它，五岭以南绝对没有。小科布地，四散而生，茎、叶、花、絮都像苦苣，但小一点。嫩苗可以吃。《庚辛玉册》说：地丁叶像小莴苣，花像大旋葍（音富，音福，恶菜），一茎高起三四寸，折断有白汁。二月采花，三月采根。可以约束汞，制伏三黄。有紫花的，叫大丁草，出太行、王屋各山。河南陈州亦有，叫烧金草，能煅朱砂。有一种与这相类似而无花的，名叫地胆草，亦可制伏三黄、砒霜。

附 蒲公英苗

[气味] 甘，平，无毒。

[主治] 苏恭：妇人浮痈肿，水煮直饮及封之，玄消。

朱震亨：解食毒，散滞气，化热毒，消恶肿、结核、丁肿。

李时珍：掺牙，乌须发，壮筋骨。

苏颂：白汁：涂恶刺、狐尿刺疮，即愈。

[发明] 李杲说：蒲公英苦寒，为足少阴肾经的君药，本经必用它。

朱震亨说：这种草属土，开黄花，味甘。解食毒，散滞气，可入阳明、太阴经。

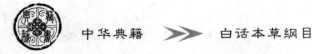

化热毒，消肿核，有奇效。同忍冬藤煎汤，入少量的酒佐服，治乳痈，服了想睡，是它的作用。睡觉微汗，病就痊愈。

苏颂说：治恶刺方，出孙思邈《千金方》。序说：孙思邈因贞观五年（唐太宗李世民时年号，公元631年）七月十五日夜晚，用左手中指背面触着庭院木头，到天亮就疼痛不可忍。经过十天，疼痛日益加重，疮日增高大，颜色像成熟了的小豆。常常听到长辈谈论有这个方子，就用来治疗。用后，痛除疮愈，不到十天而平复如常。《杨炎南行方》亦有关于本方功效的说法。

李时珍说：萨谦斋《瑞竹堂方》：有一擦牙乌须发还少丹，多谈这草的功效，因取其能通肾。所以，李东垣说它为少阴经病必用的药，而著本草的却不知这个意义。

〔附方〕 新方五条。

1. 还少丹。《瑞竹堂经验方》：过去赵五曾遇到一奇怪的人得到此方，极能固牙齿，壮筋骨，生肾水。凡是年龄未到八十的，服它能须发返黑，牙齿落掉了的可以再生；少年服它，到老不衰。能够得到这方的，是素有生长不老的缘分，应当珍重它，不可轻易泄露。用蒲公英一斤，一名耩耨草，又名蒲公罂。生长于平原润湿之中，三四月很多，秋后亦有开放黄花的，连根带叶取一斤洗净，不要见阳光，晾干，入斗子。解盐一两，香附子五钱，二味为细末，入蒲公英（山西解池的盐）草内淹一晚，分为二十团，用皮纸三四层裹扎定，用六一泥（即蚯蚓粪）如法固牢密封，入灶内焙干，就用武火煅通红为止，冷了取出，去泥为末。早晚擦牙漱口，吐、咽任意，时间长了方可取效。

2. 乳痈红肿。《积德堂方》：蒲公英一两，忍冬藤二两，捣烂，水二盅，煎取一盅，饭前服。睡觉病即痊愈。

3. 疳疮疔毒。《唐慎微方》：蒲公英捣烂覆盖，即黄花地丁。另外再捣汁，和酒煎服，取汗。

4. 多年恶疮。《救急方》：蒲公英捣烂贴。

5. 蛇螫肿痛。方同上。

黄 瓜 菜
（见《食物本草》）

〔释名〕 黄花菜 李时珍说：本菜的花黄，气像瓜，所以名叫黄花菜。

〔集解〕 汪颖说：黄瓜菜野生在田园沼泽。形状与油菜相似，但味少苦。取它作羹吃，很香美。

李时珍说：这种菜二月生苗，田野到处都有，小科像荠菜。三、四、五月开黄花，花与茎、叶都同地丁，只是差小罢了。一科有数杂花，结小子，不像地丁的花能成絮。庶民吃，亦采集饲养鹅。

［气味］　甘、微苦，微寒，无毒。

［主治］　汪颖：通结气，利肠胃。

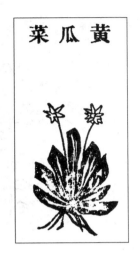

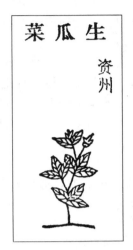

生 瓜 菜
（见宋《图经本草》）

［释名］　本菜的味作生瓜气，所以名生瓜菜。

［集解］　苏颂说：生瓜菜生于资州（今四川资中县）平地田园阴区之间。春生苗，长三四寸，聚集生长。叶青而园，像白苋菜。夏天开紫白花，结细果，呈黑色。

［气味］　甘，微寒，无毒。

［主治］　苏颂：走注攻头面四肢，及阳毒伤寒，壮热头痛，心神烦躁，利胸膈，捣汁喝。又生捣贴肿。

落 葵
（见《名医别录》下品）

［释名］　蔠葵（见《尔雅》）　藤菜（见《本草纲目》）　天葵（见《名医别录》）
繁露（见《名医别录》）　御菜（俗称）　燕脂菜

马志说：落葵一名藤葵，世俗称为胡燕脂。

李时珍说：落葵的叶冷滑像葵，所以得这葵名。解释的人说为御菜，亦叫藤儿菜。《尔雅》说，蔠葵，就是繁露，一名承露。它的叶最能承露，子垂垂亦像缀露，所以得此露名。而蔠、落二字相似，怀疑落字是蔠字的错讹。按《考工记》说，大圭，终葵的头。注说：古国齐（今山东）人说椎为终葵。圭头六寸为椎。难道这种菜亦是因为它的叶像椎头而命名吗？

［集解］　陶弘景说：落葵又名承露，人家多种它。叶只可蒸饼腌吃，冷滑。子呈紫色，妇女用来浸粉敷面做成假色，少入药用。

韩保昇说：蔓（细长能缠绕的茎）生，叶园厚像杏叶。子像五味子，生青熟黑。

李时珍说：落葵三月种，嫩苗可以吃。五月蔓延，叶子像杏叶而肥厚软滑，作蔬菜、炒肉都适宜。八九月开细紫花，结实累累，大如五味子，熟了呈紫黑色。揉取汁，红如胭脂，女人涂脸、点唇及染布物，叫作胡燕脂，亦叫染绛子，但时间久了颜色容易变。

附　落葵叶

［气味］　酸、寒，滑，无毒。

李时珍说：甘、微酸，冷滑。脾寒的人不可吃。

陶弘景说：曾经被狗咬的，吃了终身不病愈。

［主治］　《名医别录》：滑中，散热。

李时珍：利大小肠。

附　落葵子

［主治］　《名医别录》：悦泽人面。

苏颂：可作面脂。

孟诜说：取子蒸过，放烈日中晒干，搓去皮，取仁细研，和白蜜涂面，鲜艳的面华立时可见。

蕺（音戢）
（见《名医别录》下品）

［释名］　菹菜（见苏恭《唐本草三种》）　鱼腥草

李时珍说：蕺字，段公路《北户录》作蕊，音戢。秦人（今陕西省）叫做菹子。菹蕺音相近。它的叶有腥气，所以一般叫作鱼腥草。

［集解］　苏恭说：蕺菜生长在湿地山谷阴暗的地方，亦能够蔓生。叶像荞麦而肥大，茎呈紫赤色。山南（今陕西南郑县东）、江左（指长江最下游的地方）的人喜欢生吃。关中（函谷关以西）叫作菹菜。

韩保昇说：茎、叶都紫，赤英，有臭气。

李时珍说：按赵叔文《医方》说，鱼腥草就是紫蕺。叶像荇菜，形呈三角，一边红，一边青。可以养猪。又有五蕺（即五毒草），花、叶都相似，但根像狗脊。见草部。

附 蕺叶

[气味] 辛，微温，有小毒。

《名医别录》说：多吃，使人气喘。

陶弘景说：一般传说，吃蕺不利人脚，恐怕是由于闭气的缘故。现小儿吃它，便觉得脚痛

孟诜说：小儿吃它，三岁不能行走。久吃，发虚弱，损阳气，耗精髓。

孙思邈说：素有脚气的人吃它，一世不愈。

[主治] 《名医别录》：蠼螋尿疮。

大明：淡竹筒内煨熟，捣敷恶疮、白秃。

李时珍：散热毒痈肿，疮痔脱肛，断痁（音闪）疾，解硇毒。

[附方] 旧方一，新方七，共八条。

1. 背疮热肿。《经验方》：蕺菜捣汁外涂，中间留一孔以泄热毒，冷了就换。

2. 痔疮肿痛。《救急方》：鱼腥草一握，煎汤熏洗，另用草汁涂痔即愈。

3. 同上。洗干净后用枯矾入冰片少许，外敷。

4. 疔疮作痛。陆氏《积德堂方》：鱼腥草捣烂敷，痛一二小时，不可去掉，痛后一二日即愈。安徽人所传的方。

5. 小儿脱肛。《今类钤方》：鱼腥草擂烂如泥，先用朴消水洗，用芭蕉叶托住药坐，自可缩入。

6. 虫牙作痛。《简便方》：鱼腥草、花椒、菜籽油等分，捣匀，入泥少许，和作小丸如豆大。根据牙的左右塞耳内，两边轮换，不可同时用，恐怕闭塞耳气。塞一日一夜，取出看到有细虫为有效。

7. 断截疟疾。《救急易方》：紫蕺一握，捣烂绢包，周身摩擦，睡了并有汗即愈。临发前一小时制作治疗。

8. 恶蛇虫伤。《救急易方》：鱼腥草、皱面草、槐树叶、草决明，一同杵烂，外敷有效。

蕨
（见《本草拾遗》）

[释名] 鳖

李时珍说：《尔雅》说，蕨，就是鳖，菜名。陆佃《埤雅》说，蕨初生无叶，形状

像雀足的拳，又像人足的蹶，所以叫作蕨。周秦（今陕西省）叫蕨，齐鲁（今山东省）叫鳖，初生亦像鳖的脚的缘故。它的苗叫作蕨萁。

[集解] 陈藏器说：蕨生于山间，根像紫草，人可采吃。

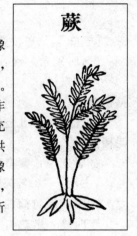

李时珍说：蕨，每处的山中有。二三月生芽，拳弯曲的形状像小儿的拳。长后，则展开如凤凰的尾巴，高三四尺。茎嫩时采集，用灰（草灰）汤煮去涎滑，晒干作蔬菜吃，味甘滑，亦可和醋食。根呈紫色，皮内有白粉，捣烂再三洗净澄清，取粉作食品，荡皮作线吃，色淡紫，而且很滑美。庶民饥年挖掘，制作不精细，聊以充饥，味道就不好了。《诗经》：陟彼南山，言采其蕨。陆玑说可作供奉，所以采挖。然而，蕨的用处，不只是救荒而已。一种紫萁，像蕨有花而味苦，叫作迷蕨，初长时亦可以吃，《尔雅》叫做月尔，《三苍》叫作紫蕨。郭璞说：花多叫尔。紫蕨拳曲繁多而茂盛，所以有月尔的名称。

附 蕨萁及根

[气味] 甘，寒，滑，无毒。

孟诜说：久吃，使人目暗、鼻塞、发落。又阳虚的人吃它，多腹胀。小儿吃了，脚弱不能行走。

孙思邈说：久吃成瘕。

[主治] 陈藏器：去暴热，利水道，令人睡。

孟诜：补五脏不足，气壅经络筋骨间，毒气。

李时珍：根烧灰油调，敷蛇、蝲伤（蝲音肖，虫名）。

[发明] 陈藏器说：多吃伤阳气，所以使人睡、脚软弱。四皓吃灵芝而长寿，夷齐（伯夷、叔齐）吃蕨而夭亡，原来不是好东西。干宝《搜神记》说：郗鉴（为汉大夫郗虑之后）镇丹徒，二月出去打猎，有带甲的士兵折蕨一枝生吃，觉得心中淡淡成疾。后来吐出一小蛇，挂在屋前，渐渐干成蕨。因此，明白这种东西不可以生吃。

李时珍说：蕨无补益，因为其性冷滑，能利水道，泄阳气，降而不升，耗人真元。四皓采灵芝而心安闲，夷齐采蕨而心忧虑，一寿一夭，于蕨有何关系？陈公的言论，可以说是迂腐呆板。然而，受饥荒的人濒临死亡，依赖蕨以延活，又不是完全没有济世的功劳。

[附方] 新方一。

肠风热毒。《太平圣惠方》：蕨菜花焙干，为末。每服二钱，米饮下。

水　蕨
（见《本草纲目》）

[集解]　李时珍说：水蕨像蕨，生在水中。《吕氏春秋》说：菜有好的，有云梦的芑。就是这种菜。芑音岂。

[气味]　甘、苦，寒，无毒。

[主治]　李时珍：《卫生方》：腹中痞积，淡煮食，一二日即下恶物。忌杂食一月余乃佳。

薇
（见《本草拾遗》）

[释名]　垂水（见《尔雅》）　野豌豆（见《本草纲目》）　大巢菜

李时珍说：按照许慎《说文解字》说：薇，像藿，是菜中细小的。王安石《字说》解释道：微贱所吃，因而叫作薇。所以，诗用采薇赋予被役使守卫的人。孙炎注尔雅说：薇草生水旁而枝叶垂于水，所以名叫垂水。巢菜见翘摇下。

[集解]　陈藏器说：薇生不旁，叶像萍，蒸吃利于人。《三秦记》说：伯夷、叔齐吃它三年，颜色不变。武王告诫，不吃而死。

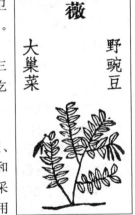

李珣说：薇生于海、水池、河川之中，是水菜。

李时珍说：薇生麦田之中，平原译地亦有，故诗云"山有蕨、薇"，不是水草，而是现在的豌豆，四川人叫做巢菜。它的蔓生和茎叶的气味都像豌豆，它的叶作蔬菜、八羹都合适。诗云：采薇采薇，薇亦柔止。《礼记》说：芼音帽；豕音弛（猪）以薇（喂猪用的薇）。都是这种东西。《诗疏》把它说成迷蕨（阳），郑氏通志把它说成金樱芽，都错了。项氏说：巢菜有大、小二种，大的就是薇，是野生豌豆的不结实的；小的就是苏东坡所说的元修菜。这种说法比较妥当。

[气味]　甘，寒，无毒。

[主治]　陈藏器：久食不饥，调中，利大小肠。

李珣：利水道，下浮肿，润大肠。

翘 摇
（见《本草拾遗》）

[释名] 摇车（见《尔雅》）　野蚕豆（见《本草纲目》）　小巢菜

陈藏器说：翘摇，幽州（今河北省北部和辽宁省南部）叫作连饶。《尔雅》说："柱夫、摇车（俗呼翘摇车）"。蔓生叶细，紫花可吃。

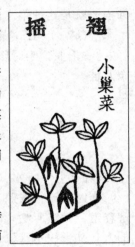

李时珍说：翘摇是说它的茎叶柔婉，有翘然飘摇的样子，所以名翘摇。苏东坡说：菜中好的，是四川乡间的小巢菜。已故的巢元修嗜好这种菜，因而叫作元修菜。陆放翁诗序说：四川蔬菜有两巢：大巢就是豌豆不结实的；小巢生于稻田中，吴地（今长江中下游和东南沿海一带）亦多，一名漂摇草，一名野蚕豆。用油炸，再点缀煮熟的米粒，名草花，吃了好，作羹更好。

[集解] 陈藏器说：翘摇生于平原泽地。蔓生如豆豆，紫花。

李时珍说：到处都有。四川人秋种春采，老了的时候，耕转把土堆在上面。所以，薛田诗说：剩种豌巢沃晚田。蔓像豆豆而细，叶像初生槐树的芽主蒺藜，而色青黄。想在花没有结花萼的时候，采集蒸吃，点酒下盐，菜羹作馅，味像小豆叶。到三月开小花，紫白花。结角，子像豌豆而小。

[气味] 辛，平，无毒。

孟诜说：煮吃好，生吃使人吐水。

[主治] 陈藏器：破血，止血生肌。捣汁服，疗五种黄病，以病愈为度。

孟诜：利五脏，明耳目，去热风，令人轻健，长食不厌，甚益人。

李时珍：止热疟，活血平胃。

[附方] 新方二。

1. 活血明目。《卫生易简方》：漂摇豆为末。甘草汤服二钱，一日二次。

2. 热疟不止。《广利方》：翘摇杵汁服。

鹿 藿
（见《神农本草经》下品）

[释名] 鹿豆（郭璞）　豆豆（音劳，亦作蔈）　野绿豆

李时珍说：豆叶名藿，鹿喜欢吃，所以叫鹿藿。一般叫豆豆，豆鹿音相近。王磐《野菜谱》作野绿豆。《尔雅》说：蔨（音卷），即是鹿藿，其实茝（音纽）就是这种

东西。

[集解] 《名医别录》说：鹿藿生于汶山山谷。

陶弘景说：方药不用，人亦有不认识的。但是，葛苗别名为
鹿藿。

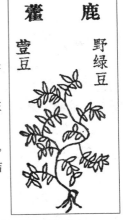

苏恭说：这种草有的地方有。苗像豌豆，而引蔓长而粗。人采
做菜吃，亦微有豆气，隐士名叫鹿豆。

韩保昇说：鹿豆可以生吃。五月、六月采苗，晒干。郭璞注
《尔雅》说：鹿豆叶像大豆，蔓延生长，根黄而香。

李时珍说：鹿豆就是野绿豆，又名营豆，多生于麦地田野之中。
苗叶像绿豆而小，引蔓生，生、熟都可以吃。三月开淡粉紫花，结
小荚。它的子大如辣椒子，呈黑色。可以煮吃，或磨面作饼蒸吃。

[气味] 苦，平，无毒。

[主治] 《神农本草经》：蛊毒，女子腰腹痛（不乐），肠痈瘰疬，疡疡气。

梁·简文帝《劝医文》：止头痛。

灰藋（音狄）

（见宋《嘉祐本草》）

[释名] 灰涤菜（见《本草纲目》）金锁天

李时珍说：此菜茎叶上有细灰如沙，而枝叶翘起跃动，所以名叫灰藋。梁·简文
帝《劝医文》作灰藤菜，一般错讹为灰条菜。《雷公炮炙论》叫作
金锁天。

[集解] 陈藏器说：灰藋生于熟地。叶心有白粉，像藜。但
藜心赤而茎大，可作为拐杖，入药不如白藋。它的子烧做饭，
香滑。

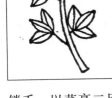

李时珍说：灰藋处处原野有。四月生苗，茎有紫红线棱。叶尖
有刻，面青背白。茎心、嫩叶背面都有白灰。作蔬菜亦好。五月渐
老，有的数尺高。七八月开细白花，结实聚成一团如球，中间有细
子，蒸晒取仁，可以烧饭及磨粉吃。《救荒本草》说：结子成穗的
味甜，散穗的微苦，生于墙下、树下的不可以用。

[修治] 雷敩说：灰藋，就是金锁天叶，扑蔓翠上，往往有
金星，可以用。若白青色的，是地肤子苗，不可以用。假若使用金
锁天，以茎高二尺五六寸为好。或长或短，都不中用。凡用时，不要让它犯（接触）
水，去根太阳晒干，用布揩去肉毛使它干净，细锉，焙干用。

李时珍说：妓女茎即地肤子的苗，与灰藋茎相似而叶不同，亦可作为蔬菜。详见该条

附　灰藋茎叶

[气味]　甘，平，无毒。

[主治]　陈藏器：恶疮，虫、蚕、蜘蛛等咬，捣烂和油外敷。亦可煮吃。作汤，浴疥癣风瘙，烧灰纳齿孔中，杀虫蟗。含漱，去痔疮。以灰淋汁，蚀瘜肉，除白癜风、黑子、面瘢。着肉作疮。

[附方]　新方一。

疗疮恶肿　《普济方》：野灰藋菜叶烧灰，拨破疮皮，唾液调少入场点，血出为止。

附　灰藋子仁

[气味]　甘，平，无毒。

[主治]　陈藏器：炊饭磨面食，杀三虫。

藜
（见《本草纲目》）

[释名]　莱（见《诗疏》）　红心灰藋（见《庚辛玉册》）　鹤顶草（见《土宿本草》）胭脂菜　详下文

[集解]　李时珍说：藜到处都有。就是灰藋的红心的，茎、叶稍大。黄河之北的人叫落藜，南方人叫胭脂菜，亦叫鹤顶草，都是根据形状和颜色而命名。嫩时亦可以吃，所以过去的人说藜藋与膏梁不同。老的侧茎可以作为拐杖。《诗经》说：南山有台，北山有莱。陆玑注说：莱即藜。初生时可以吃。谯、沛人把鸡苏说为莱，《三苍》（书名）把茱萸称为莱，都是名同而物不同。《韵府》说藜为落帚，亦错了。《宝藏论》说：鹤顶龙芽，它的顶像鹤。八九月和子收，入外丹用。

附　藜叶

[气味]　甘，平，微毒。

李时珍说：按照《庚辛玉册》说：鹤顶，是阴草。捣汁煮粉霜，烧灰淋汁煎粉霜，降服矾石，结草砂，制约硫磺，降服汞及雌黄、砒石。

[主治]　陈藏器：杀虫。

李时珍：煎汤，洗虫疮，漱齿蟗。捣烂，涂诸虫伤，去癜风。

[附方]　新方一。

《太平圣惠方》：红灰藋五斤，茄子根、茎三斤，苍耳根、茎五斤，一同晒干烧灰，用水一斗煎汤淋汁熬成膏，另用好乳香半两，铅霜一分，腻粉（细滑粉）一分，炼成牛脂二两，和匀，每日涂三次。

附 藜茎

[主治] 李时珍：烧灰，和荻灰、蒿灰等分，水和蒸，取汁煎膏。点疣赘、黑子，蚀恶肉。

秦 荻 藜
（见《唐本草》）

[释名] 李时珍说：按照《山海经》说：秦山有草，名叫藜，如荻，可以作酸菜。这就是秦荻藜。因亦是藜类，它的名称也就是由此得来的。

[集解] 苏颂说：秦荻藜生于下面潮湿的地方。人所吃的一种菜。

孟诜说：这种菜是生菜中最香美的。

[气味] 辛，温，无毒。

[主治] 《唐本草》：心腹冷胀，下气消食，和酱、醋吃。

孟诜：破气功能很好，研末和酒服，疗卒心痛，愁闷，不安，塞满气。

附 秦荻藜子

[主治] 孟诜：肿毒，捣末和醋封，一日换三次。

醍 醐 菜
（见《证类本草》）

[集解] 李时珍说：唐慎微的《证类本草》收此药，但对其形状未作考证。唯雷敩的《雷公炮炙论》说：其形似牛皮蔓，掐之有乳汁出，非常香甜。采得后用苦竹刀切细，放入砂盆中研的像膏一样，用绢包揉搓出汁，加热饮其汁。然也是未说治何病。

[气味] 甘，温，无毒。

[主治] 《千金方》：月水不利，捣叶绞汁，和酒煎服一盏。

[附方] 旧方一条。

1. 伤中崩赤。《千金方》：用醍醐杵汁，拌酒煎沸，空腹服一盏。

附 茅膏菜
（见《本草拾遗》）

陈藏器说：味甘，性平，无毒。煮服，主赤白久痢。其生长在茅中，一尺高，有毛像有油腻，粘人手，其子长有角。

附　鸡侯菜

陈藏器说：味辛，温，无毒。久食，温中益气。顾微广州沱说：鸡侯菜，生长在岭南，像艾，二月生苗，宜与鸡作羹食，故名鸡候菜。

附　孟娘菜

陈藏器说：味苦，小温，无毒。主治妇人腹中血结羸瘦，男子阴囊湿痒，强阳道，使人强健，补虚，去痔瘘，瘰疬，瘿瘤。生长在四明诸山，冬夏季常有叶，似升麻，方茎，山里人采它吃。

附　优殿

陈藏器说：味辛，温，无毒。温中，去恶气，消食。生长在安南，人们种它做菜吃。《南方草木状》说：合浦有优殿，人种植的，用豆酱拌食，芳香味好。

芋
（见《名医别录》中品）

［释名］　土芝（见《名医别录》）　蹲鸱

李时珍说：按徐铉注《说文解字》说：芋如同吁。叶大根实，形状令人吃惊。吁音芋，对其如此怪貌有怀疑。又有《史记》：卓氏说：岷山的沃野下有许多蹲鸱，居住在那里的人到死都不会受饥荒。有注释说：芋大的形状，像鸱的蹲坐的样子。芋魁，东汉的书又称作芋渠。渠、魁同义。

［集解］　陶弘景说：芋，钱塘（今浙江一带）最多。生芋有毒，味鲜不能食。芋种三年，不采则成芋。又另有野芋，名老芋，形状，叶子与芋相似，而且根有毒能杀人。

苏敬说：芋有六种：青芋、紫芋、真芋、白芋、连禅芋、野芋。其种类虽多，而且苗相似。茎有一尺多高，叶大如扇，像荷叶但较其长，根类似薯蓣但较其园。其中青芋多子，细长而且毒大，初煮必须煮出灰汁，再换水煮熟，才能食。白芋、真芋、连禅、紫芋、均毒小，可以煮熟吃，加肉作羹味甚佳。芋那么多，大概是因为此原因。野芋大毒，不能吃。关陕诸芋到处都有，山南、江左唯有青、白、紫三种芋。

苏颂说：芋如今处处都有，闽（今福建省）、蜀（今四川、云南、贵州一带）、淮（今河南、安徽、江苏一带）、楚（今湖北：江西、安徽、江苏、浙江等省一带）无其多种芋。种类虽多，性效大略相近。蜀川产者，形园且大，状像蹲鸱，叫做芋魁。当地的人种芋用来当作粮食而度荒年，江西，闽中产者，形长而大。其小者像蛋一样，长在芋魁旁边的，吃起来味道尤其好。凡吃的芋必须移栽种。野芋有大毒，不可食。

寇宗奭说：浙江、二川的芋最大且长。京洛的芋不同，它是园且小，但味佳，其他地方的芋不及它。当中出苗的称为芋头，四周附生的称为芋子，八、九月以后挖掘食之。

李时珍说：芋的类属虽多，有水、旱二种：旱芋山地可种，水芋水田移种。叶均相仿，但水芋味佳。茎也可食。芋不开花，有时七、八月间有开花者，抽茎长黄色花，旁边长有一长花萼保护，像半边莲花的形状。按郭义恭的《广志》说：芋大抵有十四种：君子芋、魁大如斗；赤鹮（音 zhān）芋，即连祥芋，魁大子少；白果芋，魁大子多，一亩地可收五十石；青边芋、旁巨芋、车毂（音 gǔ）芋三种，均魁大子少，叶有一丈多长；长味芋，味美，茎也可食；鸡子芋，色黄；九面芋，大而且不好看；青芋、曹芋、像芋，皆不可食，唯茎可作酸菜；旱菜，九月成熟；蔓芋，顺着枝长，大者达二、三升。

附 芋子

[气味] 辛，平，滑，有小毒。

日华子大明说：冷。

陶弘景说：生芋子有毒，味鲜不可食。性滑下沉，为服饵家所忌。

苏敬说：多食引动宿冷。

寇宗奭说：多食难消化，滞气困脾。

[主治] 《名医别录》：宽肠胃，充肌肤，滑中。

苏敬：冷食，疗烦热，止渴。

陈藏器：使人肥白，开胃通肠闭。产妇食之，破血；饮其汁，止血虚口渴。

日华子大明：破宿血，去死肌。和鱼煮食，甚下气，调中补虚。

[发明] 孟诜说：芋子，色白者无味，色紫者破气。煮汁食之，止渴。十月后晒干收之，冬月食不发病。其他季节不可食。又和鲫鱼、鳢鱼作臛（音 huò，义带汁的肉）吃好。久食，使人虚劳无力。又煮汁洗衣服上的油腻，洁白如玉。

日华子大明说：芋子用姜同煮熟，换水再煮，方可食之。

[附方] 旧方二条，新方二条。

1. 腹中癖气。《韦宙独行方》：用生芋子一斤压碎，以五斤酒浸十四天。空腹每次饮一升，效良而速。

2. 身上浮风。《食疗本草》：芋子煮汁洗浴，避风半天。

3. 疮冒风邪，肿痛。《千金方》：用白芋烧灰外敷患处，干后即再换敷。

4. 头上软疖。《简便方》：用大芋子捣烂敷疖。

附 芋叶茎

[气味] 辛，冷，滑，无毒。

[主治]　日华子大明：除烦止泻，疗妊妇心烦迷闷，胎动不安。加盐研，外敷疗虫蛇咬伤、痈肿毒痛及毒箭伤。

寇宗奭：梗，擦蜂螫效尤良。

李时珍：汁，涂蜘蛛伤。

[发明]　唐慎微说：沈括《笔谈》云：处士刘易隐居王屋山，见一蜘蛛被蜂所螫，坠地，腹鼓欲裂，慢慢爬行入草，咬破芋梗，用疮靠近咬破的芋梗摩擦，许久腹消如鼓。自此后用其治蜂螫有效。

[附方]　新方一条。

黄水疮《邵真人经验方》：芋苗晒干，烧存性研粉外搽。

附　野芋

陶弘景说：野芋叶形与芋相似，芋种三年不采即成梠（音吕）芋，并能伤人。误食野芋烦闷垂死者，唯以土浆、粪汁及大豆汁饮服，则症缓转生。

陈藏器说：野芋生长在溪涧旁，兆人所种，根、叶与芋相似。又有天荷，与芋也相似且较其大。

李时珍说：小者为野芋；大者为天荷，俗名海芋。详见草部毒草类。野芋根辛、冷，有大毒。醋磨敷虫疮恶癣。其叶捣烂涂无名毒肿初起者肿即消，也治蜂、蛊螫，涂擦效良。

土　芋
（见《本草拾遗》）

[释名]　土卵（见《本草拾遗》）　黄独（见《本草纲目》）土豆

[集解]　陈藏器说：土芋蔓生，叶如豆叶，其根园如卵。杜鹃鸟食后更加吐，人不可以食。又有一说：土豆蔓生，像芋。

苏敬说：土豆似小芋，肉白皮黄。梁、汉人称其为黄独。可蒸食。

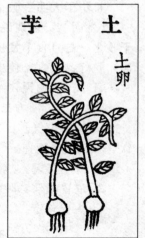

附　土芽根

[气味]　甘、辛，寒，有小毒。

[主治]　陈藏器：解诸药毒，生研调水服，当吐出呕吐物便止。煮熟食之，味甘美不饥，厚人肠胃，去热嗽。

薯蓣

（见《神农本草经》上品）

[释名] 薯藇（音诸预）　土薯（音除）　山薯（见《图经本草》）　山芋（见《吴普本草》）　山药（见《本草衍义》）玉延

吴普说：薯蓣一名诸薯，一名儿草，一名修脆。齐、鲁称山芋，郑、越称土诸，秦、楚称玉延。

苏颂说：江、闽人单称为诸（音像殊及韶），亦叫山诸。《山海经》说：景山北部看去少泽，其草中多诸藇（音同薯蓣）。然却是同一种，但字（或音殊，或音诸）不一，或许是语音有轻重不同的缘故，或许是相传之讹。

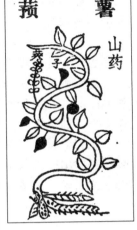

寇宗奭说：薯蓣因唐代宗名预，避讳改为薯药；又因宋英宗讳署，改为山药。完全失去当时的本名。恐怕年岁久了认为山药是别的药物，故详细注明之。

[集解] 《名医别录》说：薯蓣生长在嵩高山谷。二月、八月采根晒干。

吴普说：薯蓣也生长在临朐（今山东省临朐县）锺山。开始时长赤茎细蔓。五月开白花，七月结青黄色种子，八月熟透落地。其根内白外黄，与芋相似。

陶弘景说：近道（唐太宗时分全国为十道）到处都有薯蓣，东山、南江都很多。挖掘其根乞可充当粮食。南康一带的薯蓣最大且好，也可用以服食。

苏敬说：薯芋有两种，一种色白而且佳，太阳晒干捣成粉食味很美，且能治病而有补；一种色青黑，味很不好。蜀道产的薯蓣尤其好。

苏颂说：薯蓣到处都有，以北都、四明产的为佳。春天长苗，沿着篱笆蔓延生长。茎紫色，叶青色有三个尖角，似白牵牛的叶，比其更厚且光泽。夏天开小白花，花的大小像枣花。秋天在叶间长子，形状如铃。今人冬春季采根，刮之内白色的为好，青黑色的不可。近期开封、洛阳种薯蓣的人大有增长。春天取宿根头，用黄沙和牛粪在田里分作成一小块一小块区的种。苗用竹梢作帮助牵着生长，苗高一至二尺。夏天不停的浇灌。当年结果可食，味道很美。南中有一种薯蓣生长在山中，根像手指样细，质地非常紧实，刮成片磨成粉加入热水中煮，作成块不散，味道更加珍美，有说食之很补人，其补益之功较家种植的薯蓣强。又有江湖、闽中的一种，根像生姜、芋的根且皮紫色，结很大的薯蓣，一枚可有几斤重。削去皮，煎、煮食味俱美，但其性较北方产的寒凉。那个地方的人称其为薯。南北产的或者有些不同，所以虽然形状相似还

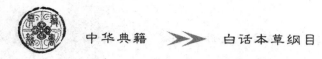

是有一些差别。

甄权说：按刘敬叔《异苑》说：薯蓣，野人称之为土薯。根既能入药，又可食。人种植的薯蓣形状是随所种的品种而定。

李时珍说：薯蓣入药，野生的为佳；若供饭食，则家种的为好。其四月长苗延蔓，茎紫色叶绿色，叶有三个尖，像白牵牛的叶而且更加光润。五、六月开花成穗，淡红色。成簇结荚，荚大概由三条棱合成，坚而无子。其子另外结于一旁，形状似雷丸，大小不一，其子的皮土黄色而内白色，煮食味甘滑，与其根相同。王璆《山居录》中说：曾经得到像荆棘子一样的山芋子，食之比根更好。霜降后收子留作种子，或者春天采其根栽种，都可出苗生长。

［修治］　苏颂说：采薯蓣根刮去黄皮，用水浸泡，参少许白矾末入水中，经一晚洗净去涩，焙干供药用。

寇宗奭说：入药以生的干品好，故古方中皆用干山药。因为生品性滑，不可入药。熟品则滞气，只能吃。其制法：冬天用布包裹着手，用竹刀刮去皮后装在竹筛里，放在屋檐下通风处阴干，一夜干五分，到全干后收。或放在焙笼里，用微火烘干也佳。

雷敩说：凡药用不要用在平原地里长二至三纪（古时把十二年算作一纪）的山药，必须要用山中生长十纪的山药。其皮赤色，四面都有须的更好。采得后用铜刀刮去赤皮，洗去涩，蒸透太阳晒干备用。

附　薯蓣根

［气味］　甘，温、平，无毒。

吴普说：神农：甘，小温。桐君、雷公：甘，凉，无毒。

徐之才说：紫芝为山药的使药，恶甘遂。

［主治］　《神农本草经》：伤中，补虚羸，除寒热邪气，补中，益气，长肌肉，益阴·久服，耳目聪明，身轻不饥，延年益寿。

《名医别录》：主头面游风，头风眼眩，下气，止腰痛，治虚劳羸瘦，充五脏，除烦热。

甄权：补五劳七伤，去冷风，镇心神，安魂魄，补心气不足，开达心窍，增强记忆。

日华子大明：强筋骨，主治泄精健忘。

李时珍：益肾气，健脾胃，止泻痢，化痰涎，润皮毛。

朱震亨：生品捣烂外敷，能消散肿硬毒块。

［发明］　甄权说：凡虚羸患者，宜加用山药。

孟诜说：山药对已婚男子有益，能助阴力。熟煮和蜜，或做汤煎，或作粉，疗效均佳。干品入药更妙。唯和面作馎饦（古代食品名）则动气，是由于其不能制面毒。

李杲说：山药入手太阴经。张仲景的八味丸中用干山药，是因为其性凉而能补益。

也可治皮肤干燥，用山药润皮肤。

李时珍说：按吴绶所说：山药入手、足太阴二经、补此二经不足，清此二经虚热。又按王履《溯洄集》说：山药虽入手太阴，但肺为肾之上源，既然源有滋养，其流岂能不益，仲景的八味丸所以用山药益阴。又按曹毗杜《兰香传》说：食薯蓣可以避雾露。

[附方] 旧方一条，新方十条。

1. 补益虚损。益肌肤，补下焦虚冷，小便频数，瘦损无力。《太平圣惠方》：用薯蓣放入沙盆中研细，再入铫（煮开水熬东西用的器具）中，量用一大匙熬使其煮沸有药香味后，再添一盏酒同煎搅拌使其均匀，空服饮下。每天早晨服一次。

2. 心腹虚胀。手足厥逆，或饮苦寒之剂过多，未食先呕，不思饮食。《普济方》：用一半生山药一半炒山药为末，以米汤送服，每日二次，每次服两钱，非常有效。忌铁器，生冷。

3. 小便频数。《儒门事亲》：用矾水煮过的山药、白茯苓等分，为末，每次用开水送服两钱。

4. 下痢噤口。《卫生易简方》：用一半生山药一半炒山药，为末，每次米汤送服两钱。

5. 痰气喘急。《简便单方》：用生山药半碗捣烂，加入半碗甘蔗汁，和匀。加热饮服，喘即止。

6. 脾胃虚弱。不思饮食。《普济方》：山药、白术各一两，人参七钱半，为末，用水调成小豆大的糊丸，每次用米汤送服四、五十丸。

7. 湿热虚泄。《濒湖经验方》：山药、苍术等分，作成饭丸，米汤送服。大人小儿皆宜。

8. 肿毒初起。《普济方》：用带泥的山药、蓖麻子、糯米等分，以水浸研碎，外敷患处，肿毒即散。

9. 胯部长疮疡。《简便单方》：用山药、砂糖同捣碎，涂擦患处疮疡即消。先用面粉涂患处周围，然后在患处涂擦上药。

10. 项后结核。或红肿硬痛。《救急易方》：用生山药一挺去皮，二个蓖麻子同研粉，外贴患处，其效如神。

11. 手足冻疮。《儒门事亲》：用一截山药磨成泥样，敷患处。

零 余 子
（见《本草拾遗》）

[集解] 陈藏器说：零余子，大者如鸡蛋样大小，小者如弹丸样大，长在叶下。其晒干的作用比薯蓣强。薯蓣有数种，此是其中的一种。

李时珍说：此即是山药藤上所结的子。长园不一，皮呈黄色肉呈白色。煮熟去皮食用，作用较山药强，其味较芋子美。霜降后收。坠落在地下的子，也容易生根。

[气味] 甘，温，无毒。

[主治] 陈藏器：补虚损，强腰脚，益肾，食之不饥。

甘　薯
（见《本草纲目》）

[集解] 李时珍说：按陈祈畅《异物志》说：甘薯产于交广南方。民家二月种，十月收。其根似芋，也有巨魁。大的如鹅旦大，小的如鸡、鸭蛋大。剥去紫色的皮，肉呈正白色如脂肪样。南方人用它充当米谷，果食，蒸炙其味都很香美。刚收下时很甜，时间长了经风吹味稍淡些。又按嵇含《南方草木状》说：甘薯，属薯蓣之类，或说是芋类。其根，叶也像芋。根大如拳、茶杯大，蒸者食，味同薯蓣，其性不太寒凉。

百　合
（见《神农本草经》中品）

[释名] 䔉（音藩）　强瞿（见《名医别录》）　蒜脑薯

《名医别录》说：一名摩罗，一名重箱，一名中逢花。

吴普说：一名重迈，一名中庭。

陶弘景说：百合，民间称为强仇，仇即是瞿，只是声的错误而已。

李时珍说：百合之根，是以众瓣合成。有的说其专治百合病故名百合，也说的通。其根如大蒜，其味如山薯，故通常称蒜脑薯。顾野王《玉篇》亦云，䔉乃是百合蒜。此物的花、叶、根皆朝着四周长，故叫强瞿。凡是傍生的东西称之瞿，此义出自《韩诗外传》。

[集解] 《名医别录》说：百合生长在荆州（今湖北省一带）山谷。二月、八月采挖其根，阴干。

陶弘景说：附近处处有百合。根如葫蒜，数十斤相连成串。人也可以蒸煮吃，这才说是蚯蚓相缠结变作而成的。也可以作食物吃。

苏敬说：百合有两种：一种叶大茎长，根粗白色花的，宜入药；一种叶细，红色的花。

苏颂说：百合三月生苗，高二、三尺，杆粗如箭，四面有叶如鸡距，又像柳叶，色青，近茎处色微紫，茎端青白色。四、五月开红白花，像石榴嘴且大。根如葫蒜，重叠生长二、三十瓣。又有一种其花红黄

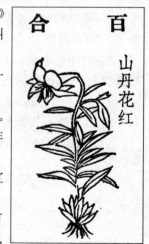

百　合

山丹花红

色，有黑斑点，叶细，叶间有黑子的。不能入药。按徐锴《岁时广记》：二月种百合，宜上鸡粪。有的说百合是蚯蚓化成，而反喜欢鸡粪，其道理是不可了解的。

李时珍说：百合一根茎直向上长，叶朝着四周长，叶似短竹叶，不像柳叶，五、六月时茎端开大白花，五寸长，六月长出红蕊四垂向下，花的颜色也不红。开红花的叶像柳叶，那是山丹。百合结的果实大约像马兜铃，其里面的子也像马兜铃。用其瓣种，种法如种蒜一样。山里野生的，其宿根年年自己生长。其未必都是蚯蚓化成。蚯蚓多的地方，没有听说都有百合，这种说法恐怕是一种浪游之说。

[正误] 寇宗奭说：百合茎约三尺多高。其叶如大柳叶，聚着枝朝上四周长。其顶上即开淡黄色白花，再长四垂向下的花蕊，花心有檀色。每一枝顶上，必须长五、六朵花。紫色的子，像梧桐子样圆，生长在枝叶之间。每叶长一子，不在花中长，也是一种特别的地方。根即百合，白色，其形状如松子壳，聚着四周生长，中间出苗。

李时珍说：寇宗奭所说的乃是卷丹，不是百合，苏颂所说的不能入药者，今在此纠正其错误。叶短且阔，有点像竹叶，白花四垂的是百合。叶长且狭，尖如柳叶，开红花不四垂的是山丹。茎叶像山丹，开红带黄花而四垂，上有黑斑点，其子结在枝叶之间的是卷丹。卷丹四月结子，秋天开花，根似百合。山丹四月开花，根小瓣少。大概是同一类中的三种。吴瑞《日用本草》说开白花的叫百合，开红花的叫强仇，不知是依据什么？

附　百合根

[气味] 甘，平，无毒。

甄权说：有小毒。

[主治] 《神农本草经》：邪气腹胀心痛，利大小便，补中益气。

《名医别录》：除浮肿腹胀，痞满寒热，全身疼痛及缺乳喉痹，止涕泪。

甄权：感受百邪，涕泣不止，除心下急满痛，治脚气热咳。

日华子大明：安心定胆益志，养五脏，治颠邪狂叫惊悸，产后血崩，杀蛊毒气，胁痈、乳痈发背诸疮肿。

孟诜：湿热毒邪燔均营血所致的心急黄，宜用蜜蒸熟食。

寇宗奭：治百合病。

张元素：温肺止咳。

[发明] 苏颂说：张仲景治百合病，有百合知母汤、百合滑石代赭汤、百合鸡子汤、百合地黄汤，大略共有四首方。百合病而用百合治疗，不知道它的意思。

汪颖说：新鲜百合，可蒸可煮，和肉蒸或煮更佳；干百合作粉吃，最补人。

李时珍说：按王维诗文说：夜里寻找到百合，真让它当药加上肉，果真能止泪，想纵目望江。这是取本草百合止涕泪之说。

[附方] 旧方三条，新方十三条。

1. 百合病。《金匮要略》方：百合知母汤：治伤寒后百合病，行住坐卧不安，如有鬼神状，已发汗者。用百合七枚，用泉水浸一夜，第二天清晨再换二升泉水，煮取一升，以知母三两用泉水二升煮取一升，同百合汁一起再煮取一升半，分次饮服；百合鸡子汤：治百合病已经吐后者。用百合七枚，用泉水浸一夜，第二天清晨再换二升泉水，煮取一升，加入鸡子黄一个，分两次服；百合代赭汤：治百合病已经下后者。用百合七枚，以泉水浸一夜，第二天清晨再换二升泉水，煮取一升，以代赭石一两，滑石三两，水二升，煮取一升，同百合汁一起再煮取一升半，分两次服；百合地黄汤：治百合病未经汗吐下者。用百合七枚，以泉水浸一夜，第二天清晨再换二升泉水，煮取一升，加入生地黄汁一升，一同煎取一升半，分两次服。

2. 百合变渴。百合病已经一月变成消渴者。《小品方》（陈延之）：用百合一升，水一斗，浸一夜，取汁加热给病人温浴。浴毕食百合饼汤。

3. 百合变热者。《小品方》：用百合一两，滑石三两，为末，饮服十个梧桐子大药末，取微利效良。

4. 百合腹满作痛者。《小品方》：用百合炒为末，每次饮服。

5. 阴毒伤寒。孙真人《千金食忌》：用百合煮浓汁，饮服一升效良。

6. 肺脏壅热。烦闷咳嗽者。《太平圣惠方》：用新鲜百合四两，以蜜调和蒸软，时时含一片在口中，吞津液。

7. 肺病吐血。《卫生易简方》：用新鲜百合捣汁，和水饮之，也可煮食。

8. 耳聋耳痛。《胜金方》：用干百合为末，温开水送服二钱，每日二次。

9. 拔白发换黑发。《便民图纂》：阴历七月七日，取百合煮熟捣烂，用新瓷瓶盛装，密封挂在门上百日阴干。每次拔去白发即擦入一些百合末，即生黑发。

10. 游风隐疹。《摘玄方》：以楮叶混合搅拌，内加盐二两，百合半两，黄丹二钱，醋一分，唾液四分，捣烂调和外贴患处。

11. 疮肿不溃。《应验方》：用野生百合同盐捣烂为泥，外敷患处效良。

12. 天泡湿疮。《濒湖集简方》：用生百合捣烂外涂，一、二日即愈。

13. 鱼骨鲠咽。《圣济总录》：百合五两研末，用蜜、水调和，围绕着颈项包住，不过三、五次鱼骨即下。

附　百合花

［主治］　李时珍：小儿天泡湿疮，用晒干的百合花研末，以菜籽油调涂患处，效良。

附　百合子

［主治］　孙思邈：百合子酒炒微赤，研末用开水送服，治肠风下血。

山　丹
（见《日华诸家本草》）

[释名]　红百合（见《日华诸家本草》）　连珠（见《公日华诸家本草》）　川强瞿（见《通志》）红花菜

[集解]　孟诜说：百合开红花的叫山丹。其根食用之效不怎么好，不及开白花的百合。

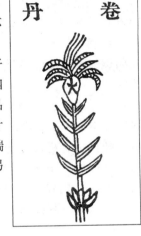

李时珍说：山丹的根似百合，小且少瓣，茎也短小。其叶子狭长且尖，很像柳叶，与百合有区别。四月开红花，六片瓣不四垂，也结小子。燕国、齐国人采摘其花是采花萼未开的，其干品卖之，名叫红花菜。卷丹的茎叶虽与山丹同但稍长大，其花六片瓣四垂，比山丹的花大。四月在枝叶之间结子，入秋时在枝顶端开花，这是不同的一个方面。其根有瓣像百合，不能食，这是另一个不同的方面。

附　山丹根

[气味]　甘，凉，无毒。

《饮膳正要》说：平。

[主治]　日华子大明：疮肿，惊邪。

李时珍：女人崩中。

附　山丹花

[气味]　同根。

[主治]　李时珍：活血。其花蕊，外敷治疗疮恶肿。

草　石　蚕
（见《本草拾遗》）

[释名]　地蚕（见《日用本草》）　土蛹（见《余冬录》）　甘露子（见《食物本草》）　滴露（见《本草纲目》）　地瓜儿

李时珍说：蚕、蛹都是以根的形状而命名，甘露是以根的味道而命名。有的说叶上滴露则生长，我常常移栽它，是没有此种说法的。其根长大的可救荒，本草称之为地瓜儿。

[集解] 陈藏器说：陶弘景注解虫部石蚕说：如今民间用黑色的草根。按草石蚕生在高山的岩石上，根如簪子，上面有毛，一节一节的像蚕一样，叶子似卷柏。山里人取它食用。

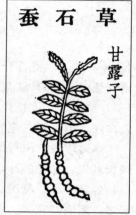

苏颂说：草的根像蚕一样，也叫石蚕。出自福州及信州的山石上，四季常有。其苗青，也有节。三月采其根用。

汪机说：草石蚕徽州甚多，当地人称它为地蚕。肥白且短节，像三眠蚕一样大。生长在湿地及沙漠间。秋天耕犁地时，遍地都是。收取后用醋淹作酸菜吃。冬天也可挖取。

汪颖说：地蚕生在郊野麦地中。叶像薄荷，少而狭窄且尖，叶面微皱不光泽。其根白色形状像蚕。四月采根，水煮加盐做菜吃。

李时珍说：草石蚕即是如今的甘露子。荆湘、江淮以南的野地里有草石蚕，也可人工栽植。二月生苗，高的近一尺，方茎对节，叶狭边有齿，且像鸡苏，但叶皱且上面有毛。四月开小花成穗，就像紫苏花穗。结的子像荆芥子。其根连株，形状像老蚕。五月挖掘其根蒸煮吃，味如百合。或者用萝卜浓汁及盐酸菜水收藏，则不变黑色。也可用酱渍、用蜜炙收藏。它既可做菜，又可充当水果。陈藏器说石蚕叶像卷柏，像这种说法是不一样的。

附 草石蚕根

[气味] 甘，平，无毒。

李时珍说：草石蚕根不宜生食及多食，生吃有寸白虫。其与诸鱼同食，使人吐。

[主治] 陈藏器：浸酒，除风破血。煮食，治溪水中毒。

苏颂：焙干，主治走注风，散血止痛。其节也可以捣成末用酒调服。

《饮膳正要》：和五脏，下气清神。

竹 笋
（见《蜀本草》）

[释名] 竹萌（见《尔雅注疏》）　竹芽（见《笋谱》）　竹胎（见《说文解字》）竹子（见《神异记》）

李时珍说：笋起于竹、旬，是谐声，陆佃说：十日内为笋，十日以外为竹，故笋字来自旬。今人称竹为妒母草，称笋长十六日而是齐母。僧赞宁的《笋谱》说：笋一名叫萌，一名叫箸，一名叫蒻，一名叫苗，一名叫初篁。皆是会意。民间把它当作笋，是不对的。

[集解] 陶弘景说：竹类很多，以实中竹、篁竹的笋为佳。对于药没什么用。

苏颂说：竹笋，诸家唯以苦竹笋为最好。然而苦竹有两种：一种出自江西及闽中的，根茎很粗大，笋的味道很苦，不可以吃；一种出自浙江及其附近的，肉厚且叶子长而宽，笋的味道微苦，民间称为甜苦笋，可作食品吃，也没有听说能入药用。

李时珍说：晋武昌的戴凯之、宋代的僧赞宁都箸有竹谱，大概六十余种。其所产之地，发笋的时间，各有不同。详见木部竹条下。竹笋也有可食、不可食的。大概北方的鲜竹，唯秦、蜀、吴楚以南则多有。竹有雌雄，只看根上第一枝双生的，必定是雌的，才能有笋。本地人在竹根将要长节时掘取嫩者，称之为鞭笋。江南、湖南人冬天挖掘大竹根下未出土的称为冬笋，《东观汉记》称之为苞笋，并且可以新鲜的食用，称得上珍品。其他的乃是南方人晾干的称为玉版笋、明笋、火笋，加盐晒的称为盐笋，都可以作为蔬菜。按赞宁说：凡吃笋者如同吃药，得法则有益身体，反之则有损身体。采笋宜避有风的天气，笋见风则根坚，入水中肉变硬，剥去笋壳煮则去其苦叶，生的用刀切则失其柔软。煮笋宜久煮，生笋会损身体。苦笋宜久煮，干笋则宜取其法作羹吃。蒸的笋味最美，用微火慢慢煮的笋味道也很好。

味苤的笋刺激人的咽喉，先用石灰水煮过，再煮就不刺激咽喉。或者用几片薄荷同煮，也能去苤味。《诗经注疏》说：蔬菜是什么，唯有笋和香蒲。《礼记注疏》说：笋酸菜鱼酱，加入豆子。则笋作为蔬菜，尚且已经很久了。

附　诸竹笋

[气味]　甘，微寒，无毒。

陈藏器说：诸竹笋皆散冷血及气。

吴瑞说：笋与羊肝同食，使人目盲。

[主治]　《名医别录》：消渴，利水道，益气，可久食。

宁原：利膈下气，化热消痰爽胃。

附　苦竹笋

[气味]　苦、甘，寒。

[主治]　陈藏器：不睡，去面目及舌上热黄，消渴，明目，解酒毒，除热气，使人健康。

《食医心镜》：除心烦闷，益气力，利水道，下气化痰，除风热脚气，都可以蒸煮食。

汪颖：治出汗中风失音。

李时珍：干笋烧研末加入盐，擦牙治牙疳。

[发明]　李时珍说：四川、叙州、宜宾、长宁所产的苦笋，那里的人重价收买。宋代、黄山谷有苦笋赋说：笋道（我国古代西南的少数民族）的苦笋，两川的最好。甘脆恰当，微苦而够味，温润致密，多吃而不病。食看用它作引导，酒客为它流涎。

其可能是如此。

附　堇竹笋

[主治]　宁原：消渴风热，益气力，消腹胀，蒸、煮、炒食皆宜。

附　淡竹笋

[气味]　甘，寒。

[主治]　汪颖：消痰，除热狂壮热，头痛头风及孕妇头眩，颠仆惊悸，瘟疫迷闷，小儿惊痫天吊。

附　冬笋　笙竹笋

[气味]　甘，寒。

[主治]　汪颖：小儿痘疹不出，煮粥食，解毒，有发散之义。

[发明]　孟诜说：淡竹笋及中毋笋虽然好，然而食之发背脚气。新鲜的箭竹笋可食，陈筋竹笋不宜食。各种竹笋多吃皆动气生发冷癥，唯有苦竹笋主降逆气，不发疾病。

汪颖说：笋与竹沥功效相近。有人素患痰病，食笋而痊愈。

吴瑞说：淡笋、甘笋，苦笋、冬笋、鞭笋皆可久食。其他的杂竹笋性味不一，不宜多食。

寇宗奭说：笋难消化，不能补益人，脾病者不宜食。一小儿食干笋三寸多，噎于喉中，壮热喘粗如惊。服治惊风的药不效，后来吐出笋，诸症才消。其难消化也是如此。

李时珍说：赞宁《笋谱》说：笋虽味甘美。但滑利大肠，对脾无益，民间称它为刮肠篦。唯有生姜和麻油能消除其副作用。人用麻滓浇竹丛，则次年的竹笋这即可以验证。蕲州丛竹、毛斑竹、匡庐扁竹、沣州方竹、岭南筻竹、筹竹，月竹诸笋，都是苦韧不能食的。李时珍经常看到民间医生治痘，往往叫患者饮笋汤，说其能发痘疹。岂不知痘疮不宜滑利大肠，而笋素有刮肠之名，这就使很多病人暗受其害。告诫，告诫。

附　桃竹笋
（见《本草拾遗》）

陈藏器说：南方人称之为黄。用石灰水煮过可以食，不会刺激人的咽喉。其竹丛生，丑陋不一。

李时珍说：桃枝竹产在川、广一带。皮滑而宽广，犀纺瘦骨，约四寸一节，可以作席子。

[气味]　苦，有小毒。

[主治]　陈藏器：六畜疮中长蛆，将桃竹笋捣碎塞入疮中，蛆则全部爬出来。

附　刺竹笋

李时珍说：生在广东。丛生，在的围长二尺，枝节皆有刺。夷人（我国古代称东部的民族）种它用来作为城墙，伐竹作弓。其根大像车辐。另一名叫芭竹。

[气味]　《竹谱》：甘、苦，有小毒。食之使人落头发。

酸　笋
（见《本草纲目》）

[集解]　李时珍说：酸笋出于粤南。顾玠《海槎录》说：笋大如臂。摘到后用开水泡去苦水，投入冷井水中，浸二、三天取出，一条一条地像丝绳，加醋可以食。喜欢多事的人将其携入中州，成为罕物。

[气味]　酸，凉，无毒。

[主治]　李时珍：作汤食，止渴解酒醉，利膈。

第二十八卷 《本草纲目》菜部

菜之三
（蓏菜类一十一种）

茄　《开宝本草》

苦茄　《本草拾遗》

壶卢　《日华子本草》

苦瓠　《神农本草经》

败瓢　《本草纲目》

冬瓜　《神农本草经》

南瓜　《本草纲目》

越瓜（即梢瓜）　《开宝本草》

胡瓜（即黄瓜）　《嘉祐补注本草经》

丝瓜　《本草纲目》　附　天罗勒

苦瓜　《救荒本草》

以上收有古代附方二十六种，新近常用附方一百一十一种。

菜之四
（水菜类六种）

紫菜　《食疗本草》

石莼　《本草拾遗》

石花菜　《食鉴本草》

鹿角菜　《食性本草》

龙须菜　《本草纲目》

睡菜　《本草纲目》

菜之五
（芝栭类一十五种）

芝　《神农
本草经》

木耳　《神农本草经》

杉菌　《图经本草》

皂荚蕈　《本草纲目》

香蕈　《日用本草》

葛花菜　《本草纲目》

天花蕈　《日用本草》

蘑菰蕈　《本草纲目》

鸡㙡　《本草纲目》

舵菜　《本草纲目》

土菌　《本草拾遗》　附　鬼盖、地芩、鬼笔

竹蓐　《食疗本草》

蓲菌　《神农本草经》　附　蜀格

地耳　《名医别录》

石耳　《日用本草》

互考诸菜

以上收有古代附方七种，新近常用附方二十六种。

茄（音伽）
（见《开宝本草》）

［释名］　落苏（见《本草拾遗》）　　昆仑瓜（见《太平御览》）　草鳖甲

苏颂说：按照段成式的说法，茄（音加）即指莲茎。现在叫它茄菜，茄读伽音，不知出自何处。

李时珍说：陈藏器《本草拾遗》上说：茄又名叫落苏，其含义未作详细阐述。《五代贻子录》上称作酪酥，大概由于它的味道跟酪酥一样，在道理上似乎说得通。杜宝《拾遗录》上说，隋炀帝改茄叫昆仑紫瓜。又王隐君的《养生主论》上治疟疾方中用了干茄，为了避讳取名叫草鳖甲，大概因为鳖甲能治寒热往来之病，而茄也能治罢了。

［集解］　苏颂说：茄子在各地均有。其种类有以下数种：紫茄、黄茄，南北方均可生长；白茄、青水茄，只有在北方才可生长。入药多用黄茄，其余几种只可当菜食用了。江南有一种藤茄，为蔓生植物，它的果实皮薄如壶卢，也不入药。

寇宗奭说：新罗国出产一种茄，其形状如鸡蛋，色淡略紫，蒂长味甜。如今中国已普遍种植了。

李时珍说：茄的种子应在九月份成熟发黄时收取，洗净晒干，于次年二月下种栽植，茄的植株约高二三尺，叶子如掌。从夏到秋，开五瓣紫色花，黄蕊、绿蒂，蒂上结果实。茄内有瓤，瓤里有如芝麻般大小的籽。茄的形状各异：有圆的像栝楼一样，有长的直达四五寸。茄的颜色多种：有青茄、白茄、紫茄之分。白茄又叫银茄，比青茄的颜色更淡。茄子熟透了以后都要变黄，看来苏颂单以黄茄为一种，似乎不妥。王祯《农书》上说，有一种渤海茄，白色，果实坚硬。有一种番茄，白色，扁形，生熟均可食用，其味脆甜可口，一点也不苦涩。有一种紫茄，色紫，蒂长，味甜。还有一种水茄，形状长，味道甜，可以止渴。《洪容斋随笔》上说，浙西的茄子一般是紫色的，白色的茄子则是水茄；而江西的茄子一般是白色的，紫色的茄子则为水茄。又一不同之处。刘恂《岭表录》又有另一种说法：交岭的茄树，虽经冬天叶子亦不凋落，经二三年即可长成大树，它的果实像瓜一样，茄叶摘下撒在别的地方，施以肥土，则可繁殖出新的植株，称谓嫁茄。

附 茄子

[气味] 甘，寒，无毒。

马志说：凡是胃寒之人不可多食用，易损人耗气，易诱发疮及其他痼疾。

李鹏飞说：秋后食用，对眼睛有害。

李时珍说：《生生编》上说，茄性寒利，食用多了必会导致腹痛下利，妇女食用多了对子宫有害。

[主治] 孟诜：治疗寒热往来，五脏痨。大明《日华诸家本草》：主治温病、传尸、劳气。研成细末，用醋调，敷于肿毒之处。

朱震亨：用熟透以至于裂开的茄子烧成炭灰，可以治乳裂。

李时珍：茄子有散血止痛、消肿宽肠的作用。

[发明] 寇宗奭说：蔬菜类植物中就它的药用价值不大。《开宝本草》中并没说它可以治什么病，只说它对人身体有害。后人虽然研究出了一些用茄子治病的方法。但终究与原文不符。又有人将茄子栽在阳光充足的地方，施加肥粪，于是在小满前后就可将早熟的茄子上市出售，以求高价。茄子的生长越不顺应季节规律，对人的身体就越有害。不是茄子成熟的季节，就不要吃茄子，这是不可忽视的。

朱震亨说：茄属土性，所以其味甘而喜肃降，大便次数多的人不宜食用。熟透的茄子可以治乳头裂。茄的根可以不煎以后外洗治疗冻疮，茄蒂烧成炭灰以后外用可以治口舌生疮，效果显著，都是由于甘味可以清热败火的缘故。

李时珍说：段成式《酉阳杂俎》说茄为厚味之品，不易消化，可耗气而发病。殊不知茄子性滑，并不厚腻。

[附方] 古代附方六种，新近常用附方十种。

1. 妇女月经血黄。《摘玄方》：用黄茄子切开，阴干后研为末。每服二钱，以温酒调服。

2. 肠风下血。《灵苑方》：用经霜的茄子连蒂烧存性，研为细末。每天服二小匙，空腹服，温酒送下。

3. 久患下血。《普济方》：取大茄种三枚，每次用一枚包湿纸中煨熟，泡酒一升半，用蜡纸密封三天，然后去茄温酒后饮用。

4. 腹内鳖癥。《寿域方》：用陈酱茄烧存性，加入麝香、轻粉少许，用油脂调，贴敷于腹部。

5. 卵㿗偏坠。刘松石《保寿堂方》：选用双蒂茄子悬挂在房门上，进出时都用眼看茄子。茄焉以后病也就好了。

又法，用两个茄子悬挂在门上，每天抱着儿子看看茄子，二三次后将针钉在茄子上，十几天后病就会愈。

6. 大风热痰。苏颂《图经本草》：用老的黄茄子，拣个大的不计多少，装一个新瓶子中，埋在土里，经一年后瓶内茄子尽化为液体，加入苦参末，共作为丸，如梧子大。饭后及入睡前用酒送服三十丸，非常有效。这个方子由江南人传来。

7. 腰脚拘挛。《图经本草》：腰脚风血积冷，筋急拘挛疼痛。取茄子五十斤，切细，洗净，加水五斗煮取浓汁，过滤去渣，再煎至一斗左右，然后加入生粟粉同煮，使稀稠适当，再配以麝香、朱砂末，做成药丸，每丸如梧子大小。每天早晨用秫米酒送服三十丸，傍晚时再服一次。约一月后便会痊愈。男子、女人通用，都非常效验。

8. 磕扑青肿。《胜金方》：用老的大黄茄一个，切成一指厚的茄片，在新瓦上焙、研为末，临睡时用温酒调服两小匙。一夜便可肿消无痕。

9. 坠损跌扑。《图经本草》：有散血止痛的作用。重阳时采收老茄子一百枚，去蒂后将它们分别切开捣碎，消石十二两也捣碎。然后用干燥器皿先铺一层茄子，再铺一层消石，如此相间铺填，直至放完，用好几层纸将器皿密封，安置在一僻净处，下面垫以新砖，上面也用新砖覆盖，以使其勿犯地气。到正月时将器皿取出，去两层纸，放在阳光下曝晒。每日都这样，到二三月间，估计茄子已烂，这时打开器皿将内容物倒出，滤去渣，另放到新的器皿中，用薄绵覆盖，再经曝晒，到成膏状物后便可使用了。每次用酒调半匙，空腹饮用，每日两次，恶血散了则疼痛自止，病乃痊愈。若做成的药膏放久了变得干硬，可用饭饮将它化开再用。

10. 发背恶疮。《图经本草》：用上方以酒调半匙服用，再用那药膏涂在疮口的四周，觉得冷如冰雪，疮干后便愈了。那些有根在肤腠的恶疮，也可内消。

11. 热毒疮肿。《圣济总录》：用生茄子一枚，割去二分，去瓤二分，做成像罐子的形状，合在疮上，则可消肿去毒。如疮已出脓，将脓排后再用。

12. 牙齿肿痛。《海上名方》：用隔年糟茄，烧灰存性，频频干擦，可立刻见效。

13. 虫牙疼痛。《摘玄方》：用黄茄种烧灰存性，外擦，效好。

14. 喉痹肿痛。《德生堂方》：用糟茄或酱茄，细嚼咽汁。

15. 妇人乳裂。《补遗方》：取秋天冷时裂开了的茄子，阴干后烧，存性研末，用水调敷患处。

附　茄蒂

[主治]　吴瑞：将茄蒂烧成灰，就稀粥服用二钱，可以治疗肠风下血不止以及血痔。

李时珍：将茄蒂烧成灰，可以治口齿疮。将生的茄蒂切成块，外擦患部，可治疗癜风。

[发明]　李时珍说：治癜风时，用茄蒂蘸硫磺、附子末，主要因为二者有散血的作用。白癜风用白茄蒂外擦，紫癜风用紫茄蒂外擦，不可混淆。

[附方]　新近常用附方一种。

风蛀牙痛。《仁存方》：用茄蒂烧灰，掺敷患处。或加细辛末等分，每日外用。

附　茄花

[主治]　李时珍，主治金疮、牙痛。

[附方]　新近常用附方一种。

《海上名方》：牙痛。用秋茄花干品，烧存性，研末涂于痛处，可使疼痛立刻停止。

附　茄根及枯茎叶

[主治]　《开宝本草》：如患了冻疮，皮肤皲裂者，用它煮水外洗，效果良好。

李时珍：它有散血消肿的作用，可以治疗血淋下血、血痢阴挺、齿蟹口蕈。

[附方]　新近常用附方九种。

1. 血淋疼痛。《经验良方》：用茄叶熏干为末，每服二钱，温酒或盐汤送下。隔年的茄叶更好。

2. 肠风下血。《经验良方》：方同上，用米粥送服。

3. 久痢不止。《简便单方》：用茄根烧灰、石榴皮等分，共研为末，以砂糖水送服。

4. 女阴挺出。《乾坤生意》：用茄根烧存性，研为细末，用油调敷纸上，卷成细筒纳入阴内。一日一换。

5. 口中生蕈。《摘玄方》：用醋漱口，用茄母烧灰，飞盐等分，米醋调稀，频频外擦。

6. 牙齿蟹痛。《海上名方》：用茄根捣汁，频繁涂于痛处。

7. 同上。用陈年茄树烧灰存性外敷痛处，先用露蜂房煎汤漱口。

8. 牙痛取牙。《鲍氏方》：用茄茎浸马尿中三天，取出后晒、炒，研为细末，点在痛牙上，牙自脱落。

9. 夏月趾肿，不能行走。《简便单方》：九月采收茄根悬挂在屋檐下，每日用它煎汤外洗。

苦　茄
（见《本草拾遗》）

[集解]　陈藏器说：苦茄野生在向阳的山坡。树小有刺。

附　苦茄子

[主治]　陈藏器：研末用醋调，外敷，可治痈肿。也可用苦茄根煎汤外洗。另外还可主治瘴气。

壶 卢
（见《日华子本草》）

[释名] 瓠瓜（见《说文解字》）　匏瓜（见《论语》）

李时珍说：壶是一种酒器，卢是一种饭具。这种植物既像壶，又像卢，而且盛酒、做饭都可以使用，所以便叫它"壶卢"。人们习惯上将其写成"葫芦"，并不正确。葫乃是蒜名，芦而是苇的一种。壶卢的形状是圆形的叫匏，也叫瓢，因为它可以像水泡、像鱼漂一样浮在水面上。凡是菰菜类植物皆得称瓜，所以便叫它瓠瓜、匏瓜。在古代壶、瓠、匏三名都可以通称，开始的时候并无区别。所以孙昇《唐韵》上说：瓠音壶，又音护。瓠䴸（lú，音卢），就是瓢。陶弘景《本草经集注》写作"瓠䴸"，并说是瓠一类的植物。许慎《说文解字》说：瓠，即匏。又说：瓢，即瓠。匏，即是大腹瓠了。陆玑《诗疏》说：壶，即瓠。又说：匏，即瓠。庄子说：有五石瓠瓜。以上诸书所说，那些字均应与"壶"字同音。而后世却将像越瓜一样长，头

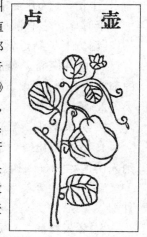

尾一样的叫做瓠（音护），瓠的一头有腹且有长柄的为悬瓠，没有柄、个大呈椭圆形的为匏，若有一短柄且大腹，则为壶，若壶有一"细腰"的则叫蒲芦了，各有各的名字，显然与古代不同。现在来看，它们的形状虽然各不相同，但它们的苗、叶、皮、子性味却是一样的，所以便不一一分条来论述了。悬瓠，就是现在人们饮茶喝酒用的瓢。而蒲芦，则是入药的壶卢了。郭义恭《广志》上称它为"约腹壶"，大概因为其形状大腹细腰，仿佛腹部被一带子约束一样罢了。它也有大、小两种。

[集解] 陶弘景说，瓠与冬瓜气味，类别均相同。另有瓠䓤，也是瓠类的一种。其中个小的又叫瓢，吃起来味道却比瓠好。它们都有利水祛湿的作用，所以倘若夏天食用，不如吃冬瓜好了。

苏恭说：瓠与瓠䴸、冬瓜并不是同一种植物。三物苗、叶虽很相似，而其果实的形状则不同了。瓠的形状像越瓜，长约一尺多，头尾差不多一样，一般夏时便成熟，到秋末就已枯落了，瓠䴸的形状大小不一，夏末时开始结果，到了中秋方可成熟，摘取它可当盛东西的器具使用。直到冬天经霜打以后方枯萎，瓠与甜瓠䴸性味相似，吃起来口感均比冬瓜好，陶弘景说不如冬瓜，实属不全面，也许仅是个别吧。

李时珍说：长瓠、悬瓠、壶卢、匏瓜、蒲芦，它们的名称、形状均不相同，其实却是一类植物。到处都有，仅是成熟的迟早不同。陶弘景氏说瓠与冬瓜气味，类别相同，苏恭氏又说瓠䴸不一种类，均无凭证。它们都在正月、二月左右下种，幼

苗长出以后，便开始蔓伸延缘生长。它们的叶子像冬瓜的叶却又稍圆，上有柔软的小绒毛，嫩叶可以食用。所以《诗经》上说：幡幡瓠叶，采之烹之。到了五、六月时，便会开出白花，结出白色的果实，大小长短依种类不同而异。瓠中的籽像牙齿一样排列，称作瓠犀。我认为壶瓠这类东西，既可用来烹晒食用，又可用来做盛东西的器具。大的可以当瓮（wèng）盎（àng）使用，小的可以作瓢樽（zūn），做舟可以浮水，做笙可以奏乐，皮和瓤还可以喂猪，瓠犀可以浇烛，它们的作用非常广泛呀。

附　壶瓠

［气味］　甘，平，滑，无毒。

苏恭说：其味甘冷，吃得多了，可使人呕吐、下痢。

扁鹊说：患脚气、虚胀冷气的病人，若服用了壶瓠，疾病将不能祛除。

［主治］　孙思邈：主治消渴病，口、鼻中生疮疼痛。

陶弘景：通利水道。

孟诜：具有清热解毒之功，常服金丹的人应配合服用它。

《大明本草》：清热除烦，滑利肠道，滋润心肺，治疗石淋。

［发明］　李时珍说：按《名医录》上说，浙江人吃了匏瓜以后，大多呕吐、腹泻，人们称作"发暴"，大概由于它生长经历酷暑，有暑湿之邪壅积于内的缘故吧。只有和香薷同吃方可避免。

［附方］　新近常用附方一种。

腹胀黄肿。《简便方》：用亚腰壶卢连子烧存性，每次服用一个，于饭前用温酒送下，不饮酒的人，也可用白开水送服。经十多日，可见效。

附　壶卢叶

［气味］　甘，平，无毒。

［主治］　孙思邈，可以食用，耐饥。

附　壶卢蔓、须、花

［主治］　李时珍：具有解毒的功用。

［附方］　新近常用附方一种。

预解胎毒。《唐瑶经验方》：在七八月，或三伏天，或中秋时，剪壶卢须，阴干，在除夕晚上煎汤洗浴小儿，可避免小儿出天花。

附　壶卢子

［主治］　《御药院方》：主治牙龈红肿疼痛、牙齿摇晃疼痛。可用壶卢子八两，牛膝四两，每次用五钱，煎水漱口，一天三四次即可。

苦 瓠
（见《神农本草经》下品）

［释名］ 苦匏（见《国语》） 苦壶卢

［集解］ 《名医别录》说：苦瓠生长在山西等地。

陶弘景说：现在瓠中有个别味苦的，犹如苦胆，不可食用，并不是别的种类。另外还有一种瓠瓥，也是瓠类。

苏恭说：《神农本草经》上指的，都是苦瓠瓥。陶弘景说瓠中有苦的，是错误的说法。瓠中有时有苦的，并不入药用，因为它不能治病，也不能吃，瓠与瓠瓥，原本便不同一种类，并非甜味、苦味之别。

韩保昇说：瓠就是匏。它有甜、苦两种，甜味的个大，苦味的个小。

汪机说：瓠壶原本是甜味，但也有变成苦味的。通常说是由于施的是鸡粪，或者由牛马践踏以后而变成苦味。陶弘景也曾说瓠中有味苦的，不能说一无是处呀。

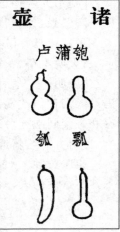

李时珍说：《诗经》说：匏有苦叶。《国语》上说："苦匏不材，于人共济而已。"这里都是指苦壶而言，即指苦瓠。瓠、壶同音，所以陶弘景以瓠作护音解释不太恰当。应劭《风俗通》说：烧穰可以杀死瓠。有的说"畜瓠之家不烧穰，种瓜之家不焚漆"，物性相畏的缘故，苏恭说：服苦瓠过多，而致吐痢不止的，可用黍穰灰法来解。大概也取于这个原因。凡食用苦瓠，必须理净洗净才好，不能留有黑点杂物，不然的话有毒。

附 苦瓠瓤及子

［气味］ 苦，寒，有毒。

［主治］ 《神农本草经》：主治面目四肢浮肿、全身性水肿。有利水渗湿的作用，可以使人呕吐。

苏恭：可通利石淋，喘嗽囊结，治疗流疰症、蛊症及各种痰饮。另外煎汤浸泡阴部，可治小便不通。

陈藏器：用它煎汁，滴入鼻孔中，使流出黄水，可祛除风寒鼻塞，也可作为去黄疸的办法。

大明《日华诸家本草》：可吐蛔虫。

李时珍：可以治疗痈疽、恶疮、疥癣、龋齿及各种虫证。还可以用于制汞。

[附方] 古代附方八种，新近常用附方十七种。

1. 急黄病。陈藏器：用苦瓠一枚，开孔，水煮后，搅取汁，滴入鼻中。可去黄水。

2. 黄疸肿满。《伤寒类要》：用苦瓠瓢如大枣大小，浸泡在童便中一会儿，然后取两酸枣大小的小团塞到鼻孔中，深吸气。有黄水排出，几次后即愈。

又方：用瓠瓢熬黄研为细末，每服半钱，每日一服，十日即愈。但伴呕吐的病人则要详察慎用。

3. 大水胀满，头面洪大。《外台秘要》：用干净的好苦瓠白瓢，捻成像豆子大小的颗粒，外裹面粉，用水煮后，空腹服七枚。到午间便可出水约一斗，第二日更是排水不止，人转瘦即愈。二年内忌食咸物。

《圣惠方》：用苦瓠瓢一两，微炒后研为细末，每天用粥饮服一钱。

4. 通身水肿。《千金方》：用苦瓠膜二两（炒）、苦葶苈五分，捣烂合成药丸，如小豆大。每次服五丸，每日服三次，有水排出为止。

又方：用苦瓠膜五分、大枣七枚，合捣成丸。每次服三丸，隔一小时后，再服三丸。有水排出后再服一丸，即停止。

5. 石水腹肿，四肢却都非常消瘦。《圣济总录》：用苦瓠膜（炒）一两、杏仁半两（炒，去皮尖），共研细末，糊成丸药，如小豆大。

每次服十丸，每日服三次，有水排出为止。

6. 水蛊洪肿。《圣济总录》：用苦瓠瓢一枚，水二升，共煮至一升，再煎到可以做丸药，每丸如小豆大，每次用来粥送服十九。待小便通利后，作小豆羹吃，不要饮水。

7. 小便不通，小腹胀急。《圣济总录》：用苦瓠子三十枚（炒），蝼蛄三个（焙），共研细末，每服一钱，冷水送下。

8. 小儿闪癖。陈藏器《本草拾遗》：取未破的苦瓠，煮后使其变热，将小儿衣服解开外熨。

9. 风痰头痛。《普济方》：取苦瓠膜汁，以苇管灌入鼻中，有气上冲脑门，不久恶涎流下，病即痊愈。如在治疗过程中出现头晕现象，不用疑忌。用干苦瓠膜浸汁，或用苦瓠子研末，吹入鼻中也有效，年久头风也可以治愈。

10. 鼻窒气塞。《圣惠方》：将苦瓠子研为细末，用醇酒浸泡，夏天浸泡一日即可，冬天得浸泡七日才行。每天少滴鼻一点儿即可。

11. 眼目昏暗。《千金方》：七月七日，取苦瓠白瓢绞汁约一合，加醋二升。古钱七文，共用微火煎到量减半。每日将沫滴入眦中，可获神效。

12. 弩肉血翳。《刘松石经验方》：秋天时取小柄壶卢，或小药壶卢，阴干后，在紧小处将它锯断，内挖一个小孔如眼孔大。如果遇到这种病，就将眼皮上下用手挣大，将壶卢孔套合在上面。起初虽觉很痛苦，但瘀肉、血翳都渐渐消去，不伤眼睛。

13. 齿䘌口臭。《圣惠方》：将苦瓠子研末，炼蜜为末，每丸有半个枣大。每天早晨漱口后，含一九，再涂在齿龈上，有涎出来，最好吐出为妙。

14. 风虫牙痛。《圣惠方》：用苦瓠子半升，水五升，共煎至三升，用它含漱。用苦瓠的茎叶也可，不过三次即愈。

15. 恶疮癣癫，十多年不愈的。《肘后方》：用苦瓠一枚，水煎后外搽患处，每日三次。

16. 九瘘有孔。《千金方》：取苦瓠四枚，每个约有一盏大小，各穿一个指头大的孔，煎汤煮沸十几遍，取一个约长一尺的竹筒，一头插在瓠孔中，一头注入疮孔上，等苦瓠变冷了则再换一个，用完为止。

17. 痔疮肿痛。《摘玄方》：用苦瓠、苦荬菜煎汤，先薰后洗。洗后以熊胆、蜜陀僧、胆矾、片脑合研为末，敷患处，效果好。

18. 下部悬痈。《永类钤方》：不择时日，用井华水煎百药一碗，空腹喝下，等初起效果后，用秋壶卢（一名"苦不老"，生长在架上而味苦）切片置于疮上，灸十四壮。萧端式曾患此病多年，灸了一次便痊愈了。

19. 卒中蛊毒。《肘后方》：症状为有的吐血，有的便血、尿血，都像烂肝似的。取苦瓠一枚，加水二升，煎至一升饮服，服后会立即呕吐，病症而愈。

又方：用苦酒一升煮苦瓠，服后取吐，病即痊愈，效果很好。

20. 死胎不下。《海上名方》：用苦瓠烧存性，研为细末。每次服一钱，空腹用热酒送下。

22. 聤耳出脓。《圣惠方》：用干苦瓠子一分，黄连半钱，共研为末。先把耳揩净，吹末少许入耳。一天二次。

23. 鼻中瘜肉。《圣惠方》：用苦瓠子、苦丁香等分，加麝香少许，共研为细末，用纸捻后点纸薰鼻。

附 苦瓠花

[主治] 李时珍说：主治一切瘘疮。于霜降后将花收取晾晒，研末，敷于患处即可。

附 苦瓠蔓

[主治] 李时珍引自《仇远稗史》：治疗麻疮，用它煎水外洗，即可治愈。

[附方] 新近常用附方一种。

小儿白秃。《圣济总录》：用苦瓠藤裹盐荷叶，共煎浓汁外洗，三五次后即愈。

败 瓢
（见《本草纲目》）

[集解] 李时珍说：瓢，就是将匏壶破开后即成，现在入药时也有用它的，以苦匏为好，年久的则更好了。

[气味]　苦，平，无毒。

[主治]　李时珍说：消胀杀虫，治疗痔漏出血、崩漏、赤白带下。

[附方]　新近常用附方六种。

1. 中满膨胀。《余居士选奇方》：用存放了三五年的陈壶卢瓢一个，用糯米一斗作酒，等酒作成以后，将瓢放在炭火上炙热，然后放入酒中浸泡，如此三五次之后，将瓢烧存性，研为细末。每服三钱，用酒送下，可获神效。

2. 大便下血。《简便方》：败瓢（烧存性）、黄连等分研末，每次空腹以温酒送服二钱。

3. 赤白崩中。《海上方》：用旧壶卢瓢炒存性，莲房煅存性，等分研末。每服二钱，热水调服。服三次后，以汗出为度，崩漏亦可自止。厉害的得服五次药才可止住，效果很好。服药期间忌房事、发物及生冷之品。

4. 脑漏流脓。《孙氏集效方》：破瓢、白鸡冠花、白螺蛳壳各烧存性，等分，加血竭、麝香各五分，共研细末。用好酒将熟艾叶洒湿，连药末一块揉成饼，贴在脑门上，用熨斗熨它，直到痊愈。

5. 腋下瘤瘿。《濒湖集简方》：用长柄茶壶卢烧存性，研末后搽患处，直到瘿瘤消了为止。有一个府校老太太的右腋下生了一瘤，渐渐地长到了一尺多，它的形状很像长瓠子，时间长了便开始溃烂。有一方士教她用这种方法，于是便开始从里面往外流水，后来全部消失病而痊愈。

6. 汤火伤灼。《濒湖集简方》：用旧壶卢瓢烧灰，外敷伤处。

冬　瓜
（见《神农本草经》上品）

[释名]　白瓜（见《神农本草经》）　水芝（见《神农本草经》）　地芝（见《广雅》）

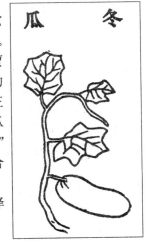

马志说：冬瓜经霜打以后，它的皮就像涂了粉一样的白，它的籽也是白的，所以叫"白冬瓜"，它的籽也就叫"白瓜子"了。

李时珍说：所以叫冬瓜，大概是因为它冬天成熟吧。另外贾思勰又说：冬瓜一般在正二三月下种。如果于十月下种，结出的瓜饱满味好，强于春天下种的冬瓜，所以冬瓜名称的由来也许正源于此吧。《名医别录》"白冬瓜"条从《神农本草经》附在"瓜子"的下面。宋《开宝本草》加成"白瓜子"，并把"白冬瓜"单分一条列开，于是导致许多注解辩论纷纷，现在还是把二者合而为一吧。

[集解]　《名医别录》说：白瓜子生长在高山或平坦的湖泽地带，是冬瓜的籽，一般在八月采收。

苏颂说：现在各地的菜园子里都栽种，它的果实长在苗蔓下面，大的如斗，甚至有更大的，它的皮厚而有毛，刚结出时颜色青绿，经霜打以后色如白粉。农家大多可储藏一年，做菜果食用。入药则必须霜降后方可摘收，放置到第二年，打开后取出核，洗净晾开，捣碎单取冬瓜仁入药。也能够单独服用。

李时珍说：冬瓜一般在三月间出苗引蔓（wàn），叶子大呈圆形但有叶尖，它的茎、叶都长有毛刺。冬瓜一般在六、七月开黄花，然后结出瓜，大的直径可达一尺多，长度有三四尺，嫩的时候颜色发绿而且有细毛，长老了以后则为苍白色，表面有一层白粉，它的皮坚而且厚，它的瓤肉肥色白。冬瓜瓤又叫"瓜练"，因为它色白质虚犹如棉絮，仿佛经浣练以后就可以做衣服用了。冬瓜子也叫"瓜犀"，在瓤中成行排列。霜降后收取冬瓜，瓜的肉瓤煮熟后可以食用，经蜜炙后还可做成果品，冬瓜子也可食用，真可谓既是蔬菜，又是果品了。收藏时切勿接触酒、漆、麝香和糯米，一经接触，冬瓜就会发烂。

附　白冬瓜

〔气味〕　甘，微寒，无毒。

陶弘景说：其味冷利。

〔主治〕　《名医别录》：主治小腹水胀满闷，可通利小便，有止渴之功。

陶弘景：将白冬瓜捣汁服用，可止消渴烦闷，还有解毒的作用。

孟诜：益气生津抗衰老，解除心胸烦满，祛除上焦头面之火。

大明《日华诸家本草》：可消除一切热毒痈肿。将白冬瓜切片外擦患处，效果非常显著。

苏颂说：可滑利肠道，有减少金丹毒副作用的功效。

〔发明〕　孟诜说：胃热的人吃了它对身体有利，胃寒的人吃了则能使人消瘦。将它煮熟食用可增强五脏的功能，因为它有下气的作用。要想减肥变得体瘦轻健的人，则可以长期吃它了；反之，则最好别吃了。

寇宗奭说：凡是患了发背及其他一切痈疽的人，可以削一大块白冬瓜，放在疮面上，待白冬瓜变热了再换一块，可以分散热邪毒气，效果显著。

朱震亨说：冬瓜药性走窜而且十分迅猛。寇宗奭说它可以分散热邪毒气，大概正源于此。因此，久病及阴虚体质的患者，禁忌服用。孙思邈说：九月的冬瓜不能食用，吃了能让人反胃。必须被霜打了以后方能食用。

孟诜说：若将冬瓜、桐叶和猪肉让人食用，则一冬天下来不需换别的花样，吃别的食物，而且还非常耐饥，可比别的食物长三四倍左右的时间。

〔附方〕　古代附方七种，新近常用附方七种。

1. 积热消渴。孟诜《食疗本草》：白冬瓜去皮，每顿饭后吃二三两，几次后即可见效。

2. 消渴不止。《圣济总录》：用冬瓜一枚，削皮，埋在湿地中一日，取出破开，饮其汁水。或将瓜烧熟，绞汁饮服亦可。

3. 消渴骨蒸。《经验良方》：用大冬瓜一枚去瓤后，用黄连末填满，放入瓮内，待瓜全部消尽后，同研细末，炼丸如梧子大。每服三四十丸，用冬瓜汤送下。

4. 产后痢渴。《古今录验》：病久则津液枯竭，四肢浮肿，口舌干燥。可用冬瓜一枚，用黄土泥约五寸厚，煨熟后绞汁服。也可用于治疗伤寒痢渴。

5. 小儿渴利。《千金方》：服冬瓜汁即可。

6. 小儿魃病。《千金方》：症状为寒热往来，如患疳积一般。用冬瓜、萹蓄各四两，水二升，煎汤后外浴。

7. 婴孩寒热。《子母秘录》：冬瓜炮熟，绞汁饮服。

8. 水病危急。《兵部手集》：冬瓜不拘多少，随便吃用，神效无比。

9. 十种水气，浮肿喘满。《杨氏家藏方》：用大冬瓜一枚，切盖去瓤，用赤小豆填满，再盖合好，用纸筋泥固定后封好，晒干，把瓜放在两大箩糯糠里，点火煨至火灭尽，将瓜取出，切片，同赤小豆一块焙干研为细末，水糊成梧子大药丸。每服七十丸，用冬瓜子汤送下，每日服三次，小便通利后则停服。

10. 发背欲死，将冬瓜截去头后，盖合在疮上。《肘后方》：瓜的接触面烂后，截去一段，再盖合在疮上。瓜未用尽，而疮已变小甚至收敛痊愈了，再用膏药贴患处。

11. 痔疮肿痛。《袖珍方》：用冬瓜煎汤外洗。

12. 马汗入疮。干冬瓜烧后研末，将疮面洗净外敷。

13. 食鱼中毒。《小品方》：饮服冬瓜汁，效果好。

14. 面黑令变白。《圣济总录》：用冬瓜一个，去皮后切片，加酒一升半，水一升，共煮，待冬瓜煮烂后滤去渣，共熬成膏，装入瓶中收藏，每天晚上涂擦面部。

附　冬瓜练（即冬瓜瓢）

[气味]　甘，平，无毒。

[主治]　甄权：将它绞汁服用，可以解除心烦燥热，止渴，滑利小肠，治疗五淋，减少金丹的毒副作用。

李时珍说：用它煎水洗面及洗澡，可以去除雀斑，使人面色白皙。

[附方]　新近常用附方二种。

1. 消渴烦乱。《圣惠方》：用干的冬瓜瓢一两，水煎饮服。

2. 水肿烦渴，小便不通。《圣济总录》：用冬瓜白瓢，水煎汁，淡饮服。

附　白瓜子
(《名医别录》说：即冬瓜仁，于八月采收。)

[正误]　苏恭说：应为甘瓜。只是因为"甘"与"白"相似，后人误写了。当改

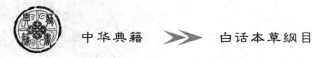
成"甘"字。

马志说:《本草经集注》上说,白瓜子就是指冬瓜仁。苏恭的说法,未免有点鲁莽。并且甘瓜就是甜瓜,虽也有青、白两种,但它的籽都是黄色的,而且主治作用与冬瓜完全不同。冬瓜经霜打以后皮变白色,它的籽也是白色,"白瓜"的叫法仅从这里得来。况且那么多的中医处方中只见有用"冬瓜子"的,还未曾见过用"甘瓜子"的,可见苏恭的说法没有凭证。

[气味]　甘,平,无毒。

《名医别录》说:寒。久服可导致中焦脾胃虚寒。

[主治]　《神农本草经》:可使人和颜悦色,光泽喜人,且能益气生津耐饥。长期服用,可强壮身体,延缓衰老。

《名医别录》:可以祛除心胸烦闷不乐。还可以制作成擦面脂用。

《大明本草》:可去除皮肤风疹及其他黑斑,具有滋润肌肤的作用。

李时珍说:治疗肠痈。

[发明]:苏颂说:冬瓜仁,能单独直接食用,也可以研末做成汤喝,还可以制成面脂,常擦可使人面目清秀,颜色光泽。宗懔《荆楚岁时记》上说:七月,采瓜犀制成面脂。瓜犀,就是瓜瓣。还可以作澡豆。

寇宗奭说:食用,入药都很少用它。

[附方]　古代所有附方四种,新近常用附方四种。

1. 服食法。孟诜《食疗本草》:取冬瓜仁七升,装在绢袋中,投进三沸汤里,不一会儿取出曝干,如此三次,然后在清苦酒里渍泡一宿,曝干后研为细末,每天服一匙。可使人体健悦泽明目,延年不老。

又法:取白瓜子三五升,去皮后做成药丸,每天空腹服三十丸,可使人变得白净如玉。

2. 补肝明目。《外台秘要》:主治男子五劳七伤,明目。用冬瓜仁,方同上。

3. 悦泽面容。《肘后方》:用白瓜仁五两、桃花四两、白杨皮二两,共研为末。每于饭后服用一匙,每日三服。欲想面白可多加冬瓜仁,欲想面红可多加桃花。服药三十日后可使面容白皙,五十日后可使手足都变得很白。一方有橘皮、无杨皮。

4. 多年损伤,经久不愈者。《孙真人方》:取冬瓜仁末,以温酒送服。

5. 《摘玄方》:消渴不止,小便量多。用干冬瓜仁、麦门冬、黄连各二两,水煎服。冬瓜苗叶都治消渴,不拘新干。

6. 男子白浊。《救急易方》:用陈冬瓜仁炒后研为细末,每次空腹用米粥送服五钱。

7. 女子白带。方同上。

附　冬瓜皮

[主治]　苏颂说:可制成丸药服,也可以制成面脂外用。

李时珍：主治各种疮痈肿痛，将冬瓜皮晾干研末涂于患处即可。还可主治折伤及损伤性疼痛。

[附方]　新近常用附方二种。

1.跌打伤损。《摘玄方》：用干冬瓜皮一两，真牛皮胶一两，锉入锅内共炒存性，研为细末。每服五钱，好酒温热送服。服后再饮酒一瓯（ōu），盖厚被使微汗出，疼痛也随即停止，一夜醒来则痊愈如初，很有效。

2.损伤腰痛。《生生编》：冬瓜皮烧存性研末，每用酒送服一钱。

附　冬瓜叶

[主治]　《大明本草》：治疗肿毒，杀蜂解毒，可用于治疗蜂蜇。

李时珍：主治消渴病、疟疾。还可焙干后研末，外敷患处，可治疗多年恶疮。

[附方]　新近常用附方一种。

积热泻痢。《海上名方》：冬瓜叶嫩心，拖面做煎饼食用。

附　冬瓜藤

[主治]　大明《日华诸家本草》：将它烧成灰，便可出现一些花纹及图案。煎汤外浇，可治疗黑斑及疮痈疥癣。

李时珍：将它捣汁服用，可解除木耳的毒性。煎水外洗，可治疗脱肛。烧灰后，可用于铜、铁等金属的淬火加工，也可以减少砒石的毒性。

南　瓜
（见《本草纲目》）

[集解]　李时珍说：南瓜原本产于南番，后传入我国的福建、浙江一带，现在燕京等地也有种植。一般三月下种，适宜在肥沃的沙土地生长。四月出苗，它的蔓枝很多，纵横交错，郁郁葱葱，一条蔓可延伸十多丈，每一节都又有根，一近地便向下生长。它的茎中间是空的。它的叶子形状像蜀葵，大小又如荷叶。八九月间开黄色的花，像西瓜花一样。结的瓜呈圆形，大小跟西瓜差不多，皮上有棱纹，跟甜瓜一样。一棵瓜秧可结几十个南瓜，颜色却不尽相同：或绿、或黄、或红。经霜后收取放置于暖和的地方，可保存到第二年春天。它的子如冬瓜子。它的瓜肉厚，黄色，不能生食，只有去掉皮及瓤后，煮熟方可食用，味道如山药一样。如果跟猪肉同煮，口味更佳，也可以用蜜煎。按王祯《农书》说：浙江中部一种阴瓜，适宜在阴凉地种植，不能见阳光。秋天熟了以后色黄如金，

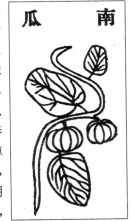

皮稍厚，可保存到第二年春天，吃起来却还很新鲜。怀疑这也许就是指的南瓜。

［气味］　甘，温，无毒。

李时珍说：吃多了易发脚气、黄疸。不能同羊肉一块吃，可使人气机壅滞。

［主治］　李时珍：补中益气。

越　瓜
（见宋《开宝本草》）

［释名］　梢瓜（见《食物本草》）　菜瓜

李时珍说：越瓜是以它的产地命名的，俗名叫梢瓜，南方人则叫它菜瓜。

［集解］　陈藏器说：越瓜生长在越中地带，个大色白。越人把它当水果吃，也可以用糟腌制后储藏。

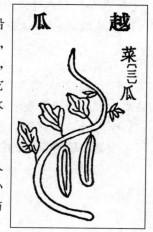

李时珍说：越瓜南北方都有生长。二三月间下种生苗，沿地引蔓，长青色的叶子，开黄色花，都像冬瓜的花、叶一样，只不过略微小点罢了。夏秋交接间结瓜，有青、白两种颜色，大小如瓠一般。有一种瓜长，可达二尺多长，俗称羊角瓜。它的子形状像胡瓜子，大小跟麦粒差不多。越瓜生吃，可充当水果、蔬菜，用酱、豉、糖、醋浸腌储藏皆可，还可以作酸菜。

［气味］　甘，寒，无毒。

孟诜说：生吃越瓜多了可导致中焦虚寒，耗伤中气，使人心痛，脐癥下结，生发各种疮痛。还可使人体质虚弱。尤其小儿更忌生食。传染病流行地带的越瓜不能吃。另外越瓜不能与牛乳酪及鲊鱼一块吃。

李时珍说：按萧了真的说法，菜瓜可以使人视力、听力下降。观察驴马吃了越瓜以后即眼睛发烂，便可以知道了。

［主治］　《开宝本草》：滑利肠胃，除烦止渴。

陈藏器：通利小便，清热除烦，解除酒毒，宣泄热气。烧灰，外敷，可治疗口唇生疮及阴茎热疮。

《食医心镜》：将越瓜和饭做成米粉肉，长吃可有益于肠胃功能。

胡　瓜
（见《嘉祐补注本草》）

［释名］　黄瓜

陈藏器说：北方人避石勒执政时"胡"之讳，便改称"黄瓜"，到现在仍然沿用。

李时珍说：张骞出使西域的时候，得到了这种瓜的种子，所以叫它"胡瓜"。按《杜宝拾遗录》的说法：隋朝大业四年，因为避讳，改胡瓜称作黄瓜。与陈藏器的说法有细小的差别。现在习惯上把按月令生长的王瓜认为便是黄瓜，实际上是错误的。王瓜，即土瓜，见草部。

[集解] 李时珍说：胡瓜到处都有种植。正二月间下种，三月便生苗引蔓。它的叶子像冬瓜叶，也有小毛刺。四五月间开黄花，结的瓜直径二三寸，长有一尺多，青色，皮上有像疣子一样的颗粒，到老了的时候则就成黄赤色了。它的子跟菜瓜子相同。还有一种黄瓜五月下种，霜降后结瓜，色白，瓜短，生熟均可食用，有蔬菜和瓜菜的双重作用，糟制成瓜酱则没有菜瓜做成的好吃了。

[气味] 甘，寒，有小毒。

孟诜说：不能吃得太多，否则可动扰寒热，生发疟疾，瘀热积聚，生发痤气，

使人虚火上逆，耗损气血阴阳，引发疮疥、脚气、虚肿等多种疾病。传染病流行过后，不可食用黄瓜。小儿忌吃黄瓜，可损伤中焦脾胃而生疳积。吃的时候不能多用醋。

[主治] 宁原：清热解渴，通利水道。

[附方] 古代附方一种，新近常用附方六种。

1. 小儿热痢。《海上名方》：嫩黄瓜拌蜜，吃十多条，很有好处。

2. 水病肚胀，四肢浮肿。《千金髓》：用胡瓜一个破开，连子用醋煮一半、水煮一半到烂，空腹都吃了它，不一会儿便会排尿利水。

3. 小儿出汗。《钱乙小儿方》：香瓜丸：用黄连、胡黄连、黄柏、川大黄（煨熟）、鳖甲（醋炙）、柴胡、芦荟、青皮等分研为细末。用大黄瓜黄色的一个，割下头，填满药末，然后盖定签住，慢火煨熟，一同捣烂，入面糊丸，每丸如绿豆大。每服二至三丸，大点儿的孩子每次可服五六丸到十丸，食后便可显效。

4. 咽喉肿痛。《医林集要》：老黄瓜一枚去子。加芒硝填满，阴干为末。每次用少许吹入。

5. 杖疮焮肿。《医林集要》：六月六日，取黄瓜放瓷瓶中，用水浸泡。每用水洒在疮上，可立刻见效。

6. 火眼赤痛。《寿域神方》：五月取老黄瓜一条，上开一小孔，去瓤，加芒硝填满，悬挂于阴凉处，等芒硝透出刮下，收起来点眼很有效。

7. 汤火伤灼。《医方摘要》：五月五日，掐黄瓜入瓶内，将瓶子密封，挂在屋檐下。遇有汤火烫伤的情况时，可用备存的瓶子中水刷伤处，效好。

附　胡瓜叶

[气味]　苦，平，有小毒。

[主治]　陈藏器说：小儿闪癖。一岁用一叶，生挼（ruá）搅汁服，若得吐或泻效果更好。

附　胡瓜根

[主治]　《大明本草》：捣烂外敷，可治狐刺毒肿。

丝　瓜
（见《本草纲目》）

[释名]　天丝瓜（见《本事方》）　天罗（见《事类合璧》）　布瓜（见《事类合璧》）　蛮瓜（见《本事方》）　鱼鰦

李时珍说：这种瓜老了以后肪丝很多，像织成的网罗，所以有天丝瓜、天罗这些名字。古代人又叫鱼鰦，或叫虞刺。因为是从南方传来的，所以又叫蛮瓜。

[集解]　李时珍说：丝瓜，唐代、宋代以前没有这种东西。现在，南方、北方都有，而且作很平常的蔬菜。二月份种下，发出苗后能长出很长的蔓，顺着树或竹子向上攀，或者给它搭上棚架。它的叶子比蜀葵大而且叶子边缘有齿，长有细毛刺，叶子压出汁后可当作绿色的染料。它的茎有棱。六七月份开出小黄花，花是五瓣，有点像胡瓜花，花蕊、花瓣都是黄色。这种瓜粗有一寸左右，长一、二尺，有的达三、四尺，深绿色，表皮有皱点，瓜头有点像鳖的脑袋。刚长出来还很嫩的时候，削去皮，可油炸，也可晒干后平时做菜吃。瓜老以后就像根木棒，而且有很多筋丝像织成的一样，经过霜打以后就枯萎了，只能用来垫靴子，或者用来洗盘子，所以农村有人也叫它洗锅罗瓜。里面一格一格的，种子就在里面，有点像栝楼子，黑色，形状扁。它的花苞、嫩叶、卷须都可以吃。

[气味]　甘，平，无毒。入药选用老的。

[主治]　朱震亨：主治痘疮发出不畅。将枯的丝瓜烧成灰，加入朱砂研碎，用蜜水调服，效果很好。

李时珍：煮后吃，能除热利肠。老丝瓜烧成炭研碎后服，能祛风化痰，凉血解毒，杀虫，通经络，行血脉，下乳汁，治大小便下血，痔漏崩中，黄积，疝痛卵肿，血气作痛，痈疽疮肿，龋齿，痘疹疮毒。

《生生编》：暖胃补阳，固气和胎。

［发明］　汪颖说：丝瓜，各种本草书中没有收录。只有痘疮以及脚痈方中烧成灰后用它，主要是利用它有解毒的功用。

李时珍说：老的丝瓜，里面有很多筋丝缠绕，并形成一格一格的。所以有通经络、行血脉的功用，能祛风解毒，消肿化痰，祛痛杀虫，以及治疗各种血证。

［附方］　新近常用方二十八种。

1. 痘疹发出不畅。《直指方》：初次出痘或者发不出痘，出痘太多的能使它减少，出的少的能使它更稀疏。用老丝瓜靠近瓜蒂三寸处烧成炭，研碎，用砂糖水服。

2. 痈疽不敛，疮口太深。《直指方》：将丝瓜捣出汁频繁涂患处。

3. 风热腮肿。《严目轩方》：丝瓜烧成炭，研成末，水调后涂在患处。

4. 肺热面疮。《摘玄方》：将苦丝瓜、牙皂荚一同烧成灰，取等分，油调后涂患处。

5. 玉茎疮溃。《丹溪方》：丝瓜连同种子一起捣成汁，加上五倍子粉，频繁涂抹患处。

6. 坐板疮疥。《摄生众妙方》：将丝瓜皮焙干，研成末，用烧酒调后涂在患处。

7. 天泡湿疮。将丝瓜捣汁加上辰粉，频繁涂抹患处。

8. 手足冻疮。《海上方》：老丝瓜烧成末，和上猪油，涂在患处。

9. 肛门酒痔。《严月轩方》：丝瓜烧成炭，研末，酒调服二钱。

10. 痔漏脱肛。《孙氏集效方》：丝瓜烧成炭，多年的石灰、雄黄各五钱一同研成末，用猪胆汁、鸡子清、香油一起调匀，贴在患处，等脱出的肛门收上去以后，就不用贴了。

11. 肠风下血。《许叔微本事方》：经霜打后的干丝瓜烧炭研成末，空肚子用酒服二钱。又叫蛮瓜、天罗、天丝瓜。

12. 危重便血，几乎不可救。《普济方》：丝瓜（就是天罗）一个烧成炭，槐花用一半的量，研成末，空腹时用米汤服，每次二钱。

13. 酒痢便血。《经验良方》：腹痛，或者大便像鱼脑一样。干丝瓜一枚，带皮一起烧炭研碎，空腹时酒调服二钱。另一个方子是烤熟后吃。俗名也叫鱼鳞。

14. 血崩不止。《奇效良方》：老丝瓜烧成灰，棕榈烧成灰各取等分，盐酒或盐汤调服。

15. 经脉不通。《海上名方》：干丝瓜一个研成末，用白鸽的血调和，作成瓶，晒干后研碎。每次服二钱，空腹酒服下。提前应该先服四物汤三剂。

16. 乳汁不通。《简便单方》：丝瓜连同种子烧成炭研碎，酒服一二钱，盖上被子出汗后乳汁就通了。

17. 淤血气痛。《寿域神方》：就是妇女经血不通，上冲心膈，变为干血气。用丝瓜一枚烧炭研末，空腹温酒服下。

18. 小肠气痛。环绕脐周上冲心下。带瓜蒂的老丝瓜烧炭，研成末。每次服用三钱，热酒调下。病情重的用过二三次用就能起作用。

19. 卵肿偏坠。刘松石《保寿堂方》：丝瓜架上刚结的瓜，留下来，等其他的瓜都摘完了，叶子都落光的时候，摘下来烧炭研成末，用蜜调成膏状，每天晚上用好酒服一匙。如果病在左侧就朝左睡，病在右侧就朝右睡。

20. 腰痛不止。《熊氏补遗方》：丝瓜的瓜子仁炒焦，用热酒调服，将药渣炒热后敷在患处。

21. 喉闭肿痛。《普济方》：丝瓜捣出汁服下。

22. 突然中风。《唐瑶经验方》：防风、荆芥各一两，升麻半两，姜三片，水一碗，煎成半碗，再将丝瓜子研成浆取半碗，和在一起调匀后服下。如果手脚麻痒，用羌活煎汤外洗。

23. 化痰止咳。《摄生众妙方》：将丝瓜烧炭研末，加上枣泥，每丸作成弹子大。每次服一丸，温酒服下。

24. 风虫牙痛。《直指方》：经霜打后的干丝瓜烧成炭研碎，涂擦患处。

25. 风气牙痛。其他各种药都不起作用的，用这种方法都会有效，但对蛀牙不起作用。丝瓜一个，沾上盐后烧成炭，研末频繁擦患处，等唾液干了就能痊愈。如果腮肿，就用水调以后贴在上面。马敏叔说：这是严月轩的家传方，效果很好，用一次就能睡着。

26. 食积黄疸。《卫生易简方》：带种子的丝瓜烧炭研末。每次服二钱，因饮食不节得病的，用面汤服下；因饮酒过度而得病的，用湿酒服下，连着用几次就能痊愈。

27. 小儿浮肿。《普济方》：天罗、灯草、葱白各取等分，煎成很浓的一碗服下，并且外洗。

28. 水蛊腹胀。《鲜于枢钩玄》：老丝瓜一枚去皮后剪碎，巴豆十四粒一起炒，等巴豆炒黄时去掉巴豆，再将丝瓜和陈仓米一起炒，炒熟后将丝瓜皮去掉，把米研碎，作成梧桐子大的丸药。每次服一百丸，开水调服。因为米能够补胃气，巴豆能逐水，丝瓜像人的脉络一样，有理气通络的作用。这个方子是元代杭州的名医宋会之创制的。

附　丝瓜叶

[主治]　李时珍：癣疮，频繁涂擦。能治痈疽疔肿卵癞。

[附方]　新近常用方六种。

1. 虫癣。《摄生众妙方》：清晨，采集带有露水的丝瓜叶七片，一片一片的擦七下。效果很好。忌鸡、鱼、发物。

2. 阴卵偏坠。《余居士选奇方》：丝瓜叶烧炭取三钱，鸡蛋壳烧灰取二钱，用温酒调服。

3. 头疮生蛆。《小山怪证方》：头皮内生疮而且疮口内长出蛆，用刀切破，将丝瓜叶挤出汁涂在上面。蛆能被杀尽，根治此病。

4. 汤火伤灼。《海上名方》：丝瓜叶焙干研成末，加入辰粉一钱，用蜜调匀涂在患处。如果是新鲜的丝瓜叶，直接捣烂敷在上面，一天就能好。

5. 鱼脐丁疮。《危氏得效方》：丝瓜叶、连须葱白、韭菜取等分，一起放在石钵内，捣烂取汁，用热酒调服。将药渣贴在腋下，左手有病的贴在左腋下，右手有病的贴在右腋下，左脚有病的贴在左胯，右脚有病的贴在右胯；病变在中间就贴在心、脐部。用棉布缠住，等到肌肉上的红线变白时，说明病已被驱散。如果有潮热，也用这种方法。但需叫别人抱住，怕他摔倒后就难救了。

6. 刀疮神药。《董炳集验方》：旧石灰、新石灰、丝瓜根叶（就是刚种下后发出的两片叶子）、韭菜根各取等分，捣一千下，捣烂作成瓶，阴干后研成末，涂擦患处。具有止血定痛生肌的功效。是由侍御苏海峰传下来的。

附　丝瓜藤根

[气味]　同丝瓜叶。

[主治]　李时珍说：龋齿脑漏，杀虫解毒。

[附方]　新近常用附方八种。

1. 预解痘毒。《体仁汇编》：五六月份摘下丝瓜蔓上的卷须阴干，在正月初一的子时，取二两半煎汤。（父母亲中只让一个人知道），用这种药汤擦洗小儿全身上下，可以祛除胎毒，永不出痘，即使出也出的很少。

2. 诸疮久溃。《应验方》：用老丝瓜的根煮汤擦洗患处，感到非常凉快，疮口会很快愈合。

3. 喉风肿痛。《海上名方》：把丝瓜根放在瓶中泡水喝。

4. 脑崩流汁。《医学正传》：就是指鼻中经常流臭黄水，脑袋痛，又叫控脑砂，有的人认为是脑袋里有虫子所引起的。用靠近根部的丝瓜藤三五尺，烧成炭研碎。每次服一钱，用温酒服下，直到疾病痊愈。

5. 牙宣露痛。《海上妙方》：把丝瓜藤阴干，使用时用火烧成炭研碎，涂在患处就能止痛。

6. 《惠生堂方》：丝瓜藤一把、川椒一撮、灯芯草一把，用水煎成浓浓的一碗，漱口，能立刻止痛。

7. 咽喉骨鲠。《笔峰杂兴》：七月七日，收集丝瓜根阴干，烧成炭。每次用二钱，拿原来堵在嗓子里的东西煮，煮成汤后服下。

8. 腰痛不止。《邓笔峰杂兴》：丝瓜根烧成炭研末。每次用温酒调服二钱，效果很好。

附　天罗勒
（见《本草拾遗》）

陈藏器说：生长在江南的平地上。主治溪毒，捣碎后敷在患处。

李时珍说：陈藏器对这种药注释的不详细。因为江南把丝瓜又叫天罗，所以怀疑天罗勒就是丝瓜，但是没有确实的证据，暂且附在这里。

苦　瓜
（见《救荒本草》）

[释名]　锦荔枝（见《救荒本草》）　癞葡萄

李时珍说：因为它的味极苦，故命名为"苦瓜"。又叫锦荔枝、癞葡萄，只是因为苦瓜与荔枝、葡萄的果实、茎叶相似而得名。

[集解]　周定王说：锦荔枝就是癞葡萄，是一种蔓生植物，茎长七八尺，茎上有小毛刺，它的叶子很像野葡萄的叶子，却又开黄色的花，果实如鸡蛋大小，有皱纹，很像荔枝。

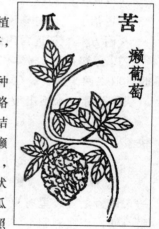

李时珍说：苦瓜原产于南番，现在福建、广东等地都有种植。五月下种，生苗引蔓，茎叶卷须，都很像葡萄，只不过略微小点罢了。七八月间开小黄花，五瓣，像个小碗的形状。结的瓜长的四五寸，短的则有二三寸，青色，皮上有疿蜇，像癞子，又像荔枝壳，成熟的时候，则皮变黄色，而且皮自然裂开，里面有红瓤，把瓜子包在里面。瓤味甜可以食用。苦瓜子形状扁像其他瓜子一样，但上面也有疿蜇。南方人以未成熟的苦瓜青皮煮肉或盐制成酱充当蔬菜食用，味道苦涩而有青气。按照《费信星胜览》说：苏门答剌国有种上等瓜，它的皮像荔枝，未剖开时臭味冲天，如烂蒜味，非常难闻，但一打开，内有瓜瓤，味道如酥，香甜可口。怀疑这就是苦瓜。

附　苦瓜

[气味]　苦，寒，无毒。

[主治]　李时珍（生生编）清除邪热，解除劳乏，清心明目。

附　苦瓜子

[气味]　苦，甘，无毒。

[主治]　李时珍：益气壮阳。

菜之四（水菜类六种）

紫 菜
（见《食疗本草》）

[释名] 紫蒝（ruǎn，音软）

[集解] 孟诜说：紫菜生长在南方的海中，附着在礁石上。颜色正青，将它从海中捞出晒干后则变成紫色。

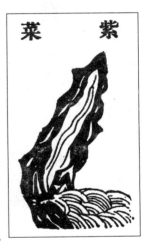

李时珍说：福建及浙江东部的海边都有紫菜生长。叶子大而薄。当地的人将它挼成饼状，晒干以后再卖，它的颜色正紫，也属石衣一类的东西。

[气味] 甘，寒，无毒。

陈藏器说：吃多了后可让人腹痛，矢气，呕吐白沫。饮一些热醋，则可消除。

[主治] 孟诜：主治热气烦塞咽喉，可煮汁服用。

李时珍说：患瘿、瘤及脚气的，宜常吃紫菜。

[发明] 朱震亨说：凡是患瘿结积块一类的病，宜常吃紫菜，取咸能软坚的作用。

石 莼
（见《本草拾遗》）

[校正] 自草部移入此 [集解] 陈藏器说：石莼生长在南方的海中，附着石头而长，跟紫菜很相似，色青。

[气味] 甘，平，无毒。

[主治] 陈藏器：下水，通利小便。李询：主治风秘不通，五膈气机下畅，也治脐下结气，可煮汁服用。胡人用石莼治疗痟疾。

石 花 菜
（见《食鉴本草》）

[释名] 琼枝

李时珍说：都是以它的形状来命名的。

［集解］　李时珍说：石花菜生长在南方海里的沙石间。高约二三寸，形状像珊瑚，有红、白两种颜色，枝上有细齿。用沸水浸泡它，去掉砂屑，浇上姜汁、米醋，吃起来非常脆生可口。它的根埋在沙子中，可再生枝。另外有一种枝稍粗像鸡爪一样的，称它为鸡脚菜，味道更佳。这两种菜长期浸泡以后都可化成胶冻。郭璞《海赋》所说的水物"玉珧海月，土肉石华"，就指的是这种东西。

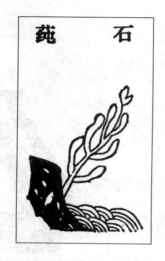

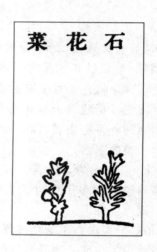

［气味］　甘、咸、大寒，滑，无毒。

［主治］　宁原：去上焦浮热，发下部虚寒。

鹿　角　菜
（见《食性本草》）

［释名］　猴葵

李时珍说：按沈怀远《南越志》说：猴葵又有一名叫鹿角。大概"鹿角"是以它的形状来命名，而"猴葵"则是因为它的性滑罢了。

［集解］　士良说：鹿角菜生长在海州、登、莱、沂、密等地的海中。

李时珍说：鹿角菜生长在东南部海中的石崖间。长三四寸，像铁线般粗细，分丫形状很像鹿角，紫黄色。当地人将它们采集晒干，还可卖往别的地方。若用水洗后醋拌，则晒干了的紫花菜又可重新胀起仿佛新的一样，味道非常爽口。若长期浸泡则可化成胶状的东西，妇女用它来梳发，可使秀发粘而不乱。

［气味］　甘，大寒，滑，无毒。

孟诜说：有微毒。男人尤不可多吃，可诱发痼疾，损伤腰肾、经络、气血，使人脚冷寒痹，血虚而致颜色苍白。

[主治] 陈士良：清热散风，治疗小儿骨蒸痨热。服丹石的人常吃鹿角菜，可减轻丹石的毒副作用。

[大明本草]：清解面热。

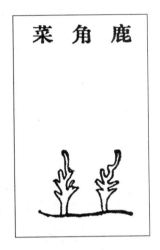

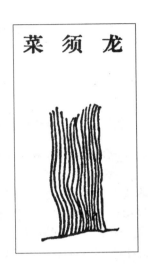

龙 须 菜
（见《本草纲目》）

[集解] 李时珍说：龙须菜生长在东南部海边的石头上。它为丛生无枝，叶子的形状像柳叶，根须长的可达一尺多，色白。用醋泡后食用，或和肉共蒸，味道都非常可口。《博物志》中记载一种石发好像就指龙须菜，跟石衣类中石发同名罢了。

[气味] 甘，寒，无毒。

[主治] 李时珍：主治瘿结热气，有通利小便的功用。

睡 菜
（见《本草纲目》）

[释名] 瞑菜（瞑，mián，音眠） 绰菜 醉草 懒妇箴（《记事珠》记载不详）

[集解] 李时珍说：按稽含《南方草木状》上说，绰菜夏天生长在池沼中。它的叶子跟慈姑叶很类似，根像藕条。南海人吃了它以后，让人嗜睡，故叫为“瞑菜”。《段公路北户录》说：睡菜五六月间生长田塘中。当地人采集它的根盐制成酸菜，吃了后让人嗜睡。郭宪《洞冥记》中记有却睡草，吃了后能使人没有睡意，正好跟睡菜功用相反。李时珍按：苦菜、龙葵都能使人没有睡意，精神振奋。却睡草，是不是指的

就是这些植物？

[气味] 甘、微苦，寒，无毒。

[主治] 李时珍说：主治由于心膈邪热引起的失眠。

菜之五
（芝栭类一十五种）

芝
（见《神农本草经》上品）

[校正] 合并了《神农本草经》中青、赤、黄、白、黑、紫六种芝

[释名] 茵（qiú，音囚）。

李时珍说：芝本应写作"之"，篆文写起来就像草生在地上的形状。后人把"之"字借作语辞用，于是就在"之"的头上加了草，以来区别用作助词的"之"字。《尔雅》说：茵，就是芝。注解说：一年三华，即芝草，是一种瑞草。有的说生于在坚硬土地上的叫菌，生长在柔软土壤中的才为芝。当年四皓采集芝草，众神仙食用，可见芝是能食用的菌属植物，所以移入了菜部。

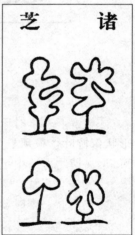

[集解] 《名医别录》说：青芝生长在泰山，赤芝生长在霍山，黄芝生长在嵩山，白芝生长在华山，黑芝生长在常山，紫芝生长在高夏山谷。六种芝都是在六月至八月间采收。

陶弘景说：南岳本是衡山，汉武帝开始用小霍山来代称它，这里赤芝应当生长在衡山。郡县名称中没有高夏，恐怕是山的名称。这六种芝都是仙草，平常很少见到。芝的族类繁多，形色瑰异，都载入芝草图中。现在通常用的紫芝。是朽木树株上生长的，形状像木檽，名为紫芝，仅能治疗痔疮，不适宜配合诸多补药共服。凡是得到芝草的，都当作珍品全部食用，没有丝毫浪费，所以一般就不说它的服法了。

苏恭说：《五芝经》上说：都是以芝的不同颜色而生长在不同的地方。查阅许多方子及文献，发现白芝未必就生长在华山，黑芝也不一定生长在常岳。而且多见的是黄、白两种芝，很少见有黑、青芝，虽然紫芝最多，但又不属五芝类。然而芝草总是难得的，纵然有时找到一点儿，又能服多长时间？

掌禹锡说：王充《论衡》说，芝生于土。土气和，芝草所以才能生长。《瑞命记》说：皇帝仁慈，芝草便可生长。

李时珍说：芝的种类很多，也有开花结果的。本草虽然仅列举六种，但芝的种属我们不能不清楚。《神农本草经》说：山川云雨、四时五行、阴阳昼夜的精气，生化出了五色神芝，以示圣王贤明，世道吉祥。《瑞应图》说：芝草常在六月生出，春青夏紫，秋白冬黑，颜色随四时变化。葛洪《抱朴子》上说：芝有石芝、木芝、草芝、肉芝，一共几百种。石芝像石头的形状，生长在海边石山岛屿上靠近水的地方。肉芝形状则像肉，附在大石头上，有头有尾，仿佛动物一般。赤的像珊瑚，白的像切开的脂肪，黑的如泽漆，青的如翠羽，黄的如紫金，都晶莹透亮像坚硬的冰块，大的有十来斤，小的也有三四斤。凡是想求得芝草的，必须进入名山，并且在三月或九月这两个山开出神药的月份，选一良辰吉日出门，到山须经六个阴天。带灵宝符，牵白犬，抱白鸡，色白盐一斗，以及开山符檄，一并放在大石头上。拿着一把吴唐草进入山里，山神一高兴，保证便能见到芝，不一会儿便能过去采集。在王相专和、支干相生的日子，用骨刀刻，阴干研为细末服用，才有功效。如果人不是专心去采芝，平素又行秽薄德，再加上不懂入山的方法，即使得到了有关图册，山神不予以，人也终究不能见到芝。菌芝，生在深山中，大树下，泉水旁。它的形状有的像宫室，有的像龙虎，有的像车马，有的像飞鸟，颜色各异。共有一百二十多种，各自有图。木威喜芝，是松脂滴落地上，经千年化为茯苓，万年后它的上面生小木，形状像莲花，夜里看它有光彩，拿它时非常滑。烧它时不会变焦，带上它可避邪，服了它则可成为神仙。飞节芝，长在三千年的老松上，皮中有脂，形状极像龙，服后可长生不老。木渠芝，寄生在大树上，形状如莲花，九茎同为一丛，味甘而辛。黄柏芝，生长在千年黄柏根下，有很细的根，服后可成地仙。建木芝，生长于都广一带，它的皮像缨蛇，它结的实像鸾鸟。参成芝，红色而有光泽，叩击它的枝叶，就好像叩金石的声音。樊桃芝，它的木形如升龙，花叶如丹萝，结的实如翠鸟，均可食用。千岁芝，生在枯木下，根像坐着的人，刻它可有血流出，将血涂在双足上，可行水隐行，还可治疗其他疾病。以上几种都是木芝。独摇芝，无风自动，它的茎粗细如手指一般，叶子像苋菜，根大如斗，周围绕着十二枚细子，相距一丈多，生在高山深谷中，服后可成神仙。牛角芝，生长在虎寿山及吴陵上，形状像葱而更像牛角，长约三四尺，青色。龙仙芝，像升龙相靠的形状。紫珠芝，茎黄叶红，结的实如李的颜色是紫的。白符芝，很像梅，大雪时开花，冬季时结实。朱草芝，九曲三叶，每叶结一实，它的茎如针一样细。五德芝，形状像楼殿，五色各具，茎为方形呈紫色。以上几种均是草芝，有一百二十多种，人服后均可成仙。玉脂芝，生长在有玉的山上，形状像鸟兽，颜色奇异，很像山水苍玉，也有如鲜明水晶。七明九光芝，生长在靠近水的石崖间，形状像盘碗，有茎蒂将它连缀着，这种芝有七孔的叫七明，有九孔的叫九光，夜里可见光泽，吃它到七枚，可使七窍灵敏洞彻，还有一名叫萤火芝。石蜜芝，生长在少室石户中的石头上，终生难得。石桂芝，生在石穴中，像桂树，实际是石，有光泽，味辛。而脑芝、石中黄，这些都是石芝类。千岁燕、千岁蝙蝠、千岁龟、万岁蟾蜍、山中见小人，都属于肉芝类，共一百二十多种。

又按《采芝图》说：凤凰芝，生在名山金玉间，服食一年，变得如凤凰一般漂亮。燕胎芝，形状像葵，紫色，有的极像燕子。黑云芝，生在山谷阴凉之处，黑盖红纹理黑茎。味咸苦。还有五色龙芝、五方芝、天芝、地芝、人芝、山芝、土芝、石芝、金芝、水芝、火芝、雷芝、甘露芝、青云芝、云气芝、白虎芝、车马芝、太一芝等，名称形状都不一样。《张华博物志》说：名山生神芝不死之草。上芝为车马，中芝呈人形，下芝则如六畜形状。又按段成式《酉阳杂俎》说：屋中柱子无缘无故长出芝来，白的主丧事，红的主流血，黑的主遭贼，黄的主大喜；它的形状像人面的则说明要亡财，像牛马的说明要到远方服役，像龟蛇的说明即将逐渐没落下去。李时珍曾怀疑：芝是腐朽余气化生来的，正如人身上的瘤赘一般，而古今都把它当作瑞草，认为是吉祥的象征，又都说服食芝后可成神仙，确实为迂谬的说法。最近读了段成式的说法，才知道我想说的人家已说了，其中的道理是一样的。还有方士将木堆积潮湿之处，用药外敷，不久即生五色芝。嘉靖年间曾有人以此供奉世宗皇帝。这些都是前人没有说过的，但不能不知呀。

附　青芝（一名龙芝）
（见《神农本草经》）

[气味]　酸，平，无毒。

李时珍说：五种不同颜色的芝草，以五色配于五行中的五味，这也是按一定的道理配伍联系的，并不一定五味就随五色而搭配。就像五畜中以羊属火，五果中以杏配心，都是因为味苦的缘故。

徐之才说：青、赤、黄、白、黑、紫六种芝，都得用薯蓣作为它们的使药，这样它们的作用会更加发挥出来，若与麻子仁、白瓜子、牡桂等药配伍，对人会有很好的补益作用。这六种芝恶常山，畏扁青、茵陈蒿。

[主治]　《神农本草经》：明目，补肝气，安精魂，使人变得仁厚宽恕。长期服用，可轻身不老，延年益寿。

《唐本草》：增强记忆力，安神定志。

附　赤芝（一名丹芝）
（见《神农本草经》）

[气味]　苦，平，无毒。

[主治]　《神农本草经》：主治胸中痞结，益心养心，补益中焦脾胃，增智慧，加强记忆力。长期服用，可轻身不老，延年益寿。

附　黄芝（一名金芝）
（见《神农本草经》）

[气味]　甘，平，无毒。

［主治］ 《神农本草经》：主治心腹感受五邪、可益脾气，安心神，调摄情志。长期服用，可轻身不老，延年益寿。

附 白芝（一名玉芝，素芝）
（见神农本草经）

［气味］ 辛，平，无毒。

［主治］ 《神农本草经》：主治气逆咳喘，可补益肺气，通利口鼻，安神定志，增智慧和勇气。长期服用，可以轻身不老，延年益寿。

附 黑芝（一名玄芝）
（见《神农本草经》）

［气味］ 咸，平，无毒。

［主治］ 《神农本草经》：主治癃闭，可通利水道，补益胃气，通九窍，使耳目灵利。长期服用，可以轻身不老，延年益寿。

附 紫芝（一名木芝）
（见《神农本草经》）

［气味］ 甘，温，无毒。

甄权说：平。

［主治］ 《神农本草经》：主治耳聋。可利关节，保神，益精气，坚筋骨，使气色变得越来越好。长期服用，可以永葆青春，延年益寿。

李时珍：可治疗虚劳疾病及痔。

［附方］ 新近常用附方一种。

《圣济总录》：紫芝丸。主治虚劳短气，胸胁苦伤，手足逆冷，或时有烦躁口干，目视昕昕，腹内时痛，不思饮食。此药有安神保精的作用。方如下：紫芝一两半，山芋（焙）、天雄（炮去皮）、柏子仁（炒）、巴戟天（去心）、白茯苓（去皮）、枳实（去瓤麸炒）各三钱五分，生地黄（焙）、麦门冬（去心焙）、五味子（炒）、半夏（制炒）、附子（炒去皮）、牡丹皮、人参各七钱五分，远志（去心）、蓼实各二钱五分，瓜子仁（炒）、泽泻各五钱，共研为末，炼蜜为丸，每丸如梧子大。每次服十五丸，渐渐增加到三十丸，用温酒送下，一日三次。

木 耳
（见《神农本草经》中品）

［释名］ 木檽（①ěr，而音；②ruǎn，软音） 木菌（①jūn，窘音；②juǎn，卷

音）木枞（zòng，音纵）　　树鸡（韩文）　　木蛾

李时珍说：木耳生在朽木上，没有枝叶，乃是湿热的余气生就的。叫它耳或蛾，是因为它的形状像。叫它檽，是因为软湿的才是佳品。叫它鸡或枞。是因为它的味道很相似于鸡。南楚叫鸡也称作枞。叫它菌，即犹蜎，也是取其象形。蜎是贝子的名字。有的说：地上长的叫菌，木头上生出的为蛾。北方人叫蛾，南方人则叫蕈。

［集解］《名医别录》说：五木耳生长在犍（qián）为的山谷。六月份多雨季节采收，晒干。

陶弘景说：这里说五木耳，而不明显说出是哪几种木。只有老桑树生出桑耳，有青、黄、赤、白几种颜色。软湿的人们采收起来作酸菜食用，没有作药用的。

苏恭说：桑耳、槐耳、楮耳、榆耳、柳耳，这便是五木耳。木耳质软且味道可口。人们常食用的是楮耳，槐耳可以治疗痔疮。将煮好的浆粥倒在这些树木上，用草覆盖上，过几天便长出木耳来了。

李时珍说：木耳各种树木的均可生出，它的性味及有无毒

耳　木
诸耳同

性也必随木性，因此我们不可不仔细了解。然而现在卖的木耳，都是多种木耳混杂在一起的，只不过桑耳、柳耳、楮耳、榆耳较多罢了。

［气味］　甘，平，有小毒。

甄权说：蕈耳，以古槐耳、桑耳最好，柘木上长出的则稍次一点，而其他树上生出来的木耳，吃了后可使人动风气，发痼疾。损伤气血经络，出现肋下窜痛，四肢乏力，心烦胸闷。

陈藏器说：木耳，凡恶蛇及其他毒虫从它的下面经过的，都有毒。枫木上生长出的木耳，吃了让人傻笑不止。采回来变了颜色的木耳有毒，晚上看着有光的木耳、快要烂了却不生虫子的木耳都有毒。都可以用生捣冬瓜蔓汁来解它们的毒性。

李时珍说：按张仲景的说法，木耳呈赤色的以及仰着生长的，都不能食用。

［主治］　《神农本草经》：益气不饥，轻身强志。

李时珍：《断谷方》上用于治疗痔疮。

［发明］　汪颖说：如果患了痔疮，用了好多药都没见效，可用木耳煮羹食用，即可治愈，非常验效。

李时珍说：按《生生编》上说：柳蛾补胃，木耳衰精。说的是老柳树上长出的柳蛾能补胃理气。木耳为朽木所生，得一阴之气，所以它有衰精冷肾的弊害之处。

［附方］　新近常用附方六种。

1. 眼流冷泪。《惠济方》：木耳一两烧存性，木贼一两，共研为末。每服二钱，以清米泔水煎服。

2. 血注脚疮。《奇效良方》：桑耳、楮耳、牛屎菰各五钱，胎发灰（男用女、女用男）三钱，共研细末，油调敷患处，或干涂也可。

3. 崩中漏下。《孙氏集效方》：木耳半斤，炒见烟，研为细末，每服二钱一分，再加头发灰三分，共二钱四分，以应二十四节气。好酒调服，使之生汗最好。

4. 新久泻痢。《御药院方》：干木耳一两炒，鹿角胶二钱半炒，研为细末。每服三钱，温酒调下，一日二次。

5. 血痢下血。《普济方》：木耳五钱，炒后研末，用酒送服即可。也可以用井花水送下，或者用水煮盐、醋，用汁送服。

6. 一切牙痛。《普济方》：木耳、荆芥等份，煎汤频频漱口。

附　桑耳

[释名]　桑檽（见《唐本草》）　桑蛾（见《开宝本草》）　桑鸡（见《本草纲目》）桑黄（见《药性本草》）　桑臣（见《药性本草》）　桑上寄生

陶弘景说：《断谷方》上说：桑檽又叫做桑上寄生。各虽相同，其实不是一种东西。

李时珍说：桑檽以下的几个名称都是对软耳而言，桑黄以下的几个都是指硬菰说的，但它们的功性却是一样的。

[气味]　甘，平，有毒。

孟诜说：寒，无毒。

《大明本草》说：温，微毒。

甄权说：桑、槐耳：甘、辛，平，无毒。

[主治]　《神农本草经》：黑木耳，主治妇女漏下赤白，癥瘕积聚，阴痛，寒热往来，不孕。

《名医别录》：治疗月经不调。其中那些黄熟或放陈发白的木耳，可以止久泻，益中气，耐饥饿。那些金色的木耳，可治疗水饮积聚、腹痛、金疮。

甄权：治疗女子崩中带下、闭经、产后月事不行，以及男子疝癖。

《大明本草》：止衄血、肠风泻血以及妇女心腹痛。

孟诜：清利五脏，宣发肠胃气机，排解毒气。清解服丹石的人的热毒，可和葱、豆豉作羹吃。

[附方]　古代附方三种，新近常用附方十一种。

1. 少小鼻衄，稍劳即流。《肘后方》：桑耳熬焦后捣末，每次发作时，用杏仁大小的一团塞入鼻中，几次即可止住。

2. 五痔下血。《外台秘要》：桑耳作羹，空腹饱食，每隔三日吃一次。待肛门处突然疼痛像鸟啄一样，取大、小豆各一升共捣，装成两小包蒸热后，让肛门坐在上面熏蒸即可痊愈。

3. 脱肛泻血不止。《圣惠方》：用桑耳一两，熟附子一两，共研为末，炼蜜为丸，每丸如梧子大，每服用米粥送下二十丸。

4. 血淋疼痛。《圣惠方》：桑耳、槲白皮各二钱，水煎服，日一次。

5. 月经不断。《普济方》：症见肉色黄瘦，血竭暂止，数日复发，稍劳则剧，病久失治，均可服用。桑耳焙研，每服二钱，于饭前用热酒送下，每日二次。

6. 崩中漏下。《千金方》：桑耳炒黑为末，每次用酒送服一匙，每日三次即可见效。

7. 赤白带下。《图经本草》：桑耳切碎，酒煎服。

8. 遗尿且涩。《圣济总录》：桑耳研为细末，每次用酒送服一匙，每日三次。

9. 留饮宿食。《范汪方》：桑耳二两，巴豆一两去皮，五升米，共蒸，和枣泥共捣炼丸如麻子大。每服十二丸，大便泻利停服。

10. 心下急痛。《集简方》：桑耳烧存性，热酒送服二钱。

11. 瘰疬溃烂。《纂要奇方》：桑耳五钱，水红豆一两，百草霜三钱，青苔二钱，片脑一分，共研为末，用鸡蛋清调敷，用车前草、艾叶、桑皮煎汤外洗。

12. 咽喉痹痛。《便民方》：五月五日，采收桑上木耳中白如鱼鳞的，临时捣碎，用绵包弹子大一小块，放在蜜汤中浸，然后含在口中，立刻可见效。

13. 面上黑斑。《摘玄方》：桑耳焙研，每于饭后热汤送服一钱，一月后黑斑可消失。

14. 足趾肉刺。《近效方》：先用汤泡足，然后刮去一层外皮，再用黑木耳贴，肉刺自然消烂，不再疼痛。

附　槐耳

[释名]　　槐檽（见《唐本草》）　　槐菌（见《唐本草》）　　槐鸡（见《蜀本草》）赤鸡（见《本草纲目》）　　槐蛾

苏恭说：槐耳即是从槐木上长出的木耳，应当取用硬度跟桑耳差不多的。

甄权说：将煮好的浆粥倒在槐木上，用草覆盖，不久即可长出槐耳。

[气味]　　苦、辛，平，无毒。

[主治]　　苏恭：主治各种痔疮、脱肛、下血疼痛、心痛，也可以治疗妇女会阴部生疮疼痛。

甄权：治疗各种风证，能破血气，益力气。

[附方]　　古代附方三种，新近常用附方三种。

1. 肠痔下血。《肘后方》：槐树上木耳，研为细末，每服一匙，一日三服。

2. 崩中下血。《产宝方》：不管病史长短。用槐耳烧存性，研为细末。每服一匙，温酒送下。

3. 产后血疼欲死。《妇人良方》：用槐耳半两研末，酒浓煎饮服，可立刻痊愈。

4. 蛔虫心痛。《张文仲备急方》：槐木耳烧存性，研为细末，用水送服一匙。若疼痛不止，再喝热水一升，蛔虫立出。

5. 月经不断。《圣惠方》：症见劳损黄瘦，时止时发，稍劳辄剧。槐耳（炒黄）、赤石脂各一两，共研为末，每于饭前用热酒送服二钱。桑耳也可以。

6. 脏毒下血。《圣济总录》：槐耳烧二两，干漆烧一两，共研为末，每服一钱，温酒送下。

附　榆耳（八月采收）

[主治]　李时珍：吃后可使人不觉饥饿。

[附方]　新近常用附方一种。

服食方：《淮南万毕术》说：八月榆耳，用美酒渍泡、曝干，同青粱米、紫苋实共蒸熟后研为细末。每服三撮，用酒送下，可使人避谷不饥。

附　柳耳

[主治]　李时珍：补胃理气。

[附方]　新近常用附方一种。

《活人心统》：反胃吐痰。用柳耳五至七个，煎汤服即愈。

附　柘耳

[释名]　拓黄

[主治]　李时珍：主治肺痈咳唾腥臭脓血，不管脓成不成都可使用。用一两柘耳研成细末。加百齿霜二钱，共糊成如梧子大小的药丸，用米水送服三十丸，起效迅速。

附　杨栌耳
（陈藏器说：产于南山）

[气味]　平，无毒。

[主治]　陈藏器：主治老血结块，有破血止血的作用，水煎服用则可。

杉　菌
（见宋《图经本草》）

[集解]　苏颂说：杉菌出产于宜州。长在积年杉木上，形状像菌。不拘时节均可采收。

[气味]　甘、辛，微温，无毒。

[主治]　苏颂：主治心脾气疼，以及暴心痛。

皂荚蕈
（见《本草纲目》）

[集解]　李时珍说：皂荚蕈就是生长在皂荚树上的木耳，不能食用，只可采收以后焙干备用。

[气味]　辛，有毒。

[主治]　李时珍：治疗食积等引起的腹痛，可用皂荚蕈泡汤服用，可引起微小的泄下作用，如疼痛还不止，可继续服用。另外治疗肿毒初起，将皂荚蕈研末，调醋敷在患处，效果很好。

[附方]　新近常用附方一种。

许学士《本事方》：肠风泻血。皂荚蕈瓦焙为末。每服一钱，温酒送下。

香　蕈
（见《日用本草》）

[释名]　李时珍说：蕈（xùn），从覃（tán）。覃，延的意思。大概因为它的味道特别，余味无穷，很耐人寻味罢了。

[集解]　吴瑞说：蕈生长在桐、柳、枳椇木上。紫色的叫香蕈，白色的叫肉蕈，都是因为湿气熏蒸而生成的。生长在山谷偏僻处的蕈，有毒，可毒死人。

汪颖说：香蕈生长在深山里的烂枫木上。个比菌小而且薄，呈黄黑色，味道非常香美，是食物中的上等佳品。

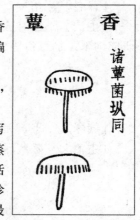

李时珍说：蕈的品种不只一种。宋代陈仁玉著的《菌谱》写得非常详细，现在简要地抄录于此：芝和菌，都是由于湿气熏蒸而生成的。从商山茹芝，到五台天花，都是上等佳品。天台与括苍之间，丛山高耸入云，正是神仙居住的地方，于是才会生出珍贵奇异的菌来。深居山林中的人，随处可以采到它，是野菜中最丰美的了。最近有人采它供奉给皇上吃，作为王宫宴席上的食品了。香蕈主要有以下几种：一是合蕈，又叫台蕈，生于天台韦羌山。寒冷至极之时，大雪覆盖土地，春天来临，万物萌发，土松芽活，正是菌生长的季候。它外表呈褐色，肌理却如玉石一样洁白，芳香浓郁，煮在锅里，香气百步之外都可以闻见。当地人将它曝干以后出售，香味则不如鲜品。别的山中虽然也有生长，但柄高而且香气远不如此。二是稠膏蕈，生长在孟溪一带的山中。秋天小雨连绵，浸润大地，使山土肥沃，湿气熏蒸，而成菌花。生在天叶的树梢上，起初像蕊珠，圆形晶莹如乳滴，浅黄白色，味尤其甜。不久乃张开如掌大的伞，味道也顿时改变了。春天时也可生长但膏液少。食用方法：下锅后快煮沸时捞起，参和众味，少加料酒味道更佳。切勿搅动，否则涎腥不可食用。也可蒸熟后送至远方。三是松蕈，生长在松荫里，采收不拘时节。大凡松树中长出松蕈，没有不可爱的。四是麦蕈，生长在溪流边的沙壤里，味道特殊的鲜美，堪称一绝。五是玉蕈，天气刚变寒时生出，洁白可爱。作羹略韧。俗名叫寒蒲蕈。六是黄蕈，丛生在山中。俗名黄缵（zuǎn）蕈，又叫黄癞。七是紫蕈，赭紫色，产在山中，为下品。八是四季蕈，生在林木丛中，味甘，肌理粗直。九是鹅膏蕈，生长在高山上，形状像鹅蛋，时间长了则张开平。味道特别甘滑，不比稠膏蕈差。然而容易与杜蕈相混，不能不谨慎。杜蕈，即后面说的土菌。

葛　花　菜
（见《本草纲目》）

[释名]　葛乳

李时珍说：各大名山都有葛花菜生长，但只有从太和山上采取的才是真品，说这才是葛的精华。秋天霜降以后，葛花菜像芝、菌一样遍生地上，它的颜色赤脆，大概也是蕈类的一种。

[气味]　苦，甘，无毒。

[主治]　李时珍引自《太和山志》：醒神，治疗酒积。

天　花　蕈
（见《日用本草》）

[释名]　天花菜

[集解]　吴瑞说：天花菜出产于山西的五台山。形状像松花但比松花大，像蕈一样有香气，白色，吃起来味道特别可口。

李时珍说：五台山多有蛇蕈，天花蕈受其气熏蒸而生，所以它的味道虽美但对人的身体并无益处，它的价值非常珍贵。段成式《酉阳杂俎（zǔ）》说：代北有树鸡，像杯棬，通俗叫它胡孙眼。说的是不是就指天花菜？

[气味]　甘，平，无毒。

李时珍说：按《饮膳正要》说：有毒。

[主治]　吴瑞：益气，杀虫。

蘑 菰 蕈
（见《本草纲目》）

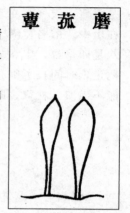

蕈 菰 蘑

［释名］　肉蕈

［集解］　李时珍说：蘑菰出产于山东、淮北等地。把桑、楮等木埋在土里，浇上米泔，等蘑菰生长出来以后采收即可。蘑菰长约二三寸，根小头大，包白，质柔软，中间是空虚的，形状像没有开放的玉簪花。俗名叫鸡腿蘑菰，意思它的味道如鸡肉一般可口。另外还有一种形状像羊肚，上面有蜂窠眼的，名叫羊肚菜。

［气味］　甘，寒，无毒。

《饮膳正要》说：有毒。吃后耗动人体正气，容易诱发疾病，不能多吃。

［主治］　李时珍（《生生编》）：补益肠胃，化痰理气。

鸡 　 坳
（见《本草纲目》）

［释名］　鸡菌

李时珍说：南方人叫它鸡坳，都是因为它的味道极像鸡肉味。

［集解］　李时珍说：鸡坳出产于云南，是生长在沙地的一种蕈。高脚，头像伞状。当地人采收以后晾干寄往远方，作为当地特产。用它来点茶、烹肉都非常适宜。它的气味都很像香蕈，但又略微逊色。另外广西横州产一种雷菌，每逢打雷以后即长出，必须迅速采收，稍微晚一会儿雷菌就会便老甚至腐烂，也正是这个原因，才命名为"雷菌"。用雷菌作羹味道很美，跟其他鸡坳做的没什么差别。以上几种鸡坳，价值都很珍贵。

［气味］　甘，平，无毒。

［主治］　李时珍：益胃，清神，治痔。

舵 　 菜
（见《本草纲目》）

［集解］　李时珍说：舵菜即是在海舶舵上生出的一种菌。也不可能获取多少。

［气味］　咸、甘，寒，无毒。

［主治］　李时珍：主治气结瘿瘤及各种痰饮病。

土　菌
（见《本草拾遗》）

［释名］　杜蕈（见《菌谱》）　地蕈（见《本草拾遗》）　菰子（见《食物本草》）地鸡（见《尔雅》）　獐头

陈藏器说：从地上生出的叫菌，木头上生出的叫檽，江东人则叫做蕈。《尔雅》说：中馗（kuí），是一种菌。孙炎注解说：即是地蕈子。有的叫地鸡，也有叫獐头的。郭璞注解说：地蕈的形状就像钉盖，江东人叫土菌，可以食用。凡是从地上生出的菌，都能主治疮疥疾病，尤其从牛粪上生出的黑菌效果更佳。倘若地上烧的炭灰经秋雨后，长出的菌叫仙人帽，主治血病。

李时珍说：中馗（kuí），是神的名字，也是槌的名字。这种菌的头像把伞，形状像槌或中馗的帽子，所以取名中馗了。

［气味］　甘，寒，有毒。

孟诜说：土菌有好多种：以槐木上的为最好。野地里长出的土菌有毒，可毒死人，又多发冷气，可让人吃后腹部疼痛，甚至引发五脏风，经脉外壅，发作痔病，使人昏昏欲睡，背膊四肢乏力。

陈藏器说：土菌，冬春时无毒，夏秋时则有毒，因为那时有毒蛇、毒虫从菌下经过。若土菌夜里有光，或快烂了却不生虫，还有煮不熟的，煮完后照人照不出影的，上面有毛下面无纹的，头向上卷红颜色的，都是有毒的土菌，都有毒死人的危险。一旦中了菌毒，可用地浆或粪汁来解其毒。

汪颖说：大凡煮菌的时候，往里放点儿姜屑、饭粒，若颜色变黑则说明有毒，反之则无毒。

李时珍说：按《菌谱》说：杜蕈生在土中，很容易与山中的鹅膏蕈相混淆。通俗说杜蕈是由毒蠚之气所生成，吃了有中毒的危险。再好的东西也有恶的一面，吃肉的不吃马肝，并不是因为它的味道不好。但凡中杜蕈毒，必大笑不止，解毒可用苦茗、白矾，跟新鲜清水一块儿服下，可立刻见效。又按《杨士瀛直指方》说：广南人将蛇杀死以后，用草将它覆盖起来，然后洒上水，不几天便可有菌生出。采收晾干研成末，放到酒里可毒死人，一旦饮此酒，立刻毒性发作而死。又《陈氏拾遗》说：南夷用胡蔓草将人毒死后，将尸体悬挂在树上，一旦液汁滴在地上，便可有菌生出，采收起来，叫做菌药，毒性剧烈到了极点。这些

都不能不知道，所以都一并写在了这里。

马勃也属于菌类，见草部。

［主治］　陈藏器：烧灰存性，外敷，治疗疮疥。

［附方］　新近常用附方一种。

疗肿。《医学正传》：黑牯牛撒粪在石头上，待长出土菌，焙干，与豨莶草等分，共研为末。用竹筒去两头，紧缚合在疗上。然后用水和药末一钱，倒入筒内。不一会儿若筒中水沸起，则疗根已被拨出。若未出，可再作二三次。

附　鬼盖

《名医别录·有名未用》说：味甘，平，无毒。主治小儿寒热痫证。它丛生于垣墙下，红色，早晨生出，晚上就枯了。还有一名叫地盖。

陶弘景说：一名叫朝生，就是现在所说的鬼伞。

陈藏器说：一名叫鬼屋，生长在阴荫潮湿的地方，像菌，它的盖是黑色的而茎是红色的。调醋外敷，可治疗肿毒、恶疮、马脊肿。

杜正伦说：鬼伞有小毒。夏天下雨后便聚集生长在粪堆上，一见太阳便变黑了。

李时珍说：这也是土菌类中的一种，早晨生出，傍晚即枯。将它烧灰存性可用于治疗疗肿，方法是将疗肿四周用针刺破，把灰放进去，经一宿即可除根治愈。

附　地芩

《名医别录》说：味苦，无毒。主治小儿痫证、胎动不安、风寒热痹、目中青翳、女子带下。地芩生长在腐木和烂草堆上。天下雨后长出盖来，黄白色。四月采收。

李时珍说：地芩实际上就是颜色是黄白的鬼盖，功用也跟鬼盖差不多。

附　鬼笔
（见《本草拾遗》）

陈藏器说：鬼笔生长在粪堆秽浊的地方。它的头像笔，紫色。早晨生出，傍晚枯死。所以叫朝生暮落花，小儿则叫它为狗溺薹（tái，同台）。主治疮、疽、蜇、疥、痛、瘘，方法是将鬼笔晒干研末，用油调，敷患处。凡是从地上生出的菌，都主治疮疥，尤其牛粪上长出的黑菌，效果更佳。

李时珍说：鬼笔也是鬼盖类，只不过没伞罢了。它颜色红紫，质地松虚，像花一样，所以才得一个花名。将它研末外敷，可治痔疮。

竹蓐（rù）
（见《食疗本草》）

［校正］　此条合并了《本草拾遗》中"竹肉"的内容。

［释名］　竹肉（见《本草拾遗》）　竹菰（见《本草纲目》）　竹蕈

李时珍说：草重新生出来就叫蓐，是因为它由于湨湿之气熏蒸而成。陈藏器《本草拾遗》作竹肉，是因为它的味道极似肉罢了。

[集解]　孟诜说：慈竹林夏天下雨以后，雨滴落在地上后便可生出蓐，蓐的形状像鹿角，白色，可以食用。

陈藏器说：竹肉生长在苦竹枝上。形状像鸡蛋，又像切碎的肉片，有大毒。用石灰水煮，得煮三遍，然后才可像吃其他菜一样食用。煮不熟的话，它能戟伤人的咽喉，导致出血，还可使指甲脱落。它还应有别的功用，有待于进一步探究。

蓐竹

竹菰

李时珍说：这就是竹菰。生在朽竹的根节上，形状很像木耳，红色。段成式《酉阳杂俎》说：江淮有竹肉，大小如弹丸，味道似白树鸡。大概说的就是这种东西。只有苦竹上生出的竹菰才有毒。

[气味]　甘、咸，寒，无毒。

陈藏器说：苦竹肉：有大毒。

[主治]　孟诜：主治赤白痢，和姜、酱共服即可。

陈藏器：苦竹肉，用石灰汁炼煮熟后食用，可杀各种虫毒邪气，还可破癥瘕血块。

藋菌（huán jùn，桓郡）
（见《神农本草经》下品）

[校正]　从草部移入到这里。

[释名]　藋芦（见《神农本草经》）

李时珍说：藋应写作"萑"（huán），它是芦苇的附属品，因为它生长在芦苇的下面，所以命名为"萑芦"。如果萑读观音，则是一种鸟的名字，与萑芦无关。

[集解]　《名医别录》说：藋菌生长在东海地泽及渤海章武。八月采收，晾干备用。

陶弘景说：出产于北来，别的地方没有。藋菌的形状像菌，说是鹳屎化生而来的，所以也有叫"鹳菌"的。将它研末，和猪肉做成肉羹食用，可以打蛔虫，治疗蛔虫病。

苏恭说：藋菌现在生长在渤海芦苇泽中的碱卤地，天然就长出这种菌，并不是鹳屎所化生。藋菌色白松虚，里外质地差不多，这跟其他菌不相同。藋菌用于治疗蛔虫症很有效。

韩保昇说：藋菌现在出在沧州。秋雨绵绵的季节容易生出，天旱时连下几天大雨则很少长出藋菌，经太阳晒干后为佳品。

[气味]　咸，平，有小毒。

《名医别录》说：甘，微温。

甄权说：苦。经酒泡以后效佳，畏鸡蛋。

[主治]　《神农本草经》：治疗心痛，温中散寒，去长虫、白癣、蛲虫。解蛇螫毒，治疗癥瘕及各种虫症。

《名医别录》：治疗疽蜗，去蛔虫、绦虫，治疗恶疮。

甄权：主治腹中冷痛，治疗白秃疮。

[附方]　古代附方一种。

蛔虫攻心。《外台秘要》，症见针刺样疼痛，吐清水。用蕈菌一两杵为细末，和羊肉羹共食，每天吃一顿，很有效果。

附　蜀格

《名医别录》说：味苦，平，无毒。主治寒热病痹，女子带下、痈肿。生长在山的阳面，像雀菌而有刺。

地　耳
（见《名医别录》）

[校正]　从"有名未用"部分移到这里。

[释名]　地踏菰（见《本草纲目》）

[集解]　《名医别录》说：地耳生长在丘陵地带，像碧石一样发青。

李时珍说：地耳应跟石耳同属一类，则不过是生长在地上的。它的形状像木耳。春夏季节在雨中生出，雨一停就得赶快采收，一见太阳就不行了。通俗叫的"地踏菰"就是地耳。

[气味]　甘，寒，无毒。

[主治]　《名医别录》：明目益气，还可治疗不育症。

石　耳
（见《日用本草》）

[释名]　灵芝（见《灵苑方》）

[集解]　吴瑞说：石耳生长在天台、四明、河南、宣州、黄山、巴西、边徽等山的石崖上，远望如烟云一般。

李时珍说：庐山也多产石耳，形状跟地耳差不多。山上的和尚采收晒干后馈赠远方的亲朋。将石耳采收洗去沙土，熬汤做饭胜过木耳，是一种上佳食品呀。

[气味]　甘，平，无毒。

汪颖说：冷。

段成式说：热。

[主治]　吴瑞：长期服用可使人面色红润，荣颜焕发，到了

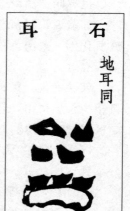

老年也不改变。吃后让人不觉饥饿，大小便少。

李时珍说：明目、益精。

[附方]　新近常用附方一种。

泻血脱肛。《普济方》：石耳五两炒，白枯矾一两，密陀僧半两，共研细末，炼丸如梧子大，每次用米粥送服二十丸。

互考诸菜

香薷	紫苏	紫菀	鳖菜	牛膝苗	防风苗
薄荷	荏苏	马兰	蒌蒿	泽兰根	地黄苗
诸葵	蕨菜	酸模	菖蒲	牛蒡苗	青葙苗
龙葵	决明	甘蓝	萝藦	红花苗	车前苗
萱草	芦笋	荻笋	苹	海苔菜	独帚苗
羊蹄	蒲笋	莼菜	荇	齐头蒿	昆布苗
昆布	地菘	蓼芽	海藻	王瓜	百部
藕丝	蘘荷	蒻头	芡茎	菱茎	
豆藿	豆芽	豆荚	豆腐	罂粟苗	
椿芽	槐芽	芜荑	枸杞	皂荚苗	
榆芽	槿芽	棕笋	五加		

第二十九卷 《本草纲目》果部

李时珍说：木本的籽实称为果蓏，草本的籽实称为蓏（luǒ 罗上声）。成熟了就可以食用，晾干了就可以做蜜饯。在日常生活中，它可以补益因年成歉收所需的粮食；在疾病苦痛时，它可以用来充任药物治病疗疾。作为粮食的补充物，用来养育人民的生命，所以《内经·素问·藏气法时论》说：五果是用来作为粮食的辅助物品。五类果品，以五味、五色配五脏，指的是李、杏、桃、栗、枣。通过占卜想预知五谷是否丰收，只需看看五果的盛衰就行了。李应验小豆，杏应验大麦，桃应验小米，枣应验谷子。《礼记·内则》中列有菱（líng 灵）、楗（jù 居上声）、榛（zhēn 贞）、瓜等果品。《周礼·天官冢宰·职方氏》中辨析了不同地域的物品：山林中适宜种植皂类，如柞、栗；川泽里适宜种植膏类，如菱、芡；丘陵地适宜种植核类，如梅、李。《周礼·天官冢宰》记载甸师掌管野果野蓏，《周礼·地官师徒》记载场人在场圃内种植蓏类的珍异品种，按时采摘并珍藏它们。从上述可以看到，果蓏之类的产地、品种是不同的，四气五味、优良及有毒与否也是不同的，要仔细认识、了解，怎么可以只放纵嗜欲，而不去了解它们的质理呢？鉴于此，因而汇集草木的籽实，名称叫果蓏的，为果部，共计一百二十七种，分为六类，即：五果、山果、荑果、味类、蓏类、水果。

所选药物分别出自下书：梁·陶弘景注解《神农本草经》十二种；梁·陶弘景《名医别录》十六种；唐·苏恭重加订注《唐本草》十一种；唐·陈藏器《本草拾遗》二十种；唐·李珣（xún 旬）《海药本草》一种；唐·陈士良《食性本草》一种；唐·孟诜（shēn 申）《食疗本草》一种；宋·马志《开宝本草》十九种；宋·掌禹锡《嘉祐本草》二种；宋·苏颂《图经本草》五种；宋·人大明《日华子诸家本草》二种；明·汪颖《食物本草》一种；元，吴瑞《日用本草》二种；明·汪机《本草会编》一种；明·李时珍《本草纲目》三十三种。

[附注] 魏·吴普《吴氏本草》；魏·李当之《李当之药录》；宋·雷敩（xiào 效）《雷公炮炙论》；齐·徐之才《雷公药对》；唐·甄（zhēn 真）权《本草药性》；唐·孙思邈《千金方》，唐·萧炳《四声本草》；唐·杨损之《删繁本草》；后蜀·韩保昇《蜀本草》；宋·寇宗奭（shì 试）《本草衍义》；宋·唐慎微《经史证类备急本草》；金·张元素《洁古珍珠囊》；元·李杲（gǎo 槁）《用药法像》；元·王好古《汤液本草》；元·朱震亨《本草衍义补遗》；明·宁原《食鉴本草》；明·周定王（朱橚）《救荒本

草》；明·陈嘉谟（mó 模）《本草蒙筌（quán 全）》。

果之一
（五果类十一种）

李《名医别录》附徐李

杏《名医别录》

巴旦杏《本草纲目》

梅《神农本草经》

榔梅《本草纲目》

桃《神农本草经》

栗《名医别录》

天师栗《本草纲目》

枣《神农本草经》

仲思枣《开宝本草》

苦枣《食性本草》

上附方旧有一百一十三条，新收附方一百一十五条。

李
（见《名医别录》下品）

[释名]　嘉庆子

李时珍说：根据罗愿《尔雅翼》的说法，李是一种能结很多果子的树，所以李字从木，从子。那么，能结很多果子的树有很多，为什么只把它叫李呢？《素问》中认为，李味酸属肝，是东方之果。李在五果中属木，所以只把它叫做李。现在的人把干李叫嘉庆子。韦述的《两京记》中说：东都的嘉庆坊里有棵很漂亮的李树，人们都把它叫嘉庆子。时间长了都不叫它原来的名字。古印度的经书中称李为居陵迦。

[集解]　陶弘景说：李的种类很多。京口地区有麦李，麦子长出不久它就成熟了，果实小但味香甜，果核不入药。姑熟地区有南居李，它的核像杏子一样，可以入药。

马志说：李有绿李、黄李、紫李、牛李、水李等好多种，而且吃起来味道甜美，但果核却没有用处。还有一种野李，味道很苦，可是核仁可以入药。

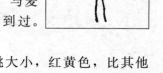

苏颂说：李树到处都有。郭璞注释《尔雅》说：休，就是无实李，又叫赵李。痤，就是按虑李，又叫麦李。它的味道很好，与麦子同时成熟。驳，就是赤李。陶弘景说的南居李，从来没看到过。有一种像杏核的李核可以入药。

寇宗奭说：李树大的有高一丈多的。有一种御李，有樱桃大小，红黄色，比其他李成熟的早，医生们也很少用它。

李时珍说：李树，绿叶白花，树的寿命很长，种类有近百种。它的果实大的有杯子、鸡蛋那么大，小的有弹球、樱桃那么大。它的味有甘、酸、苦、涩好几种。它的颜色有青、绿、紫、朱、黄、赤、青白、胭脂、青皮、紫灰等各种。它的形状有牛心、马肝、奈李、杏李、水李、离核、合核、无核、區缝等各不相同。产地有武陵、房陵等地。较早成熟的有麦李、御李，四月份就成熟了。迟的有晚李、冬李，十月、十一月份成熟。还有一种季春李，冬天开花春天结。王祯的《农书》记载：北方有一种御黄李，它结的果子大肉厚核小，味道香甜。江南建宁有一种均亭李，紫色，果实肥大，味道很甜像蜜一样。有一种擘李，成熟后果实自己裂开。有一种糕李，果肉肥厚粘腻和年糕差不多。这些都是味道很鲜美的李。现在的人大多用盐或者用糖，用蜜腌后制成果脯，其实直接晒干的李最好。它的作法是：夏天，果子变黄时摘下来，用盐揉去果汁，和盐一起晒，晒萎缩以后，去掉果核再晒干，用来下酒或作点心都很好。

附　李实

[气味]　苦，酸，微温，无毒。

李时珍说：李，气味甘酸，味道苦涩的不能吃。放在水里不沉的有毒，不能吃。

《大明诸家本草》说：吃多了使人腹胀，发虚热。

孟诜说：和水一起吃，能使人发疟疾。不能和雀肉一起吃。和蜜一起吃，损伤五脏。

寇宗奭说：不能和浆水一起吃，能引起霍乱，乃使气机滞涩所导致。

[主治]　《名医别录》：晒干后吃，能去积热，调理中焦。

孟洗说：去骨节间劳热。孙思邈：肝病的人可以多吃。

附　李核仁

[气味]　苦，平，无毒。

[主治]　《名医别录》：主治痿证，淤血骨痛。

吴普：使人面色红润。

甄权：治疗女子少腹肿满。利小肠，下水气，除浮肿。

苏颂：祛面部黑痣。

[附方]　古方一种，新近常用方一种。

1. 女子面部黧黑。崔元亮《海上方》：将李核仁去皮细研，用鸡蛋清调后涂在脸上。第二天早上用浆水洗去，涂上胡粉。五六天以后见效。避风寒。

2. 蝎虫螫人。《古今验录》：苦李仁嚼碎后涂患处。

附　李根白皮

[修治]　李时珍说：李根皮取朝东的一面，刮去皱皮，炙黄入药用。《名医别录》没有说用什么样的李根，也没有说它的性味。《药性赋》中说：苦李根皮能入药用，味咸。但张仲景治疗奔豚气所用的奔豚汤中用的是甘李根白皮。所以，估计甘、苦两种都可以入药用。

[气味]　大寒，无毒。

《大明诸家本草》说：凉，无毒。

[主治]　《名医别录》：治消渴，止心烦及奔豚气。

《吴普本草》：治疮。

陶弘景：煎水含漱，治疗牙齿疼痛。

《大明诸家本草》：煎汤服，主治赤白痢。

孟诜：炙烤变黄后煎汤服，每天饮用，治疗妇女突发赤白带下，很有效。

李时珍：治疗小儿暴热，解丹毒。

甄权：苦李根皮：味咸，治疗奔豚气，热毒烦躁。煮汁服，治消渴。

〔附方〕　新近常用处方两种。

1. 小儿丹毒。《千金方》：从两大腿根直到阴头。将李根烧成末，用田里的流水调和后涂在患处。

2. 咽喉堵塞。《菽园杂记》：没有药时，将皂角末吹鼻取嚏，另外，将李树根皮磨汁涂喉外。

附　李花

〔气味〕　苦，香，无毒。

〔主治〕　李时珍：使人面部润泽，去粉刺黑斑。

〔附方〕　新近常用处方一种。

面黑粉刺。《普济方》：李花、梨花、樱桃花、白蜀葵花、白莲花、红莲花、旋复花、秦椒各六两，桃花、木瓜花、丁香、沉香、青木香、钟乳粉各三两，珍珠、玉屑各二两，蜀水花一两，大豆末七合，研成细末瓶中收藏。每天用来洗手洗脸，百日后光洁如玉。

附　李叶

〔气味〕　甘、酸，平，无毒。

〔主治〕　《大明诸家本草》：小儿壮热，疟疾惊痫，煎汤洗浴，效果好。

〔附方〕　新近常用处方一种。

恶刺疮痛。《千金方》：李叶、枣叶捣汁外洗。

附　李树胶

〔气味〕　苦，寒，无毒。

〔主治〕　李时珍：目翳，定痛消肿。

附　徐李

《名医别录·有名未用》说：生长在泰山的阴面。和李树差不多，但比较小。果实青色，没有核。成熟后吃，有益气延年的作用。

李时珍说：就是没有核的李。唐朝有个叫崔奉国的人家中有这种李树，是很珍贵的品种。传说是龙的耳朵流血到地面后产生的。

杏
（见《名医别录》下品）

[释名]　甜梅

李时珍说：杏字篆字的形状就像果子挂在枝头。有人认为杏字从口从可，其实不对。《江南录》中说：杨行密把杏改名叫甜梅。

[集解]　《名医别录》说：杏生长在晋中地区的山谷中，五月份采集。

苏颂说：如今到处都有杏树。有好多品种：有一种黄颜色圆形的叫金杏，传说出产于济南的分流山中，那里的人都叫它汉帝杏，据说是汉武帝花园时的品种。如今汴京、洛阳附近都栽这种杏，成熟最早。另有一种扁的青黄色称为木杏，味道不怎么好。山杏一般不入药。杏仁以东部地区栽种的较好。

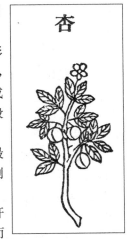

寇宗奭说：金杏深黄色，核大而扁，是嫁接而成，它的味道最好。白杏成熟后颜色青白或微黄，味道甜淡不酸。生杏可以晒后制作成果脯。山杏只能用它的杏仁。

李时珍说：各种杏树，都是圆形的叶子而且带尖，二月份开花，花是红色。也有一种杏树，树叶太繁密，但不结果。味道甜而沙的是沙杏，颜色黄有酸味的是梅杏，青黄色的叫奈杏。其中，金杏有梨大，颜色橘黄。《西京杂记》记载：蓬莱有种杏，开花是五种颜色，是珍贵品种。王祯《农书》说：北方有种肉杏很不错，形状大而扁，红色，叫做金刚拳。当杏成熟后，榨出浓汁，收在盘子里晒干后贮存起来，可以和炒面一块拌着吃，说明五果对人也有很大帮助的。

附　杏实

[气味]　酸，热，有小毒。

《名医别录》：生吃过多，能损伤筋骨。

苏颂说：有的杏味酸像梅，有的杏味甜像桃。

寇宗奭说：杏属热性，小孩吃多了能导致疮痈膈热。

扁鹊说：吃多后生痰饮，使人目盲、胡须眉毛脱落。

宁原说：多吃生痰热，使人精神不振。产妇尤其忌多食。

[主治]　孙思邈：晒干后食用，能止渴，祛冷热毒邪。杏属心，心的病变可以用它。

附 杏核仁

［修治］ 《名医别录》说：五月份采集。

陶弘景说：使用杏仁时，先用水浸泡，去掉皮尖，炒黄用。或者用面麸炒后用。

雷敩说：使用时用水浸泡后去掉皮尖。每斤加入白火石一斤，乌豆三合，用流水从巳时煮到午时，取出晒干后用。

李时珍说：治疗风寒肺病时，也有连皮尖用它，取其发散的作用。

［气味］ 甘（苦），温（冷利），有小毒。一个核中有两个仁的能毒死人，可以用来毒狗。

朱震亨说：杏仁性热，用于寒疟。

孙思邈说：杏仁煎汤后产生很多白沫，这时候服用能导致气壅身热。放一晚上服用就过于寒凉了。

李时珍说：凡是杏花、桃花都是五瓣。如果是六瓣肯定是双仁，这是很反常的，所以有毒。

徐之才说：杏仁火炒后使用较好。和黄芩、黄芪、葛根相恶，畏蘘草。

［主治］ 《神农本草经》：咳逆上气痰鸣，喉痹，下气，产乳金疮，奔豚气。

《名医别录》：惊痫，心下烦热，风气往来，时行头痛，解肌，消心下急满痛，杀狗毒。

徐之才：解锡毒。

甄权：治腹痹不通，发汗，主温病脚气，咳嗽上气喘促。和天门冬同煎，润心肺。和酪作汤，润声气。

张元素：除肺热，治上焦风燥，利胸膈气逆，润大肠气秘。

李时珍：杀虫，治各种疥疮，消肿，去头面诸风气瘟疱。

［发明］ 张元素说：杏仁气薄而味厚，有重浊沉坠的特性，有降浊的作用，属阴。入手太阴经。它的作用有三方面：润肺，消食积；散滞气。

李杲说：杏仁散结润燥，除肺中风热咳嗽。杏仁能平喘，治气分病，桃仁治疗狂症，治血分病。都可以治疗大便秘结，分气、血论治。白天便秘，应该行阳气；晚上便秘，应该行阴血。所以，虚人便秘，不能过分泄泻。脉浮者应行气，用杏仁、陈皮；脉沉者应行阴血，用桃仁、陈皮。手阳明与手太阴为表里，贲门主往来，魄门主收闭，是气的通道，所以，都用陈皮来佐使。

王好古说：张仲景的麻黄汤，以及王朝奉治疗伤寒肺气上逆，都使用杏仁，是利用它利气，泻肺，解肌的功用。

李时珍说：杏仁既能发散也能降浊，因此能解肌散气，降气润燥，消积治伤损。由于杏仁有小毒，所以能治疮杀虫。《医余》中记载：杏仁能使索面、豆粉腐烂。当时有一士兵吃豆粉造成食积，医生用积气丸、杏仁各一半混合研碎后调服，服几次后病即痊愈。又《野人闲话》中记载：翰林学士辛士逊，住在青城山道院中，梦见皇姑对他说：经常服用杏仁，能使人聪明，年老仍健壮，心力不倦。问她具体服用方法，就是单用杏仁一味药，每次洗漱以后，取七枚杏仁含在口中，不久，杏仁外面的细皮就掉了，然后将杏仁细细嚼碎后咽下。每天这样服用，一年后就能更换全身精血，使人身轻体健。这是申天师的秘方。另外杨士瀛的《直指方》说：用水浸泡五枚杏仁，到五更时，逐粒细细嚼碎后咽下。日久能润五脏，去浊气，祛风明目，治疗肝肾风虚，瞳仁带青，眼翳风痒等病。时珍认为，杏仁性热降气，不能久服。但是嚼碎后和唾液一起吞咽下，以消除秽浊积气则是可以的。古代有种服杏丹法，据说是左慈的方子。唐代·唐慎微《证类本草》曾经收录，说是长久服用能长寿活几千岁。这种说法当然是荒诞的，现在删去不可靠的地方，只留下方子，使读者自己辨别清楚。

　　[附方]　古代常用方三十七种，新近常用方二十二种。

　　1.杏金丹。《左慈秘诀》说：又叫草金丹。方子来自浑皇子，服后能长生不老。夏姬服用后，活了七百岁。一般人都不相信，是因为没有诚心修炼的缘故。方法是：在人烟稀少的地方，一月挖坑栽下杏树，必须阳光充足。二月份除净树下杂草。三月份离杏树五步以外，挖好水沟便于引水。干旱天气就引泉水灌溉。如果有霜雪就在树下烧火，防止冻坏花苞。到五月份杏成熟自己落地，收集杏仁六斗，用水浸泡后去掉皮并捡掉双仁的，拿流水三石一同研磨。磨出汁两石八斗，去掉渣滓。用新的铁锅盛三斤酥油，取糠和炭烧锅，等酥油快干时，将杏仁汁倒入锅内。锅上放只盆扣住，盆上钻孔，通过孔在锅内安上搅拌器。然后，拿纸塞好孔，不要漏气。刚开始用糠火，每天搅拌三次，将杏汁拌匀。第五天有露水般的液体产生，第十天形成白霜，第十二天白霜消失，金丹即制成。取下盆烤干，将丹粉扫下，和枣肉调匀，做成梧子大的丸药。每次用三丸，空腹热酒调服。服用七天后，以前所得各种疾病都痊愈，经常服用长生不死。

　　苏颂说：古代服用杏仁的方法是，从早上蒸到中午，然后用慢火烤，七日天收集。每天早上空腹服下。久服能长生不老。据说是夏姬传下来的。但杏仁能使人溢血，如果用错，有可能出血不止，导致痿弱无用，所以最近很少有人服用。有的服用二三年后，不是泄泻不止，就是脐中出物，都无法治疗。

　　2.杏酥法。苏颂说：能祛风，去百病。取杏仁一石捣烂，好酒两石，研磨取汁一石五斗，加入白蜜一斗五升搅匀，密封在新罐中，不要漏气。三十天后酒上出现酥，将酥取出放瓦罐中贮存。将酒滓团成梨大，放在空屋里，用木格放好，做成果脯状时，每天早上服一枚，就用前面的酒调服。

　　陈藏器说：杏酪有润五脏、去痰嗽的功用。生吃、熟吃都可以，但半生半熟就吃会毒死人。

　　寇宗奭说：治疗肺燥喘热，大肠秘结，能濡润五脏。将杏仁去皮后研细，每一升

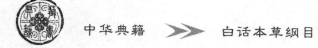

杏仁加水一升半，捣成汁。加入生蜜四两、甘草一寸，银器或石器中用小火熬成稀膏，加入杏酥二两一起拌匀后收藏。每晚用开水调服一匙。

3. 万病丸。治疗男女五劳七伤，一切疾病。杏仁一斗二升，用儿童小便煮七回，加四两蜜拌匀，再用童便五升蒸，取出后在屋外放几天。可以随时嚼服，诸病都能治愈。

4. 补肺丸。刘禹锡《传信方》：主治咳嗽。用杏仁二大升（不用山中的野杏，不用双仁的），泡在童子便二斗中，春夏季泡七天，秋冬季泡十四天，连同皮夹一块儿在盆中研磨取汁，煮沸，等到像面糊那样软时就成了。然后摊在布上晒，做成丸就能吃了。一般要吃三五十丸，用茶或酒都可以。忌用米粥。

5. 咳嗽寒热。《千金方》：症见早晚加重，情志郁闭，面色不润，忽轻忽重，食积纳差，脉弦紧。杏仁半斤去皮尖，用童子便二斗泡七天，然后温水洗净，砂盆内研磨成泥状，再用小便三升煎成膏状。每次一钱，开水调服。妇女服用，效果更好。

6. 久病伤肺。《胜金方》：喘促不止。病重的服两剂就能痊愈。杏仁去皮尖二两，用童便泡，一天换一次，夏天一日换三四次，半个月后取出，焙干研成细末。每次服枣大的一块，薄荷一叶，鸡头大的蜜，用水一盏煎出七分，饭后服。忌腥的食物。

7. 咳逆上气。《千金方》：不管大人小孩都可以用。杏仁三升去皮尖，炒黄研成膏状，加入一升蜜，拌匀。每次饭前含一丸。

8. 上气喘急。《圣济总录》：杏仁、桃仁各半两，去掉皮尖炒炭研碎，用水调面和匀，做成梧桐子大的丸药。每次十丸，姜汤或蜜汤调服。

9. 喘促浮肿。《食医心镜》：同时伴有小便淋沥。用杏仁一两，去皮尖研碎，和米一起煮成粥，每次二合空腹服下。

10. 头面风肿。《千金方》：将杏仁捣成膏状，加入鸡子黄拌匀，涂在布上，裹头面。药干后再涂，用七八次即能痊愈。

11. 风虚头痛欲破。《千金方》：杏仁去皮尖，晒干研末，加九升水研磨取汁，煎成糊状，和粥一起服用。七天后出大汗，风邪渐减。忌风、冷、猪、鸡、鱼、蒜、醋。

12. 头面诸风。《千金方》：症见鼻塞流泪。杏仁三升研细，水煮三四次，然后用此水洗头。等冷汗出尽，三次即能痊愈。

13. 偏风不遂，失音不语。《外台秘要》：生吃杏仁七枚，不去皮尖，每日增加，直到四十九枚，然后再从头开始，周而复始。服完杏仁后再喝竹沥水，直到病愈。

14. 破伤风肿。《千金方》：杏仁捣膏涂在患处，用烛火灸。

15. 金疮中风，角弓反张。《孟诜必效方》：将杏仁捣碎，水蒸使气散，然后绞出汁每次服一小升，同时涂疮上，必见效。

16. 温病食劳。《类要》：杏仁五两，酢二升，煎取一升，服后汗出必愈。

17. 心腹结气。《食疗本草》：杏仁、桂枝、橘皮、河黎勒皮等分，为丸。每次三十丸，开水调服。无禁忌。

18. 喉痹痰饮。《本草拾遗》：杏仁三分去皮烤黄，桂枝末一分，一同研末，含服。

19. 喉热生疮。方同上。

20. 突然失音。《文潞公药准》：方同上。

21. 肺病咯血。《丹溪方》：杏仁四十个，用黄蜡炒黄，加入青黛一钱同研，作成饼状。找一个柿饼子，剖开中央包上药，用纸裹起来煨熟后服用，效果很好。

22. 突然小便不通。《古今录验方》：杏仁十四枚，去皮尖，炒黄研末，米汤调服。

23. 血崩不止。《保寿堂方》：其他药不见效，服此方马上能止血。用甜杏仁上的黄皮，烧炭研末，每次三钱，空腹热酒调服。

24. 五痔下血。《食医心镜》：杏仁去皮尖并去掉双仁，用三升水研磨取汁，煎剩一半，和米粥一起服。

25. 肛门瘙痒。《肘后方》：杏仁捣碎，外敷。

26. 阴疮烂痛。《永类钤方》：杏仁烧黑研成膏状，随时涂患处。

27. 产门虫痕。《食疗本草》：疼痒难忍。将杏仁去皮烧成炭后捣烂，用布沾上药，塞入阴道中。

28. 身面庞目。《千金方》：杏仁烧炭研碎，将疣擦破，涂上药。

29. 面上皯疱。《食疗本草》：杏仁去皮，捣碎和鸡蛋白调匀，晚上涂脸，早上用暖酒烧去。

30. 两颊赤痒。《证治要诀》：形状和痱子差不多，又叫头面风。杏仁外擦，内服消风散。

31. 突发耳聋。《外台秘要》：杏仁七枚，去皮敲碎，分成三份，用布裹好，加少量盐，用碗盛着，放到饭上蒸熟。让病人侧卧，拿其中一个捻出油滴耳中。过一段时间，再拿另一个滴耳，必定见效。

32. 耳出脓汁。《梅师方》：杏仁炒黑，捣碎用布裹起塞入耳中，每天换三四次。

33. 鼻中生疮。《千金方》：杏仁研碎，乳汁调和外敷。

34. 痸疮蚀鼻。《千金方》：杏仁榨出油外敷。

35. 龋齿中牙。《本草拾遗》：杏仁烧炭，研成细末，塞到虫眼中。能杀虫止痛祛风，疼痛立止。严重者可多次使用。

36. 牙龈痒痛。《千金方》：杏仁一百枚，去掉皮尖、双仁，加少量盐，一升水，煮汤后用此水含漱，三次就能痊愈。

37. 风虫牙痛。《普济方》：用针挑着杏仁在灯上烧，乘热敷病牙上，凉以后再烧再敷，反复七次，疼痛就能缓解，病牙慢慢脱落。

38. 目中赤脉痒痛，时冒金星。《圣济总录》：用初生杏仁一升，古代五铢钱七文，放瓶内密封，埋在门下。一百天后化都成水，用此水每晚点眼。

39. 胎赤眼疾。《圣济总录》：将杏仁榨油取大约半鸡蛋壳，加入一钱食盐，盛在石器里，用柳枝研磨呈黑色时，将一团熟艾卷放在碗里点燃烘烤，火烧尽时就制成了。

每次取少量点在两个眼角，效果很好。

40. 目中翳遮。《圣济总录》：但瞳仁不破。杏仁三升去皮，用面裹起作成三包，放火上烤烧，去掉面将杏仁研碎，压去油。每次取一钱加入铜绿一钱，调匀后点眼。

41. 目生弩肉。《圣济总录》：时有痒痛，渐渐覆盖瞳仁。杏仁去皮二钱半，腻粉半钱，调匀，用布裹筷子头沾药点眼。

42. 伤目生弩。《广利方》：生杏仁七枚，去皮嚼碎后吐在手上，乘热用筷子头裹布沾药点在弩肉上。四五次就能痊愈。

《圣济总录》：将杏仁研成膏，用人乳化开，每日点三次。

43. 小儿血眼。《全幼心鉴》：小儿难产，使得血瘀眼角，逐渐渗入遮盖瞳仁。轻的眼胞红肿，上下眼睑腐烂。取杏仁二枚去皮夹，嚼碎加入乳汁十五匙，腻粉少量，蒸熟后用布包起点眼。病情严重的加黄连、朴硝。

44. 小儿脐烂。《子母秘录》：杏仁去皮研碎外敷。

45. 小儿咽肿。《普济方》：杏仁炒黑研烂含服。

46. 针入肉内不出。《瑞竹堂方》：双杏仁捣烂，用油调匀涂患处，就能取出针。

47. 箭镝在咽。《肘后救急方》：或刀刃在咽膈等隐闭处。将杏仁捣烂外敷。

48. 狐尿疮痛。《孟诜必效方》：杏仁研烂，煮汤乘热外洗。

49. 狗咬伤疮。寇宗奭：将杏仁嚼烂涂患处。

50. 多食狗肉不消化。《梅师方》：心下胀满，口干发热谵语。杏仁一升去皮尖，水三升煮沸，去掉药渣取汁分三次服，直到积肉消化。

51. 解狼毒毒。《千金方》：杏仁捣烂水调服。

52. 一切食积。《杨氏家藏方》：气满膨胀。红杏仁三百粒，巴豆二十粒同炒，炒到变色时去掉巴豆不用，将杏仁研碎，橘皮汤调服。

53. 白癜风斑。《圣济总录》：杏仁连皮夹，每天早上吃十四粒，将白斑擦红。晚上再用一次。

54. 诸疮肿痛。《鲍氏小儿方》：杏仁去皮研成膏状加入轻粉，用麻油调匀外敷。大人、小儿都可用。

55. 小儿头疮。《事林广记》：杏仁烧炭研磨外敷。

56. 蛆虫入耳。《扶寿精方》：杏仁捣泥，用油调匀滴入耳中，虫子不出来也能被杀死。

附　杏花

[气味]　苦，温，无毒。

[主治]　《名医别录》：补人体不足之处，女子伤于中焦，寒热痹痛厥逆。

[附方]　新近常用方二种。

1. 妇人无子。《卫生简易方》：二月丁亥日，摘取杏花、桃花阴干研末。戊子日用

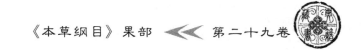

井华水调服少许，每天三次。

2. 粉刺面部黑斑。《圣济总录》：杏花、桃花各一升，用流水浸泡七天。洗脸二十一遍，效果很好。

附　杏叶

[主治]　《肘后救急方》突然肿满，头面洪大，将杏叶煮浓汁外洗，也可以少量内服。

附　杏枝

[主治]　苏颂：跌伤，取一握杏枝，用一升水煎到半升，加入三合酒调匀，分两次服，有神效。

[附方]　古代常用方一种。

1. 跌打损伤，内有淤血。《塞上方》：用朝东的杏树枝三两，锉碎稍微熬一会儿，再用二升好酒煎开十余次，分两次服。

附　杏根

[主治]　李时珍：大量吃杏仁，导致中毒。将杏根切碎煎汤服，即能解毒。

巴　旦　杏
（见《本草纲目》）

[释名]　八担杏（见《饮膳正要》）忽鹿麻

[集解]　李时珍说：巴旦杏，出产于回族地区，如今关西地区也有。和杏树差不多但叶子较小，果实又小又尖肉很薄，核像梅核，果壳薄果仁很甜美。可以当水果吃，味道像榛子。

[气味]　甘、平、温，无毒。

[主治]　李时珍引自《饮膳正要》：止咳下气，消心腹逆闷。

梅
（见《神农本草经》中品）

[释名]　李时珍说：梅古方写作呆，像子在木上的形状。梅和杏是一类的，所以杏反过来就是呆。有人抄写时误写成甘木。后来写作梅，从每，是取每的声。有的说法是：梅就是媒，媒是符合大家意愿的。所以说，用盐梅作调料是最好的。梅字也从某字。陆佃《埤雅》说：梅传到北方后就变成杏，郭璞注释《尔雅》将柟一当作梅，

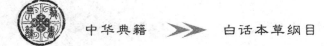

这些都是错误的。楠就是楠木，荆人把它叫做梅，见于陆玑《草木疏》。

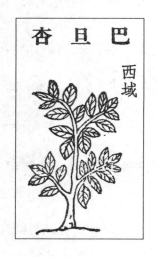

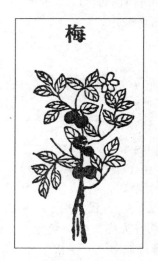

［集解］ 《名医别录》：梅生长于汉中的山谷地带。五月份采集，用火烤干后贮存。

苏颂说：如今襄汉、川蜀、江湖、淮岭地区都有种植。

李时珍说：按陆玑《诗疏》记载：梅，是杏类的植物。树、叶子都像杏，叶子有长尖，比其他树开花都早。果实很酸，晒干可制成果脯，可用来作调料，又可直接含在嘴里吃。如果是红子那么木材很坚硬，如果是白子那么木材很脆。范成大《梅谱》说：江梅，是野生的，没有经过嫁接，花小味很香，果实小而且硬。消梅，果实圆形，吃起来松脆，水很多没有渣，只能生吃，不能同煎。绿萼梅，枝茎都是绿色。重叶绿，花叶重叠，结果多成双。红梅，花色像杏花。杏梅，花色淡红，果实扁而且有斑点，味道很像杏。鸳鸯梅，就是多叶的红梅，一个蒂结双果。有人认为：苦楝嫁接梅，那么花蒂黑色。谭子化说：李树嫁接在桃树上，结的果实多毛，梅嫁接在杏树上，结的果实味甜。采摘半黄的梅，用烟熏后就成为乌梅；青的梅用盐腌后晒干就成为白梅。也可用蜜或糖制成果脯。将熟透的梅榨出汁收集就成了梅酱。只有乌梅、白梅可以入药。夏天，可用梅酱冲水喝。

附 梅实

［气味］ 酸，平，无毒。

《大明诸家本草》说：吃多后对牙齿不好，并能损筋骨，伤脾胃，使人产生痰热。服黄精的人忌服梅。吃梅产生蛀齿的，嚼胡桃肉能缓解。《物类相感志》说：梅和韶粉一起服用，就没有那么酸，就不会坏牙了。

［发明］ 寇宗奭说：吃梅子能产生很多唾液，是水生木。唾液分泌过多就会伤

肾，肾属水，在外和牙齿相对应。

李时珍说：梅，冬天开花夏天结果，得到木的全气，所以它的味道最酸，这就是所谓曲直作酸。肝为乙木，胆为甲木。人的舌下有四窍，两窍通胆液，所以说吃梅容易生津液，这是同类相感应的原因。《素问》说：味过于酸，肝气就生津液。又说：酸走筋，筋病不能多吃酸。不然的话，酸味的东西很多，为什么只有梅能生津呢？

附 乌梅

[修治]　陶弘景说：使用时先去掉核，稍微炒一下。

李时珍：制法：将青梅盛在篮子里，用烟熏黑，如果再用稻灰汁淋湿沥蒸一下，就不会生蛀虫了。

[气味]　酸，温、平，涩，无毒。

李果说：寒，忌猪肉。

[主治]　《神农本草经》：下气，除热烦满，镇静安心，止肢体痛，麻木不仁，去青黑痣，消恶肉。

《名医别录》：去痹，利筋脉，止下痢，口干。

陶弘景：泡水代茶饮，治疗伤寒烦热。

陈藏器：止渴调中，去痰止疟瘴，止吐逆霍乱，除冷热痢。

《大明诸家本草》：治骨蒸潮热，消酒毒，使人安静入睡。和建茶、干姜同为丸服，止休息痢，效果好。

李时珍：敛肺涩肠，止久嗽泻痢，反胃噎膈，蛔厥吐利，消肿涌痰，杀虫，解鱼毒，马汗毒、硫磺毒。

附 白梅

[释名]　盐梅　霜梅

[修治]　将大青梅用盐腌起来，放在屋外风吹日晒，十天后就成了白梅，因为时间一长就像上了一层白霜。

[气味]　酸、咸，平，无毒。

[主治]　陶弘景：作成药膏能点除黑痣。

孟诜：肉中有刺，待白梅嚼烂外敷就能取出刺。

《大明诸家本草》：治疗刀箭伤，能止血，可捣烂外敷。

汪颖：治疗乳痈肿毒，捣烂外贴，效果很好。

苏颂：祛痰。

李时珍：治疗中风惊痫，喉痹痰厥僵仆，牙关紧闭，取白梅肉擦牙龈，直到唾液流出时嘴就张开了。又能治疗泻痢烦渴，霍乱吐下，下血血崩，功用和乌梅相似。

[发明]　陶弘景说：生梅、乌梅、白梅、它们的功用都相似。

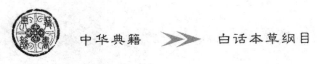

王好古说：乌梅是脾、肺二经的血分药。能收肺气，治燥咳。酸性收敛，所以食酸能收敛肺气。

李时珍说：乌梅、白梅治疗的各种病，都是利用它酸收的特点。只有张仲景治疗蛔厥所用的乌梅丸和虫蟨方中的乌梅，是根据虫得酸即止的原因，这点和其他稍有不同。《张果医说》记载：曾鲁公患血痢几百日不好，御医都没能治好。陈应之用一枚白梅研碎，加入腊茶，用醋调服，只用了一次就好了。大臣梁庄肃也得了血痢，陈应之用乌梅、胡黄连、灶下土等分研末，茶调服，也有效。因为血得酸则敛，得寒则止，得苦则涩。另外，它能消恶疮弩肉，虽也是酸收的作用，但还有其他原因。此方法出自《神农本草经》，《刘涓子鬼遗方》中有记载：将乌梅烧炭研碎，敷在恶肉上，一晚上就能消去。《太平圣惠方》将乌梅和蜜作成饼贴上，这种作用较缓慢。杨起《简便方》说：杨起的臂上长了一个疽，破溃流脓几百日才愈合。但又长出腐肉，有蚕豆大小，一个多月不消退，各种方法都没效果。后在书上看到这种方法，试一试，一晚上就消去大半，第二天又用了一次就全好了。这才知道世上还有如此奇妙的方子，以后就开始留心搜集各种处方，才写出此书。

〔附方〕　古代所用方十一种，新近常用方二十二种。

1. 各种疮疽弩肉。处方见上面。

2. 痈疽疮肿，已溃破未溃破的都可以用。《王氏易简方》：白梅烧炭研末，加入少量轻粉，用香油调匀，涂在疮口周围。

3. 喉痹乳蛾。冰梅丸：青梅二十枚，盐十二两，泡五天，取梅汁，加入明矾三两，桔梗、白芷、防风各二两，猪牙皂角三十条，都研成细末，和梅汁拌在一起用瓶装起来收好。每次用一枚含服。要是中风痰厥，牙关不开，用乌梅擦牙，效果也不错。

《圣济总录》：用白梅包生矾末做成丸，含服或吞服都可以。

4. 消渴烦闷。《简要济众方》：乌梅肉二两，稍微炒一下研碎。每次用二钱，水二碗，煎剩一碗，去掉药渣，加入豆豉二百粒，煎剩半碗，趁热服下。

5. 泻痢口渴。《扶寿精方》：乌梅煎汤每日代茶饮。

6. 产后痢渴。《孟诜必效方》：乌梅肉二十个，麦门冬十二分，用水一升，煮七合，口服。

7. 赤痢腹痛。《仁斋直指方》：陈白梅、真茶、蜜水各等分，煎汤服。

《太平圣惠方》：乌梅肉（炒）、黄连各四两，研末，做成梧桐子大的蜜丸。每次二十丸，米汤调服，每日三次。

8. 便痢脓血。《圣济总录》：乌梅一两去核，烧成末，每次二钱，米汤调服，立即止泻。

9. 久痢不止。肠垢已被泻出。《肘后方》：乌梅肉二十个，水一碗，煎剩六分，饭前服，每日二次。

《袖珍方》：乌梅肉、白梅肉各七个捣烂，加入少量乳香末，做成梧桐子大的丸药。

每次二三十丸，茶调服，每日三次。

10. 大便下血。以及酒痢、久痢不止。《济生方》：乌梅三两，烧炭研末，用醋煮米粥调和，制成梧桐子大丸药，每次二十丸，空腹米汤调服，每日三次。

11. 小便尿血。乌梅烧炭研末，醋调做成梧桐子大的丸，每次四十丸，酒调服。

12. 血崩不止。乌梅肉七枚，烧炭研末。米汤调服，每日二次。

13. 大便不通。腹气欲排不畅。《食疗本草》：乌梅十颗，水浸泡去掉核，做成枣大的。纳入肛门，不久即通。

14. 霍乱吐痢。艾元英《如宜方》：盐梅煮汤服。

15. 蛔虫上行。《食鉴本草》：从口鼻而出。乌梅煎汤频服，并含乌梅，蛔虫即安。

16. 水气满急。《圣济总录》：乌梅、大枣各三枚，水四升，煮剩二升，用蜜调匀，含服。

17. 梅核膈气。《龚氏经验方》：取半青半黄的梅子，每个用盐一两，泡一天一夜，晒干再泡，再晒干，反复几次，直到水尽为止。用三枚铜钱，夹二个梅子，用麻线绑好，装在磁罐内埋于地下，一百天后取出。每次用一枚，含在嘴里咽汁，梅核气当时就消了。收藏一年的治一人，收藏二年的治二人，很是奇妙。

18. 心腹胀痛，气短欲死者。《肘后救急方》：乌梅十四枚，水五升，煮沸，加入古钱十四枚，酒三升，煮剩二升半，一次服尽。

19. 劳疟劣弱。《图经本草》：乌梅十四枚，豆豉二合，桃、柳枝各一把，甘草三寸，生姜一块，用童便二升，煎剩一半，趁热服下。

20. 久咳不已。乌梅肉微炒，罂粟壳去掉筋膜拿蜜炒，二种取等分研末，每次二钱，睡前用蜜汤服下。

21. 痰厥头痛。《肘后救急方》：乌梅肉三十个，盐三撮，煮剩一升，一次服下催吐，头痛即止。

22. 伤寒头痛，壮热，胸中烦痛，四五天不缓解。《梅师方》：乌梅十四枚，盐五合，水一升，煎取半升，温服后催吐，吐后避风。

23. 折伤金疮。《千金方》：干梅烧炭研末外敷，一晚上就好了。

24. 马汗入疮作痛。《龚氏经验方》：乌梅连核捣烂，用醋调和。先刺破疮，挤出淤血，然后敷上药。

25. 猘犬伤毒。《千金方》：乌梅研末，酒调服二钱。

26. 指头肿毒，疼痛难忍。《李楼奇方》：乌梅肉和鱼用醋调捣烂外敷。

27. 伤寒䘌疮，生于下部。《太平圣惠方》：乌梅肉三两炒末，作成梧桐大的蜜丸。用石榴根皮煎汤，饭前调服三十丸。

28. 小儿头疮。《圣济总录》：乌梅烧成末，用油调匀涂患处。

29. 香口去臭。《陆玑毛诗草木鸟兽虫鱼疏》：乌梅脯，时常含服。

30. 硫磺毒发作，使人背痛闷，目视不清，表情淡漠。《圣济总录》：乌梅肉焙一

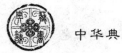

两，砂糖半两，浆水一大碗，煎剩七分，口服。

附　梅核仁

[气味]　酸，平，无毒。

[主治]　吴普：明目，益气，解饥。

甄权：除烦热。

李时珍：手指突然肿胀，捣烂，用醋调匀，外洗。

附　梅花

[气味]　微酸，涩，无毒。

[发明]　李时珍说：白梅花在古代方剂中没看见有人用过。最近有个梅花汤：采摘即将开的花苞，用蜡封住花口，放在蜜罐里，存放一段时间，取一两朵和少量蜜同煎服。又有蜜浸梅花法：白梅肉少量，泡在雪水里，湿润梅花，在外面放一晚上，沾蜜用来下酒。另外，有梅花粥，将落下的梅花加入熟米粥中同煮就成了梅花粥。所以，杨成斋有"蜜点梅花带露餐"以及"脱蕊收将熬粥吃"的句子，就是说梅花能助雅致、清神思的作用。

附　梅叶

[气味]　酸，平，无毒。

[主治]　《大明诸家本草》：休息痢以及霍乱，煮浓汁服用。陈藏器说：蒿阳子曾经说过：清水揉梅叶，用来洗衣服，夏天不会变脆。试一试，果然灵验。李时珍说：夏天衣服生霉点，可以用梅叶煎汤外洗，就能洗去。

[附方]　古代常用方一种，新近所用方二种。

1. 中水毒病。《肘后救急方》：初起头痛恶寒，心烦拘急，早上轻晚上加重。梅叶捣汁三分口服。

2. 下部虫痒。《外台秘要》：梅叶、桃叶一斛，捣烂后水蒸，放在盆中用蒸气熏洗下部，就能将虫子杀死。

3. 月经不止。《圣济总录》：梅叶焙干，棕榈皮烧成灰，各取等分研末。每次二钱酒调服。

附　梅根

[主治]　风痹

《名医别录》：露出地面的吃了能毒死人。

《崔氏纂要》：初生的小儿，取梅根和桃根、李根同煎水洗浴，能防止疮热。

《大明诸家本草》：煎汤服，治疗霍乱、休息痢。

榔　梅
（见《本草纲目》）

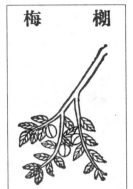

梅　榔

[集解]　李时珍说：榔梅出产于均州太和山。传说真武折下一段梅枝插在榔树上，发誓说：我修道成功，这枝梅就要开花结果。后来，果然如他所说的应验了。那棵树现在还在五龙宫的北面，榔树上结的梅果，杏的形状桃的核。道士们每年都要采来蜜煎，充当贡品。榔就是榆树。

梅实

[气味]　甘、酸，平，无毒。
[主治]　李时珍：生津止渴，清神下气，醒酒。

桃
（见《神农本草经》下品）

[校正]　《本草拾遗》中桃橛在木部，现在都归到这里。
[释名]　李时珍说：桃树开花早，容易种植，所以，桃字从木，从兆。十亿叫兆。形容多的意思。也有人认为是从兆的音。

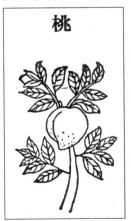

桃

[集解]　《名医别录》：桃出产于泰山川谷中。

陶弘景说：如今各地都有。核仁可以入药，自己裂开的那种核种下最好。山桃仁一般不用。

苏颂说：汴东、陕西等地产的个大肉肥。一般又大又肥的这种，都是在园中嫁接而成的，失去了原来的性味。入药用自己生长成的较好。现在市场上卖的，都是胡乱嫁接而成的，最好不用。

寇宗奭说：山里有一种桃，月令到了才开花，花开的很多但结果很少，味道很差，只有核仁勉强能入药用。汴中有种油桃，比其他的桃都小，表面很光像涂了一层油，吃多了对脾胃不好。太原有种金桃，深黄的颜色。洛中有种昆仑桃，果肉是深紫红。另外，有种饼子桃，形状和香饼一样。各种桃味道都很甜。

李时珍说：桃树品种很多，容易栽种，结果也早。长了五年的桃树，应用刀割破树皮，流出脂液，这样树能多活几年。桃花有红、紫、白、千叶、二色等不同。因颜色不同有红桃、绯桃、碧桃、缃桃、白桃、乌桃、金桃、银桃、胭脂桃。因形状不同有绵桃、油桃、御桃、方桃、匾桃、偏核桃。因季节不同有五月旱桃、十月冬桃、秋桃、霜桃。这些都能食用。只有一种山中毛桃，就是《尔雅》中说的榹桃，又小又多毛，味道很难吃。它的果仁很厚，到可以入药，这就是所谓外不足而内有余。冬桃又叫西王母桃，或叫仙人桃，也就是昆仑桃，形状像栝楼，里外都是红色，经霜以后才成熟。方桃的形状稍微有点方形。匾桃产自南番，形状扁肉很涩，果核是盒子的形状，果仁味道甜美。南番人把它当成很珍贵的东西，起名叫波淡树，树很高大。偏核桃出自波斯，外形薄而尖，头偏，很像半月形，果仁像新罗松子。可食用，性热。另外，《杨维祯集》、《宋濂集》都记载了元朝御库中的蟠桃，核有碗大，都觉得很神奇。《王子年拾遗》记载：汉明帝时，常山献来巨核桃，霜降时才开花，直到夏季才成熟。玄中记载了积石的桃，有斗大。《酉阳杂俎》记载九疑有种核桃，半扇就能装一升米；蜀后主有个核桃杯，半扇能装五升水，水装入不久就产生酒味。这些都是很大的桃。古代称桃为仙果，大概就是指这些桃。生桃切成片煮后晒干就制成桃脯，可以平时食用。另外有桃酢法：取熟烂的桃装在罐内，封口七天后把皮、核都去掉，再密闭十四天就制成，香甜可口。种树书中说：柿嫁接桃就成金桃，李嫁接桃就成李桃，梅嫁接桃后果子变脆。桃树长虫子，把煮猪头的水浇上去就行了。这些都是物体间很微妙的关系。

附　桃实

[气味]　辛、酸、甘、热，微毒。多食令人有热。

孟诜说：能诱发丹石毒，生的尤其对人有害。

孙思邈说：黄帝曾经说过：吃饱桃子以后去洗澡，使人得寒热病。

李时珍说：吃多了生桃，使人腹胀，而且容易生疖痈，对身体有害无益。五果中将桃列在最后就是这个原因。

吴瑞说：桃子和鳖一起吃，容易引起心痛病。服白术的病人忌食桃子。

[主治]　《大明诸家本草》：作成果脯吃，具有美容养颜的作用。

孙思邈：桃子属肺，肺病可以多食桃子。

李时珍摘自《尔雅注》：冬桃，可以解劳热。

附　桃核仁

[修治]　《名医别录》：七月采集，取出仁阴干用。

雷斅说：使用前先去掉皮，加入白术、乌豆二味，一起放在锅内煮几小时，然后捞出桃核，劈开取出核仁，这时的核仁成了金黄色就可以使用了。

李时珍说：桃行能行血，应该连着皮、尖一起生用。如果用它润燥活血，应该水泡去掉皮、尖后炒黄用。有时和麦麸一起炒，有时要烧成炭，各随方中起的作用不同而改变。双仁的有毒不能用，杏仁中就有此说法。

[气味]　苦、甘、平，无毒。

孙思邈说：苦，甘、辛，平。

孟诜说：温。

陶弘景说：桃仁作成酪，性冷。香附可以作使药。

[主治]　《神农本草经》：淤血血闭，癥瘕邪气，杀小虫。

《名医别录》：止咳逆上气，消心下坚硬，除突然出血，通月经，止心腹痛。

张元素：治血结、血秘、血燥，能润大便，破畜血。

孟诜：杀三虫。每晚上嚼碎一枚桃仁和蜜，涂手和脸，效果很好。

李时珍：主治血滞风痹骨蒸，肝疟寒热，鬼注疼痛，产后血病。

[发明]　李杲说：桃仁苦多于甘，气薄味厚，有沉降的作用，属阴中之阳，手、足厥阴经的血分药。苦能滞泄血，甘能生新血，所以祛淤血能用桃仁。它的作用有四方面：一是治热入血室；二是泄腹中滞血；三是除皮肤血热燥痒；四是消皮肤淤血。

成无己说：肝为血之源，血瘀则肝气燥。肝苦急，需急食甘来缓解。桃仁味甘可以缓肝散血，所以，张仲景抵当汤中用桃仁，治疗伤寒八九日，内有淤血，发热如狂，小腹满痛，小便自利。另外，应该发汗却没有发汗，热毒深入，吐血以及胸中淤血，烦躁谵语的，也可以抵当汤治疗。和虻虫、水蛭、大黄同用。

[附方]　古代所用方十九种，新近常用方十一种。

1. 延年去风，使人脸色润泽。《千金翼方》：桃仁五合去皮，和粳米饭浆一同研碎，绞出汁洗脸，效果很好。

2. 偏风不遂及痹症。《外台秘要》：用桃仁二于七百枚，去掉皮、尖、双仁，用一斗三升好酒浸泡二十一天，取出晒干捣碎，作成梧桐子大的丸药。每次二十丸，用原来泡药的酒调服。

3. 风劳毒肿挛痛，牵引少腹及腰痛。《食医心镜》：桃仁去皮尖一升，熬到出现黑烟为至，研成膏状，用三升酒调匀后服用。服后取暖发汗。三次就能见效。

4. 疟疾寒热。《证类本草》：桃仁一百枚去皮尖，在乳钵内研成膏，不能沾生水，加入黄丹三钱，做成梧桐子大的丸药。每次三丸，发作时面朝北温酒吞服。五月五日午时服效果最好，忌鸡、狗，妇人。

5. 骨蒸潮热。《外台秘要》：桃仁一百二十枚，留下尖去掉皮和双仁，捣成丸，早上用井花水调服。让病人尽量喝酒直到喝醉，同时让他随便喝水。隔日一剂。百日内不能吃肉。

6. 上气喘急。方见杏仁。

7. 上气咳嗽，胸满气喘。《食医心镜》：桃仁三两去皮尖，加一大升水研出汁，和粳米二合煮粥服用。

8. 突发咳嗽。桃仁三升去皮捣碎，装在罐中密封，蒸熟晒干，盛布袋中，泡在二斗酒里，七天后可以饮用，每日饮四五合。

9. 尸疰鬼疰是五尸之一，有鬼邪作怪。《肘后救急方》：这种病变化多端，有三十六种到九十九种。一般病人寒热淋漓，沉默抑郁，无明显疼痛但又浑身不舒服。积年累月，以至于死，死后又传染给别人。桃仁五十枚研碎，水煮取四升，服药后催吐，如吐不尽，三四天后再服再吐。

10. 传尸鬼气，咳嗽痿痹，血气不通，日渐消瘦。《食医心镜》：桃仁一两去皮尖捣碎，加水一升半煮汤，加米作成粥，空腹服用。

11. 鬼疰心痛。《肘后备急方》：桃仁一合研烂，煎汤口服。

12. 突然心痛。《肘后备急方》：桃仁七枚去皮尖研碎，水一合，煎汤服。

13. 夜多噩梦。《千金要方》：桃仁去皮尖二十一枚熬烂，用小便调服。

14. 下部虫痒。《肘后备急方》：病人齿龈无色，舌上有白点，嗜睡不知痒痛，或伴下痢，都是下部生有虫子咬吃肛门造成的后果。桃仁十五枚，苦酒二升，盐一合，煮剩六合服用。

15. 崩中漏下不止。《千金要方》：桃核烧炭研碎，酒调服少量，每日三次。

16. 妇人难产，数日不出。谢士泰《删繁方》：取一个桃仁劈开，一片写"可"字，一片写"出"字，再将两片合起来吞下就能生出来了。

17. 产后百病。《图经本草》：千金桃仁煎，治疗妇女产后的各种疾病。取桃仁一千二百枚，去掉皮尖，双仁，熬熟后捣碎，加入一斗半酒，研成粥状，放入瓷瓶中，封好后煮一段时间就成了。每次一匙，温酒调服，一日二次。

18. 产后身热如火，皮肤如粟粒状。《千金要方》：桃仁研成泥状，和猪油一同外敷，每天换一次。

19.《唐瑶经验方》：产后血闭，桃仁二十枚去皮尖，藕一块，水煎服。

20. 产后阴肿。桃仁烧炭研碎外敷。

21. 妇人阴痒。《肘后备急方》：桃仁捣烂，用布沾着塞入阴道。

22. 男子阴肿作痒。《外台秘要》：桃仁炒后研碎，酒调服少量，每日二次。同时，桃仁捣碎外敷。

23. 小儿卵癫。方同上。

24. 小儿烂疮。《子母秘录》：桃仁捣烂外敷。

25. 小儿聤耳。《千金要方》：桃仁炒后研碎，用布沾药塞耳内。

26. 风虫牙痛。《卫生家宝方》：用针挑着桃仁放火上烧，直到出烟为止。然后将烧过的桃仁放在痛牙上咬住。五六次后就好了。

27. 口唇口裂。《海上仙方》：桃仁捣碎，用猪油调匀，涂唇上。

28. 大便不快，里急后重。《圣济总录》：桃仁三两去皮，吴茱萸二两，食盐一两，一同炒熟，然后去掉吴茱萸和食盐，每次嚼桃仁三十五粒。

29. 急劳咳嗽烦热。《太平圣惠方》：桃仁二两去皮尖，猪肝一枚，儿童小便五升，一同煮干，放入木臼内捣烂，制成梧桐子大的丸，每次温水服下三十丸。

30. 冷劳减食，身体消瘦。《太平圣惠方》：桃仁五百颗，吴茱萸三两，在铁锅中微火炒，时间约一顿饮的功夫，捡出一颗桃仁去皮，如果桃仁已变黄，就加大火，炒到冒烟，乘热收到瓶中，密封住不让漏气。每次取桃仁二十粒去皮空腹嚼服，温酒送下。病重的服到五百粒就能痊愈。

31. 预防瘴疠。《余居士选奇方》：桃仁一斤，吴茱萸、青盐各四两，炒熟后装入瓶内密封七天，取出来捡去吴茱萸和青盐，将桃仁去皮尖，每次嚼服一二十枚。居住山里的人家尤其应具备。

附 桃毛

毛桃果上的毛，刮下来使用。

[气味] 辛，平，微毒。

[主治] 《名医别录》：破血闭，下血块，寒热积聚，不孕，带下等病。

《大明诸家本草》：治疗崩中，破癖气。

孟诜：治恶鬼邪气。

附 桃枭

[释名] 桃奴（见《名医别录》）枭景（同上）神桃

《名医别录》说：就是指经一冬天也没有落下来的桃子，正月采摘，中间仍然饱满的最好。

李时珍说：树上没有树叶，只有桃子孤零零地挂在枝头，就和人头挂在木杆上一样，所以叫它桃枭。奴，是指它不能真正成果实。《家宝方》中称它为神桃，是说它能避邪恶。千叶桃花结果后一直不落，叫鬼髑髅。雷斅《炮炙论》中有炮制的方法，但其他书上就没有看到过。

雷斅说：鬼髑髅十一月采摘，用酒搅拌后蒸，从巳时蒸到末时，焙干后用铜刀切开，取出果肉使用。

[气味] 苦，微温，有小毒。

[主治] 《神农本草经》：杀除各种鬼怪妖物。

《名医别录》：祛妖精，除五毒，疗中恶腹痛。

苏颂说：胡洽用桃枭汤治疗身中瘴气。

《大明本草》：治疗肺气腰痛。破淤血，治心痛，酒调服。

汪颖：吐血其他药无效时，将桃枭烧成炭，研成细末，米汤调服。

李时珍：治疗小儿出虚汗，妇女妊娠下血，祛除邪气，止邪疟。烧烟熏治疗痔疮。烧出黑油外敷，治疗小儿头疮软疖。

[附方] 古代所用方三种，新近常用方五种。

1. 伏梁结气，在心下不散。《太平圣惠方》：桃奴三两研末，每次二钱，空腹酒调服。

2. 鬼疟寒热。《圣济总录》：桃奴十四枚研成末，做成梧桐子大的丸药，朱砂为衣。每次一丸，清晨取朝东的井华水调服。

3. 五种疟疾。《王隐君养生主论》：家宝通神丸：神桃十四枚，巴豆七粒，黑豆一两，研碎，用冷水调和制成梧桐子大的丸药，朱砂为衣。疟疾发作时口中念"药王菩萨"七遍，用井华水服下一丸，立刻能止住。发作不超过二次，十分神奇。

4. 妊娠下血不止。《葛洪方》：将桃枭烧炭研末，水送服。

5. 盗汗不止。《唐瑶经验方》：神桃一个，霜梅二个，葱根七个，灯芯草二根，陈皮一钱，稻根、大麦芽各一撮，水二碗，煎服。

6. 白秃头疮。《太平圣惠方》：干桃一两，黑豆一合，研成末，用猪油调涂。

7. 小儿头疮。《太平圣惠方》：干桃烧炭研末，加入腻粉，用麻油调搽。

8. 食桃成病。《张文仲备急方》：桃枭烧灰二钱，用水服下催吐，吐出就好了。陆光禄说：有人桃吃的太多不消化，在树林中找到枯桃烧成灰，让病人服下，当时吐出后就好了。

附　桃花

[修治]　《名医别录》说：三月三日采根摘，阴干使用。

雷敩说：不要用千叶桃的桃花，能使人出鼻血不止，眼睛发黄。将花挑干净，装在布

袋中，挂在屋檐下阴干。

[气味]　苦，平，无毒。

[主治]　《神农本草经》：除邪气，养颜润肤。

《名医别录》：滋润肌肤，除水气，破石淋，利大小便，下三虫。

苏恭说：消肿满，下恶气。

孟诜：治心腹痛及秃疮。

李时珍：消除痰饮，去风狂。研末外敷，治疗头上肥疮，手上病疮。

[发明]　陶弘景说：《肘后方》中认为常服桃花，服完三棵树的桃花，那么面色就变得光艳润泽和桃花一样。

苏颂说：《大清草木方》：记载：桃花泡酒喝，能除百病，并可以美容。

李时珍说：欧阳询《初学记》记载：北齐有个姓崔的人用桃花和白雪给儿子洗脸，说是能养颜润肤，这就是根据本草书中所说的桃花有滋养肌肤的作用而来的；而陶弘景和苏颂所说的服用桃花的方法，是错误的理解了本草书中的意思。桃花性走泄有降的作用，能通利大肠，用来治疗气滞水肿，及大小便闭塞，是有很大优势的。如果久服，则损伤阴血，耗费元气，怎么谈得上滋养肌肤呢？张从正《儒门事亲》记载：有个妇女得滑泻，怎么治也不好。有人说这是内有积滞外伤痰饮。在桃花凋落时，用针刺十枚，不要用手沾。用面和上桃花作成饼，烤熟用米汤送下。不久，泄泻十分厉害。

六七天后，每天泻下上百次，人也变得困乏无力，只有喝凉水后才能止住。由此看出，桃花的峻下之力是很强的。又苏鹗《杜阳编》记载：范纯佑的女儿死了丈夫后得了狂症，把她锁在屋里，晚上却砸破窗子跑了出来，爬到桃树上把桃花都吃光了。第二天，家里人把她接下树，谁知她的病从此就好了。时珍认为：这是由于惊怒伤肝，痰夹淤血，导致发狂。偶尔吃了桃花，桃花有去痰饮、散淤血的作用，和张仲景治疗积热发狂用承气汤，畜血发狂用桃仁承气汤的意义是相同的；陈藏器却说吃了桃花得淋症，这怎么可能呢？

[附方] 古代所用处方三种，新近常用方十三种。

1. 大便艰难。《千金要方》：桃花研末，水调服，大便能通。

2. 产后便秘，大小便不通。《集验方》：桃花、葵子、槟榔、滑石等分研末。每次空腹用葱白汤调服二钱，即通。

3. 心腹积痛。《食疗本草》：三月三日采桃花研碎，水调服少量。

4. 疟疾发作。《梅师集验方》：桃花研末，酒调服。

5. 内停痰饮。《崔行功纂要方》：桃花散：将桃花阴干研末，温酒调服一合，二便通利为止。如果觉得服药后身体虚乏，就喝少量粥。

6. 脚气肿痛。《外台秘要》：桃花一升，阴干研末。酒调服少许，一晚上就能消肿。

7. 腰脊作痛。《千金要方》：三月三日摘桃花一斗一升，井华水三斗，曲六升，米六斗，煮熟，像酿酒一样。每次一升，一日三次。

8. 脓瘘不止。《千金要方》：桃花研末，用猪油调和，外敷。每日二次。

9. 头上秃疮。《食疗本草》：三月三日采摘未开的桃花阴干，和红色桑椹等分研成细末，用猪油调和。先洗去脓痂，再涂上药。

10. 头上肥疮。《崔元亮海上方》：将桃花研成细末，饭后用水调服少量，每日三次。

11. 黄水面疮。方同上。

12. 足上疯疮。《肘后救急方》：桃花、食盐等分捣碎，用醋调和外敷。

13. 面部雀斑。《太平圣惠方》：桃花、冬瓜仁等分研碎，用蜜调匀外敷。

14. 干粪塞肠，胀痛不通。《太平圣惠方》：湿的毛桃花一两，和面三两，作成馄饨煮熟，空腹服下。到中午肚中鸣响，能泻下许多臭秽粪便。

15. 面上粉刺，像米粉一样。《太平圣惠方》：桃花、丹砂各三两研成细末。每次一钱，空腹井水调服，每日三次。十天后就有药效，二十天后小便变成黑色，面色渐渐变白。

16. 能使面部光华。《圣济总录》：三月三日收集桃花，七月七日收集鸡血，调匀后涂面上。二三天后洗干净，则脸上润泽光亮。

附 桃叶

苏颂说：嫩的桃叶又叫桃心，入药最好。

[气味] 苦，平，无毒。

[主治] 《名医别录》：除尸虫，引出疮中小虫。

《大明本草》：祛除恶气，治小儿寒热。

李时珍：治疗伤寒、时气、风痹九汗，治头风，通大小便，止霍乱腹痛。

[发明] 苏颂说：桃叶蒸汗法：张文仲《备急方》治疗传染病，采用太医的桃叶汤熏法：用水一石煮桃叶，煮剩七斗，放到床下，盖厚被躺床上，乘热熏病人。不久，汗出如雨，汗出遍全身后撤去药汤，用粉扑干身上的汗，同时灸大椎穴，病即能痊愈。又陈廪丘《小品方》中记载有阮河南的桃叶蒸法：需要发汗的病，如果汗发不出来病很难好。将地烧热，去掉火，用水洒地，铺上二三寸厚的干桃叶，桃叶上铺上席子，睡在上面，盖上被子发汗，汗出病即痊愈。另外，柏叶、麦麸、蚕沙都可以用这种方法。张苗说：曾经有人疲劳过度，睡在席上受凉，浑身困倦无力。四天内发了好多次汗都没有发出，后来用这种方法汗出病就好了。

李时珍说：许叔微《本事方》记载：伤寒病，需要照顾表里，注意次序。过去，汉武帝有个大臣叫范云，得了时疫热病，请徐文伯来看。当时，汉武帝有重大的国事活动要举行，范云怕自己因病耽误，请求能快点治好。徐文伯说：这很简单，就是怕二年后要复发。范云说：早上明白了道理晚上就死去也很知足，何况有二年时间。徐文伯就用火烧热地，将桃叶、柏叶铺地上，让范云躺上面。不久，范云大汗出，第二天病就好了。二年后果然复发死去。发汗虽能使疾病很快好转，但副作用很大。所以，不能不顾表里，只图疾病速愈。桃叶发汗法很奇妙，但要以此为戒，慎重对待。

[附方] 古代所用方九种，新近常用方二种。

1. 风袭项强，不能环视。《千金方》：在地上挖坑，烧红，用水洒使得稍微冷确，然后将桃叶铺在坑里。躺在席子上，将脖子对着坑熏，汗出即愈。

2. 小儿伤寒时气。《伤寒类要》：桃叶二两，水五升，烧滚十次后用汤淋浴身体，每天五六次。再服二枚烧过的雄鼠粪，效果更好。

3. 二便不通。《孙真人方》：将桃叶捣汁取半升服下。冬天用桃皮。

4. 霍乱腹痛吐利。《外台秘要》：桃叶三升切碎，水五升，煮一升三合，分两次服。

5. 除三尸虫。《外台秘要》：桃叶捣汁，服一升。

6. 肠痔出血。《肘后备急方》：桃叶一斛捣碎，煮开后装入小口的器皿中熏肛门。

7. 女人阴疮。《食疗本草》：像虫咬痒痛。生桃叶捣烂，用布裹后纳入阴道，每天换三四次。

8. 足上病疮。《肘后备急方》：桃叶捣烂，用酒调后外敷。

9. 鼻内生疮。《杨起简便方》：嫩桃叶捣烂塞鼻内。没有桃叶用桃枝。

10. 身面癣疮。《千金要方》：桃叶捣烂，取汁外搽。

11. 诸虫入耳。《梅师方》：桃叶捣烂塞入耳中，或捣汁滴耳，或用桃叶作枕，枕一晚上虫就出来了。

附 桃茎及白皮

[修治] 李时珍说：树皮、树根皮都能用，用树根皮更好。取朝东的，刮去粗皮，取白皮入药。

[气味] 苦，平，无毒。

[主治] 《名医别录》：除邪气、中恶腹痛，去胃中热。

李时珍：治疗心腹诸痛，解蛊毒，辟疫疠，治疗黄疸，杀诸疮虫。

[附方] 古代常用方十五种，新近所用方五种。

1. 天行疫疠。《伤寒类要》：常用朝东的桃枝煎汤洗浴。

2. 身发黄疸。《伤寒类要》：晴明时节，清晨不要让鸡、狗、妇女看见。取朝东的桃树根，找筷子或头钗那么细的一把，切碎，用水一大升，煎取一小升，空腹一次服完。十五天后，黄疸散开变淡，百日后恢复。黄疸散去后，平时常服一杯酒，那么眼中的黄疸容易散去，否则很难消退。忌服热面、猪肉、鱼肉等物。这是徐之才家传秘方。

3. 肺热喘急。《图经本草》：治肺热闷喘急，寒热往来，不能服药的。桃皮、芫花各一升用水四升，煮剩一升五合。擦洗胸口、四肢，很快就能止喘。

4. 喉痹塞痛。《千金要方》：桃皮煮汁三升口服。

5. 《太平圣惠方》：心虚健忘。令人耳聪目明。在戊子日，取朝东的桃枝十四寸装在枕头里，每天睡觉时枕这个枕头。

又方：五月五日太阳未出来时，取朝东的桃枝刻成三寸大的木头上，带在身上。

6. 突发心痛。《肘后备急方》：桃枝一把切碎，用酒一升，煎至半升，一次服完。

7. 鬼疰心痛。《崔元亮海上方》：桃枝一把去掉粗皮切碎，加水二升，煎剩半升，频频饮服。

8. 解中蛊毒。《图经本草》：桃白皮（烘干）、大戟、斑蝥（去足翅熬），三药等分研末。用冷水服少量就能解毒。没有效果可继续服用。因酒得病的用酒调服，因食物得病的用食物调服。《必效方》中说这是李饶州的方子。也可以用米泔调服。

9. 突发恶疮。《孙真人方》：桃皮研碎外敷。

10. 突患瘰疬。《孙真人方》：痛疼不明显的用此方。取桃树白皮贴疮上，灸十四壮。

11. 热病口疮。《伤寒类要》：桃枝煎汁含服。下部有疮的，可以外洗。

12. 下部䘌疮。《梅师集验方》：桃白皮煎成浓汁，加入少量熊胆，用布沾药纳入下部。

13. 五痔作痛。桃根水煎服外洗。

14. 小儿湿癣。《子母秘录》：青桃皮研末，用醋调外搽。

15. 狂狗咬伤。《梅师集验方》：桃白皮一把，水三升，煎一升服。

16. 水肿尿少。《圣济总录》：桃皮三斤去内外皮，秫米一斗，脂一升，用二斗水煮桃皮，取汁一斗，一半泡渍曲，一半泡秫米饭，像平时酿酒一样。每次服一合，一日三次，到身体发热为至。小便增多表明病情好转。忌生冷、一切毒物。

17. 妇人闭经。《太平圣惠方》：多年不通，面色萎黄，口唇青白，腹中有块，肚子上起筋，腿脚肿胀，用桃根煎治疗。用桃树根、牛蒡根、马鞭草根、牛膝、蓬蘽各一斤锉碎，加三斗水，煎取一斗去掉药渣，再用慢火熬成饴状收集。每次用热酒调服一匙。

18. 牙痛颊肿。《太平圣惠方》：桃白皮、柳白皮、槐白皮等分，煎汤漱口。

19. 小儿白秃。《太平圣惠方》：桃皮五两煎汤，用白面调后外敷，同时汤药可以口服。

附　桃胶

［修治］　李时珍说：桃树生长在茂盛时，用刀在树皮上割口子，让树胶流出，收集起来，用桑灰浸泡后晒干贮存。

［气味］　苦，平，无毒。

［主治］　《名医别录》：修炼服用后，能耐饥饿，忍风寒。

苏恭说：下石淋，破血，治疗中恶疰忤。

孟诜：主治恶鬼邪气。

李时珍：和血益气，治下痢，止痛。

［发明］　苏颂说：将桃胶提炼后服用，能解饥饿。具体服药方法：取胶二十斤，装在布袋中，用一石栎木灰汁煮，煮沸几次后，挂起来阴干再煮，反复煎煮三次，晒干研碎，作成梧桐子大的蜜丸，每次空腹热酒调服二十丸。久服能长生不老。

李时珍说：《抱朴子》记载：服用桑灰汁浸泡后的桃胶，能祛除百病，可以数月不进饮食，时间久了能身体发光。又《列仙传》说：高丘公因服桃胶而成了神仙。古代方剂中把桃胶当作仙药，但后来人们不常用它，估计它的作用未必有那么神奇。

［附方］　古代所用方二种，新近常用方三种。

1. 虚热作渴。《外台秘要》：桃胶作成弹丸大。含服。

2. 石淋作痛。《古今验录》：桃胶像枣大的一块，夏天用冷水三合，冬天用开水三合，煎服，每日三次，直到排出石头。

3. 血淋作痛。《杨氏家藏方》：桃胶（炒）、木通、石膏各一钱，水一碗，煎七分，饭后服。

4. 产后下痢，里急后重，腹痛。《妇人良方》：桃胶（焙干）、沉香、蒲黄（炒）各等分，研末。每次二钱，饭前米汤调服。

5. 痘疹发出不畅。《卫生总微论》：桃胶煎汤服。或熬成膏，温酒化服。

附　桃符

[主治]　孟诜：中恶，精魅邪气。煎汤服。

[发明]　李时珍说：《典术》中认为：桃是西方之木，五木中的精华，是仙木。味道辛辣，气味恶臭，所以能压服邪气，治伏各种鬼怪。现在，人们在门上挂桃符就是这个原因。《玉烛宝典》说：各家各户的门上挂着桃木用来避邪，它是根据《山海经》中记载的有神荼、郁垒二位神仙在东海的蟠桃树下管理各种鬼怪。许慎说：羿死于桃棓，棓，就是杖。因为鬼怪惧怕桃木，所以人们都用桃木来避鬼邪。《礼记》说：王吊则在驱鬼怪时都要用桃茢，以防不测。茢，就是桃枝作的扫帚。《博物志》说：桃根做印，可以召鬼神。《甄异传》说：鬼就怕东南方的桃枝。根据以上各种说法可以看出，桃的枝、叶、根、核、桃枭、桃橛，都能避鬼祛邪。钱乙的小儿方中治疗积热及结胸，用巴豆、硇、汞等药，加桃符煎汤调服。

附　桃橛
（见《本草拾遗》）

李时珍说：橛音掘，就是指小木桩。人们一般将它钉在地上，作镇宅之物，必须用三年以上的桃木。

[主治]　陈藏器：突然心腹疼痛，鬼疰，破血，辟邪恶气胀满，煮汁服用，和桃符的作用相同。

[附方]　新近常用方一种。

风虫牙痛。《太平圣惠方》：取门前的桃橛煎汁，滴入孔中，用蜡封住。

附　桃寄生
（见木部）

附　桃蠹虫（移入虫部）

栗
（见《名医别录》上品）

[释名]　栗

《说文解字》写作㮚，从㔷（音条），像果实下垂的样子。古印度经书中称作笃迦。

［集解］《名医别录》说：栗树生长在山中阴暗潮湿的地方。九月份采集。

陶弘景说：会稽等地的栗，个大但皮厚，品种不好；剡和始丰等地的栗，皮薄味甜，是品种较好的栗。

苏颂说：栗树各地都有，以兖州、宣州等地的较好。树高二三丈，叶子很像栎树叶。四月开青黄色的花，长条状的和胡桃花差不多。果实外有带刺的壳，大的有拳头那么大，里面有三四个子；小的和桃李大小差不多，里面有一二个子。成熟后壳裂开子就掉出来。栗树的种类很多。陆玑《诗疏》记载：栗，各地都有，周、秦、吴、扬等地特别多。但濮阳和范阳地区的栗味道甜美，其他地方的都不如。日本、韩国等地也有栗子，但只有鸡子大，味道很差。桂阳有种莘栗，丛生，果实有杏仁那么大，皮、子都和其他的栗一样，只是果实较小。另外有种奥栗，栗子又圆又细，只生长在江湖附近，有人认为就是莘栗。莘音榛，《诗经》中"树之莘栗"就是指它。

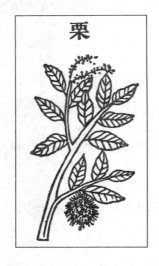

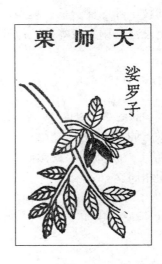

韩保昇说：板栗、锥栗两种树都很高大。茅栗很像板栗但较细小像橡子，树虽然小，叶子也没有什么特殊的，但春天生长夏天开花，秋天结果冬天枯萎这点是不同的。

寇宗奭说：湖北有种旋栗，一头尖一头圆，又叫榛栗，很像榛子的形状。栗子要干收，就要在太阳下曝晒，要生收，就应埋在潮湿的沙子中，到第二年夏天和新鲜的一样。

李时珍说：栗树只能种植，不能移栽。《事类合璧》记载：栗树高二三丈，果苞上有很多毛刺，每枝有四五个苞，有青、黄、赤三种颜色。里面的子有单的也有双的，有三个的也有四个的。果壳刚开始是黄色，成熟后变成紫色，壳内有层膜裹着果仁，九月霜降后才成熟。果苞自己裂开的，保存时间较久，果包不是自己裂开的那种容易腐烂。花朵是条状，大的有筷子那么大，长四五寸，可以点灯。最大的栗子是板栗，中间的扁子叫栗楔。稍微小点的是山栗。有种一头尖一头圆的是锥栗。果实小如橡子的叫莘栗。指头大的栗子叫茅栗，就是《尔雅》所说的莘栗，又叫莘栗，可以炒着吃。刘恂《岭表录异》说：广中没有栗树。只有勤州山上有石栗，一年才成熟，圆形象弹子一样，皮厚味道和胡桃差不多。

附 栗实

[气味] 咸，温，无毒。

孟诜说：吴栗虽然个大但味不好，不如北栗。一般晒干的栗子有下气补益的作用，如果不晒干就有木气，没有补益作用。火烤后去掉了水分，也除掉了木气。生吃有调气的作用，蒸炒后食用却能壅滞气机。另外，内有水饮的人不能吃，因为它味咸能生水。

苏恭说：栗子作成粉吃，比菱、芡都好；但用它喂小孩，那就长不出牙齿。

寇宗奭说：小孩不能多吃。生的难以消化，熟的容易滞气，导致生病。

[主治] 《名医别录》：益气，厚肠胃，补肾气，解除饥饿。

孙思邈：生吃，治腰腿不便。

苏恭：治疗筋骨断碎，淤血肿痛，生栗子嚼碎后涂上，很有效果。

附 栗楔（音屑）

李时珍说：一个苞中有三个子，其中扁的叫栗楔。

[主治] 陈士良：治疗筋骨风痛。

《大明本草》：活血的作用很强。苏颂说：如今衡山与活血丹配在一起使用。每天生吃七个，破冷痃癖。另外生吃还能除恶刺、出箭头，外敷治瘰疬肿毒。

[发明] 孙思邈说：栗属肾，肾病可以多吃。

陶弘景说：传说有人得了腰腿软弱的病，结果他站在栗子树下吃了很多栗子后就能自己走了。这是用它补肾的作用，要生吃。但平时都应蒸熟后吃。

寇宗奭说：栗能补肾，是因为它是咸味，又能益气。

李时珍说：栗在五果中属水。雨水太多的年份栗子都不熟。有人中焦虚寒，暴泄如注，让他吃二三十枚熟热的栗子，即能止泻。肾主大便，栗能通肾，由此可以得到验证。《经验后方》中治疗肾虚腰腿无力，把生栗子装在布袋中挂起来阴干，每天早上吃十几颗，同时服用猪肾粥帮助，日久肯定能腰腿强健。一般来说风干的栗子比晒干的好，用油炒的比煮的好。必须细细嚼碎和唾液一起咽下才有补益作用。如果一顿吃的太饱，反而损伤脾胃。苏子由的诗中说：年纪大了腰腿活动不便，有个山里的老人告诉一个吃栗的方子，要在每天早上吃几颗，慢慢嚼碎后咽下。这才是吃栗子的诀窍。王祯《农书》说：《史记》记载秦国遇到饥年，就用大量枣和栗充饥。从中可看出，本草书中所说的栗能厚肠胃，补肾气，解除饥饿的说法，并不是虚构。

[附方] 古代所用方三种，新近常用方五种。

1. 小儿疳疮。《外台秘要》：将栗子嚼碎外敷。
2. 苇刺入肉。方同上。
3. 马汗入肉成疮。《胜金方》：方同上。
4. 马咬成疮。张杲《医说》：将一颗栗子烧炭研碎后外敷。
5. 熊虎瓜伤。《肘后备急方》：栗子嚼碎后外敷。
6. 小儿口疮。《普济方》：大栗子煮熟，天天让他吃。
7. 衄血不止。《圣济总录》：宣州的大栗子七枚，带皮烧炭，去掉火毒，加入少量麝香研碎，每次二钱，汤水服下。
8. 刀斧外伤。《濒湖集简方》：将木栗子研碎外敷，来不及嚼碎外敷也可以。

附　栗荴（音孚）

苏恭说：栗子内的薄皮。

[气味]　甘，平，涩，无毒。

[主治]　苏恭：捣碎，用蜜调匀后涂脸，使面色光滑润泽无皱纹。

[附方]　新近常用方二种。

1. 咽喉骨鲠。栗荴烧成灰，研碎，吹入咽喉中。
2. 同上《圣济总录》：栗荴半两研末，鲇鱼肝一个，乳香二钱半，一同捣碎，作成梧桐子大的丸药。看好鲠的位置，用线拴一丸药，用水吞下，再拽出线就能把鲠取出来。

附　栗壳（栗的黑壳）

[气味]　同栗

[主治]　孟诜：反胃消渴，煮汤内服。

《大明本草》：煮汁饮，止大便下血。

[附方]　新近常用方一种。

1. 鼻衄不止。《太平圣惠方》：很多方法没有治好。将栗壳烧炭研碎，每次二钱，用米粥服下。

附　栗毛球
（栗外带刺的苞）

[主治]　苏恭：煎汤外洗，治疗火丹毒肿。

附　栗花

[主治]　吴瑞：瘰疬。

附 栗树皮

[主治] 苏恭：煎汤外洗治沙虱、溪毒。

苏颂：疗疮毒。

孟诜：治疗丹毒。剥带刺的皮，煎汤外洗。

附 栗根

[主治] 汪颖：煎服，补益肾气。

天师栗

[集解] 李时珍说，按宋祁《益州方物记》载：天师栗，只是在西蜀青城山中才有，其他地方均无。据说张天师学道时在此处遗失下来的，所以有这个名称。此物味似栗而味道鲜美，只有一个果房，好像橡子。现在武当山所卖的娑罗子，恐怕就是此物。

[气味] 甘、温，无毒。

[主治] 李时珍引《益州记》记载：久食，能够治疗中风挛急病症。

枣
（见《神农本草经》上品）

[释名] 李时珍说：按陆佃《埤雅》说：大的叫枣，小的叫棘。棘，即酸枣。因枣性高，所以枣字为二束相叠；棘性低，所以束字为二棘并列。束，音次。因枣、棘都有刺，取其会意。

[集解] 《名医别录》说：枣生长在河东平泽地带。

陶弘景说：世传河东猗氏县产的枣特别奇异。现在青州出产一种枣个大、核小、多肉，味道特别甜。郁州互市的枣也很好，个略小。江东临沂、金城的枣个大而质虚，少肉，好的也可以用。南枣个大但质不好，不能食用。

苏颂说：近来北州郡都产枣，只有青州产的特别好。晋州、绛州的枣个虽大，但不如青州枣的肉厚。江南出产的枣，质坚燥而肉少。现在园圃种植的枣种类很多。好的有水菱枣、御枣等，都不能入药，大概果肉轻虚的缘故。南郡人将枣煮后曝干，皮薄而皱，味道极佳，比别的枣都甜，当地人称之天蒸枣，也不入药用。按郭璞注《尔雅》说：壶枣个大而尖，如瓠一般。

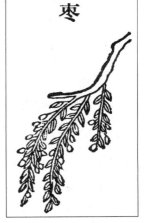

枣

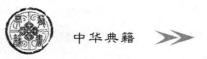

边，即腰枣。细腰，即现在所说的辘轳枣。桥，即白枣，果实变白时才算成熟。洗，即大枣，出产于河东猗氏县，大如鸡蛋。遵，即羊枣，枣个小色紫黑，俗名羊矢枣。樲，即酸枣，树小而枣味酸。还味，即稔枣，吃起来极无味。蹶泄，即苦枣，味苦。晰，即无实枣。

寇宗奭说：大枣质量最好的首先要数青州产的，其次为晋州，都可晒曝后入药用，益脾健胃。其余的只能供食用而已。青州人将枣去皮核，焙干制成枣圈，当成奇珍果品。另有一种御枣，味道甘美清脆，比别的枣成熟得晚，且容易生虫，现在人们所说的扑落酥就指此。又有牙枣，比别的枣成熟得早，味也甘美，微酸，个尖长。上面两种枣都能吃，不能收曝。

李时珍说：枣树色略红而有刺，九月间生出小叶，尖滑而有光泽。五月间开小花，白色微青。南北方都有，但只有青州、晋州出产的枣肥大味道甘美，入药用效果好。枣的种类很多。除《尔雅》所记载的以外，郭义恭《广志》中载有狗牙、鸡心、牛头、羊矢、猕猴、细腰、赤心、三星、骈白等枣名，又有木枣、氏枣、桂枣、夕枣、灌枣、墟枣、蒸枣、白枣、丹枣、棠枣，及安邑、信都等枣。谷城紫枣长二寸，羊角枣长三寸。密云产一种小枣，果肉脆润、核小，味道甘美，都可充果食用，不能入药。入药必须用青州及晋州产的大枣晒干后效果才好。按贾思勰《齐民要术》说：当枣全红了时，可天天摇树将枣采收曝干，则枣变得红皱。若半红时采收，果肉不充满，晒干后便变得色黄而皮皱。将要红时采收，味更不佳。《食经》上记载了制作干枣的方法：必须选一块净地，铺菰箔一类的东西，然后再将枣放在上面，日晒夜露，挑去腐烂的，等曝干后收贮备用。切开枣而晒干的为枣脯。煮熟后榨出的汁为枣膏，也叫枣瓤。蒸熟的为胶枣，加上糖、蜜拌后蒸则味更甜；用麻油叶同枣共蒸，则枣颜色更润泽。将胶枣捣烂后晒干可制成枣油，具体方法为取红软干枣放入锅中，加水淹平，煮沸后将枣捞出，放砂盆中研细，用生布后绞取汁，然后涂在盘上晒干，形如油状，用手摩刮为末收贮。每次取一匙放碗中，用水冲，即成美浆，酸甜味足。用它和米麨，则最止饥渴，益脾健胃。卢谌《祭法》说：春把用枣油。即指此。

附　生枣

[气味]　甘、辛，热，无毒。多吃易使人往来寒热。凡羸瘦体虚的人不宜食用。

孙思邈说：多吃可使人热渴膨胀，动乱脏腑，损伤脾胃，助生湿热。

附　大枣

[释名]　干枣（见《名医别录》）美枣（见《名医别录》）良枣

《名医别录》说：八月采收，曝干即成。

吴瑞说：此为晒干的大枣。味最好，所以宜入药用。现在人们也有用胶枣中肥大的入药。

[气味] 甘，平，无毒。

孙思邈说：甘、辛，热，滑，无毒。

李杲说：温。

《大明本草》说：有齿病、疳病、虫蛋的人不宜食枣，小儿尤为不宜。另忌枣与葱同食，可使人五脏不和；与鱼同食，可使人腰痛。

李时珍说：现在人蒸枣多用糖、蜜拌过，长期吃最易损伤脾胃、助生湿热。吃枣多了，可使人齿黄生龋。所以嵇康《养生论》说："齿处晋而黄，虱处头而黑。"

[主治] 《神农本草经》：可清心腹邪气，安中，养脾气，平胃气，通九窍，助十二经，补少气、少津液、身中不足，主治因大惊后而四肢沉重，调和诸药。久服后可轻身健体，延年益寿。寇宗奭说：煮枣调和脾胃药效果最佳。

《名医别录》：补中益气，健体强力，祛除烦闷、心慌、心悸，除肠澼。久服可耐饥。

《大明本草》：润心肺，止咳嗽，补五脏，治虚损，除肠胃癖气。和光粉烧，治疳痢。

孟诜：小儿患秋季腹泻，让小儿吃蛀枣效果好。

徐之才：杀乌头、附子、天雄之毒。

李杲：和阴阳，调荣卫，生津液。

[发明] 陶弘景说：道家方药中，以枣为最佳。因枣皮性滑利，枣肉补虚，所以煎汤时要将枣掰开后用。

李杲说：大枣气味俱厚，为阳。以温补不足，用甘缓阴血。

成无已说：邪在荣卫的，用辛甘来解。所以用姜、枣调和营卫，生发脾胃升腾之气。张仲景治奔豚症，便是用大枣滋脾土而来平肾气；治水饮胁痛用十枣汤，也是取益脾土而胜肾水的道理。

朱震亨说：枣属土而有火，味甘性缓。甘先入脾，补脾时未曾用甘。所以现在人吃甘味多的，脾必受病。

李时珍说：《素问》说枣为脾之果，脾病宜食用。枣入药作用为调和诸药，为脾经血分药。倘若无故多食，则会生虫损齿，弊害很多。按王好古说：中满者不要吃甘味，甘可使人更满。所以张仲景的建中汤用治心下痞时，减饴糖、大枣，与甘草相类。这才是用枣的方法。又按许叔微《本事方》说：一妇女病脏燥而症见悲泣不止，想起古方治此证用甘麦大枣汤，便给患者开方治病，患者服几剂后便痊愈了。古人识病治方，真可谓绝妙至极。又陈自明《妇人大全良方》说：程虎卿妻子妊娠四五个月，白天总哭泣不停，很是悲伤，仿佛真有什么缘故似的，经医巫兼治都无效。管伯周便说：先人曾经说过，治此病必须服大枣汤，才能治愈。程虎卿急忙借方治药，服一剂便愈。方见下条。又《摘玄方》治此证时，用红枣烧存性，每次用酒送服三钱，这也是大枣汤的变法。

〔附方〕 古代所用方七种，新近常用方十二种。

1. 调和胃气。《本草衍义》：用干枣去核，缓火烤燥，研为细末，加少量生姜末，开水送服。用以调和胃气效果极佳。

2. 反胃吐食。用大枣一枚去核，斑蝥一个去头翅，将斑蝥放入枣内，一起煨熟，然后去斑蝥，空腹吃枣，开水送下，效好。

3. 小肠气痛。《仁斋直指方》：大枣一枚去核，用斑蝥一个去头、足、翅，放入枣内，用纸包煨熟后，去斑蝥，吃枣，用桂心、毕澄茄汤送下。

4. 伤寒热病后，口干咽痛、喜唾。《千金方》：用大枣二十枚、乌梅十枚，捣烂后炼蜜为丸，口含如杏核大小一丸，咽汁，效极佳。

5. 妇人脏燥。《金匮要略》：症见悲伤欲哭，神态癫狂，频频哈欠，太息，方用大枣汤。十枣十枚，小麦一升，甘草二两，每次取一两，水煎后服用。也补脾气。

6. 妊娠腹痛。《梅师集验方》：大红枣十四枚，烧焦后研成细末，用小便送服。

7. 大便燥塞。《仁斋直指方》：用大枣一枚去核，加轻粉半钱入枣中，缚固定后煨熟，用枣汤将它送服。

8. 咒枣治疟。《峋嵝神书》：拿枣一枚，诵念咒语：吾有枣一枚，一心归大道。优他或优降，或劈火烧之。诵念七遍后，用口吹枣，然后让病人吃枣，即痊愈。

9. 烦闷不眠。《千金方》：用大枣十四枚、葱白七根，加水三升煮成一升，一次服下。

10. 上气咳嗽。《圣惠方》：主治因伤中筋脉急数，而致上气咳嗽。用枣二十枚，去核，以酥四两微火煎，倒入枣肉中渍尽酥，取枣收存。常含一枚，微微咽汁，直至痊愈。

11. 肺疽吐血，主因嗜食辛辣热物致病者。《三因极一病症方论》：用红枣（连核烧存性）、百药煎（煅过），等分为末。每服二钱，米汤送下。

12. 耳聋鼻塞，不闻音声、香臭者。孟诜《食疗本草》：取大枣十五枚（去皮核）、蓖麻子三百枚（去皮），一起捣碎，棉裹塞耳鼻，一天一次。经一个多月，即可闻声音和辨香臭。先治耳，后治鼻，不可并塞。

13. 久服香身。《食疗本草》：用大枣肉和桂心、白瓜仁、松树皮做成药丸，常服。

14. 走马牙疳。《博济方》：用新枣肉一枚，同黄柏烧焦研为细末，油调外敷。加砒霜少许疗效更好。

15. 诸疮久溃不愈。《千金方》：用枣膏三升煎水频洗。

16. 痔疮疼痛。《外台秘要》：用大肥枣一枚剥去皮，然后取水银放入掌中，用唾研使其极熟，敷在枣瓤上，将它纳入肛门疗效很好。

17. 下部虫痒。《肘后方》：蒸大枣取枣膏，加水银后，捻成三寸长条，用棉裹，晚上纳入肛中，第二天虫便全出。

18. 卒急心疼。《海上方》：有歌诀说：一个乌梅二个枣，七枚杏仁一处捣。男酒女醋送下之，不害心疼直到老。

19. 食椒闭气。《百一选方》：取京枣食用即可解。

附　三岁陈枣核中仁

[气味]　燔烧，苦，平，无毒。

[主治]　《名医别录》：腹痛邪气。

孟诜：恶气卒疰忤。

李时珍：核烧研，敷胫疮。

[发明]　李时珍说：《刘根别传》记载：有个叫陈孜如的道士是个怪人，江夏的袁中阳去拜访他，陈孜说：春天你要得病，可以服二十七枚枣核中的仁。后来，果然病了，按陈孜的方法服后病就好了。陈孜又告诉他，常服枣仁，能预防各种疾病。袁仲阳经常服用，果然有效，可见枣仁真有防病的作用。另外，道书上说：经常含枣核能调理气机，使口中生满津液，咽下去对身体有好处。陈承《后汉书》也说：孟节能含枣核，结果十年不吃饭身体仍很好。这主要借助于枣能生津益气，咽下后能直达命门，使水火相济，阴阳平和。

附　枣叶

[气味]　甘，温，微毒。

《名医别录》说：单服枣叶使人消瘦，时间久了引起呕吐。

[主治]　《神农本草经》：和麻黄一起能发汗。

《名医别录》：和葛粉同用，擦洗痱疮，效果好。

《大明诸家本草》：治小儿壮热，煎汤外洗。

[附方]　新近常用方二种。

1. 小儿伤寒。《圣济总录》：发病五天后热仍不退。枣叶半把，麻黄半两，葱白、豆豉各一合，童子便二碗，煎剩一碗，分两次服，出汗即愈。

2. 反胃呕哕。《太平圣惠方》：干枣叶一两，藿香半两，丁香二钱半，姜三片，水一碗煎服。

附　枣木心

[气味]　甘，涩，温，有小毒。

[主治]　李时珍摘自《小品方》：中蛊腹痛，面目青黄，淋露骨立。锉取一斛，加水淹过三寸，煮到二斗澄清，煎取五升。早上服五合，取吐即愈。另外煎出红水服下，能通经脉。

附　枣根

[主治]　李时珍摘自《千金方》：小儿赤丹从脚跌起，煎汤外洗。

［附方］ 古代常用方一种。

《太平圣惠方》：使头发容易生长。取东面的枣根三尺，横放在锅上蒸，木头的两头有水渗出，收集起来搽在头上，头发容易生长。

附 枣皮

［主治］ 李时珍：枣皮和老桑树皮，都取北面的，等分，烧研。每次用一合，井水煎煮，取清汁，洗眼。一月洗三次，能使盲人复明。忌荤、酒、房事。

仲思枣
（见《开宝本草》）

［释名］ 仙枣

马志说：北齐有个叫仲思的仙人种的这种枣，所以叫仲思枣。

［集解］ 马志说：仲思枣形状和大枣一样，长一到二寸，紫色，细细的纹核很小，味甜。现在很少见。

李时珍说：杜宝《大业拾遗记》记载：隋朝的信都郡献来仲思枣，长四寸，周长五寸，果肉肥核小味道很好，比青州枣好，也叫仙枣。从这来看，《艺文广志》说的西王母枣、谷城紫枣，都是这一类的。

［气味］ 甘，温，无毒。

［主治］ 《开宝本草》：补虚益气，润五脏，去痰嗽冷气。久服使人身体强健，肤色润泽，延年益寿。

苦 枣
（见《食性本草》）

［释名］ 蹶泄（见《尔雅》），名字是什么意义不很清楚。

［集解］ 陈士良说：苦枣各地都有。青色个小，叶道苦涩，人们很少吃。

［气味］ 苦，大寒，无毒。

［主治］ 陈士良：伤寒热伏在脏腑，狂躁烦满，大小便不畅。将果肉煮碎和蜜作成丸服。

第三十卷 《本草纲目》果部

果之二
山果类三十四种

梨《名医别录》

鹿梨 《图经本草》

棠梨 《本草纲目》

海红 《本草纲目》

木瓜 《名医别录》

楂子 《食疗本草》

榠楂 《图经本草》

榅桲 《开宝本草》

山楂 《唐本草》

庵罗果 《开宝本草》

柰 《名医别录》

林檎 《开宝本草》

柹 《名医别录》

椑柹 《开宝本草》

君迁子《即牛奶柹》 《本草拾遗》

安石榴 《名医别录》

橘 《神农本草经》

柑 《开宝本草》

橙 《开宝本草》

柚 《日华诸家本草》

构橼（即香橼） 《图经本草》

金橘 《本草纲目》

枇杷 《名医别录》

杨梅 《开宝本草》

樱桃 《名医别录》

山樱桃 《名医别录》

银杏（即白果） 《日用本草》

胡桃 《开宝本草》

榛 《开宝本草》

阿月浑子 《本草拾遗》

楮子 《本草拾遗》

钩栗 《本草拾遗》

橡实（即栎子） 《唐本草》

槲实（即槲若） 《唐本草》

以上收有古代附方五十五种，新近常用附方一百七十四种。

梨
（见《名医别录》下品）

[释名] 快果　果宗　玉乳　蜜文

朱震亨说：梨，就是利，即指其性下行流利。

陶弘景说：梨的种类很多，并且都很冷利，吃多后对人的身体有害，所以一般人都称它为"快果"，不能入药用。

[集解] 苏颂说：梨南北各地到处都有，而种类却有差别。入药用的只有乳梨、鹅梨。乳梨出产于宣城，皮厚肉实，味道很诱人，吃后余味无穷。鹅梨在黄河南北各州郡均有出产，皮薄浆多，味道略差，但它的香气非常诱人。其余的如水梨、消梨、紫糜梨、赤梨、青梨、茅梨、甘棠梨、御儿梨等，虽种类繁多，但都不入药。有一种桑梨，只有经蜜煮以后食用，可止口干，但它不能生食，生食对人的身体有害，可损伤脾胃。还有紫花梨，治疗心中烦热。唐武宗曾患过这种病，百药不效。后来青城山邢道人就用紫花梨绞汁让唐武宗服下，疾病立刻痊愈。唐武宗再派人找这种梨，却没找到。常山郡忽然有了一株，于是进奉朝廷。唐武宗便经常食用紫花梨，解除烦躁非常有效。年头长了这株梨树枯死了，又没有再种植，所以现在人们吃不到这种梨了。

李时珍说：梨树高二三丈，梨叶尖形光滑边有细齿，二月开白花，若三月不刮大风则结出的果实必定很好。所以古语才说："上已有风梨有蠹（dù），中秋无月蚌无胎。"贾思勰说梨核每颗一般有十多个籽，种它只有一两个籽能生梨，其余的都生杜（杜，就是棠梨），这是一种不同的说法。梨的品种非常多，必须棠梨、桑树嫁接过的，结的梨又早又好。梨有青、黄、红、紫四种颜色。乳梨即雪梨，鹅梨即绵梨，消梨即香水梨，都是上等果品，可以治病。御儿梨就是玉乳梨的错误叫法。有的说"御儿"应作"语儿"，为一地名，在苏州嘉兴县，见《汉书注》。其他如青皮、早谷、半斤、沙糜等梨，都粗涩味差，只能蒸煮或烘干以后做成果脯食用。还有一种醋梨，用水煮熟以后，味道甜美，对身体无害。古人说起梨，都以常山真定、山阴钜野、梁国睢阳、齐国临淄、钜鹿、弘农、京兆、邺都、洛阳等地产的梨为好。大概好梨都产在北方，南方只有宣城的梨还好点儿。所以司马迁《史记》说：淮北、荥南、河济等地，拥有千株梨树的人跟千户侯地位差不多了。又魏文帝说：真定御梨如拳头大，像蜜一样甜，跟菱角一样脆，可以除烦止渴。辛氏《三秦记》上说：含消梨大小像装五升的容器，坠在地上就破了，所以必须用口袋将它兜挂在树上。汉武帝曾在上苑种过这种梨，这也算梨中奇品了。《物类相感志》说：梨与萝卜相间收藏，或将削梨蒂插在萝卜上收藏，都可以年不烂。现在北方有人将梨在树上包裹，过了冬天再摘取，也是一个很妙的方法。

附　梨实

[气味]　甘，微酸，寒，无毒。多食可使人中焦虚寒、萎靡困乏。患金疮、哺乳期的妇女以及血虚的人，尤其不能食用。

马志说：梨：甘寒，多食容易制冷痢。桑梨：生食可损伤脾胃，不宜于人。

[主治]　苏恭：能治热嗽，有止渴的功用。将梨切片用来敷贴汤火伤，可以止痛，还可防止伤口腐烂。

《开宝本草》：清热邪，主治中风不语，伤寒发热，能解丹石之热毒、惊邪、通利大小便。

《大明诸家本草》：除贼风，止心烦、气喘、热狂。制成梨浆，服食可以涌吐风痰。

孟诜：突然中风不能言语的，可将生梨捣烂，频频灌服梨汁。另外胸中痞寒热结的，可以多食、常食。

李时珍：润肺凉心，消痰降火，解疮毒、酒毒。

[发明]　寇宗奭说：多吃梨伤脾，少吃则不为害，故用梨治病当审慎。只有嗜酒所致烦渴的患者多食甚佳，但也不能赖此根治疾病。唐慎微说：孙光宪《正梦琐言》记载：有位朝士见奉御梁新请求诊病，梁新对他说：你患风病已很深重，请赶快回家准备后事。这个患者后来又求诊于郴州马医赵鄂，赵鄂也有同样的诊断，但让他回去后多吃消梨实在嚼吃不利，可将梨绞汁而饮。回到家中十余日，专吃消梨，身体恢复很快。

李时珍说：《名医别录》论述梨时，只讲它的害处，不说它的功用。陶弘景认为梨不能入药，这是因为古人论病，多以去风寒为主，用药都是桂枝、附子之类，而不了解梨有治风热、润肺凉心、消痰降火、解毒的功效。现在的人，痰病、火病，十成占了六七成。梨的补益作用，同其他各物相比，比谁也不会少，但服用也不能过量。据《类篇》记载，一位男子好像得了病的样子，精神不振，无所事事，前往拜见杨吉老医师诊视。杨老说："你患有严重的热症，气血消铄；再过三年，当发痈疽而死。"男子听罢极不高兴地离去。后来他听说茅山上有位道士，医术特别高超，又能博闻广采而不自以为是。于是他便化装成仆役，到山上拜见道士，愿意做砍柴挑水的仆章。道士便收留他作为弟子。过了很久，他才把真实情况告诉道士，道士诊视之后笑着说："你可以马上下山，只须天天吃一个好梨，如新鲜梨子断市了，就拿干梨子泡汤，食滓饮汁，疾病一定会祛除，身体一定会康复。"男子遵照施行，历经一年之后，又遇到了杨吉老，杨老见他容颜相貌丰腴润泽，脉息平和，惊叹说："你一定遇到了了不起的人物，不然的话，身体哪里能痊愈呢？"男子便将情况告诉杨老。杨老穿戴好衣帽，向着茅山设拜即礼，自责才疏学浅。从这条医案看，同我的粗浅认识大同小异。考察这两条资料，可见梨的功效非凡，哪里仅是一点小小的补益作用呢！然而只有乳梨、鹅梨、消梨可以食用且治病，其他别的品种则没有药用价值。

〔附方〕 古代所有附方八种，新近常用附方四种。

1. 主治消渴饮水。《普济方》：用香水梨，或鹅梨、江南雪梨，捣烂取汁，加蜜水同熬，收存瓶中。每次以热水或冷水调服，直至病愈。

2. 突发咳嗽。 苏颂说：崔元亮《海上方》记载：用好梨去核，捣汁约一碗，加入花椒四十粒，煎开，去渣，加黑饧一两，待化匀后，细细含咽，可迅速止咳。

3. 同上。孟诜说：用梨一个，刺五十个孔，每个孔放花椒一粒，裹一层面在灰火内煨熟，冷定后去掉花椒把梨吃了。

4. 同上。将梨去核，放进酥油、蜂蜜，用面裹后烧熟，冷却后吃梨。

5. 同上。将梨切片，用酥油煎后食用。

6. 同上。捣梨汁一升，放酥油、蜂蜜各一两，地黄汁一升，煎熟后含服，慢慢吞咽。凡治咳嗽须待喘急平定时冷服药汁，如果热服的话，反而伤肺，使咳嗽更剧烈，不可挽救。若是寒咳，可用羊肉汤饼送服，覆被休息片刻，咳嗽便会痊愈。

7. 痰喘气急。《摘玄方》：用梨挖空，装入小黑豆填满，留盖合上捆好，放糠火中煨熟，捣成饼。每日食用食量，非常见效。

8. 暗风失音。《食疗本草》：用生梨捣汁约一盏，饮用。一日二次。

9. 小儿风热。《圣惠方》：其症状为昏矇躁闷，不欲饮食。用消梨三个切成碎块，加水二升，煮后取汁一升，加粳米一合，熬粥食用。

10. 赤目弩肉。《图经本草》：主治赤目弩肉、日夜疼痛的。取好梨一个，捣取汁，以棉裹黄连片一钱浸汁中，仰卧点汁入眼中。

11. 赤眼肿痛。《圣惠方》：取鹅梨一个捣汁。用黄连末半两、腻粉少许，和匀后用棉裹浸梨汁中，天天点眼。

12. 反胃转食，药物不下。《圣济总录》：用大雪梨一个，用丁香十五粒，刺入梨内，包湿纸几层，煨熟吃下。

附 梨花

〔主治〕 李时珍：去面部黑粉滓。（方见李花下。）

附 梨叶

〔主治〕 苏恭：霍乱吐痢不止，可用梨叶煮汁服。煎梨叶服用，可治风证。
苏颂：主治小儿寒疝。

吴瑞：捣梨叶汁服，可中菌毒。

[附方]　古代所有附方三种，新近常用附方一种。

1. 小儿寒疝，腹痛，大汗淋漓。《图经本草》：用梨叶浓煎约七合，分数次服用，效果很好。这是徐之才的经验方。

2. 中水毒病。《箧中方》：症状初起时表现为头痛恶寒，拘急心烦。可用梨叶一把捣烂取汁，加酒一盏，搅匀，饮服。

3. 蠷（qú）螋（sōu）尿疮，出黄水。《箧中方》：用梨叶汁敷涂，药干即换。

4. 食梨过伤。《黄记》：可用梨叶煎汁来解。

附　梨木皮

[主治]　李时珍：解伤寒时气。

[附方]　新近常用附方四种。

1. 伤寒瘟疫。黎居士《简易方》：未发已发都可适用。用梨木皮、大甘草各一两，黄秫谷一合，共研为末，加锅底黑灰一钱，每服三钱，白开水送服，一天喝二次，效果显著。出自《蔡医博方》。

2. 霍乱吐利。《圣惠方》：用梨枝煮汁饮用。

3. 气积郁冒。《圣济总录》：即人有气从脐周上冲，胸满气促，头晕昏厥。用梨木灰、伏出鸡蛋壳中的白皮、紫菀、麻黄去节各等分，共研为末，糊丸如梧子大。每服十丸，用酒送服。也可研末后每服少许（古剂量约一钱），或者煮汤服均可。

4. 结气咳逆。《圣济总录》：病史长达三十年之久的服用后也可痊愈。

鹿　梨
（见《图经本草》）

[校正]　原附于梨下，现将它单独发出来。

[释名]　鼠梨（见《诗疏》）　山梨（见《毛诗》）　杨檖（见《尔雅》）　罗

李时珍说：《尔雅》上讲，檖，即罗。因为这种树木上有罗纹而命名。《诗经》说：隰（xí，指低湿的地方）有杨檖。毛苌注解说：檖又叫赤罗。鹿梨还有别的几个名字：山梨、树梨，现在人们习惯上则叫杨檖。陆玑《毛诗草木鱼虫疏》说：檖，就是指鹿梨，还有一名叫鼠梨。

[集解]　苏颂说：江宁府信州地区有一种个小的梨叫做鹿梨，叶子像茶叶，树根跟人的小拇指差不多。当地人用梨皮治疗疮疥，一般在八月采收。附近一些地方也有这种梨，但一般采收后作梨干食用，没有入药用的。

李时珍说：山梨，就是野梨，处处都有。梨的大小跟杏差不多，可以食用。它的木纹细密，红的螺纹势急，白的螺纹势缓。按照陆玑的说法：鹿梨，齐郡尧山、鲁国、河内都有，人也有种植鹿梨的。鹿梨的果实像梨而味酸，也有味美脆甜的。

附　鹿梨实

[气味]　酸，涩，寒，无毒。

[主治]　苏颂：煨熟食用治疗痢疾。

附　鹿梨根皮

[气味]　酸，涩，寒，无毒。

[主治]　苏颂：煎汁外洗，可治疗疮痈疥癣等皮肤病。

[附方]　新近常用附方二种。

1. 一切疮。《仁存方》：鹿梨散：用鹿梨根、蛇床子各半斤，真剪草四两，硫磺三钱，轻粉一钱，共研细末，以麻油调敷患处。若小儿，将药末涂于丝绢上敷在患处，七日内不需患药，可自然愈合。

2. 一切癣。《唐瑶经验方》：鹿梨根刮皮后捣烂，用醋调后，以麻布包好擦患处皮肤。若鹿梨根为干老的，可先研为末，再用水调和后共捣。

棠　梨
（见《本草纲目》）

[释名]　甘棠

李时珍说：《尔雅》上讲：杜，即甘棠。红的为杜，白的为棠。也有的说，牝（pìn，雌性的）为杜，牡（雄性的）为棠。还有的说：味涩的为杜，味甘的为棠。杜即涩，棠即糖。三种说法都讲得通。

[集解]　李时珍说：棠梨，是一种野梨，各处的山林都有，树像梨树而个小。叶子像苍术叶，也有圆的，三叉的等不同形状，叶边都有锯齿，颜色很黪白。一般于二月开白花，结的果实如小楝子大，霜降后可以食用。如果这种树嫁接梨树，结出的梨很好。棠梨有甘味、酸味，红色、白色二种。按陆玑《诗疏》说：白棠，就是甘棠，味多酸甜可口。赤棠的味道则非常酸涩，赤棠树木理也是红色的，可以作弓的材料。《救荒本草》说：棠梨叶味微苦，嫩的时候炸熟，水洗淘净、油、醋调后可以食用，也可经蒸晒后代茶饮。棠梨花也可以油炸后食用，或晒干后磨成面作成烧饼可以充饥。又杨慎《丹铅录》说：尹伯奇采收樗花来充饥。注解说：樗即山梨，即现在的棠梨。不知道到底是不是？

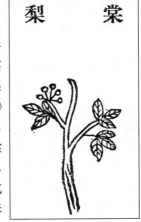

梨　棠

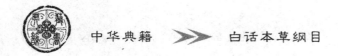

附 棠梨实

[气味] 酸、甘，涩，寒，无毒。

[主治] 李时珍：烧熟后食用，可止痢疾泄泻。

附 棠梨枝叶

[气味] 同棠梨实。

[主治] 李时珍据《圣惠方》记载：主治霍乱吐泻不止，转筋腹痛。可用棠梨枝叶一把，木瓜二两，煎汁，慢慢服下。

[附方] 新近常用附方一种。

反胃吐食。《山居四要》：棠梨叶油炒后去刺，研为细末，每天早晨用酒送服一钱。

海 红
（见《本草纲目》）

[释名] 海棠梨

李时珍说：按李德裕《草木记》说：凡花木的名字中有"海"字的，都是从海外引进来的品种，像海棠等都是这样。又《李白诗注》说：海红是花名，生长在新罗国的很多。看来海棠来自海外的说法有根据了。

[集解] 李时珍说：《饮膳正要·果类》中记载有海红，不知虫处，这就是海棠梨的果实。形状像木瓜而个小，二月开红花，果实到八月才成熟。郑樵《通志》说：海棠子叫海红，即《尔雅》中说的赤棠。沈立《海棠记》说：棠有甘棠、沙棠、棠梨，都不是海棠。海棠盛产于四川中部。出产于江南的海棠又叫南海棠，大抵相似，只不过南海棠的花比普通海棠的花略小罢了。棠的性味大多跟梨差不多。它的核生长得很慢，十几年后才能开花。用它的枝嫁接梨或木瓜则很容易繁茂。它的根呈黄色，相互盘绕，错综复杂。它的树干坚硬而多节，皮呈白色，里面为红色。它的枝叶致密而条畅。它的叶子很像杜棠的叶，大的呈缥绿色，小的为浅紫色。二月开花，起初如点点胭脂，开了后又仿佛缬（xié）晕一般，枯落时又好像宿妆淡粉。它的蒂长有一寸多，呈淡紫色。它的花有三萼、五萼之分，相互簇拥成丛。它的花蕊像金粟，中间有紫须。它的果实形状像梨，大小跟樱桃差不多，到了秋天则可食用，味道甜而略带酸味。大概海棠花以紫绵色的为正色，其余的都是棠梨花了。海棠花不香，只有四川嘉州有种有香气的海棠，

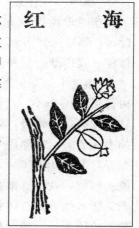

而且树大叶茂。另外还有黄海棠，花为黄色；贴干海棠，花小而鲜艳；垂丝海棠，花呈粉红而向下长。都没有子，不是真正的海棠呀。

附 海红子

[气味] 酸、甘，平，无毒。

[主治] 李时珍引自《饮膳正要》：主治泄泻痢疾。

木 瓜
（见《名医别录》中品）

[释名] 楙（mào，音茂）

李时珍说：按《尔雅》说：楙，即木瓜。郭璞注解说：木的果实如小瓜，酸而能食。所以木瓜一名的由来，正是取这个意义。有的说："木瓜味酸"，得了树木本身的正气，所以才得这个名字。也讲得通。楙从林、矛，取谐声。

[集解] 陶弘景说：木瓜，山阴兰亭特别多，当地人把它当作上等佳果。又有榠楂，大而黄。有楂子，小而涩。《礼记》说："楂、梨钻之。"古代也把楂当作果，现在则不了。

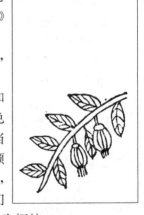

韩保昇说：它的树枝形状如柰，雌花上结果，形状像栝楼，烧干后特别香。楂子似梨而味酸，江外的人常把它当果食用。

苏颂说：木瓜各处都有，而以宣城的为最好。它的树形状如柰。春末时开花，深红色。它的果实大的如瓜，小的如拳，颜色黄的像上了一层粉。宣城人种植木瓜时非常谨慎，遍布山谷。当一结出木瓜便镞纸花粘在上面，夜露日晒，纸花没粘住的地方颜色逐渐变红，花纹栩栩如生。当地人把此当作一特产上贡朝廷，所以有"宣城花木瓜"的美称。榠楂跟木瓜很相似，只需看它们的瓜蒂就可鉴别，蒂间另有重蒂如乳一般的则为木瓜，没有的则为榠楂。

雷敩说：真木瓜皮薄，色赤黄，香而甘酸不涩，它的子向瓜心的一头是尖的，另一面是方的，吃后对人身体有益。另外还有和圆子的瓜色微黄，蒂粗，它的子又小又圆，味涩微咸，吃后能伤人耗气。还有蔓子的瓜，个小，味很涩，不能食用。还有土伏子的瓜，味苦涩到了极点，不能食用，它的子如大样油麻的子，一旦食用可使人眼睛干涩、红肿疼痛。寇宗奭说：西洛有种大木瓜，味道甘美，到成熟时呈青白色，入药功效很大，比宣城木瓜效好，味淡。

李时珍说：木瓜可以种植，也可以嫁接。它的叶子光而厚，瓜实像小瓜而又有鼻。水分大而味不木的是木瓜，比木瓜略圆略小，味木而且酸涩的是木桃。像木瓜而没有鼻，比木桃大，味道涩的为木李，也叫木梨，也即榠楂及和圆子的瓜。鼻实际上是花

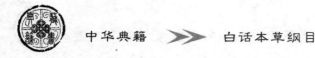

脱落的地方，并非脐蒂。木瓜性脆，可经蜜渍后制成干果。将木瓜去子蒸烂，捣泥加蜜和姜，共煎，冬天饮用对身体极有好处。木桃、木李性坚，可蜜煎或制作成糕点食用。木瓜烧灰存性散撒在鱼池中，可以毒鱼，这一说法出自《淮南万毕术》。又《广志》说：木瓜枝，一尺有一百二十节，可作拐杖。

附 木瓜实

[修治] 雷敩说：凡用木瓜时，勿使用铁器。可用铜刀削去木瓜的硬皮及子，切片晒干，用黄牛乳汁拌蒸，约三四小时，待如膏一样，再晒后备用。

李时珍说：今天人们只是将木瓜切片晒干后便入药了。按《大明会典》：宣州每年上贡经虫蛀变烂的木瓜入御药局。也是取它陈久而无木气，就像栗子去木气的意思一样。

[气味] 酸，温，无毒。

孙思邈说：酸、咸，温，涩。

孟诜说：不能多食，可损坏牙齿及骨。

[主治] 《名医别录》：主治湿痹邪气，霍乱吐泻不休，转筋不止。

陈藏器：治脚气冲心，可取嫩木瓜一枚，去子后煎服，效极佳。它有强筋骨、下冷气、止呕逆、化痰浊、消食积的作用，还可止利水后的口渴，用木瓜煎水饮则可。

大明《日华子诸家本草》：止吐泻奔豚，消水肿，止寒热痢疾，止心腹痛。

雷敩：调营卫，助谷气。

王好古：去湿和胃，滋脾益肺。主治腹胀、频发干噫、心下烦闷痞满。

[发明] 李杲说：木瓜入手足太阴血分，气脱能收，气滞能和。

陶弘景说：木瓜最能治疗转筋症。当人抽筋时，只需口呼"木瓜"或写上"木瓜"二字，即可止住，这道理真不好理解。一般人多挂木瓜拐杖，说是用它来通利筋脉。

寇宗奭说：木瓜得木其性味，酸能入肝，故益筋与血。如治腰肾酸困、脚膝无力等病，木瓜这味药决不可缺少。人们用铅霜或胡粉涂木瓜后，木瓜则失其酸味，而且无渣，大概受金的制约吧。

李时珍说：木瓜所主治的霍乱吐利、转筋、脚气等症，都是脾胃病，并非肝病。肝虽主筋，但转筋则是由湿热、寒湿之邪侵袭脾胃所致，所以转筋必起于足腓部，足腓部及宗筋都属阳明径。木瓜治转筋，并不是补益筋，而是由于调理脾胃而伐肝的原因。土病则金衰而木盛，所以用酸温之味以收脾肺耗散之气，借助它的走筋性能来平降肝邪，乃是土中泻木以助金的方法。木平则土得调理金乃受益。《素问》说："酸走筋，筋病无多食酸。"孟诜说："多食木瓜，损齿及骨。"都是伐肝的明验，而木瓜入手足太阴二经，为脾、肺药，并非肝药，更能说明这一点。又《针灸甲乙经》说："多食酸，令人癃。"酸入胃，气涩而收敛，而致上中两焦气机不畅，流入胃中、下去膀胱，膀胱薄软，得酸则缩卷，收约束而不通畅，所以水道不利而癃涩。罗天益《卫生宝鉴》

说：太保刘仲海每天吃蜜煎木瓜三五个，同伴好几个人都患了癃病，小便淋漓不畅，便来问罗天益。罗天益说"这是过食酸味导致的，只需不再吃就行了。"人的阴津都来源于五味，受损也缘于五味太过。五味太过，都能伤人，并非光酸味才这样。又《陆佃埤雅》说：通俗说梨有百损只有一益，而楸有百益才有一损。所以《诗经》上说："投我以木瓜，取其有益也。"

[附方]　古代附方二种，新近常用附方十种。

1. 项强筋急，不可转侧。《本事方》：这是由于肝、肾两脏受风的缘故。可用宣州木瓜二个，取盖去瓤，填入没药二两、乳香二钱半，盖严，捆好，在饭上蒸三四次，蒸烂后捣成膏。每用三钱，以生地黄汁半碗，酒二碗暖化温服。许叔微说：有人曾患此病，自午后时发作，黄昏时停止。我认为这种病发作必先从足起，因为足少阴经之筋是从足到顶。筋是肝之合。现在病人发作从日中到黄昏，阳中之阴，病位在肺。自离到兑，阴旺阳弱的时候。所以《灵宝毕法》说：离至乾时，肾气绝而肝气弱。所以肝、肾二脏受邪，常在这段时间发作。我给他开都梁丸服用后而愈。

2. 脚气肿急。《名医录》：用木瓜切片，装入口袋用脚踩。广德人顾安中，曾患脚气筋急腿肿。于是将脚放在了船上的一个袋子上，渐渐发觉脚不痛了，便问船工：口袋中装的什么东西？回答说：宣州木瓜。到回了家中，他便做了木瓜袋使用，立刻痊愈。

3. 脚痉挛痛。《食疗本草》：用木瓜几枚，加酒水各半煮烂，捣成膏乘热贴痛处，外用棉花包好，冷了即换，一天换药三至五次。

4. 脐下绞痛。《食疗本草》：木瓜三片，桑叶七片，大枣三枚，加水三升，煮至半升，顿服即愈。

5. 小儿洞痢。《千金方》：用木瓜捣汁服用。

6. 霍乱转筋。《圣惠方》：用木瓜一两，酒一升，煮服。不喝酒的可用水煮汤服。还可用木瓜煎汤浸布后用布裹足。

7. 霍乱腹痛。《圣惠方》：木瓜五钱，桑叶三片，枣肉一枚，水煎服。

8. 四蒸木瓜圆。《御药院方》：主治肝、肾、脾三经气虚，风寒暑湿相搏，流注经络的病症。凡遇六气变化，七情不和，都可诱发疾病，表现为肿满、顽痹、憎寒壮热、呕吐自汗、霍乱吐泻。可找宣州大木瓜四个，切盖挖空待用。一个填入黄芪、续断末各半两，一个填入苍术、橘皮末各半两，一个填入乌药、黄松节末各半两（黄松节即获神中心木），一个填入威灵仙、苦葶苈末各半两。各瓜以原盖盖好，浸入酒中，然后取出放入甑内蒸熟，晒干。重复三次，三浸、三蒸、三晒，最后捣成末，以榆皮末加水，糊做成药丸，每丸如梧子大。每次服五十丸，温酒或盐汤送下。

9. 肾脏虚冷，气攻腹胁，而致胀满疼痛。《圣济总录》：用木瓜三十枚，去皮、核，挖空，以甘菊花末、青盐末各一斤填满，放在笼内蒸熟，捣成膏，再加入新艾茸二斤，共和成丸药，每丸如梧子大。每服三十丸，米汤送下。一天服二次。

10. 发稿不泽。《圣惠方》：用木瓜浸油梳头。

11. 反花痔疮。《医林集要》：将木瓜研为细末，以鳝鱼身上的涎调后，敷在患处，用纸固护住。

12. 辟除壁虱。《臞（qú）仙神隐》：用木瓜切片，铺在苇席下。

附　木瓜核

[主治]　李时珍说《圣惠方》：主治霍乱烦躁气急，每次嚼服七粒，用温水送咽。

附　木瓜枝、叶、皮、根

[气味]　都酸，涩，温，无毒。

[主治]　《名医别录》：煮汁饮用，都可止霍乱吐泻、转筋，治疗脚气。

苏颂：枝可作拐杖，通利筋脉。根、叶煮汤浴足，可治腿脚不利。用其木材作桶洗脚，对人身体非常有益。

李时珍引自《千金方》：枝、叶煮汁饮用，可治热痢。

附　木瓜花

[主治]　面黑及面部雀斑、粉刺。（方见李花。）

楂子（zhā，音渣）
（见《食疗本草》）

[校正]　原来附在"木瓜"条下，现将它单独分出来。

[释名]　木桃（见《埤雅》）　和圆子

李时珍说：木瓜酸香而性脆，木桃酸涩而多渣，所以取名为楂，《雷公炮炙论》上说的"和圆子"也指的是它。

[集解]　陈藏器说：楂子生长在中都，形似榲桲而个略小，江南人常当果食用，北方则没有这种东西。

苏颂说：楂子到处都有生长，孟州一带特别多。

陶弘景说：《礼记》说："楂梨钻之。"即指钻去核。郑玄不认识，以为楂子是不好的梨。郭璞认为它像梨而味道酸涩。古代把它当作果中一种，现在已不列入了。

李时珍说：楂子是木瓜中味酸涩的那种，个比木瓜小，颜色微黄，蒂、核都很粗，核中的子又小又圆。按王祯《农书》说：楂子很像小梨，西川、唐、邓一带多种植。味道比梨和木瓜都差，但入蜜煮汤，味道香美则胜过二者。《庄子》说：楂、梨、橘、柚吃起来都很可口。《淮南子》说：树楂、梨、橘，吃起来味美，闻起来味香。都是指的渣子。

［气味］ 酸，涩，平，无毒。

孟诜说：食用过多可伤气，损及齿及筋。

［主治］ 陶弘景：止痢。

陈藏器：去恶心咽酸，止酒痰黄水。

孟诜：煮汁饮服，可治霍乱转筋，功效跟木瓜相似。

榠楂（míng zhā，音冥渣）
（见宋《图经本草》）

［校正］ 原来附在"木瓜"条下，现将其单独列出。

［释名］ 蛮楂（见《通志》） 瘙楂（见《本草拾遗》） 木李（见《诗经》）木梨（见《埤雅》）

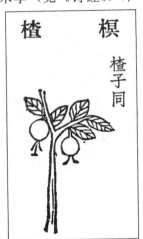

李时珍说：木李生长在吴越一带，所以郑樵《通志》上称它为蛮楂。通俗上都称它木梨，榠楂大概是蛮楂的错误写法了。

［集解］ 苏颂说：榠楂木、叶、花、实都非常像木瓜，但比木瓜大且为黄色。辨为它们只需看蒂，若蒂间另有重蒂像乳的则为木瓜，没有的则是榠楂了。可以解酒去痰。道家将榠楂生压取汁，和甘松、玄参末作成湿香，据说非常醒神，可使神情舒爽。

孟诜说：榠楂气辛香，放在衣箱里可杀蠹虫。

李时珍说：榠楂是比木瓜大而呈黄色且没有重蒂的一种木本植物。楂子是比木瓜小而味道酸涩的一种木本植物。榅桲则是楂类植物生长在北方的。这三种植物跟木瓜都属同一类，所以它们的形状、功用相差不大，只不过木瓜得了木之正气而功用略为珍贵一些。

［气味］ 酸，平，无毒。

［主治］ 陶弘景：解酒去痰。

陈藏器：食后可去恶心，止心中酸水。

《大明本草》：煨食，止痢。浸油梳头，可治发白，发赤。

吴瑞：煮汁服，治霍乱转筋。

榅桲（Wēn bó 音温孛）
（见宋《开宝本草》）

［释名］ 李时珍说：榅桲性温而气馞，所以才取这个名字。馞（bó，音孛），指香气。

［集解］　马志说：榲桲生长在北方，形似楂子而略小。

苏颂说：现在关陕一带有生长，长在沙苑里的更好。它的果实大致上也很像楂，但皮厚粗糙而多毛，味道非常甘甜。它气香芬馥，即使放在衣箱中也是很香的。

陈藏器说：它的树像林檎，花为白绿色。

寇宗奭说：吃它时必须先去净浮毛，否则会伤肺。它的花为白色，也很香。很易生虫，很少有不被虫蚀的。

李时珍说：榲桲大概是榠楂生长在北方的，所以它们的形状、功用都很相似。李珣《南海药录》说：关中称林檎为榲桲。按《述征记》说：林檎佳美。但榲桲个较它略大而且形状丑有毛，它的味香，关辅才有，江南很少有生长。看来林檎、榲桲，虽相似却是两种植物。李珣的说法是错误的。

梣　榲

［气味］　酸、甘，微温，无毒。

陈士良说：它可发毒热，秘结大小肠，聚湿生痰，壅涩血脉，不宜多吃。

吴瑞说：跟车螯同食，可引发疝气。

［主治］　《开宝本草》：温中，下气消食，除心间酸水，去鱼腥臭气。

苏颂：去胸膈积食，止渴除烦。临睡时，嚼服一、二枚，生、熟都可以。（寇宗奭说：睡前服此太多，也可痞塞胃脘。）

李珣：主治水泻肠虚烦热，解散酒气，都宜生食。

附　温桲木皮

［主治］　苏颂：捣末外敷，可消疮疡。

山楂（zhā，音渣）
（见《唐本草》）

［校正］　《唐本草·木部》赤爪木、宋《图经本草·外类》棠梂子、朱丹溪《本草衍义补遗》山楂，指的都是一种植物。这里把它合在一起，只以山楂标题。

［释名］　赤爪子《侧巧切》（见《唐本草》）　鼠楂（见《唐本草》）　猴楂（见危亦林《世医得效方》）　茅楂（见《日用本草》）　梂子（音求）（见《尔雅》）　檕梅（jì，音计）（见《尔雅》）　羊梂（见《唐本草》）　棠梂子（见《图经本草》）　山里果（见《食鉴本草》）

李时珍说：山楂果的味道如同楂子的味道一样，因此，也叫楂。习惯上把山楂写作山查，是错误的。查音槎，它的本又是水中的浮木，跟楂又有什么联系？郭璞注《尔雅》说：杭（音求，qiú）树如同梅树。它的果实如同指头，像小柰果一样呈红色，可以食用。这就是山楂的果实。习惯上把杭字写成梾字也是错误的，机是栎树的果实，同机同样是没有关系的两种事物。楂与梾二字的考证，均见《尔雅·释木》。从晋代、宋代到现在，很多人不了解事物的原委，乱用查与梾二字罢了。这果子生在深山原野茅林之中，猴、鼠都喜欢吃它，因此各本草书上又有"鼠楂"、"猴楂"的名字。《唐本草》上所说的"赤爪子"应当是赤枣，因为枣与爪同音，可能书写时发生讹误；山楂的形状也像赤枣，所以叫做赤枣。范成大《桂海虞衡志》中记载有赤枣子。王璆《是斋百一选方》中说：山里红果，俗名酸枣，又名鼻涕团。正符合这果子的含义啊。

[集解] 苏恭说：赤爪木，即赤楂。出产在山南、申、安、随等州，树小约高五六尺，叶子很像香菜的叶，子的形状像虎掌，大小如小林檎，赤色。

陈藏器说：赤爪草，即鼠楂梾。生长在高原地带。梾形似小楂而呈赤色，人可食用。

苏颂说：棠林子生长在滁州。三月间开白花，然后陆续结实，采收不拘时节。当地人用它治疗下痢及腰疼很有效。别的地方也有山楂生长，但不入药用。

李时珍说：赤爪、棠梾、山楂，是同一种植物。古方中很少有用它的，所以《唐本草》虽记载有赤爪，但后人不知即指山楂。自朱丹溪著山楂功效始，而后才成为要药。它的种类有两种，都生在山中。一种小的，山里人都称它为棠杭子、茅楂，猴楂，可入药用。树高数尺，叶有五尖，桠杈间有刺。三月间开五瓣小白花。果实有红、黄二色，大的如小林檎，小的如手指头。九月间果实成熟，小儿采收后再卖。福建人取熟的山楂果去皮、核，捣烂和糖、蜜，作成楂糕，充当果品。它的核形状像牵牛子，黑色，非常坚硬。另外还有一种大的，山里人称它羊杭子。树高一丈多，花叶跟小的那种没有差别，果实稍大而且颜色为黄绿色，皮涩肉虚，这些是跟小的不一样的地方。刚结果时非常酸涩，经霜降后方可食用。功效应与小的那种相同，但采药的人并不收集。

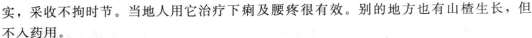

附　山楂实

[修治] 李时珍说：九月经霜后取熟的山楂果，去核后曝干，或者蒸熟后去皮核，捣成饼子，晒干待用。

[气味] 酸，冷，无毒。

李时珍说：酸、甘、微温。生食过多可使人嘈烦易饥，损齿，有龋齿的人尤其不宜食用。

[主治] 《唐本草》：煮汁服，止泻泻痢疾。用它煎汁洗头、洗身，可治疮痒。

陶弘景：用它煎汁洗漆疱，多愈。

苏颂：治腰痛有效。

吴瑞：消食积，补脾，治小肠疝气，发小儿疮疹。

朱震亨：健脾行气。还可治妇女产后儿枕痛，恶露不尽。可煎汁加砂糖服用，立可见效。

李时珍：助消化饮食，可消肉枳癥瘕、痰饮痞满吞酸、滞血胀痛。

宁原：可散化血块气块，有活血的功用。

［发明］ 朱震亨说：山楂能克化饮食。若胃中没有食积，而因脾虚不能运化，不思饮食的，这时若过多食用山楂，则会反克而伐脾胃生发之气。

李时珍：凡是由于脾弱而致食物不能克化，胸腹酸刺胀闷的，每于饭后嚼服二三枚，效果很好。但不能多食，恐食用过多而反克伐。按《物类相感志》说：煮老鸡、硬肉时，加几颗山楂肉即易烂。则它消肉积的功效，更可类推了。邻居家有一小儿，因食积而致黄肿，腹胀如鼓。偶然的机会他来到羊枢树下，将树上的果实摘下吃了个饱。回家后便大吐痰水，它的病遂后便痊愈了。羊枢跟山楂同类，医家一般不用但它却有这样的功效，看来它们的功效应该相同了。

［附方］ 新近常用附方七种。

1. 偏坠疝气。《卫生简易方》：用山楂肉、茴香（炒）各一两，共研为末，糊成药丸，如梧子大。每服一百丸，空腹服，白开水送下。

2. 老人腰痛及腿痛。用山楂、鹿茸（炙）等分共研为末，炼蜜为丸如梧子大。每服一百丸，一天服二次。

3. 肠风下血。《百一选方》：用寒药、热药及脾弱药都无效，可独用山里果（俗名酸枣，又名鼻涕团）干者研为细末，艾汤调下，立刻即效。

4. 痘疹不快。《危氏得效方》：用干山楂研为末，开水送服，疹即出。

又法：用猴楂五个，酒煎，加水温服。

5. 痘疮干黑，病势危重者。《全幼心鉴》：可用山楂研末，以紫草煎酒调服一钱。

6. 食肉不消。《简便方》：山楂肉四两，水煮后，山楂带汤一块服下。

附　山楂核

［主治］ 李时珍：化食磨积，治疗癞疝。

［附方］ 新近常用方一种。

《海上方》：难产。用山楂核四十九粒，用百草霜外裹，以酒送服。

另治阴肾癞肿。方见橄榄。

附　赤爪木

［气味］ 苦，寒，无毒。

［主治］ 《唐本草》：主治泻痢，头风身痒。

附 山楂根

［主治］ 李时珍：消积聚，治反胃。

附 山楂茎、叶

［主治］ 李时珍引自《肘后方》：煮汁外洗，可治漆疮。

庵 罗 果
（见宋《开宝本草》）

［释名］ 庵摩罗迦果（出佛书） 香盖

李时珍说：庵罗、庵摩罗都是由印度语音译过来的，译成汉语则为清净的意思。

［集解］ 马志说：庵罗果是一种树上结的果实，像林檎而个特别大。

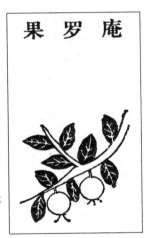

寇宗奭说：西洛一带有很多，属梨一类。它的形状也很像梨，比梨先成熟，七月前后就可食用了。它色黄像鹅梨，才熟不久便会变得松软，不常入药。

李时珍说：按《一统志》说：庵罗果俗名香盖，是果品中最好的。最初产在西域，也是柰一类的植物。它的叶像茶叶，果实像北梨，五六月间成熟，多食对人也无害处。现在安南等地也有种植了。

［气味］ 甘，温，无毒。

陈士良说：酸，微寒。

马志说：食后易动风患病。凡流行病后及吃得太饱时，均不可食用。跟大蒜及其他辛物同食，容易使人患黄病。

［主治］ 《开宝本草》：食后可止渴。

陈士良：主治妇人经脉不通，丈夫营卫中血脉不行。常食，可使人不觉饥饿。

附 庵罗果叶

［主治］ 陈士良：主治渴疾、煎汤饮用。

奈
（见《名医别录》下品）

[释名]　频婆（bō，音波）

李时珍说：奈字的篆书，就好像子缀挂在木上的形状。印度语称之为频婆，现在北方人也有这样叫的，意思是"极好"。

[集解]　陶弘景说：奈，江南虽有，但北方盛产。制成果脯食用，对人身体不益。林檎跟它很相似仅略小一点，都对人无益。

陈士良说：相似的有三个品种：大而长的为奈，圆的为林檎，都是夏天成熟；小的味涩为棱，秋天成熟，又叫楸子。

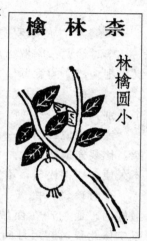

李时珍说：奈与林檎，同一类中两个不同品种。奈的树、果实都与林檎相似而大，西方最多，可种植，也可压枝。有白、红、青三种颜色。白的为素奈，红的为丹奈，也叫朱奈，青的为绿奈，都是夏天成熟。凉州有一种冬奈，冬天成熟，子呈碧绿色。《孔氏六帖》说：凉州白奈，大如兔头。《西京杂记》说：上林苑紫奈，果实约有一升大小，核紫花青。它的汁像漆一样，滴在衣物上不易洗去，所以叫脂衣奈。这都是变种的。郭义恭《广志》说：西方多奈，家家都有种植，收后暴干制成果脯，可达上百斛，以作为蓄积，称为频婆粮。也有取奈汁作豉用。具体方法：取熟奈放入瓮中，不要让蚊蝇进入。六七日后待其腐烂后，用酒腌，充分搅拌使它如粥状，加水再搅，滤去皮子。静置一段时间去清水，然后倒布上，用灰在下面将汁吸尽，然后摊开晒干为末，可作调料，其味甘酸。刘熙《释名》记载：奈油，以奈捣汁涂在缯（zéng）上，暴干后取下，其色如油。现在关西人用赤奈、楸子取汁涂器中，暴干后叫果单，其味甘酸，可以馈赠远方亲朋。《杜恕笃论》说：日给（jǐ）的花很像标花，但奈花可结实而日给花仅脱落而不结果，但开花时真假很难相辨，所以有人说日给是奈类中不结果实的一种。而《王羲之贴》说：来禽、日给，都是上佳果品。好像是指奈即为日给。木槿花也叫日及，或许同名吧。

附　奈实

[气味]　《名医别录》：苦，寒，有小毒。多食可使人肺壅腹胀，有病的人吃后尤其厉害。

孙思邈说：酸、苦，寒，涩，无毒。

李时珍说：按《饮膳正要》说：频婆：甘，无毒。

［主治］　孟诜：补益中焦不足之气，调和脾胃。可治卒然饮食过饱而致气壅不通者，捣汁服。

《千金方》：益心气，耐饥饿。

《饮膳正要》：生津止渴。

林　檎
（见宋《开宝本草》）

［校正］　合并入《本草拾遗》中"文林郎果"条。

［释名］　来禽（见《法帖》）　文林郎果

陈藏器说：文林郎生长在渤海间。据说它的树从河中浮来，有文林郎拾到而种植，因此，而得名。

李珣说：文林郎，南洋人称之为梧桲。

李时珍说：按洪玉父说：这种果味甘，能引来许多禽鸟，所以有林禽、来禽的名称。又唐高宗时，纪王李谨得五色林檎像朱柰上贡高宗，高宗很高兴，赐谨为文林郎。人们于是称林檎为文林郎果。又《述征记》说：林檎果实佳美。而梧桲微大且形状丑陋，有毛而香，关辅才有，江南很少见到。据此可知，林檎是文林郎，而不是梧桲。

［集解］　马志说：林檎处处都有。树像柰，也都是二月开粉红色花。果也像柰子而略圆，六七月间成熟。

苏颂说：也有甘、酸两种：甘者熟的早而味脆美；酸者成熟略晚，必须等熟透后才能吃。现在医家将它晒干入药治伤寒病，称之为林檎散。

李时珍说：林檎即是柰类中小而圆的。其味酸的，即是楸子。它的种类有金林檎、红林檎、水林檎、蜜林檎、黑林檎，都是以色味命名的。黑林檎颜色像紫柰。有冬天再结实的。林檎成熟时，晒干研末点汤服，味道很美，称之为林檎麨（chǎo）。赞宁和尚《物类相感志》说：林檎树生毛虫，可在树下埋蚕蛾，或用洗鱼水浇树，则不再有毛虫。这些都是物性的奇妙之处呀。

［气味］　酸、甘，温，无毒。

孙思邈说：酸、苦，平，涩，无毒。多食可使人百脉弱。

马志说：多食可发热及冷痰涩气，使人好吐唾沫，或生疮疖，百脉不通。若吃了它的子，可使人心烦。

［主治］　《大明本草》：下气消痰，主治霍乱腹痛。

苏颂：消渴病患者，宜多食用。

孟诜：治疗水谷痢、泄精。

李时珍：主治小儿闪癖。

［附方］　古代所用方三种。

1. 小痢不止。《食医心镜》：林檎半熟的十枚，加水二升，煎至一升，连林檎带汤一同服下。

2. 小儿下痢。《子母秘录》：林檎、构子一同捣汁，任意服用。

3. 小儿闪癖。《子母秘录》：症见头发竖黄，瘰疬瘦弱。可用干林檎脯研末，调醋外敷。

附　东行根

[主治]　孟诜：主治白虫、蛔虫病，止消渴好唾。

柹（shì，音士）
（见《名医别录》中品）

[释名]　李时珍说：柹从柹（zǐ，音滓），谐声。习惯写作柿是错误的。柿音肺，指削木片。胡人称之为镇头迦。

[集解]　苏颂说：柹南北都有，种类也很多。红柹到处都有。黄柹生长在汴梁、洛阳等州。米柹生长在华山，很像红柹而圆小，皮薄可爱，味更甘美。椑柹色青，可生吃。各种柹吃后味都很美而且对人有益。还有一种小柹，叫软枣，俗名牛奶柹。世间流传柹有七绝：一多寿，二多阴，三无鸟巢，四无虫蠹，五霜叶可供欣赏，六可待嘉宾，七落叶肥滑，可供书写。

寇宗奭说：柹有许多种：着盖柹，在蒂下另有一层。牛心柹，状如牛心。蒸饼柹，状如蒸饼。华州朱柹，小而深红。塔柹，比别的柹都大。将柹去皮挂在木上，风吹日晒而干后味道佳美。用火烧干的味不太佳。生的柹可用温水养而去其涩味。

柿

李时珍说：柹高树大叶，圆而有光泽。四月开黄白色小花。结的果为青绿色，八九月间才成熟。生柹放置器中自然变红的为烘柹，晒干的为白柹，烧干的为乌柹，水浸贮藏为酥柹。它的核形扁，状如木鳖子仁而坚硬。它的根很坚固，称之为柹盘。按《事类合璧》说：柹，即朱果，大的如碟，八棱而稍扁；小点的有拳头大，再小的则像鸡蛋、鸭蛋、牛心、鹿心的形状。还有一种更小的像拆二线一般，叫猴枣。都以核少的为好。

附　烘柹

李时珍说：烘柹，并非指经火烘而成。而是青绿色柹，收放在器皿中，自然红熟仿佛烘成一般，涩味尽去，味甘如蜜，欧阳修《归田录》说：襄、邓人用楔楂或楒桲或橘叶放入则柹变熟，也没必要。

[气味]　甘，寒，涩，无毒。

陶弘景说：生柿性冷，鹿心柿尤其不能食用，食后可使人腹痛。

寇宗奭说：大凡柿性都凉，不至于大寒。食后可生痰，因其味甘。晒干的柿吃多了可动风患病。

苏颂说：凡柿同蟹一块食用，可使人腹痛作泻，因为这两种东西都是性寒之品。

李时珍说：按王璆《百一选方》说：一个人吃蟹后，又吃了很多红柿，到夜里出现大吐，后来开始吐血，继而昏不知人。一道士说：只有木香可解。于是用木香磨汁灌服，才渐渐苏醒而痊愈。

[主治]　《名医别录》：通耳鼻气，治肠澼。解酒毒，清胃火，止口干。

孟诜，续经脉气。

[发明]　陈藏器说：饮酒时吃红柿，可使人易醉或心痛欲死。《名医别录》说解酒毒，是错误的。

附　白柿霜

[修治]　李时珍说：白柿即是干柿生出白霜的。具体方法是用大柿去皮捻扁，日晒夜露至干，放入瓮中，待生白霜后取出。现在人叫它柿饼，也叫柿花。那白霜叫柿霜。

[气味]　甘，平，涩，无毒。

陶弘景说：晒干的性冷，生柿性尤冷。火熏后的性热。

[主治]　孟诜：补虚劳不足，消腹中宿血，涩中厚肠，健脾胃气。

《大明本草》：开胃涩肠，消痰止渴，治吐血，润心肺，治疗痿心热咳嗽，润咽喉，杀虫。

陈藏器：具有温补的作用。多吃，可去面部色斑。

李时珍：主治反胃咯血，血淋肠澼，痔漏下血。

李时珍：柿霜可清上焦心肺之热，生津止渴，化痰宁嗽，治咽喉口舌疮痛。

[发明]　朱震亨说：干柿属金而有土，属阴而有收敛之性，所以可协助止血治咳。

李时珍说：柿是脾、肺血分之药。它味甘气平，性涩能收，所以有健脾涩肠、治嗽止血的功效。大概因为大肠合肺而为胃之子的缘故吧。真正的是柿霜，是柿的精华部分，入肺病上焦药效果极佳。按方勺《泊宅编》说：外兄刘掾说：凡患脏毒下血病的，半月后必死。得到一个方子，只用干柿烧灰，饮服二钱，便全好了。又王璆《百一方》说：曾通判子患下血病十年，也是用这个方子饮服一次而痊愈。做成散剂、丸剂都可以。这与它治肠澼、消宿血、解热毒的功用相合。另外柿为太阴血分之药，也更可证明了。又《经验方》说：有一家三代人死于反胃病，曾孙得到一方：用干柿饼同干饭天天食用，绝对不用水送。照这个方法吃了一段时间，他的病便好了。这又是一个例证。

[附方] 古代所用方四种，新近常用方十二种。

1. 肠风脏毒。方说见上。

2. 小便血淋。叶氏：用于柿三枚烧存性，研末，陈米汤饮服。

《经验方》。用白柿、乌豆、盐花煎汤，加入墨汁服用。

3. 热淋涩痛。《朱氏方》：干柿、灯芯草等分，水煎，每天饮服。

4. 小儿秋痢。《食疗本草》：用粳米煮粥，熟时加入干柿末，再煮沸一会儿后食用。哺乳的母亲也一块食用。

5. 反胃吐食。干柿三枚，连蒂捣烂，用酒送服效果极佳。注意千万不要混杂其他药。

6. 腹泻食减。孟诜《食疗本草》：凡是男女脾虚腹薄，食不消化，面部黑色的，均可服下方：用干柿三斤，酥一斤，蜜半斤，以酥、蜜煎匀后，下柿煮沸十多次，然后用干燥的容器贮藏。每天可空腹吃三至五枚，效果非常好。

7. 痰嗽带血。《丹溪纂要》：青州大柿饼，饭上蒸熟后掰开。每次用一枚，掺加青黛一钱，临睡时食用，用薄荷汤送服。

8. 产后咳逆，气乱心烦。《产宝》：用于柿切碎，水煮汁呷饮。

9. 妇人蒜发。《普济方》：用干柿五枚，用茅香煮熟；枸杞子酒浸后焙研。各等分，捣戈如梧子大。每服五十丸，茅香汤送下，日三次。

10. 面生鼾黯。《普济方》：天天食用干柿即可。

11. 鼻窒不通。《圣济总录》：干柿同粳米煮粥，每天食用。

12. 耳聋鼻塞。《圣惠方》：干柿三枚细切，用粳米三合，豆豉少许煮粥，天天空腹食用。

13. 痘疮入目。白柿天天食用效果好。

14. 臁胫烂疮。《笔峰杂兴》：用柿霜、柿蒂等分烧研，外敷疮处，效果很好。

15. 解桐油毒。《普济方》：食用干柿饼即可。

附 乌柿（火熏干者）

[气味] 甘，温，无毒。

[主治] 《名医别录》：杀虫，治疗金疮、火疮，生肉止痛。

陶弘景：治狗啮疮，止下痢。

陈藏器：服药口苦及呕逆者，吃少许乌柿即可止住。

附 醂（lǎn，音览）柿

[修治] 吴瑞说：水藏的性冷，盐藏的有毒。

李时珍说：醂，即藏柿。除水收、盐浸之外，还有以熟柿用灰汁擦三四遍，使汁尽后放容器中，过十多天即可食用，治病入药不适宜。

[主治] 孟诜：涩下焦，健脾胃，消宿血。

附 柿糕

[修治] 李时珍说：按《李氏食经》说：用糯米（洗净）一斗，大干柿五十个，同捣粉蒸食。倘若干了，可加入煮枣泥和拌。

[主治] 孟诜：制成饼及糕给小儿吃，可治秋痢。

陈藏器：黄柿和米粉共捣粉蒸成柿糕，给小儿吃，止下痢、下血极有效。

附 柿蒂

[气味] 涩，平，无毒。

[主治] 孟诜：主治咳逆哕气，可煮汁服。

[发明] 朱震亨说：人之阴气，依靠胃养。一旦胃土伤则木挟相火，直冲清道而上，便成咳逆。古人认为由于胃寒，便用丁香、柿蒂，不和哪个补虚？哪个降火？不能清气利痰，只有助火而已。

李时珍说：咳逆，是气由脐下冲脉直上至咽膈，并作呃逆上气之声。朱肱《南阳书》认为哕即咳逆，王履《溯洄集》认为咳嗽即咳逆，都是错误的。哕，为干呕有声。咳逆则有伤寒吐下后，及久病产后，老人虚人，阴气大亏，阳气暴逆，而从下焦逆至上焦不能出。有伤寒失下后或平常人痰气抑遏而出现咳逆的。应当视病变虚实阴阳，治疗或温或补，或泄热，或降气，或吐或下。古方中单用柿蒂煮汁饮服，取其苦温能降逆气的作用。济生柿蒂散，加以丁香、生姜两味辛热之品，以开痰散郁，此为从治之法，古人也常用这个方法，治疗且收效很大。到张元素时又加以人参，治病后虚人咳逆，也有功效。朱丹溪仅执以寒治热的道理，从不涉及从治之法，矫枉太过了。而陈言又加以良姜之类，倒是真以为胃寒而来助其邪火了。

[附方] 新近常用附方一种。

咳逆不止。《济生方》柿蒂散：治咳逆胸满。用柿蒂、丁香各二钱，生姜五片，水煎服。或研为细末，白开水送服。张元素加人参一钱，治虚人咳逆。《三因极一病症方论》加良姜、甘草等分。《卫生宝鉴》加青皮、陈皮。《王氏易简方》加半夏、生姜。

附 柿木皮

[主治] 苏颂：治疗下血。晒焙研末，用米汤送服二钱，服用两次即可止住。

李时珍：治疗汤火疮。将它烧灰，油调外敷。

附 柿根

[主治] 李时珍：主治血崩、血痢、下血。

椑柿 (bēishì，音卑士)
(见宋《开宝本草》)

[释名] 漆柿（见《日华子本草》）　绿柿（见《日用本草》）　青椑（见《广志》）乌椑（见《开宝本草》）　花椑（见《日用本草》）　赤棠椑

李时珍说：椑是柿中小而卑劣的，所以命名为椑。别的柿到成熟时都呈黄赤色，只有这种柿即使成熟也呈青黑色。将它捣碎浸汁称为柿漆，可以染渔网、扇等物，所以它又有漆柿的名称。

[集解] 马志说：椑柿生长在江淮以南，像柿但色为青黑。《潘岳闲居赋》所说的"梁侯乌椑之柿"指的就是它。

苏颂说：椑柿出产在宣歙、荆襄、闽广等地。柿大小跟杏差不多，只能生吃，不能做成干脯。

[气味] 甘，寒，涩，无毒。

陶弘景说：椑生吃性冷，适宜服丹石的人，不入药用。不能跟蟹同食。

[主治]《开宝本草》：压服丹石药发热，利水，解酒毒，去胃中热。久食，可使人中焦脾胃虚寒。

《日华子本草》：止烦渴，润心肺，除腹脏冷热。

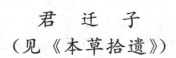

柿　椑

漆柿

君 迁 子
(见《本草拾遗》)

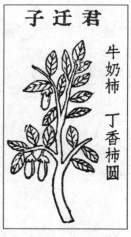

子迁君

牛奶柿

丁香柿圆

[释名] 㮕枣（《千金方》作软枣）　梬枣（见《广志》）（梬，chěng，音逞）牛奶柿（见《名苑》）　丁香柿（见《日用本草》）红蓝枣（见《齐民要术》）

李时珍说：君迁一名，首见于左思《吴都赋》，而首先描绘其形状的是刘欣期《交州记》，但名义均不详。㮕枣，其形似枣而软。司马光《名苑》说：君迁子像马奶，即现在说的牛奶柿，因形得名。崔豹《古今注》说：牛奶柿即梬枣，叶如柿，子也像柿而小。唐宋诸家，不知君迁、梬枣、牛奶柿均是指一物，所以详细阐解。

[集解] 陈藏器说：君迁子生在海南。树高一丈多。果实中有汁，像乳汁一样甘美。《吴都赋》中说的"平仲君迁"就指

的此。

李时珍说：君迁即椵枣，它的树像柿树而叶长。但结的果实比柿小而长，形状如牛奶，干熟后则变为紫黑色。一种小圆如手指头大的，名叫丁香柿，味道尤其美。《救荒本草》认为是羊矢枣，是错误的。将它的树上嫁接大柿树枝最好。《广志》说：椵枣，即小柿。肉细而厚，少核，可以上供。指的即此。

［气味］ 甘、涩，平，无毒。

［主治］ 陈藏器：止消渴，去烦热，使人润泽。

李珣：有镇心安神的功效。久服，可使人和颜悦色，体轻康健。

安 石 榴
（见《名医别录》下品）

［释名］ 若榴（见《广雅》） 丹若（见《古今注》） 金罂

李时珍说：榴，即瘤，形容其果实累累如赘瘤一般。《博物志》说：汉代张骞出使西域，得到涂林安石国榴种，归回后便将其种植，所以命名为安石榴。又按《齐民要术》说：凡种植榴时必须安僵石枯骨在树根下，这样才能花实繁茂。所以安石之名义或许又起源于此。若木是扶桑树的名字，榴花跟丹颊很相似，所以又有丹若的名称。傅玄《榴赋》所说的"灼若旭日栖扶桑"即指此。《笔衡》说：五代吴越王钱镠改榴为金罂。《酉阳杂俎》说榴甜味者叫天浆。道家书上称榴为三尸酒，说三尸虫吃这种果便醉。所以《范成大诗》说：玉池咽清肥，三彭迹如扫。

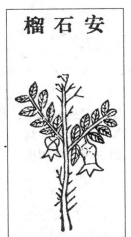

［集解］ 陶弘景说：石榴花红得可爱，所以很多人种植它，尤被外国人所欣赏。有甜、酸二种，医家入药仅用酸石榴的根、壳。石榴子不宜服食。

苏颂说：安石榴本来仅生在西域，现在到处都有种植。树不太高大，枝丫附着在干上，一出地面便枝权分离成丛。种植非常容易，只需折其枝条盘于土中便可滋生。花有黄、赤二色。果有甘、酸二种，甘的可食，酸的入药。还有一种山石榴，形状很相似但极小，不作房生，青齐间一带很多，不入药，但经蜜渍制成果品非常甘美。

寇宗奭说：石榴有酸、淡二种，都开单叶花，都结果实，果实中子为红色，细络很多，秋天经霜后可自裂开。有一种子为白色，晶莹亮澈如水晶一般，味也很甘甜，称之为水晶石榴。只有酸石榴入药，必须是老木上结的，收藏陈久的效果更佳。

李时珍说：石榴五月开花，花有红、黄、白三色。单叶的才结果实，千叶的不结果实，即使结果实也没子。果实有甜、酸、苦三种。《抱朴子》说苦的石榴出于积石

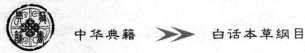
山，有的说即山石榴。《酉阳杂俎》说南沼石榴皮薄如纸。《琐碎录》说河阴有种名三十八的石榴，只有三十八子。另南中有四季榴，四时开花，秋天结果，果实刚落，便又开花。还有火石榴红色如火。海石榴高一二尺时便结果实。都是变种。按《事类合璧》说：石榴大如杯，红色而有黑斑点，皮中如蜂窠，有黄膜隔开，子的形状像人的牙齿，淡红色，也有洁白如雪的。《潘岳赋》说：石榴，是天下奇异之树，九州名贵之果。千房同膜，千子如一。解饥止渴，解酒止醉。

附　甘石榴

[气味]　《名医别录》：甘、酸、温、涩，无毒。多食可损伤肺气。

孟诜说：多食可使牙齿变黑。凡服药物的人忌食。

朱震亨说：榴，即留。它的汁酸性滞，留恋于胸膈而聚成痰。

[主治]　《名医别录》：主治咽喉燥渴。

段成式：能解乳石之毒。

李时珍：杀三尸虫。

附　酸石榴

[气味]　酸、温、涩，无毒。

[主治]　孟诜：主治腹痛赤白痢，可将酸石榴一枚连子捣汁，一次全服完。

李时珍：止泻痢、崩中、带下。

[发明]　李时珍说：石榴受少阳之气，所以在四月滋生，五月茂盛，盛夏时结果实，深秋时成熟。花红果实也红，味道甘酸，其气温涩，有木火的征象。所以多食损肺、齿而生痰涎。酸的石榴则兼有收敛之功，所以为断下、崩中之药。有的说白榴皮治白痢，红榴皮治红痢，也有道理。

[附方]　新近常用附方五种。

1. 肠滑久痢。《普济方》：黑神散：用酸石榴一个煅烧待烟尽，排火毒一夜，然后研末，用酸石榴煎汤送服，神效无比。

2. 久泻不止。《普济方》：方同上。

3. 痢血五色，或脓或水，冷热不调。《圣济总录》：用酸石榴五枚，连子捣汁二升。每服五合，疗效神妙。

4. 小便不禁。《圣惠方》：酸石榴烧存性（没有可用酸石榴枝烧灰代替），每服二钱，用柏白皮切开焙干四钱，煎汤一盏，加入石榴灰再煎至八分，空腹温服，晚上再服一次。

5. 捻须令黑。《普济方》：酸石榴结成时，就东南枝上选一枚大的，在它顶上开一孔，往石榴内倒入半两水银，然后原皮封好，麻绳缚紧，再用牛屎固封，待经霜后将它摘下，将壳内的水倒出，用鱼鳔笼指蘸水捻须，坚持下去，须自然便会变黑。

附 酸榴皮

[修治] 雷斅说：凡使榴皮、叶、根部不要犯铁器。并且不论干湿，都须用浆水浸一夜，然后取出使用，浸泡它们的水变得如墨汁一般。

[气味] 同酸石榴实。

[主治] 《名医别录》：止下痢漏精。

甄权：治筋骨风，腰腿不遂，行走时拘挛疼痛。有涩肠的作用。用它取汁点眼，可止眼泪自下。

陈藏器：用它煎汤肥，可下蛔虫。

李时珍：止泻痢、下血脱肛、崩中带下。

[附方] 古代所用附方六种，新近常用附方四种。

1. 赤白痢下，腹痛，食不消化。《食疗本草》：用酸榴皮炙黄研为细末，用枣泥或粟米饭和丸如梧子大，每次空腹用米汤送服三十丸，每日三次。如觉寒滑，可加附子、赤石脂各一倍。

《肘后方》：用酸榴皮烧存性，研为细末。每次用米汤送服一匙，每日三次，效果很好。

2. 粪前有血，使人面色黄。《孙真人方》：用酸石榴皮炙，研末。每服二钱，用茄子枝煎汤送服。

3. 肠滑久痢。《经验方》：用石榴一个劈破，炭火簌烧存性，待排火毒后，研为细末。每服一钱，另以酸石榴一瓣，水一盏，煎汤调服。其效神妙无比。

4. 久痢久泻。《普济方》：用陈酸石榴皮，焙、研为末。每服二钱，米汤送下。患病二三年或二三月而百方不效的，服此方便会痊愈，它的疗效不可忽视。

5. 小儿风痢。《圣济总录》：用大生石榴一枚，割去顶剜空，放入全蝎五枚，用黄泥固封，煅烧存性，研为细末。每服半钱，乳汁调下。或用防风汤送下也可。

6. 卒病耳聋。八九月间，取石榴一个，上作一小孔，如球子大，倒入米醋使满，用原皮盖好，然后用面裹煨熟，取出去盖，加入少许黑李子、仙沼子末，取水滴耳中，不要乱动，如果觉脑中痛，也不要担心。连续三晚上，则耳聋可痊愈，恢复听力。按唐慎微《证类本草》收集这个方子，据说出自孙思邈方，但黑李子不知是什么，仙沼子即预知子。

7. 食榴损齿。《普济方》：用石榴黑皮炙黄研末，枣泥和丸如梧子大。每日空腹服三丸，白开水送下，一日二次。

8. 疗肿恶毒。《肘后百一方》：以针刺肿毒四围，疮上盖石榴皮，四围贴一圈面，艾灸患处，以痛为度。灸后，在疗上撒榴末，包裹好，隔夜能将疗根拨出。

9. 脚肚生疮。《医学正宗》：初起时如粟点，搔它可破、黄水浸淫，痒痛溃烂，最终导致绕胫而成痼疾。用酸榴皮煎汤，冷完后，每日搽洗，直至病愈。

附　酸榴东行根

[气味]　同酸榴皮。

[主治]　《名医别录》：去蛔虫、绦虫。

甄权：青的根，可水煎染发用。

苏颂：治口齿病。

李时珍：止涩泻痢，带下，功效与酸榴皮相同。

[附方]　古代所用附方三种，新近常用附方二种。

1. 金蚕蛊毒。朱丹溪《摘玄方》：倘若人吮白矾味甘、嚼黑豆不腥，则是中蛊毒了。用石榴皮煎浓汁服，即可吐出活蛊，没有不治愈的。

2. 寸白蛔虫。用酸榴皮东行根一大把，洗锉，加水三升煎至半碗，五更时温服尽，当打下虫一大团，虫患自此根绝。可食米粥补益身体。

崔元亮《海上方》：用榴皮煎水，煮米作粥食用，疗效也很好。

3. 女子经闭不通。《斗门方》：用酸榴东行根一大把炙干，水二大盏，浓煎至一盏，空腹服下。若未通再服。

4. 赤白下痢。《斗门方》：方同上。

附　酸榴花

[主治]　陈藏器：阴干为末，和铁丹服，一年后可变白发为黑如染一般。铁丹，即飞铁为丹，也是铁粉一类。

苏颂：千叶榴花，治心热吐血。另将它研末吹鼻，止衄血立即见效。也可外敷治疗金疮出血。

[附方]　古代所用附方一处，新近常用附方二种。

1. 金疮出血。崔元亮《海上方》：用榴花半斤，石灰一升，捣烂阴干。每次用少许敷于患处，可立刻止住。

2. 鼻出衄血。《圣济总录》：酸榴花二钱半，黄蜀葵花一钱，共研为末。每次用一钱，水一盏，煎服，可立刻见效衄止。

3. 用石榴花（揉）塞可止。九窍出血。用酸榴叶也可。

橘
（见《神农本草经》上品）

[校正]　马志说：自木部移到这里。

[释名]　李时珍说：橘从矞（yù，音鹬），谐声。又说，五色为庆，二色为矞。

裔是指外赤内黄，非烟非雾，郁郁纷纷之像。橘实正为外赤内黄，剖开香雾纷郁，很有点裔的意思。橘字从裔，也正是这个原因。

［集解］《名医别录》说：橘油生江南及山南山谷，十月采收。

苏恭说：柚的皮厚味甘，不像橘皮味辛苦。柚的果肉也像橘，有甘有酸，酸的叫胡柑。现在习惯上认为橙即柚，是不对的。按郭璞说：柚像橙但果实是酸的，比橘大。孔安国说：小的叫橘，大的叫柚，都是柑。

苏颂说：橘柚今江浙、荆襄、湖岭等地都有。树高一二丈，叶子很像枳，几乎无法辨别，茎上有刺。夏初生白花，六七月结果实，到冬天才黄熟。旧说小的为橘，大的为柚。现在医家只用黄橘、青橘，而不说柚，难道青橘即指柚吗？

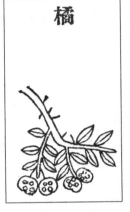

寇宗奭说：橘，柚应是两个品种。《本草》说：一名橘皮。后人误加柚字，妄加分别。而且青橘、黄橘治疗功效有很大差别，更何况柚还是别的种类？只有郭璞所说，才是真正识分橘和柚。倘若不按此分别，误把柚皮当橘皮，则将贻误无穷的病患。

李时珍说：关于橘、柚，苏恭所说非常有道理。苏颂不知青橘即橘未黄的，而认为是柚，是错误的。橘、柚、柑相似而不同。橘的果实小，瓣味微酸，皮薄而红，味辛而苦。柑比橘大，瓣味甘，皮稍厚而黄，味辛而甘。柚大小如橙，瓣味酸，皮最厚而黄，味甘而不太辛。如此来分，则不会错误。按《事类合璧》说：橘树高一丈多，枝大多生刺，叶子两头尖，绿色光面，宽一寸多，长二寸多。四月开小白花，非常香。结的果实到冬天才黄熟，大的如杯，包中有瓣，瓣中有核。宋代韩彦直著《橘谱》三卷，说的非常详细。其大意为：柑橘出产于苏州、台州，西方荆州有产，南方产于闽、广、抚州，但都不如温州产的为好。柑的品种有八种，橘的品种有十四种，大多是嫁接成的。只有种成的，气味才最佳。黄橘扁小而多香雾，是橘中最好的品种。朱橘小而色红如火。绿橘颜色碧绿可爱，不到霜降，色味已佳，隆冬采收，还非常新鲜。乳橘状似乳柑，皮坚厚但瓣多，味很酸香。塌橘形状大而扁，外绿心红，瓣大多液，经春天后才甘美。色橘外薄内丰盈，它的瓣隔皮便可数清。绵橘微小，非常软美可爱，但结果不多。沙橘细小甘美。油橘皮似油擦过一般，中坚硬外黑色，是橘中较差的一种。早黄橘中秋时已变红。冻橘八月开花，冬天结果，春天采收。穿心橘果实大皮光，而心虚可穿。荔枝橘出产于横阳，肤理皱密如荔枝。俗传若橘树下埋鼠，则结的果实比原先多一倍。所以《物类相感志》说：橘见尸而果实繁盛。《涅槃经》说：如橘见鼠，结的果实便多。《周礼》说橘树一过淮河以北，便变成枳树，这是由于地气的原因。其余的见柑条下。

附　橘实

［气味］　甘、酸，温，无毒。

陶弘景说：食后多痰，恐怕不是益处。

宁原说：多食后留恋胸膈而生痰，痰滞肺气。

吴瑞说：与螃蟹同食，可使人患软痈。

[主治]　陈藏器：甘者润肺，酸者聚痰。

《大明本草》：止消渴，开胃，除胸中膈气。

[发明]　李时珍说：橘皮下气消痰，其肉却生痰聚饮，这正是它表里相异的地方，大凡每件事物都是这样。现在有人以蜜煎橘当果品吃，味道很好，也可酱菹食用。

附　黄橘皮

[释名]　红皮（见《汤液本草》）　　陈皮（见《食疗本草》）

陶弘景说：橘皮理气作用很强。以东橘为好，西江产的略差。放置陈久的效果才好。

王好古说：橘皮以色红日久的为佳，所以又叫红皮、陈皮。去白后的叫橘红。

[修治]　雷敩说：凡使用时一定不要用柚皮、橘子皮，这两种皮用不得。凡修事，必须去白膜一层，锉细，用鲤鱼皮裹一宿，到天明时取出备用。

寇宗奭说：《本草》中橘柚同在一条，大概是流传时弄错了吧。后世不知，认为柚皮即橘皮，这将贻误无穷的病患。这是六陈之一，人们每日所必须用的。现在人们又多以乳柑皮来混淆搅乱，不能不慎重选择，柑皮不太苦，橘皮却很苦，到熟时也是苦的。有的以皮的紧、松来分别二者，又因方土不同，也互有紧慢，不好区别。

李时珍说：橘皮纹细色红而薄，内多筋脉，味苦辛。柑皮纹粗色黄而厚，内多白膜，味辛甘。柚皮最厚而虚，纹更粗，色黄，内多膜无筋，味甘多辛少。仅以此鉴别，则不会出错。橘皮性温，柑、柚皮性冷，不可不知道。现在都以广中产的橘皮为最好，江西产的次之。然而也有很多柑皮夹杂其中。柑皮还可代用，而柚皮则绝对不能。凡是橘皮入药用于和中理胃时则留白，用于下气消痰时则去白，这种说法出自《圣济总录》。去白的，用盐水洗润透，刮去筋膜，晒干备用。也有煮焙的，据方而选。

[气味]　苦、辛，温，无毒。

[主治]　《神农本草经》：主治胸中积热逆气，消利水谷。长服去臭气，下气安神。

《名医别录》：下气，止呕咳，治气冲胸中、吐逆霍乱，治疗因脾失健运而不能消化水谷，止泄，除膀胱留热停水、五淋，利小便，去绦虫。

甄权：清痰涎，治上气咳嗽，开胃，主治气痢，破癥瘕痃癖。

李时珍：治疗呕哕反胃嘈杂，时吐清水，痰痞痎疟，大肠秘塞，妇人乳痈。当食料用，可解鱼腥毒。

[发明]　李杲说：橘皮气薄味厚，为阳中之阴。可升可降，为脾、肺经气分药。留白则补脾胃，去白则理肺气。同白术则补脾胃，同甘草则补肺。独用则泻肺损脾。

其体轻浮，一能导胸中寒邪，二能破滞气，三能益脾胃。加青皮而橘皮用量减半可去滞气，推陈致新。但若多用久服，可损元气。

宁原说：橘皮能散能泻，能温能补能和，化痰治嗽，顺气理中，调脾宽胸，通利五淋，疗治酒病，它的功效比别的任何药都多。

李时珍说：橘皮，苦能泄能燥，辛能散，温能和。它治病总是取其理气燥湿的功效。同补药则补，同泻药则泻，同升药则升，同降药则降。脾为元气之本，肺为摄气之脏，所以橘皮二经气分药，但随所配伍药的药性而补泻升降。张洁古说：陈皮、枳壳利气则痰自下。大盖正是这个意思。同杏仁治大肠气秘，同桃仁治大肠血秘，都取其能通滞的作用。详见杏仁条下。按《匀方泊宅编》说：橘皮宽胸降气，消痰饮，很有功效。别的药都以新鲜为贵，只有橘皮以陈为贵。外舅莫强中令半城时患病，凡食后便胸满不下，百方不效。偶然家里做橘红汤，于是便尝了点儿，觉得很适合，便每日饮服。有一天忽觉胸中有物坠下，大惊目呆，自汗如雨。不一会开始腹痛，解下几枚如铁弹子的燥屎，臭不可闻。自此后胸膈宽松，疾病痊愈，大概是由于脾之冷积而致病的。方药：用橘皮去穰一斤，甘草、盐花各四两，水五碗，慢火煮干，焙研为末，白开水送服。叫二贤散，治一切痰气特效。现在医生只知用半夏、南星之类，对此又怎会重视？李时珍按：二贤散，朱丹溪将它加减变为润下丸，用治痰气特效。只有气实之人服用才合适，气不足的不宜服用。

[附方] 古代附方八种，新近常用附方二十种。

1. 润下丸。朱丹溪方：主治痰湿因火泛上而停滞胸膈，咳唾稠粘。方用陈橘皮半斤，放砂锅内，下盐五钱，化水淹过煮干；另用粉甘草二两，去皮蜜炙，二味共研为末，加蒸饼做成药丸，如梧桐子大。每次服一百丸，白开水送下。

2. 宽中丸。《是斋指迷方》：主治脾气不和，冷气客于中焦，气机壅遏不通，而成胀满。用橘皮四两、白术二两，共研为末，加酒、糊做成丸药，每丸如梧子大。每于饭前用木香汤送服三十丸。一天服三次。

3. 橘皮汤。张仲景方：主治男女伤寒及一切杂病，呕哕，手足逆冷。用橘皮四两、生姜一两，加水二升，煎取一升，徐徐饮服。

4. 嘈杂吐水。《怪证奇方》：真橘皮去白，研为细末，五更时将细末五分放置手心中舐服，即睡，三天必效。橘皮不真则不验。

5. 霍乱吐泻，不拘男女，只要有一点胃气存在，服后再生活力。《百一选方》：用广陈皮（去白）五钱、真藿香五钱，加水二盏，煎成一盏，时时温服。

《圣惠方》：用陈橘皮末二钱，开水送服。不省人事者可灌服，同时烧砖渍醋，乘热用布包放在心下熨按即可复苏。

6. 反胃吐食。《直指方》：用真橘皮，以日照西壁土炒香，研为细末。每服二钱，以生姜三片，枣肉一枚，加水二盏，煎成一盏温服。

7. 卒然食噎。《食医心镜》：橘皮一两，水浸后去瓤，焙研为末。以水一大盏，煎至半盏，热服。

8. 诸气呃噫。《孙尚药方》：橘皮二两去瓤，加水一升，煎至五合，一次服完。或加枳壳效果更良。

9. 痰膈气胀。《杨氏简便方》：陈皮三钱，水煎热服。

10. 卒然失声。《肘后方》：橘皮半两，水煎徐饮。

11. 经年气嗽。寇宗奭《本草衍义》：用橘皮、神曲、生姜等分，焙干研末，蒸饼和成药丸如梧子大。每服三、五十丸，饭后、临睡时各服一次。有人因久嗽服用此方，结果不但咳嗽治好了，连原先的膀胱气急也治好了。

12. 化食消痰。《食医心镜》：主治胸中热气。用橘皮半两微熬，研为末，水煎代茶，细细饮服。

13. 下焦冷气。《食疗本草》：干陈橘皮一斤，研为细末，炼蜜为丸如梧子大，每于饭前用温酒送服三十丸。

14. 脚气冲心，或心下结硬，腹中虚冷。《食疗本草》：陈皮一斤和杏仁五两去皮尖熬，少加蜜捣烂和丸如梧桐子大，每于饭前用米汤送服三十丸。

15. 老人气秘。《济生方》：方同上。

16. 大肠秘塞。《普济方》：陈皮连白，酒煮后焙干研末，每次用温酒调服二钱。另一方说用米汤送服。

17. 途中心痛。《谈野翁方》：橘皮去白，煎汤饮服，效果很好。

18. 食鱼蟹毒。《肘后方》：方同上。

19. 风痰麻木。《摘玄方》：凡手及十指麻木，大风麻木，都是由于湿痰死血所致。用橘红一斤，逆流水五碗，煮烂去渣，再煮至一碗，一次顿服，取吐为愈，这是吐痰之圣药。倘若不吐，加瓜蒂末。

20. 脾寒诸疟。《适用方》：不拘老少孕妇，只需服药二剂便可止住。以真橘皮去白，切细，在生姜自然汁中浸泡一夜，取出放银器中熬煮，焙干研末。每服三钱，用隔年青州枣十个，加水一盏，煎至半盏，于发病前送服，同时吃枣。

21. 小儿疳瘦。钱乙《小儿药证直诀》：长服可消食和气，长肌肉。用陈橘皮一两，黄连（以米泔水浸一日）一两半，研末，加麝香三分，用猪胆盛药，以浆水煮熟后取出，用粟米饭和成药丸如绿豆大。每次服一、二十丸，用米汤送下。

22. 产后尿闭不通。《妇人大全良方》：用陈皮一两，去白，研为末。每次空腹用温酒送服二钱，一服即通。这是张不愚的方子。

23. 产后吹奶。陈皮一两，甘草一钱，水煎服，痛即散。

24. 妇人乳痈。《张氏方》：乳痈未成的服药后即散，已成的即溃，痛不可忍的即不疼。用真陈橘皮，泡开水中，去白，晒干，加面炒至微黄，研为细末，每服二钱，以麝香调酒送下。初发者一服便可见效。方名"橘香散"。

25. 聍耳出汁。陈皮烧存性研末一钱，麝香少许，每日掺敷。此方名"立效散"。

26. 鱼骨鲠咽。《圣惠方》：橘皮常含，咽汁即下。

27. 嵌甲作痛，不能行走。《医林集要》：用浓煎陈皮汤浸泡患处，甲肉自离，轻手将甲剪去，以虚骨末外敷，不久便会痊愈。

附　青橘皮

[修治]　李时珍说：青橘皮是橘未黄还呈青色的皮，薄而光，其气芳香走窜。现在人多以小柑、小柚、小橙皮来伪充青橘皮，不可不谨慎分辨。它入药时以汤浸去瓤，切片醋拌，用瓦炒过后备用。

[气味]　苦、辛，温，无毒。

[主治]　苏颂：理气，下食，破积结及膈气。

张元素：破坚癖，散滞气，去下焦湿证，治左胁肝经积气。

李时珍：治胸膈气逆，胁痛，小腹疝痛，消乳肿，疏肝胆，泻肺气。

[发明]　张元素说：青橘皮气味俱厚，沉而降，属阴，入厥阴、少阳经，治肝胆病变。

李杲说：青皮是足厥阴经的引经药，能引食入太阳之仓。破滞削坚，都治在下病变。有滞气则破滞气，无滞气则损真气。

王好古说：陈皮治上焦病变，青皮治下焦病变，跟枳壳治胸膈、枳实治心下是一个意思。

朱震亨说：青皮是肝、胆二经气分药，所以若人多怒有滞气，胁下有郁积，或小腹疝疼，均可用它来疏通肝胆二经，行气破滞。若二经虚的，当先补而后才用青皮。又说：疏肝气加青皮，炒黑则入血分。

李时珍说：青橘皮古方中没有用的，直到宋代医家才开始使用它。它色青气烈，味苦而辛，以醋制，正是所说的肝气欲疏，急食以辛来散，以酸来泄，以苦来降。陈皮浮而升，入脾、肺气分。青皮沉而降，入肝、胆气分。一体却有两种作用，事物之自然常理。小儿消积多用青皮，青皮最能发汗，有汗的不可用。这种说法出杨仁斋《直指方》，人很少有知道的。

陈嘉谟说：久疟热甚，必定会结癖块，宜多服清脾汤。内有青皮疏利肝邪，则癖自不会结。

[附方]　古代所用附方二种，新近常用附方七种。

1. 《经验后方》：快膈汤。主治冷膈气及酒食后饱满。用青橘皮一斤，分作四份：四两用盐汤泡，四两用百沸汤泡，四两用醋泡，四两用酒泡。三日后均取出，去白切丝，以盐一两炒至微黄，研为细末。每取二钱，用茶末五分，水煎温服。也可直接用白开水送服。

2. 理脾快气。用青橘皮一斤，晒干，焙过，研为末，加甘草末一两，檀香末半两，和匀收存。每用一、二钱，放一点儿盐，白开水送服。

3.《王氏易简方》：法制青皮。常服可安神调气，消食解酒益胃，不拘老人小儿。宋仁宗每顿饭后含几片，是邢和璞真人上贡的，叫万年草。刘跂改名延年草，宋仁宗把它踢给吕丞相。用青皮一斤，泡去苦味，去瓤炼净，加盐五两、炙甘草六两，舶茴香四两，甜水一斗，共煮，不断搅拌，以便不着锅底。待水尽后，以慢火把药焙干，注意不要焦了。去掉甘草、茴香，只取青皮收存。

4.《圣惠方》：疟疾寒热。用青皮一两烧存性，研为末，发病前以温酒送服一钱，临发时再服一次。

5.《医林集要》：伤寒呃逆，声响四邻都能听见。用四花青皮全者，研为细末。每次服二钱，白开水送下。

6.《经验后方》：产后气逆。青橘皮为末，葱白、童便煎二钱饮服。

7.朱丹溪方：妇人乳癌。因久积忧郁，乳房内有核如指头，不痛不痒，经五七年成痈，名乳癌，不可治。用青皮四钱，水一盏半，煎至一盏，徐徐饮服，每日一次。或用酒调服。

8.聍耳出汁。青皮烧存性研末，包棉布中，塞入耳内。

9.唇燥生疮。用青皮烧过，研为末，调猪油涂搽。

附　橘瓤上筋膜

［主治］　《大明本草》：主治口渴、吐酒，炒熟煎汤饮，很有效。

附　橘核

［修治］　李时珍说：凡用橘核必须以新瓦焙香，去壳取仁，研碎后再入药。

［气味］　苦，平，无毒。

［主治］　《大明本草》：主治肾疰腰痛、膀胱气痛、肾冷。将橘核炒研为末，每次温酒送服一钱，或用酒煎后服用。

寇宗奭：治酒糟鼻。将它炒研为末，每服一钱，胡桃肉一个，研磨用酒调服。

李时珍：小肠疝气及阴核肿痛。将橘核炒研为末五钱，用老酒煎服，或用酒糊丸服用，很有效。

［发明］　李时珍说：橘核入足厥阴经，与青皮功效相同，所以可治腰痛阗疝等在下的病变，并不单独是取类比像。《和剂局方》治疗各种疝痛及内阗，睾丸肿胀偏坠，或硬如石，或肿至溃，有橘核丸，用它很有效。品味很多，详见该方。

［附方］　新近常用附方一种。

《简便方》：腰痛。橘核、杜仲各二两炒，研末。每次服用二钱，用盐酒送下。

附　橘叶

［气味］　苦，平，无毒。

[主治] 朱震亨：导胸膈逆气，入厥阴经，舒肝理气，消肿散毒，可治乳痈胁痛，还可行经。

柑
（见宋《开宝本草》）

[释名] 木奴

马志说：柑未经霜时味还酸，经霜后便会非常甜，所以取名柑子。

李时珍说：汉代李衡在武陵洲上种柑，号为木奴。

[集解] 董炳说：乳柑以西戎出产的为好。

马志说：柑生长在岭南及江南。树很像橘树，果实也像橘而圆大，皮色生时为青，熟时变成黄赤。只有乳柑皮入药，山柑皮可治疗咽痛，其余的都不入药。另有沙柑、青柑，体性相似。

陈藏器说：柑有朱柑、黄柑、乳柑、石柑、沙柑。橘有朱橘、乳橘、塌橘、山橘、黄淡子。这些品种的皮都理气调中，果实都能食，其中以乳柑为最佳。

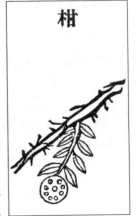

李时珍说：柑，南方特产的一种果，而以闽、广、温、台、苏、抚、荆州最为盛产，四川虽有但不如这些地方盛产。它树跟橘树无太大差别，仅是刺少。柑皮比橘皮色黄而稍厚，纹理稍粗而味不苦。橘可长时间保存，而柑容易腐烂。柑树最怕冰雪，橘树则略可。这是柑、橘的同异之处。柑、橘皮现在人多混用，不能不辨别，详见橘条下。按韩彦直《橘谱》说：乳柑，出产在温州各县，只有泥山的为最好，因为它味似乳酪而名乳柑。当地人称之为真柑，好像别的柑则是假的了。它的树婆娑盘旋，叶子纤长，花味香韵，果实圆正，肤理如蜡光莹，大约六七寸，皮薄味美，脉不粘瓣，吃不留滓，一颗只有二三个核，也有全无核的，擘开香雾噀人，是柑类中上佳之品。生枝柑，果实形不圆，色青肤粗，味带微酸，长在树上，可长时间保留，等它味变甘后，再带叶折下，所以名生枝柑。海红柑，树小而果实极大，有围长达一尺的，皮厚色红，可长时间贮藏，现在所说的狮头柑也是这一类的。洞庭柑，产地在洞庭山，皮细味美，它成熟的最早。甜柑，像洞庭柑而大，每个果实一定是八个柑瓣，不等经霜便已呈黄色。木柑，像洞庭柑，肤粗，瓣大而少汁，所以名木柑。朱柑，像洞庭柑而大，色嫣红，味酸，人多不吃。馒头柑，靠近蒂的一头像馒头尖，味香甜甘美。

[气味] 甘，大寒，无毒。

苏颂说：冷。

马志说：多吃可使人肺冷生痰，脾冷发痼癖，大肠泻痢，发阴汗。

［主治］《开宝本草》：清利肠胃中热毒，解丹石毒气，止暴渴，通利小便。
［附方］新近常用附方一种。
《集效方》：难产。柑橘瓤阴干，烧存性，研为细末，用温酒调服二钱。

附　柑皮

［气味］辛、甘，寒，无毒。
李时珍说：橘皮苦辛温，柑皮辛甘寒。二者外形虽相似，但气味不同。
孟诜说：多食可使肺燥。
［主治］陈藏器：下气调中。
《大明本草》：解酒毒及酒渴，去白，焙研为末，用盐开水送服。
陈藏器：主治产后肌肉浮松，将柑皮研末以酒送服。
李时珍：伤寒病后饮食劳复时，可煎浓汁饮服。
《开宝本草》：山柑皮，治咽喉痛很有效。

附　柑核

［主治］苏颂：制药外用搽面，可用于美容。

附　柑叶

［主治］《蔺氏经验方》：主治聤耳流水或脓血。取嫩柑叶七个，加水几滴，压取汁滴耳，便可治愈。

橙
（见宋《开宝本草》）

［释名］金球　鹄壳
李时珍说：按陆佃《埤雅》说：橙，柚类中的一种。因登场（cháng）晒后才熟，所以字从登，取谐音。
［集解］马志说：橙，树很像橘树而叶子大，它的果实形圆，比橘大而香，皮厚而皱，八月成熟。
李时珍说：橙产在南方，它的果实像柚而香，叶子有两处缺如而成两段，也有一种有臭气的。柚是柑类中大的一种，黄熟早而难保存。橙是橘类中大的一种，成熟晚而耐长久保存。都有大小二种。按《事类合璧》说：橙树的枝很高，叶子不太像橘，也有刺。它的果实大的如碗，很像朱栾，经霜后成熟，色黄皮厚，香气馥郁，它的皮可以熏衣，可以拨鲜菜，可以切碎剁成酱，也

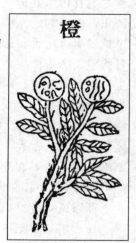

可切成碎末作为调料，可以蜜煎，可以糖制成橙丁，可以蜜制成橙膏。闻起来香，吃起来味美，确实是上佳果品。

寇宗奭说：橙皮现在只作为果品，或者做汤待客，没有见入药的。醉酒经一夜酒未解的，可吃橙皮，能迅速醒酒。

［气味］ 酸，寒，无毒。

陈士良说：暖。多吃伤肝气，发虚热。跟猴肉同吃，会发头眩恶心。

李时珍说：猴是水獭一类动物。各家本草都作槟榔，是错误的。

［主治］ 《开宝本草》：洗净去酸汁，切碎和盐，蜜，煎成后保存食用，可止恶心，能去胃中浮风恶气。

陈士良：行风气，疗瘿气，散瘰疬，杀鱼、蟹毒。

附 橙皮

［气味］ 苦、辛，温，无毒。

［主治］ 《开宝本草》：制成酱、醋味香美。散肠胃恶气，消食下气，去胃中浮风气。

孟诜：和盐后保存食用，止恶心，解酒病。

李时珍：糖制成橙丁，味甘美，能消痰下气，利膈宽中，解酒。

［附方］ 新近常用附方二种。

1. 香橙汤。《奇效良方》：功用宽中快气，消酒。用橙皮二斤切片，生姜五两切细，焙干捣烂，加炙甘草末一两，檀香末半两，和成小饼。每次咀嚼一个饼，用沸水加盐后送服。

2. 痔疮肿痛。《医方摘要》：隔年风干的橙子，放桶内烧烟熏患处，疗效神奇。

附 橙核

［主治］ 李时珍：主治面部雀斑粉刺，湿研为末，每晚涂搽面部。

［附方］ 新近常用附方一种。

《摄生方》：闪挫腰痛。橙子核炒，研为细末，以酒送服三钱，可治愈。

柚（yòu）
（见《日华子本草》）

［释名］ 櫠（与柚同）　条（见《尔雅》）　壶柑（见《唐本草》）　臭橙（见《食性本草》）　朱栾

李时珍说：柚的颜色如油，形状像卣（yǒu），所以取名为柚。名壶柑也是取其象形。现在人们叫其中黄而小的为蜜筒，正是这个意思。那种大的称它朱栾，也是取它像团栾。最大的那种称为香栾。《尔雅》称它为柀（fèi，音废），又叫椵（jiǎ，音贾）。《广雅》称它为镭柚，镭，亦即壶。《桂海志》称它为臭柚，都是指柚这一种东西。只是以大小、古今、方言的不同而称呼略有不同。

［集解］　苏恭说：柚皮厚味甘，不像橘皮薄味辛而苦。它的果肉也像橘，有甘有酸，酸的叫壶柑。现在人们习惯上叫橙为柚，是不对的。按《吕氏春秋》说：果中最美的，要算江浦的橘，云梦的柚了。郭璞说：柚出产于江南，像橙而果实酸，大小如橘。禹贡说：扬州厥包橘、柚。孔安国说：小的叫橘，大的叫柚，都是柑类。

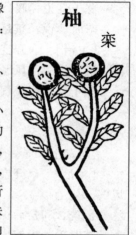

苏颂说：闽中、岭外、江南都有柚，比橘色黄白而大。襄、唐一带的柚，色青黄而果实小。它们的味都酸，皮厚，不能入药。

李时珍说：柚，树、叶都像橙。它的果实有大、小二种：小的像柑像橙；大的像瓜像升，有的围长可达一尺多，也是橙类的一种。现在人叫它朱栾，形状圆正，都像柑、橙。只是皮厚而粗，味甘，气臭，瓣坚而酸恶不可吃，花倒非常香。南方人种柚核，待长成树后再嫁接柑、橘，据说很好。大概由于橙也属橘类，所以橙皮皱厚而香，味苦而辛；柚属柑类，所以柚皮粗厚而臭，味甘而辛。照这样来区分柚与橙、橘，非常容易。郭璞说：柀，即大柚。果实大如碗，皮厚二三寸，子像枳，吃它少味。范成大说：广南臭柚大如瓜，可以食用，皮非常厚，染墨涂碑，可以代替毡刷，而且不损坏纸。《列子》说：吴越一带有种树，名为櫾。树绿冬天也是常青，果实红色而味酸，吃它的皮汁，可治愤厥等病。一过淮河以北，柚便变为枳了，据说是由于地气的不同而使这样的。

［气味］　酸，寒，无毒。

［主治］　《大明本草》：消食积，解酒毒，治饮酒的人口气，去肠胃中恶气，疗孕妇口淡不思饮食。

附　柚皮

［气味］　甘、辛，平，无毒。

［正误］　李时珍说：按沈括《梦溪笔谈》说：《本草》中说橘皮苦，柚皮甘，是错误的。柚皮非常苦，不能入口，说皮甘的应为橙。这种说法似与现在的柚不符，大概是沈括自己错了，不能引以为据。

［主治］　陶弘景：下气。适宜食用，不入药。

李时珍：消食宽胸快膈，散愤懑郁气，化痰。

［附方］　新近常用附方一种。

痰气咳嗽。用香栾去核切细，放砂瓶内用酒浸，封固一夜，第二天取出煮烂，蜜拌匀，时时含咽。

附　柚叶

[主治]　李时珍：主治头风痛，将柚树叶与葱白同捣，敷贴在太阳穴上。

附　柚花

[主治]　李时珍：用柚花蒸麻油制成香泽面脂，有长发润燥的功效。

枸橼（jǔyuǎn，音矩员）
（见宋《图经本草》）

[校正]　原附于豆蔻条下，现将它分出。

[释名]　香橼（习惯上写作圆。）　佛手柑

李时珍说：释义不详。佛手柑，取其象形。

[集解]　陈藏器说：枸橼生长在岭南，柑、橘一类。它的叶子大，果实大如碗，味辛酸。

苏颂说：现在闽广、江南都有枸橼，当地人称它香橼子。形状长像小瓜，皮像橙而光泽可爱，果肉很厚，色白如萝卜而松虚。虽味短但香芬浓郁，放衣箱中，好几天内香气不尽。寄到北方，人都很珍重它。古代制作五和糁用它。

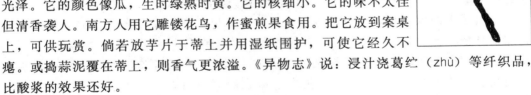

橼　枸　香橼长大近尺

李时珍说：枸橼产于闽广一带。树像朱栾，而叶子尖长，枝上有小刺。把它种植在近水处便会生长。它的果实形状像人手，有指，俗称为佛手柑。有的长一尺四五寸。皮如橙、柚而厚，皱而有光泽。它的颜色像瓜，生时绿熟时黄。它的核细小。它的味不太佳但清香袭人。南方人用它雕镂花鸟，作蜜煎果食用。把它放到案桌上，可供玩赏。倘若放芋片于蒂上并用湿纸围护，可使它经久不瘪。或捣蒜泥覆在蒂上，则香气更浓溢。《异物志》说：浸汁浇葛纻（zhù）等纤织品，比酸浆的效果还好。

附　枸橼皮、瓤

[气味]　辛、酸，无毒。

陶弘景说：性温。

苏恭说：性冷。陶弘景的说法是错误的。

陈藏器说：性温不冷。

[主治]　陈藏器：下气，除心头痰水。

李时珍：煮酒饮服，治痰气咳嗽。水煎服，治心下气痛。

附 枸橼根、叶

［主治］ 《橘谱》：同枸橼皮。

金 橘
（见《本草纲目》）

［释名］ 金柑（见《橘谱》） 卢橘（见《汉书》） 夏橘（见《广州记》） 山橘（见《北户录》） 给客橙（见《魏王花木志》）

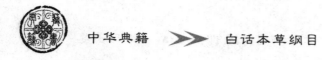

李时珍说：金橘生长时色泽是青卢色，成熟后黄得像金子一样，因此，宋代韩彦直的《橘谱》称为金橘、后汉班固的《汉书》称为卢橘。卢，是黑色的意思。有人说：卢，是酒坛墩子的名字，因为它们形状相似的缘故。《昭明文选》的注释者认为枇杷就是卢橘，是错误的。按司马相如《上林赋》所说：卢橘在夏季成熟，枇杷长得又香又大。把两种物品并列，可见它们不是一种物品，这是明摆着的。这种橘子从夏天到冬天相继成熟，所以说它夏熟，在裴渊的《广州记》里称为夏橘。称它为给客橙的原因，是它芳香如同橙子一样，可以用来招待客人。

［集解］ 李时珍说：金橘生长在吴粤、江浙、川广等地。有的说营道出产的为最好，而江浙出产的皮甘肉酸，比它略差。它树像橘，不太高大。五月间开白花结果，秋冬黄熟，大的直径约一寸，小的如指头，形长而皮坚，肌理细莹，生时呈深绿色，熟后则黄色如金。它的味酸而青。夏冬常常相继开花结果，有的如弹丸，有的如樱桃，整年可食用。另外刘恂《岭表录异》说：山橘子大的像土瓜，小点的像弹丸，小树绿叶，夏天结果冬天成熟，果实金色薄皮而味酸，偏于破气。容、广人连枝收藏，放进脍醋中更加香美。韩彦直《橘谱》说：金柑出产于江西，北方人没见过。景祐年间才开始移至京都汴梁，因为温城皇后嗜食它，价值便变得非常贵重。把它贮藏在绿豆中可长时间不会变坏，大概橘性热、绿豆性凉。另有山金柑，一名山金橘，俗名金豆。树高一尺多，果实像樱桃，内只有一核。都可蜜渍，味香清美。以上所说的，都指现在的金橘，只不过品种略有差别罢了。

［气味］ 酸、甘，温，无毒。

［主治］ 李时珍：下气宽胸快膈，止渴解酒辟臭。用金橘皮更佳。

枇 杷
（见《名医别录》下品）

[释名] 寇宗奭说：它叶子形似琵琶，所以而名枇杷。

[集解] 苏颂说：枇杷旧时不著产地，现在襄、汉、吴、蜀、闽、岭、江西南、湖南北都有种植。树高一丈多，肥枝，长叶，大如驴耳，叶背有黄色，阴密婆娑盘旋可爱，四季不凋落。盛冬时开白花，到三四月间结果实，生时大小如弹丸，熟时颜色如黄杏，皮上略有绒毛，皮肉都很薄，核大如茅栗，黄褐色。四月采叶，暴干后备用。

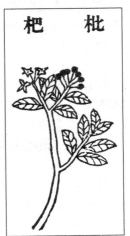

李时珍说：按郭义恭《广志》说：枇杷容易种植，叶子有的像栗，冬天开花春天结实。它的果实簇结成串，皮上有毛，四月成熟，大的如鸡蛋，小的像龙眼，白色的为最好，黄色的略差。没核的枇杷又称焦子，出产于广州。另外杨万里有诗说：大叶耸长耳，一枝堪满盘。荔枝分与核，金橘却无酸，对它的形状描绘的非常详尽。《昭明文选》的注释者以为枇杷即是卢橘，是错误的。详见金橘条。

附 枇杷实

[气味] 甘、酸，平，无毒。

马志说：寒。

孟诜说：温。多吃可发痰热，伤脾。跟炙肉及热面同食，可使人患热毒黄病。

[主治] 《大明本草》：止渴下气，宣利肺气，止吐逆，主清上焦热，润五脏。

附 枇杷叶

[修治] 苏恭说：用时必须经火炙，用布拭去毛。不然可刺伤人肺，使人咳嗽不止。有的用粟秆当刷刷它，更易洁净。

雷敩说：凡采收后用秤称量，湿叶一叶重一两，干叶三叶重一两，以其气足，能用。用时先以粗布拭去毛，以甘草汤洗一遍，再用棉布擦干。每一两用醋二钱半外涂，炙过用。

李时珍说：治胃病时用姜汁涂炙，治肺病时用蜜水涂炙，效果才好。

[气味] 苦，平，无毒。

甄权说：甘、微辛。

陶弘景说：煮汁饮服，则气味小冷。

[主治] 《名医别录》：主治卒宛不止，下气，煮汁饮服。陶弘景说：倘若不经煮，仅嚼汁服用，也可治愈。

《大明本草》：主治呕哕不止，妇人产后口干。

孟诜：煮汁饮服，主治渴疾，治肺气热嗽，以及脐风疮、胸面上疮。

李时珍：和胃降气，清热解暑毒，治疗脚气。

[发明] 李时珍说：枇杷叶气薄味厚，阳中之阴。治肺、胃之病变，大都取它有下气的功用。气下则火降痰顺，而使逆者不逆，呕者不呕，渴者不渴，咳者不咳了。

寇宗奭说：治疗肺气热嗽很有效。一妇人曾患肺热久嗽，身如火炙，肌体消瘦，即将恶化成虚劳病。用枇杷叶、木通、款冬花、紫苑、杏仁、桑白皮各等分，大黄减半，共研为末，炼蜜为丸如樱桃大。饭后、临睡时分别含服一丸，药未吃完疾病便已痊愈了。

[附方] 新近常用附方七种。

1. 温病发哕，因此饮水多的。庞安常方：用枇杷叶（去毛炙香）、茅根各半斤，加水四升，煎至二升，频频饮服。

2. 反胃呕哕。《圣惠方》：用枇杷叶（去毛炙香）、丁香各一两，人参二两，共研为末。每服三钱，用水一盏，姜三片，煎服。

3. 衄血不止。《圣惠方》：枇杷叶去毛，焙、研为末。每次用茶水送服一、二钱。每日二次。

4. 酒皶赤鼻。《本事方》：枇杷叶、栀子仁等分，共研为末。每服二钱，温酒送下，每日三次。

5. 面上风疮。《本事方》：方同上。

6. 痔疮肿痛。《医林集要》：枇杷叶（蜜炙），乌梅肉（焙），共研为末。先用乌梅汤外洗患处，然后把药末敷上。

7. 痘疮溃烂。《摘玄方》：用枇杷叶煎汤外洗。

附　枇杷花

[主治] 李时珍说：主治头风，鼻流清涕。用枇杷花、辛夷等分，共研为末，用酒送服二钱，每日二次。

附　枇杷木白皮

[主治] 孙思邈：生嚼咽汁，可止吐逆不能进食，煮汁待凉后饮服疗效更佳。

杨　梅
（见《开宝本草》）

[释名] 朹子（音求）

李时珍说：它的形状像水杨子而味却像梅，所以叫杨梅。《北户录》中称为杋子。扬州人把白杨梅叫圣僧。

　　[集解]　马志说：杨梅生长在江南、岭南的山谷中。树的形状有点像荔枝树，叶子很细，果子的形状像水杨子，刚生出是青色，熟透后是红色，核外是果肉，外面没有果壳。四月、五月采摘。南方人收藏起来制成果品，寄送给北方人。

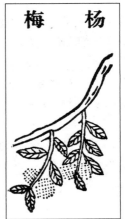

　　李时珍说：杨梅树叶像龙眼及紫瑞香，冬季不凋落。二月开花结果，形状像楮实子，五月成熟，有红、白、紫三种，红胜于白，紫胜于红，颗粒大核小，用盐、蜜或糖腌起来都很好吃。东方朔《林邑记》说：城里有杨梅树，有杯碗那么粗，青的时候味很酸，熟后则甜如蜜。酿出的酒，称为梅香耐，很珍贵。赞宁《物类相感志》说：桑树上接上杨梅，结的果就不酸。杨梅树上生癞，用甘草钉钉在上面就能消下去。这些都是物体相克的妙处。

　　陈藏器说：张华《博物志》中认为有瘴疠之气的地方易生杨梅，一试验果然是这样。

附　杨梅实

　　[气味]　酸、甘，温，无毒。

　　孟诜说：热，微毒。多食让人发热，损伤牙齿及筋骨。忌与生葱同服。

　　吴瑞说：能引发疮疡内生痰饮。

　　[主治]　《开宝本草》：用盐腌后食，能去痰止呕哕，消食下酒。晒干磨碎，喝酒前服下少量能止吐酒。

　　孟诜：止渴，和五脏，能涤肠胃，除恶气。烧灰服下，治疗下痢很灵验。将盐腌制后的杨梅经常含一枚在口中，能通利五脏气机。

　　[附方]　古代常用方一种，新近常用方三种。

　　1. 下痢不止。《普济方》：杨梅烧研，每次服二钱，用米汤调服，日二服。

　　2. 头痛不止。杨梅为末，取少量嗤鼻取嚏。

　　3. 头风作痛。《朱氏集验方》：杨梅为末，每顿饭后用薄荷茶调服二钱，或和消风散同煎服。或者一起捣碎后，用白梅肉调匀作成弹子大的丸药，每顿饭后葱茶嚼下一丸。

　　4. 一切损伤。《陈氏经验后方》：能止血生肌，消除瘢痕。将盐腌的杨梅带核一同捣碎，做成条状，用竹筒收藏。遇到损伤，研成末敷上，效果如神。

附　杨梅核仁

　　[主治]　脚气。

　　李时珍说：根据王明清《挥麈录》记载：会稽的杨梅为天下第一。童贯患有脚气病，有人说杨梅仁可以治疗。郡守王巋馈送五十石杨梅，童贯用它治好了脚气。取核仁的方法：用柿漆拌杨梅曝晒，能自己裂开。

附　杨梅树皮及根

[主治]　《大明本草》：煎汤服，洗恶疮疥癣。

李时珍：煎水，漱口治牙痛。服之，解砒毒。烧成末用油调匀，涂火烫伤。

[附方]　新近常用附方三种。

1. 中砒毒，心腹绞痛，欲吐不吐，面青肢冷。《王硕易简方》：用杨梅树皮煎汤二三碗，服后即愈。

2. 风虫牙痛。《普济方》：用杨梅根皮焙干一两，川芎䓖五钱，麝香少量，研末。每次用半钱，嚙鼻肉，口中含水，涎出痛止。

《摘要方》：杨梅根皮、韭菜根、厨案上油泥，等分捣匀，贴于两腮上，半小时即能止痛。

樱　桃
（见《名医别录》上品）

[释名]　莺桃（见《礼汪》）　含桃（见《月令》）　荆桃

寇宗奭说：孟诜的《食疗本草》认为它是樱而不是桃。虽然不是桃，由于形状像桃，所以叫樱桃，这没什么好怀疑的。像沐猴梨、胡桃之类，都是由于形状相似而命名的。《礼记》记载，天子将含桃供奉在庙宇里，就是指樱桃。所以王维诗中说"才是寝园春荐后，非干御苑鸟衔残"。不怎么作药用。

李时珍说：果实颗粒如璎珠，所以称为樱。许慎又写作莺桃，云莺喜欢含食，所以又叫含桃，这样解释也通。《尔雅》记载：楔，就是荆桃。孙炎注释道：就是指樱桃。最大而且味甜的，叫崖蜜。

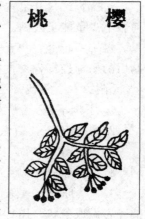

[集解]　苏颂说：樱桃到处都有，而以洛中地区的最好。此树能遮阴，比其他果实先成熟，所以古人把它看得很珍贵。它的果实成熟后呈深红色的，叫朱樱，紫色，皮里有细黄点的，叫紫樱，最是珍贵。又有黄明色的叫蜡樱；小而红的叫樱桃，味道都不行。最大的有弹丸大，核小而肉厚，很是难得。

李时珍说：樱桃树不很高。春初开白花，像一片雪花。叶子有尖及细齿。一枝上能结果数十颗，三月份成熟后必须有人看护，否则都会让鸟吃光。用盐或蜜腌制都可以，或者和蜜捣烂作成糕食用。《林洪生家清供》说：樱桃经雨后里面会生出虫子，但人们都看不见。用水泡一会儿，虫子都会出来，就可以吃了。试一试果然是这样。

[气味]　甘、热、涩，无毒。

《大明本草》：平，微毒。多食使人吐。

孟诜说：吃多没有损害，但会引起虚热。有暗风的人不能吃，吃后易复发。

李鹏飞说：伤筋骨，败血气。有寒热病的人不能吃。

[主治]　《名医别录》：调理中焦，益脾气，使人面色润泽，精神焕发。

孟诜说：止泄精、水谷痢。

[发明]　寇宗奭说：小儿吃多了，都会引起发热。此果三月末、四月初成熟，得正阳之气，所以比其他果实熟得早，因此它性热。

朱震亨说：樱桃属火又有土，性大热又有湿气。原来患有热病及喘嗽的病人，吃后病情加重，还有生命危险。

李时珍说：根据张子和《儒门事亲》记载：舞水有一富绅有两个儿子，喜欢吃紫樱，每天吃一二升。半个月后，大儿子得了肺痿，二儿子得了肺痈，相继死去。自然界长出那么多果子，是来养人的，不是来害人的。富贵之家，不知节制，是自寻死路。邵尧夫说："爽口物多终作疾"，正是一句至理之言。从这可以看出，寇宗奭、朱震亨所说的是有一定根据的。王维有诗说："饱食不需愁内热，大官还有蔗浆寒"。是说和寒性食物一起吃，可以解其热。

附　樱桃叶

[气味]　甘、平，无毒。用它煮老鹅，容易熟烂。

[主治]　苏颂：蛇咬伤，捣汁内服，并外敷。

附　东行根

[主治]　苏颂说：煮汁服，能下蛔虫。

附　樱桃枝

[主治]　李时珍：治疗雀斑，同紫萍、牙皂、白梅肉研碎，每天用此来洗脸。

附　樱桃花

[主治]　面黑粉滓。

山　婴　桃
（见《名医别录》上品）

[校正]　《唐本草》中放在有名未用，今移入此处。

［释名］　朱桃（见《名医别录》）　麦樱（见《吴普本草》）　英豆（见《名医别录》）　李桃

孟诜说：这种婴桃俗名叫李桃，又叫奈桃。前面的樱桃是樱，不是桃。

［集解］　《名医别录》：与婴桃果实大如麦粒，多毛。四月采集，阴干。

陶弘景说：樱桃就是朱樱，可煮食。婴桃形状相似但实际不是同一东西，山中有时能看到，一般不作药用。

李时珍说：树很像朱樱树，但叶子细长。果实小而尖，生青熟后黄赤色，没有光泽，味道很难吃。

附　山樱桃实

［气味］　辛，平，无毒。

［主治］　《名医别录》：止泄、肠澼、除热、调中益脾气，使人面色润泽，精神焕发。

孟诜：止泄精。

银　杏
（见《日用本草》）

［释名］　白果（见《日用本草》）　鸭脚子

李时珍说：原本生长在江南，叶子像鸭掌，所以又叫鸭脚。宋朝初年作为贡品送入中原，改名叫银杏，由于它形状像小杏而核是白色的。现在又称白果。梅尧臣诗"鸭脚类绿李，其名因叶高"，欧阳修诗"绛囊初入贡，银杏贵中州"，都是写的银杏。

［集解］　李时珍说：银杏生于江南，宣域地区的最有名。树高二三丈，叶薄有纹理，很像鸭掌形，有裂缺，表面绿色背后色淡。二月份开花，花成簇，青白色，一般在二更时分开花，花开即落，很少有人看见。一个树枝能结果数百颗，形状像楝子，霜后变得熟烂，去掉外面的肉，里面为果核。它的核两头尖，三棱的是雄的，二棱的是雌的。它的仁嫩的时候是绿色，日久则变黄。必须雌雄树一起种下，使两树相对，才能结果，或者雌树临水种下也可以；或者在雌树上凿一洞放入一块雄木也能结果。阴阳互相感应，很是奇妙。这种树寿命很长，木质白腻。术数家用它来刻符印，说能用来招引鬼神。文选《吴都赋》注释说：平仲果，其实如银。不知是不是指银杏。

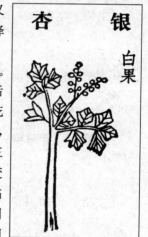

附　银杏核仁

[气味]　甘、苦、平、涩，无毒。

李时珍说：熟吃，性味苦微甘，性温有小毒。多吃使人脑胀。

吴瑞说：多食阻滞气机、动风。小儿多食引起昏睡、惊厥、疳积。同鳗鲡鱼食，患软风。

[主治]　李鹏飞：生食引疳解酒，熟食益人。

李时珍：熟食温肺益气，定喘嗽，白色属金。因此能入肺经、益肺气定喘嗽，缩小便，止白带。生食化痰浊，消毒杀虫。咬碎涂鼻面手足，能祛酒渣鼻赤、面部黯黑、手足皴裂，以及疥癣阴虱。

[发明]　李时珍说：银杏是在宋朝初年才开始出名的，但写本草的人都没有收录。最近的方药中才时有用它的。它气薄但味重，性涩能收敛，缩小便。生的捣碎后能洗去油腻，那么它祛痰浊的功用，可以此类推。它在晚上开花，人们很少看见，因为它是阴毒之物，故又能杀虫消毒。但吃多以后收涩太过，使人气壅脑胀昏沉。所以，《物类相感志》说：银杏能醉人。《三元延寿书》说：白果吃到上千以上能死人。又说：以前有人饥饿太过，拿白果当饭吃饱，第二天却死了。

[附方]　新近常用附方十八种。

1. 寒嗽痰喘。《秘韫方》：白果七个煨熟，用熟艾作出七个药丸，每丸放一个白果，纸包好后再煨，然后去艾吃。

2. 哮喘痰嗽。《摄生方》：鸭掌散：银杏五个，麻黄二钱半，甘草炙二钱，水一盏半，煎取八分，睡前服。

又金陵一药铺治哮喘，用白果定喘汤，服则见效，此人以此方起家。用白果二十一个炒黄，麻黄三钱，苏子二钱，款冬花、法半夏、桑白皮蜜炙各二钱，杏仁去皮尖、黄芩微炒各一钱半，甘草一钱，水三钟，煎取二钟，分两次服，不用姜。

3. 咳嗽失声。《余居士方》：白果仁四两，白茯苓、桑白皮二两，乌豆半升炒，蜜半斤，煮熟晒干研成末，用半碗乳汁拌湿，蒸九次晒九次，作成绿豆大丸药，每次三五十丸，开水送服，效果佳。

4. 小便频数。白果十四枚，七个生的，七个熟的，见效为止。

5. 小便白浊。生白果仁十枚，捣汁服下，每日一次，见效为止。

6. 赤白带下。《集简方》：下元虚损者多用。白果、莲肉、江米各五钱，胡椒一钱半，研成细末。用乌骨鸡一只，去掉内脏装上药，将鸡煮烂，空腹服下。

7. 肠风下血。银杏煨熟后吃，用米汤送服。

8. 肠风脏毒。戴原礼《证治要诀》：银杏四十九枚，去壳研碎。加入百药煎末混匀，制成弹子大丸。每次二三丸，空腹嚼碎，米汤送服。

9. 龋齿虫牙。《永类铃生》：生银杏饭后嚼一二个，能预防虫牙。

10. 手足皴裂。生白果嚼烂，每天涂抹。

11. 酒渣鼻。《医林集要》：银杏、酒糟一同嚼烂，晚上涂白天洗去。

12. 头面癣疮。《邵氏经验方》：生白果仁切碎，频频涂擦即能见效。

13. 下部疳疮。赵原阳：生白果捣碎涂患处。

14. 阴虱作痒。《刘长春方》：阴毛内生虫如虱子一样，或红或白，瘙痒难忍。白果仁嚼碎，频繁涂擦。

15. 狗咬成疮。白果仁嚼碎涂患处。

16. 乳痈溃烂。《救急易方》：银杏半斤，四两用酒送服，另四两研碎敷患处。

17. 水疔暗疔。《普济方》：水疔色黄，麻木但不痛；暗疔疮凸色红，使人昏狂。先针刺疔疮四周，然后，将久浸油中的去壳银杏捣碎敷患处。

胡　桃
（见《开宝本草》）

[释名]　羌桃（见《名物志》）　核桃

苏颂说：此果出自西北少数民族地区。汉代张骞出使西域时得到树种，回来后种在中原，后来渐渐传到东面。所以叫羌桃。

李时珍说：此果外有青皮肉包裹，形状像桃，胡桃指它的果核。少数民族地区核和胡音相近，它的名字或许是这么来的。或叫核桃。古印度经书中叫播罗师。

[集解]　苏颂说：胡桃出产于北方。现在陕西、洛阳一代很多。长成大树后枝叶繁密能遮阴。果实内有房，秋冬季成熟后采集。出自陈仓地区的皮薄多肉。出自阴平地区的个大皮脆，用力捏就能捏碎。泸州地区也有但品种不好。长江一带有的地方也有，南方不产。

李时珍说：胡桃树高一丈多。初春发出叶，长四五寸，有点像大青叶，两两相对，有股难闻的气味。三月份开花有点像栗花，花穗是苍黄色。秋天结果有点像青桃，成熟后沤烂皮肉，取出里面的果核。人们多用榉柳来盛。据刘恂《岭表录异》说：南方有山胡桃，底平像槟榔一样，皮厚而坚硬，外面的肉多而里面的核小。它的壳很厚，用锤打才能破。说明南方也有，但品种不好。

附　胡桃仁

[气味]　甘，平，温，无毒。

苏颂说：性热，不能多吃。

孙思邈说：性味甘冷滑。多食生痰饮，使人恶心、吐水、吐食物。

马志说：多食动风，动人眉脱。和酒一齐食，令人吐血。

汪颖说：多食生痰，动肾火。

[发明] 朱震亨说：胡桃属土而且有火，性热。本草书中认为它性味甘、平，说明没有热。但又说能动风脱人眉，如果没有热怎么能伤肺呢？

李时珍说：胡桃仁味甘气热，皮涩肉润。孙思邈认为它性味冷滑，是不对的。近代医生用来治痰气喘嗽心悸病风等诸病，嗜酒的人喝醉后往往喜欢吃它。这样看来，食多吐水吐食脱眉，及与酒同食咯血的说法，未必正确。但胡桃性热，能入肾肺，虚寒体质的多用。痰火积热的，不应该多食。

[主治] 《开宝本草》：食之令人体健，滋润肌肤，使胡须头发变黑。多食利小便，治各种痔疮。捣碎后和上胡粉，拔掉白须发，将药放入毛孔中，则生黑毛。烧成炭，和松脂一起研碎，外敷治疗瘰疬诸疮。

孟诜：食之能增进食欲，通畅血脉，骨肉细腻。

苏颂：治疗各种损伤，石淋。和破故纸做成蜜丸服，温补下焦。

李时珍：补气养血，润燥化痰，补益命门，通利三焦，温肺润肠，治疗虚寒喘嗽，腰腿疼痛，心腹疝痛，血痢肠风，消肿毒，发痘疮，制铜毒。

附 油胡桃

[气味] 辛，热，有毒。

[主治] 李时珍：杀虫攻毒，治痈肿。疬风、疥癣、杨梅疮、白秃疮，润须发。

[发明] 韩懋说：破故纸属火，能沟通心包与命门之火。胡桃属木，能润血养血，血属阴，阴恶燥，所以可以用油来滋润。佐以破故纸，有木火相生之妙。因此，古书中说：黄柏无知母，破故纸无胡桃，就好像水里没虾一样。

李时珍说：三焦，是元气之别使。命门，是三焦之本原。此乃一原一委。命门指所居之府，是藏精系胞之物。三焦指分治之部，专管出纳腐熟。一个是以形状命名，一个是以作用命名。这种东西非脂非肉，白膜包裹，在七节之旁，两肾之间。和脊柱相维系，下通二肾，上通心肺，贯属于脑。是生命之原，相火之主，精气之府。人和物体均有命门，人物的产生，都由此出。《灵枢·本脏论》中已经说明了它的生理及功用，而扁鹊在《难经》中不明原委，不知体用之分，以右肾为命门，认为三焦有名无形。而高阳生伪撰《脉诀》，沿袭这种错误理论，以至于耽误后人。直到朱肱《南阳活人书》、陈言《三因方论》、戴起宗《脉诀刊误》这些书中纠正了这个错误，但真正了解的还是很少。胡桃仁正好类似这种情况，它的外皮水汁是青黑色，故能入北方，通命门，利三焦，益气养血，和破故纸都是补下焦命门的药。命门气和肾气相通，藏精血而恶燥。如果肾气命门不为燥气所伤，精气充足，那么饮食自健，肌肤润泽，肠腑通畅，血脉通利。胡桃是一种补药，能开胃健体，润肤黑发固精，有润燥调血之功。

命门通则三焦利，能上通于肺，所以虚寒喘嗽的人宜用它，能下通于肾，所以腰腿疼痛者宜用它，对内可止心腹痛疼，对外可以散疮疡肿毒。洪迈《夷坚志》中只说胡桃能敛肺气、止痰嗽，却不知它是入三焦命门的药。油胡桃有毒，伤人的咽喉、肺脏，但治疮疡却用它，就专门用它的毒。胡桃能克铜，这两种物体相生相克的道理却又说不清什么原因。洪迈说：我患有痰疾，皇上让我在睡觉前嚼服三颗胡桃肉，三片生姜，然后喝几口水，再嚼服三颗胡桃肉，三片生姜，随后卧床休息，肯定能好。我回家后，按皇上说的去作，第二天就咳止痰消。另有漂阳洪辑的幼子，得了痰喘病，五天五夜没有进食，医生都说很危险。他的妻子晚上梦见观音告诉她一个方子，让她用人参胡桃汤。洪辑急忙找来新罗人参一寸左右，胡桃肉一枚，煎汤少量灌下，喘立刻平定。第二天剥去胡桃皮又用，喘又发作。仍又带皮使用，病渐痊愈。这个方子一般书上没有。此方中人参能定喘，胡桃皮能敛肺，所以功效很好。

[附方]　古代所用方五种，新近常用附方二十七种。

1. 服胡桃法。孟诜说：吃胡桃不能一起吃，要逐渐增加。第一次服一颗，每五天增加一颗，一直增加到二十颗。然后再从第一颗开始，周而复始。经常服用能增加饮食，肤肌细腻光滑，须发黑而有光泽，血脉通畅，有利于各种老年性痔疮。

2. 青娥丸。方见草部补骨脂。

3. 胡桃丸。《御院药方》：能益气补髓，强筋壮骨，延年明目，悦心润肤，祛除百病。用胡桃肉四两捣成膏状，加入破故纸、杜仲、草薢末各四两捣匀，作成梧子大的丸药，空腹时用温酒或盐水服下五十丸。

4. 消肾溢精。《普济方》：胡桃丸：治疗消肾病，因房事不节，或乱服丹石，或失志伤肾，导致水弱火强，口舌干，精自溢出，或小便赤黄，大便燥实，或小便多而不渴。用胡桃肉、白茯苓各四两，附子一枚去皮切片，姜汁，蛤粉同焙为末，制成梧子大的蜜丸。每次三十丸，米汤服下。

5. 小便频数。胡桃煨熟，睡前嚼碎后温酒服下。

6. 石淋疼。《崔元亮海上方》：指小便中有石头。胡桃肉一升，细米煮粥一升，混合服下即愈。

7. 风寒无汗，发热头痛。《谈野翁方》：核桃肉、葱白、细茶、生姜等分，捣烂，加水一钟，煎取七分，趁热服下。盖被取汁。

8. 痰喘咳嗽。方见发明。

9. 老人喘嗽。《普济方》：气促，不能平卧，服此方即刻缓解。胡桃肉去皮、杏仁去皮尖，生姜各一两，研成膏状，加入炼蜜少量，制成弹子大丸药。睡前服一丸，姜汤服下。

10. 产后气喘。胡桃肉、人参各二钱，水一碗，煎服七分，顿服。

11. 久嗽不止。《萧大尹方》：核桃仁五十个煮熟去皮，人参五两，杏仁三百五十个麸炒汤浸去皮，研匀，加入炼蜜，做成梧子大的丸药。空腹时嚼碎一丸，人参汤服下。

睡前再服一丸。

12. 食物醋心。《传信适用方》：胡桃嚼烂，以生姜汤服下，即刻见效。

13. 食酸齿齼。《日华子本草》：细细嚼碎胡桃即能解除。

14. 误吞铜钱。《李楼方》：多吃胡桃，能使铜钱自动排出。胡桃和铜钱一起吃，能使铜钱化成粉，可以此来证明。

15. 揩齿能使头发变黑。《太平圣惠方》：胡桃仁（烧过）、贝母各等分，作成散，每天用一次。

16. 眼目昏暗。《卫生易简方》：四月份拿风吹落的小胡桃，每天中午吃饱，用雨水吞下，卧床，直到鼻孔中有泥腥气散出。

17. 赤痢不止。《圣济总录》：胡桃仁、枳壳各七个，皂角没有被蛀过的一挺，放新瓦上烧成炭，研成细末，分成八份。每天睡前服一剂，二更时服一剂，五更服一剂，用荆芥茶服下。

18. 血崩不止。胡桃肉十五枚，烧炭研碎，空腹温酒服下，效果很好。

19. 心气疼痛。《赵氏经验方》：核桃一个，枣一枚，去核用里面的仁，纸裹后煨熟，用生姜汤一钟，嚼碎服下，永久不发，名叫盏落汤。

20. 小肠气痛。《奇效良方》：胡桃一枚，烧炭研末，热酒服下。

21. 便毒初起。《儒门事亲》：胡桃七个，烧研后热酒调服，不超过三服，就能见效。

《杨氏经验方》：胡桃三枚，夹铜钱一个，食后病愈。

22. 鱼口毒疮。《杨氏经验方》：端午节午时，摘树上青胡桃阴干，用时烧成末，黄酒服下。不久，有脓从大便中解出，脓净即愈。只用服二三剂。

23. 一切痈肿。《古今录验》：背痈、附骨疽，没有化脓的。胡桃十个煨熟去掉壳，槐花一两研末，捣匀，热酒服下。

24. 疔疮恶肿。《普济方》：胡桃一个，取仁嚼烂，放在壳内，盖在疮上，频频更换，不久即愈。

25. 痘疮倒陷。《儒门事亲》：胡桃肉一枚烧炭，干胭脂半钱，研匀，胡荽煎酒调服。

26. 小儿头疮，日久不愈。《保幼大全》：胡桃带皮烧成炭，加入轻粉少量，生油调匀后涂患处，用一二次即愈。

27. 酒渣鼻赤。方见橘核。

28. 聤耳出汗。《普济方》：胡桃仁烧研，狗胆汁调和，棉条沾药塞耳中。

29. 伤耳成疮。《普济方》：将胡桃捣出油滴入耳中。

30. 火烧成疮。《梅师方》：胡桃仁烧炭研碎涂患处。

31. 压扑损伤。《图经本草》：胡桃仁捣碎，用温酒调服即愈。

32. 疥疮瘙痒。《集简方》：油核桃一个，雄黄一钱，艾叶一钱，捣匀后用棉布包好，晚上睡觉时裹住阴囊。效果很好，不要用水洗。

附：胡桃青皮

[气味]　苦，涩，无毒。

[主治]　染黑发及黑布。

马志说：将青皮压出油，加入詹糖，染毛发，颜色漆黑。

[附方]　新近常用处方五种。

1. 染须发。胡桃皮、蝌蚪等分，捣碎涂染头发，一染就黑。

《圣济总录》：用青胡桃三枚带皮捣碎，加入乳汁三碗，在银石器皿中调匀，每天染发三四次，再用胡桃油涂染，即见效。

2.《外台秘要》：疬疡风。青胡桃皮捣碎，加入少量酱清、少量硇砂合匀，先用泔水洗净后敷上药。

3. 白癜风。青胡桃皮一个，硫磺一皂子大，和匀，每天涂抹，即能见效。

4. 嵌甲。胡桃皮烧成灰贴在上面。

附　胡桃树皮

[主治]　《开宝本草》：止水痢。春天砍破树皮取汁，能染黑头发。煎水，可染褐色。

[附方]　新近常用方一种。

《太平圣惠方》：染须发。胡桃根皮一秤，莲子草十斤，切碎放在缸里，加水五斗，浸泡一个月去掉渣滓，熬剩五升，加入芸薹子油一斗，慢火煎取五升收存。同时，先用炭灰汁洗头，用油涂后，拿牛蒡子叶包住，外面用布裹起，第二天洗去，用七天后即能染黑。

附　胡桃壳

[主治]　李时珍：烧炭用，主治下血崩中。

榛
（见《开宝本草》）

[释名]　亲（古时的榛字）

李时珍说：根据罗愿《尔雅翼》的记载：郑玄注释《礼记》说：关中有很多榛。关中是秦国的土地。榛字从秦就来源于此。《左传》说：拜见长辈时送一些榛、栗、枣、干肉等物，以表明自己的诚心。榛有臻至的意思，是利用它的名字表达自己的虔诚。古时写作亲，从辛、从木。有时写作莘，是错误的。莘音诜（shēn）。

[集解] 马志说：榛出产于辽东山谷中。树高一丈多。果实和栗子差不多，部队行军用它充粮。中原也有。郑玄说：关中鄜、坊地区有很多。

苏颂说：桂阳地区有亲，丛生，果实大小像杏子仁，形状、颜色和栗差不多，但较小。

《大明本草》说：新罗的榛子肉肥色白，品种最好。

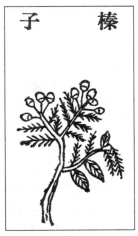

李时珍说：榛树很矮小像荆棘一样丛生。冬末开花像栎花，一条条垂下来，长二三寸。二月发出叶子如同初生的樱桃叶，多皱纹边有细齿。花苞三五个结在一起，一个花苞结一果。果实像栎实，下粗上细，刚开始青色成熟后成为褐色，果壳厚而坚，果仁白而圆，大如杏仁。但很多榛子都是空的，所以有句俗话叫：十榛九空。陆机《诗疏》说：榛有两种：一种大小枝叶皮树都像栗树，但果实小，形状同橡子，味道像栗，树枝可以作烛，诗中所说的"树之榛、栗"就是指这种，另一种高一丈多，枝叶像木蓼，果实是胡桃味，辽州、代州、上党地区很多，放置时间久了容易坏。

附　榛仁

[气味]　甘，平，无毒。

[主治]　《开宝本草》：益气力，实肠胃，使人不饥健行。

《大明本草》：止饥，调中开胃。

阿月浑子
（见《本草拾遗》）

[校正]　自木部移入此处，并入《海药本草》无名木皮。

[释名]　胡榛子（见《本草拾遗》）　无名子（见《海药本草》）

[集解]　陈藏器说：阿月浑子出产在西方各国，和胡榛子是同一种树，第一年叫胡榛子，第二年叫阿月浑子。

李珣说：根据《徐表南州记》记载：无名木出产于岭南山谷，果实形状像榛子，叫无名子，波斯国家称为阿月浑子。

附　阿月浑子仁

[气味]　辛，温，涩，无毒。

[主治]　陈藏器说：诸痢，去冷气，令人肥健。

李珣说：治腰冷，肾阴虚弱，房中求多用它，和木香、山茱萸同用良。

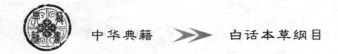

附　无名木皮
（见《海药本草》）

[气味]　辛，大温，无毒。
[主治]　李珣：肾阴虚弱，囊下湿冷，煎后外洗，极好。

楮　子
（见《本草拾遗》）

[校正]　原附钩栗处，现分在此处。
[集解]　陈藏器说：楮子出产于江南。皮、树很像栗，冬月不凋落，果实比橡子小。

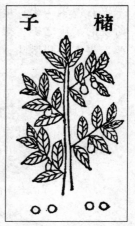

汪颖说：楮子有苦、甜二个品种，可研成粉或作成糕食用，褐色的最好。

李时珍说：楮子各地的山谷中都有。树大的好几人才能抱拢，高二三丈。叶子长大后很像栗树叶子，稍尖厚硬有光泽，边缘锯齿状，冬季不凋落。三四月开白花带穗，很像栗花。果实大小如槲子，外有小苞，霜打后苞落子坠地。子为圆形，褐色有尖，大小如菩提子。里面的果仁像杏仁，生吃味苦涩，煮或炒后带甜味，也可磨成粉。甜楮籽粒很小，木质纹细色白，俗称面楮。若楮籽粒大，木质纹粗色赤，俗称血楮。色黑的又叫铁楮。《山海经》说：前面的山中有种树，叫楮。郭璞注释道：楮子像柞子一样能吃，冬季采集。木头可作屋柱、棺材，不容易腐烂。

附　楮子仁

[气味]　苦，涩，平，无毒。
李时珍说：按，《饮膳正要》记载：酸、甘、微寒。不能多吃。
[主治]　陈藏器说：食之不饥，令人健行，止泻痢，破恶血，止渴。

附　楮子皮、叶

[主治]　陈藏器说：煮汁饮，止产妇出血。
吴瑞：嫩叶，贴臁疮，一天换三次，效果很好。

钩　栗
（见《本草拾遗》）

[释名]　巢钩子（见《本草拾遗》）　甜槠子

吴瑞说：钩栗就是甜槠子。

李时珍说：钩、槠两字，方言中的音很相似。形状像栎树，有时叫钩桃。

[集解]　陈藏器说：钩栗出产于江南山谷中。树大数人才能围抱，冬季不调，它的子很像栗，又圆又小。另外有一种雀子，形状差不多又圆又黑，久食不饥。详细见槠子。

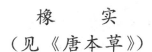

附　钩栗仁

[气味]　甘，平，无毒。

[主治]　陈藏器：食后不饥，厚肠胃，令人肥健。

橡　实
（见《唐本草》）

[校正]　从木部移到此处。

[释名]　橡斗（见《说文解字》）　见斗（见《说文解字》）　栋栎（音历求）

栎子（音作）　茅（同杼。有序、暑二音）　栩（音许）。

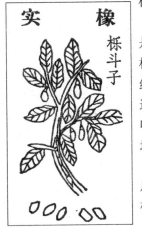

刘禹锡说：根据《尔雅》记载：栩，就是杼。又说：栎，它是果实叫栎。孙炎注解道：栩，又叫抒。栎，很像樗的一种树。梂，形容装满东西的房屋。它结的果叫橡，外面裹有毛刺。《诗经·唐风》说："集于苞栩"，《秦风》说"山有苞栎"。陆玑注释道：都是指栎栎。秦国人叫栎，徐州人叫杼，或叫栩。它结的粒叫皂，又叫皂斗。果壳煮水可以作黑色染料。现在京洛、河内等地也叫杼。虽然各个地方叫法不同，但都是指同一个东西。

李时珍说：栎，就是栎木。又叫橡斗，皂斗，是说它的果柄用刀挖后跟斗一样形状，而且可以作黑色染料。南方人把皂叫作栎，是因为两个音相似。

[集解]　苏颂说：橡实，就是栎木子。各地山谷都有。树高二三丈。三四月开黄色花，八九月结果。它的果实又叫皂斗，槲实、栎实都有柄，

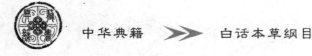

以栎的柄为大。

寇宗奭说：栎叶如同栗叶，各地都有。木质虽然坚硬但不能作栋梁之材，这是由木的本性所决定的。烧成炭却是其他木头比不了的。果壳虽能作黑色染料，但经雨水冲刷后就变淡了。槲也有壳，但较小不如栎的大。

李时珍说：栎有两种：一种是不结果实的，叫棫，木头中心是红色的，《诗经》中说："瑟彼柞棫"就是指它。一种是结果的，叫栩，结的果实叫橡。这两种树小的时候树枝耸直，长大后就交错横生。树叶像槠叶，木质纹理都是斜行带弯的。四五月份开花很像栗花，黄色。果实如同荔枝核，有尖。果蒂上带斗，包住了果实的半截。果仁如同莲子肉，山里人在歉收的年份采来当饭吃，或捣碎后作成粉吃，丰收的年份就用来喂猪。北方也有栽种。

树高二三丈，木质硬沉重，有点点斑纹。大的可以作柱子，小的烧炭。《周礼》中"山林宜皂物，柞、栗之属"就是说它。它的嫩叶可以煎水代茶饮。

［修治］　雷敩说：霜后收集，去壳后蒸，从巳时蒸到未时，锉成五片，晒干用。

周定王说：将果实浸泡十五次，淘去涩味，蒸的很熟后吃，可以解饥。

［气味］　苦，微温，无毒。

［主治］　苏恭：主治下痢，厚肠胃，使人健壮。

《大明本草》：涩肠止胃。煮后食用，可解饥，抵御歉收之年。

［发明］　孙思邈说：橡子不是果也不是谷物但对人很有好处。吃它能代替粮食，有补气和胃，消食止痢的作用，可使人身体强壮。

李时珍说：树结的实就是果，橡也是一种果。歉收之年，人们都用它充饥，古时，挚虞进南山，饿了就用橡实充饥；唐朝的杜甫旅途经秦州，曾采集橡、栗自给自足。

［附方］　新近常用方五种。

1. 水谷下痢。《太平圣惠方》：昼夜多达百余次。橡实二两，楮叶（炙）一两，研末。每服一钱，饭前用乌梅汤调服。

2. 血痢不止。上方加缩砂仁半两。

3. 下痢脱肛。《仁斋直指方》：橡子烧后研末，猪油调和涂患处。

4. 痔疮出血。《李楼奇方》：橡子粉、糯米粉各一升，炒黄，开水调和作成果子，放到饭上蒸熟。服四五次后见效。

5. 石痈坚硬如石，未化脓。《千金要方》：用橡子一枚，拿醋在青石上磨出汁后涂在患处，干后再涂，十多次即能愈。

附　橡实斗壳

［修治］　《大明本草》说：入药应该捣碎，炒焦或烧成炭用。

［气味］　涩，温，无毒。

［主治］　苏恭：作成散或煎汤服，止下痢。并可作黑色染料。

《大明本草》：止肠风崩中带下，冷热泻痢。可用来染须发。

[附方] 新近常用方五种。

1. 下痢脱肛。《仁斋直指方》：橡斗壳烧炭研末。猪油调后涂患处，然后煎汤外洗。

2. 肠风下血。《余居士选奇方》：橡斗子壳，用白梅肉填满，将两个合在一起，拿铁丝扎住，燃烧后研末。每次服二钱，米汤调下。又一方，用硫磺填满，煅研后酒调服。

3. 走马牙疳。《全幼心鉴》：橡斗壳入盐填满，两半合在一处，烧透，放出火毒，研碎，加入麝香少量。先用米泔水漱口，然后将药涂在患处。

4. 风虫牙痛。《经验良方》：橡斗五个里面放满盐，皂荚一条里面也加满盐，一同煅烧后研碎。每日擦三五次，配以荆芥汤漱口，效果更好。

附　橡木皮　橡树根皮
（见《本草拾遗》）

[气味] 苦，平，无毒。

[主治] 陈藏器：恶疮，受风致肿者，煎汁每天外洗，使脓血流尽后即愈。也治痢。

《大明本草》：止水痢，消瘰疬。

[附方] 新近常用方一种。

《普济方》：主治蚀烂痈肿。及疣赘瘤痣。柞栎木灰四斗，桑柴灰四斗，石灰一斗五升，用开水调湿，放入瓦罐中蒸一天，用开水七斗，半瓦罐中的灰过滤取汁，再熬剩一升，放入头发鸡蛋大小使之溶化消失，又剪五色彩绸投入使它溶化，用瓶收藏密存。每次取少许，挑破痈肿后涂上。煎煮时不要让鸡、狗、妇人、小儿看见。

槲　实
（见《唐本草》）

[校正] 从木部移到此处。

[释名] 槲樕（sù，音速）　朴樕（均见《尔雅》）　大叶栎　栎橿子

李时珍说：槲樕来自于觳觫（húsù），指因恐惧而发抖的样子。栗子悬挂在枝头，压的树枝战栗不停，所以叫栗；槲叶摇动，觳觫的样子（就是指战抖的样子），所以称为槲樕。朴樕就是缠绕、纷乱的样子。这种树的树枝交错横生，树叶繁密茂盛，所以就叫它朴樕。现在人们把穿着不整齐的叫朴樕，就从这里来的。它的果实很坚硬，所以也叫它栎僵子。史书曾记载武后将赦书挂在槲树上，以后人们就叫它金鸡树。

[集解] 苏颂说：槲，各处的山林中都有。高有一丈多，和栎树是同一类的。也有矮小的，但没有什么使用价值。随时可以采集。树皮、树叶可以入药。

寇宗奭说：槲也有很矮的，木头虽很坚硬但不能当木材使用，只能当柴烧，烧炭又不如栎木。

李时珍说：槲有两种：一种是丛生的很矮小的叫枹（fú，音孚），见《尔雅》；一种很高大的叫大叶栎。树、叶子都像栗树，长得又粗又高，冬季落叶。三四月份开花，花也很像栗树的花，八九月份结果实很像橡子但较小。它的果实味道涩苦，饥荒之年也有人吃它。木头的纹理很粗不如橡木，所谓的樗栎之材就是指它。

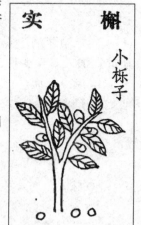

附　槲实仁

[气味]　苦，涩，平，无毒。

[主治]　李时珍说：蒸煮后研成粉，能涩肠止痢，功用同橡子。

附　槲若

[修治]　苏颂说：若，就是指树叶。需烤焦后入药用。

[气味]　甘、苦，平，无毒。

[主治]　苏恭：治疗痔疮，止血及血痢，能止渴。

李时珍：活血，利小便，治酒渣鼻。

[附方]　古代所用方五种，新近常用方三种。

1. 突然吐血。《简要济方》：槲叶研成末，每次用二钱，水一碗，煎剩七分，和药渣一起服下。

2. 鼻衄不止。《太平圣惠方》：槲叶捣汁一小碗，一次服下即能止血。

3. 肠风血痔。《寇氏衍义》：热盛者效果更好。槲叶微炙后研碎取一钱，槐花炒后研末取一钱，用米汤调服。一服不止可再服。

4. 冷淋茎痛。《太平圣惠方》：槲叶研成细末，每次取三钱，水一碗，葱白七寸，煎取六分，去滓，饭前服。一日二次。

5. 孩子淋疾。《孙真人方》：槲叶三片，煎汤服少量，小便即能下。

6. 蝼蛄漏疾。《太平圣惠方》：用米泔浸泡槲叶，取汁洗疮，将槲叶烧成灰纳于疮口中。

7. 酒渣鼻，出脓血。《太平圣惠方》：用泔水煮槲叶，取汁洗患处，擦干，将槲叶灰涂在上面，效果很好。

8. 腋下狐臭。《千金要方》：槲叶三升切碎，水煮成浓汁，洗尽后，用甘苦瓠壳烟熏。然后将辛夷、细辛、杜衡末用醋浸泡一夜后敷在患处。

附　槲木皮（俗名赤龙皮）

[气味]　苦，涩，无毒。

[主治] 苏恭：煎服，除蛊及漏，效果极佳。

甄权：煎汤，洗恶疮。

《大明本草》：能消瘰疬，固涩五脏。

李时珍：止赤白痢，汤风下血。

[附方] 古代所用方四种，新近常用方剂六种。

1. 赤龙皮汤。《肘后救急方》：主治各种烂疮、乳疮。用槲皮三升，水一斗，煮五升，春夏季冷用，秋冬季温用，外洗。洗完后敷上各种膏药。

2. 附骨疽疮。《千金要方》：槲皮烧后研碎，用米汤送服少许。

3. 下部生疮。《肘后救急方》：将槲皮、樗皮煮熬成饴糖状，涂患处。

4. 一切瘘疾。《千金方》：用槲树朝北阴面的树皮三十斤，水一石，煮取一斗，去掉药渣后煮熬浓缩，又取雄鼠屎、雌鼠屎十四枚，烧后研碎，加入温酒一升后一起调匀。瘦人每次服五合，就能引出毒邪。《崔氏纂要》：切槲白皮五升，用水八升煮，去滓后再熬成膏。每日服枣大小，并且涂在疮上。应多吃苜蓿、盐、饭以助药力。以病愈为度。

5. 小儿瘰疬。《太平圣惠方》：槲树皮去掉粗皮后切碎，煎汤频频外洗。

6. 蛊毒下血。《千金翼方》：槲树朝北阴面的树皮一大把，长五寸，用水三升，煮取一升，空腹分次服下，即能吐出毒物。

7. 赤白久痢。《子母秘录》：不管大人、小儿。用新槲皮一斤，去掉黑皮切碎，用水一斗，煮取五升，去滓熬成膏状，酒调服。

8. 久痢不止。《圣济总录》：槲白皮（用姜汁炙）一两，干姜（炮）半两，研成末。每次服二钱，米汤调服。

9. 久疮不已。《肘后备急方》：槲木皮一尺，宽六寸，切碎，用水一斗，煮取五升，加入白砂糖十挺，煎取一升，分三次服，吐后病愈。

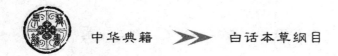

第三十一卷　《本草纲目》果部

果之三
（夷果类三十一种）

荔枝《开宝本草》

龙眼《神农本草经》

龙荔《本草纲目》

橄榄《开宝本草》

木威子《本草拾遗》

庵摩勒《唐本草》

毗梨勒《唐本草》

没离梨《本草拾遗》

五敛子《本草纲目》

五子实《本草纲目》

榧实《名医别录》

海松子《开宝本草》

槟榔《名医别录》

大腹子《开宝本草》

椰子《开宝本草》附青田核、树头酒、严树酒

无漏子（即波斯枣）《本草拾遗》

桃榔子《开宝本草》

莎木面《海药本草》

波罗蜜《本草纲目》

无花果《食物本草》附文光果

天仙果　古度子

阿勒勃《本草拾遗》

沙棠果《本草纲目》

㮡子《本草拾遗》

麂目《本草拾遗》

都桷子《本草拾遗》

都念子《本草拾遗》

都咸子《本草拾遗》

摩厨子《拾遗本草》　附齐墩果、德庆果

韶子《本草拾遗》

马槟榔《本草会编》

枳椇《唐本草》

上附方旧十三，新四十八。

荔 枝
（见宋朝《开宝本草》）

[释名]　离枝（见《本草纲目》）丹荔

苏颂说：按朱应的《扶南记》（扶南，古国名）说：这种树结果实时，枝条虽然枯衰，但枝蒂牢固，不能轻易摘取，必须用刀斧（蒂用蒂 xì）割取它的枝条，所以用"离枝"作为它的名字。劙（音利）同"茘"音义相同。

李时珍说：司马相如的《上林赋》写作"离支"。按照白居易说：这种离开树的枝条，一天颜色变，三天味道变。那么"离支"这一名称，又或许取这个含义。

[集解]　苏颂说：荔枝生长在五岭以南和巴中。现在福建的泉州、福州、漳州、兴化县，四川的嘉州、蜀州、渝州、涪州，以及广东、广西各地均有荔枝。它的品种，人们认为福建的荔枝是上品，四川的荔枝是中品，五岭以南的荔枝是下品。它的树高两三丈，树干圆周（径一径轮一圆圈）从一尺到两手合抱，类似佳枝，冬青树等种类。缘叶繁盛，四季繁荣茂盛不用谢。这种树，性质非常坚韧苍劲，当地人用它的根作乐器"阮咸"的架弦的格子（阮咸，长头十三柱，形似月琴的乐器，为阮咸所造，故名）

和弹棋的棋盘（弹棋、汉魏时的赌博游戏）。它的花色青白、形状好像戴上下垂的装饰物（蕤音 ruí，绥音 tuǒ）。它的种子大都双双互连结成果实，形状好像刚刚出生的松树籽。它的外壳有皱纹好像罗缎，开始色青，渐渐变红。它的果肉颜色洗白发同脂肪和玉石。味道甜美而且多汁液。夏天到将近农历五月的时候，它的果实收缩全变为红色，就可以食用了。较大的树可摘取五千斤果实，农历五、六月，非常成熟的时候，各方人士都宴饮聚会在荔枝树下，观赏它，随意摘收品尝，即使吃多也不会损伤人，稍微过量，喝些蜂蜜水就缓解了。荔枝从汉代开始记载；最初只在五岭以南生长，后来在四川也生长，所以左思冲（左思、西晋临淄人）的"三都赋"之一"蜀都赋"中说：龙眼从龙眼树的遍枝引拔而出，荔枝从荔枝的侧枝生长而出。唐朝诗人白居易的《图序》论述它很详细。如今福建泉州、福州、漳州、兴化、生长的荔枝非常奇特，宋朝蔡襄的荔枝谱，描述荔枝的利类多达三十余种，果肉十分丰原、果味香甜，果色品莹淡白，不是两广和四川所产的荔枝可以比拟的。福康每年进贡干荔枝、蜜饯荔枝肉，都是天上仙界的珍奇果品。干荔枝必须是好的果实才能做，那些市场上销售的干荔枝，大多用各种颜色的荔枝，加入盐水、乌梅晒干而成，皮的颜色深红，味也稍微酸一些，实在是真品本色。干荔枝可以贮存一年以上，商人贩卖荔枝流通遍布各地，遍及整个中国，甜美的味道仍旧不绝，丰盛的百果，都赶不上荔枝，还有火烧须根后种植的，核山肉多的焦核荔枝，它的核的味道很像"丁香"果肉味道更是香甜味美。有的人说，这种树生长在背着阳光的地方，结果实不完整就枯衰了。还有绿色荔枝，蜡色荔枝，都是奇特的荔枝品种，即使在福建本地也从来难得。四川和五岭以南的荔枝，开始生长稍酸，果肉薄，果核大，不能加工成干荔枝。荔枝花和荔枝根也入药。

陈藏器说：顾微的《广州记》说：荔枝一年四季常青，它的果实大的同鸡蛋，是壳红色，果肉白色，果核黄黑色，如同熟莲子，其中精品果核味如丁香，果肉甜美多汁液，对人体为有益健康。

李时珍说，荔枝是热带生长的果品，它的性质最怕寒冷，容易种植，而且根轻，这种树，经久不衰，有的经过几百年仍旧结收果实。它的果实未成熟时果肉色白，成熟干燥

时果肉色红。无论是烈日暴晒、火焰烘烤、卤水浸渍，炼蜜煎都可以保留很长远。一簇晒干的荔枝果实叫做荔锦。按白居易的《荔枝图序》说：荔枝生长在巴中、三峡等地。树的形状好像圆形的帷帐顶盖，树叶如同冬青树叶。花如橘树科，在春季盛开，果实如牡丹在夏季成熟。果簇如葡萄，果核如枇杷核。果壳如红色的丝织物，果肉外膜如同紫色的薄纱。果肉色白得如冰霜瑞雪。果汁酸甜得如同甜酒乳浆。但它的真实情况超过那些。荔枝被割离树枝后，一天就全颜色改变，两天就会气香变化，三天就会味道变化，四、五天后，颜色、气香、味道就会部失去了。再有蔡襄的《荔枝传》说：两广、四川生长的荔枝，成熟得早，但果肉很薄，味道虽然酸甜，但比不上福建的下等品种。福建只有泉州、福州、漳州、兴化生长，其中福州最多、兴化最奇特，泉州、漳州就差一些。

福州的荔枝树延伸贯穿整个原野，甚至一家栽种近万棵。兴化县的上等荔枝，大的直径一寸多，香气清幽飘远，色紫皮薄，果肉丰厚，果膜色红，果核味如丁香。剥开果膜如同水晶，品尝它如同道分丹药"绛雪"。荔枝味甜，即使千百种树，没有相同的，不是太甜就是太淡，都失于恰到好处。至于有的荔枝果壳厚多尖刺，果肉纹理呈黄色，果核粘附色红难剥，品尝时感觉有渣滓，喀罢口中有涩感，仅仅没有酸味，也自然应当是下等荔枝。荔枝最忌讳麝香，接触它，荔枝花和果实都会落掉。再有洪迈的《夷坚志》说：福建兴化管辖的莆田生长的荔枝名品，都是自然生长而成，即使用它的核人工栽种它，亦会失去它的本来形体，形状各式各样，这就不能用自然生长的常理去要求它的形状了。沈括《梦溪笔谈》说道：荔枝是当地人去掉荔枝大部分须根，用火烧焦，种植而成，其实并不是这样的。

李珣说，荔枝树好似青木香，成熟后，人没有摘采之前，各种害虫不恨接近。人刚刚摘采后，乌雅、蝙蝠等害虫，没有不去伤害它的。所以采摘荔枝的人们，一定要

在中午，大家一同动手摘采，否则一天颜色变，两天味道变，三天色味全变。因此，古诗说，摘下的荔枝的颜色，味道不超过三天色味全变。

附　荔枝实

［气味］　味甘性平无毒。

李珣说：味甘酸，性热，多吃，使人产生虚热症。

李鹏飞说：多吃生荔枝，使人产生发热、心烦、口渴、口干、鼻出血等症状。

苏颂说：多吃不伤人，如果稍微多吃一些，喝一杯蜂蜜饮料就可解除。

李时珍说：荔枝性味纯阳无阴，性热，鲜荔枝食多了，即出一出了龈肿口痛，或牙齿出血病症。病龋及上火的病人尤其应该禁忌。《开宝本草》说：荔枝性平，苏氏说多食没有害处，这都是错误的说法。按照《物类相感志》所说：食荔枝过多则醉人，以荔枝壳浸水饮之即能解醉。这就是所谓食物不消化，就以本物来克化的意思。

［主治］　《开宝本草》说：止渴，能益人的容貌。

李珣说：食荔枝能止烦渴，治头重心躁，胸背劳闷。

孟诜说：荔枝能通神明，益智力，健人胃气。

李时珍说：治瘰疬肿瘤赘肉，赤肿疔肿，发子儿痘疮。

［发明］　朱震亨说：荔枝属阳，主散除人体无形质的滞气，所以消瘤灭赘，患有赤肿病症者多可使用它。如果不明白这个道理，虽然使用也不会有疗效。

［附方］　新方六种。

1. 痘疮不发。闻人规《痘疹论》说：荔枝肉浸酒饮并食下。忌生冷食物。

2. 疔疮恶肿。《普济方》。用荔枝五个或三个，不用双数，以狗粪中米粒淘净研为末，与糯米粥同研成膏，摊纸上贴在患处，留一个孔其毒气。《济气秘诀》说：用荔枝肉、白梅各三个，捣作饼子。贴于疮上，疮根即出。

3. 风牙疼痛。《普济方》：荔枝连壳烧存性，研末，擦牙即疼痛止。

《孙氏集效方》：用大荔枝一个，剔开填盐满壳，煅研，搽搽即愈。

4. 呃逆不止。荔枝七个，连皮核烧存性，为末。白汤调下，立即能止呃。见杨拱《医方摘要》。

附　荔核

［气味］　甘、温、涩，无毒。

［主治］　寇宗奭说：心痛、小肠气痛，以一枚荔枝煨存，性研末，新酒调服。

李时珍说：治癫疝气痛，妇女血气刺痛。

［发明］　李时珍说：荔枝核能入厥阴经，能行散滞气，其肉实有两个结而其核形状类似睾丸，所以常用以治疗癫疝卵肿病症，有取类比像的意义。

［附方］　新方三种。

1. 脾痛不止。《卫生简易方》中说，以荔枝核为末，以醋送服二钱，服用数剂，即愈。

2. 妇人血气，以刺痛为表现主证。《妇人良方》：用荔枝核烧存性半两，香附子炒一两，为末，每次服用两钱，以盐汤或米汤送下，又名蠲痛散。

3. 疝气癞肿。孙氏方中说：用荔枝核（炒黑色），大茴香（炒）等分，研为末。每服一钱，温酒送下。

《皆效方》专环来笑丹：用荔枝核四十九个，陈皮连白九钱，硫磺四钱，为末，盐小打面糊丸如绿豆大。遇痛疼时，空服以酒送下九丸，过许多两服用，一共不超过服三次。其效果如神。也能主治气痛。

4. 阴肾肿胀。荔枝核烧研，酒服二钱。

5. 治阴囊肿大如斗。以荔枝核、青橘皮、尚香各等分，各炒研后，以酒服用二钱，每日三次。

附 荔枝壳

［主治］ 李时珍：痘疮出不爽快，煎汤饮之。又解荔枝热，浸水饮用。

［附方］ 新方一种。

1. 赤白痢。《普济方》：以荔枝壳、橡斗壳、石榴皮（炒）、甘草（炙）各等分。每以半两，水一盏半，煎七分，温服，每日服用二次。

附 荔枝花及根

［主治］ 苏颂说：喉痹肿痛，用水煮汁，细细含咽，取痰止。此方出《崔元亮海上方》。

龙 眼
（见《神农本草经》中品）

［校正］ 自木癌移入此项下。

寇宗奭说：龙眼专门作为果子，以往不见入药。本草经中将其编入木部，是个错误。

［释名］ 龙目（《吴普本草》） 圆眼（俗名） 益智（《神农本草经》） 亚荔枝（《开宝本草》） 荔枝奴 骊珠 燕卵 蜜脾 鲛泪 川弹子（《南方草木状》）

李时珍说：龙眼、龙目，均是由象形而来。

《吴普本草》称之为龙目，又称比目。曹宪《博雅》称之为益智。

陶弘景说：广则有龙眼，不是益智，恐怕是当地人所称的别名。

马志说：甘味归脾，能益人心智，故称为益智，并不是今天所说的益智子。

苏颂说：荔枝才过，龙眼很快就熟，所以南方又将它看成是荔枝奴。又称为木弹。晒干以后可送往远方，北方人将它看作是珍贵的水果，称之为亚荔枝。

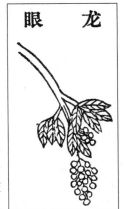

[集解]　《名医别录》说：龙眼生于南海山谷中。一名为益智，其形状大的类似于槟榔。

苏恭说：龙眼树酷似荔枝树，叶子像林檎，花为白色，其结子像槟榔，有鳞甲，大的像雀蛋。

苏颂说：现在闽、广蜀道所出荔枝处到处都有。稽含《南方草木状》中说：龙眼树长似荔枝而枝叶微小，过隆冬而不凋谢。春末夏初时，开细白花。七月时果实熟，壳呈青黄色、纹理像鳞甲一样，形状是圆的，大如弹子，其核像木梡子一样并不坚硬，肉质较荔枝更为薄，颜色白而有浆汁，甘甜如蜜。果实极多，每枝头长二十三颗，其作穗像葡萄形状。汉时南海人常进贡此果，常使百姓深受其害，临武长唐羌为此上书谈到这种情况，和帝为其言辞所感动，下诏命令停止这种行为。

李时珍说：龙眼形状很圆，《名医别录》及苏恭将其比作槟榔，这特别不合适。这种木畏寒冷，白露之后才长始采摘，晒焙令干燥，其成朵干燥的称为龙眼锦。按照范成大《桂海志》所说，有一种山龙眼，出于广东东，颜色青，其肉质像龙眼，夏月果实可以吃，这是不是龙眼中的野生品种呢？

附　龙眼实

[气味]　甘、平，无毒。

苏恭说：甘、酸，温。

李鹏飞说：生龙眼实以开水浸过食用，不动人体脾气。

[主治]　《神农本草经》：五脏邪气，精气正常而厌食。能除蛊毒补气，去除人体多种寄生虫，久服能令人神志刚强而聪明。能轻身不老，通于神明。

李时珍：开胃益脾、补虚长智力。

[发明]　李时珍：食品以荔枝为珍贵食品，而食用时却应以龙眼为良，这大概是荔枝性热而龙眼性和平的缘故。严用和《济生方》中治疗思虑另伤心脾有归脾汤，取的就是甘味能归脾，益人心智的意义。

[附方]　新方一种。

归脾汤。《济生方》：治思虑过度，劳伤心脾，健忘怔忡，虚烦不能眼，自汗、惊悸。可用龙眼肉、酸枣仁（炒）、黄芪（炙）、白术（焙）、伏神各一两，木香、人参各半两，炙甘草二钱半，切成极细粒后，每次服用五钱，姜三片、枣一枚、水二盅，煎一盅，温水服。

附　龙眼核

［主治］　狐臭。

李时珍：用龙眼核六枚，用胡椒十四枚研末，遇汗出时擦干。

龙　荔
（见《本草纲目》）

［释名］　见下。

［集解］　李时珍说：按照范成大《桂海志》记载：龙荔出岭南。状如小荔枝，而肉味如龙眼，其木之身，叶亦似二龙眼荔枝，故名为龙荔。三月开小白花，与荔枝同时成熟，不可生吃，但可蒸吃。

附　龙荔实

［主治］　李时珍说：出《桂海志》甘、热，有小毒。生食使人发癫痫，有时如见鬼物。

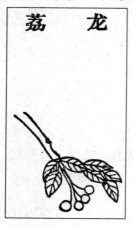

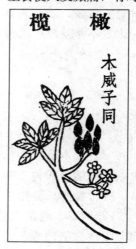

橄　榄
（见宋《开宝本草》）

［释名］　青果（《梅圣俞集》）　忠果（《记事珠》）　谏果（《出农书》）。

李时珍说：橄榄名义尚未详明。此种果物虽然成熟，颜色仍为青色，所以俗名呼为青果。其中也有色黄的不堪使用，为病变的产物。

王祯《农书》说：其味苦涩，久之方才回味出甘甜。王允之做诗，将其比喻为忠言逆耳，世上之乱时乃思念其果，故有人称之为谏果。

[集解] 马志说：橄榄果生出岭南一带。树木似木槵子，树枝高而端直可爱，结子形态如生诃子，无棱瓣，八月九月可以采集。又有一种波斯橄榄，生于邕州。颜色相类似于橄榄，但核作两瓣，蜜渍后可食之。

孟诜说：此树高大数围。果实长约一寸左右，先生长的树叶向下，而后生长的渐渐向上面高层生长。熟时生食味道较酸，蜜渍后极为甜美。

李珣说：按照《南外异物志》记载：闽，广各县及缘海岛屿间均有生长。树高丈高多，叶子酷似榉柳。二月开花，八月成实，状如长枣，两头尖，青色。核亦两头类而有棱，核骨有三个窍孔，窍中有仁，可以食用。

苏颂说：按刘恂《岭表录异》说：橄榄树枝皆高耸，其子至深秋时方熟透，南方人重视此果，生时即咀嚼之，味道虽苦涩，但芳香则胜于鸡舌香之类。有野生的，其子繁藏而树峻不可梯缘，但其刻根下有一方寸左右面积。如果将盐纳于内，则一夜之间，满树果子均自己落下，而树木也无损害。其枝节间有脂膏形状如桃胶，南方人采取其树皮，叶煎汁、熬至黑饧状，称之为揽糖，用于船隙的胶合，则牢如胶漆，着水后则更加干燥。

李时珍说：橄榄树高，将熟时以木钉相之，或纳盐少许于树皮皮内，其实一夜之间自己脱落，这也中事物的精妙之处。橄榄树的果子生食最好。蜜渍、或盐藏均可使其时间保存较长。其木脂状如黑胶，当地土人采取此脂，加工薰热之使之清烈，称为揽香。杂以牛皮胶后，则胶质不佳。又有绿揽、色绿。乌揽，色青黑，肉烂而甘甜。而橄榄肉捶碎后干放，其中必自生霜状物，其霜形如白盐，谓之揽酱。青揽核内仁干较小，而只有乌揽仁最肥大，又有纹理层层叠重如海螵蛸状而味甘美，谓之为揽仁。又有一种方形揽，出自于广西两红峒中，其形似橄榄而有三角或四角，这是波斯的橄榄之类。

附　橄榄实

[气味] 酸、甘、温，无毒。

寇宗奭说：味涩，良久才能悟出甘甜，醉饱之人宜用之解毒。然而其性热燥，多食能使人气上壅。

李时珍说：橄榄盐过之而则不苦涩一同栗子同食更加香美。按照《延寿书》记载：凡食用橄榄一定要去两头，因为其性过热的缘故。过白露节气后摘食，也许可以避免热病的产生。

[主治] 《开宝本草》说：生食、煮饮可以消除酒毒，解除鲵鲐毒（即河豚毒）。

寇宗奭说：生嚼汁咽下，治鱼鲠。

苏颂说：生食，煮汁可以解除一切鱼、鳖之毒。

人大明说：开胃下气，止泻。

李时珍说：生津液，止烦渴，治疗咽喉疼痛。咀嚼咽汁，能解一切鱼、鳖毒。

[发明]　　马志说：鲩鲐鱼，即河豚鱼，人误食其肝及子，必迷闷至死，唯有橄榄及木煮汁才能解毒。其木能作舟楫之剂，拔着鱼都将浮出，所以物有相畏之处，如此才能解毒。

　　李时珍说：按照《名医别录》所说：吴江有一富人，食鳜鱼之后被鲠，横在胸中，不上下不，痛声惊动了邻里，半月来几乎病死。忽遇渔民张九，令其取橄榄食用。当时没有此种果子，便以其核研末，以急流水调服，骨鲠遂下走而愈。张九说：我地父老相传，以橄榄木当作鱼棹篦，无论何鱼触着随即可浮出，所以可以知道鱼是害怕橄榄的。现在的人煮河豚、团鱼，均用橄榄，由此可知橄榄能活一切鱼鳖之毒。

　　[附方]　　新方四种。

　　1. 初生胎毒。《孙氏集验方》：小儿落地时，用橄榄一个烧研，朱砂末五分和匀，嚼生芝麻一口，吐唾沫和药，以绢包如枣核大，安儿口中，待其咂了一个时顷左右后，方可喂乳。此药能泻下肠胃秽毒，令儿少疾，并可使其痘稀少。

　　2. 唇裂生疮。橄榄炒研，以猪脂涂于患处。

　　3. 牙齿风疳。《圣惠方》：脓血有虫。可用橄榄烧研，入麝香香少许，外贴患处。

　　4. 下部疳疮。《乾坤生意》，橄榄烧后存性，研末，调油外敷之。或在加用儿茶等分处用。

附　榄仁

　　[气味]　　甘，平，无毒。

　　[主治]　　《开宝本草》：唇吻（唇角）燥毒，研烂外敷。

附　榄核

　　[气味]　　甘、涩、温，无毒。

　　[主治]　　李时珍说：磨核汁服用，主治各种鱼骨鲠咽喉，以及食鲙肉不化成积等症。又治疗小儿痘疮倒黡黑斑。烧研末后服用，治疗各类下血病症。

　　[附方]　　新方三种。

　　1. 肠风下血。《仁斋直指方》：以橄榄核，灯上烧存性，研末。每服二钱，以陈米汤调下。

　　2. 阴肾癞肿。《乾坤生意》：橄榄烧存性，研末，油敷调于患处。

木　威　子
（见《拾遗本草》）

　　[释名]　　未详。

　　[集解]　　陈藏器说：木威生于岭南山谷中。树高丈余，叶似楝叶。其子像橄榄叶

而更坚，也形似于枣，削去皮后可以可糖子食用。

李时珍说：木威子，为橄榄之类。陈藏器说出自于《顾颉广州记》中，而梁元带《金楼子》说。橄榄树之南侧的枝称为橄榄，东侧的枝称为木威。这只是传闻谬说而已。

附　木威之实

［气味］　酸、辛、无毒。

李时珍说：按照《广州记》记载：苦、涩。

［主治］　陈藏器说：心中恶水之气，水气病。

庵　摩　勒
（见《唐本草》）

［校正］　自木部移入引部

［释名］　余甘子（《唐本草》）　　庵摩落迦果

陈藏器说：梵书名庵勒，又名摩勒落迦果。其未初食苦涩，而食后良久则为甘甜，故称为杂目。

［集解］　苏恭说：庵摩勒生岭南交、广、爱等外（今广东一带）。树叶细而极似合昏。其花色黄。果实似李、票，青黄色，核圆而有棱者以六棱或者七棱，其中的核仁也可入药用。

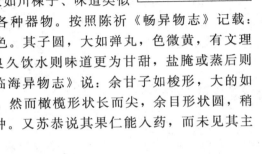

李珣说：生于西国的庵摩勒大小如枳橘子的形状。

苏颂说：余甘子，现在两广（广东、广西诸县）及西川、戎、泸、蛮界山大处皆有生长。木高一二丈，枝条甚为柔软。叶青细密，早上开花而晚间闭合，而其叶微小，春生冬凋。三月份有花生长，着插条即生长，如粟粒状，其色为微黄。随即结实作为莛果，每条三两子，至冬天而成熟，如李子状大小，青白色，连核作五六瓣，干后核裂，当地民俗多作果子食用。

李时珍说：余甘，泉州山中也有此药，状如川楝子、味道类似橄榄。也可以蜜渍、盐藏。其木质可以制作各种器物。按照陈祈《畅异物志》记载：余甘树叶如夜合及槐叶，其枝如柘，其花黄色。其子圆，大如弹丸，色微黄，有文理如定陶瓜，核有五六棱，初入口中觉苦涩，良久饮水则味道更为甘甜，盐腌或蒸后则尤为美味。其说与两苏所说的相符合，而《临海异物志》说：余甘子如梭形，大的如梅子，其核两头尖锐，与橄榄属于一物异名。然而橄榄形状长而尖，余目形状圆，稍有所不同，叶形也各异，大概可知是两种物种。又苏恭说其果仁能入药，而未见其主治何种病症，怎么可以说是与果同功呢！

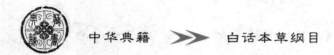

附　庵摩勒实

[气味]　甘、寒，无毒。

李珣说：苦、酸、甘、微寒，涩。

[主治]　风虚热气。

陈藏器说：《唐本草》：补益强气。配合铁粉一斤使用时可以使人皮肤变白，延年不老。取其子压汁，和油涤于头部时，可以生发去风痒，令人发毛漆黑。

李珣说：主丹石服用过多而伤肺气，上气咳嗽。久服能够轻身延年，长生不老。服乳石的人如能常年食用有好处。

寇宗奭说：此药为末，以汤送服，能解金石之毒。

李时珍说：此药能解硫磺毒。此条出自《益部方物图》中。

毗　梨　勒
（《唐本草》）

[校正]　自木部移入此部。

[释名]　三果　李珣说：木似诃梨勒，而其子也相似，但形状稍圆而毗扁似脐，故有此名。毗，即脐。

[集解]　苏恭说：毗梨勒出自西域及南海各国、岭南之交、爱州等地。越南及当地少数民族人称为三果。其树似胡桃，其小也似胡桃，核像诃梨勒。而圆短而无棱，用法也大致相同，当地外族人用此物制成浆，其性大热。

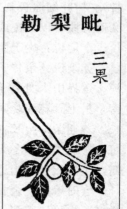

勒 梨 毗

三果

附　毗梨实

[气味]　苦、寒、无毒。

李珣说：味苦带涩，微温无毒。制成果浆性热。

[主治]　《唐本草》：风虚热气、功效击庵摩勒相同。

人大明认为：实能暖肠腹，却一切冷气。作果浆能染人须发，使其变为黑色。烧灰，能止血。

[发明]　李时珍说：毗梨勒古方今已罕用，只有《千金方》中有补肾鹿角丸用三果浆吞服，并说，如无果浆则以酒代之。说果此果也为余甘之类。而其药性稍温涩而已。

[附方]　新收验方一个。

大风发脱。《圣惠方》：以毗梨勒烧灰，频频擦用有效。

没 离 梨
（见《本草拾遗》）

[集解]　陈藏器说：没离梨生于西南各图。其形似毗梨勒，上有少许毛。

附　没离梨实

[气味]　辛、平，无毒。

李珣说：微温。

[主治]　陈藏器说：上气，下食。

李珣说：主食涩肠下气及上气咳嗽。并宜配合使用作为皮肤面部用药。

五 敛 子
（见《本草纲目》）

[释名]　五棱子（《桂海志》）　阳桃

李时珍说：按《嵇含草木状》记载：南方人称棱为敛，故有此名称。

[集解]　李时珍说：五敛子出于岭南及闽中，闽中呼为阳桃。其性状大如拳头，其色青黄润绿，形状十分诡异，如田家碌碡，上有五棱像刻过的一样，形状如用剑脊。皮肉脆软，其味道初尝酸而久尝则甜，其核如票。五月熟后可采，一棵树可采集数面，十月后再次熟。可以蜜渍之，其味道酸而美，当地习惯晒干以充果食。又有三廉子，也是此类植物。

陈祈《畅异物志》说：三廉出熙安各县。南方人称棱为廉，虽名为三廉，有时还有五六棱。食用时汁水很多，味甘而酸，尤其宜与其他果物参合食用。

附　三廉实

[气味]　酸、涩、平，无毒。

[主治]　李时珍说风热，生津止渴。

子敛五

羊（四）桃

五 子 实
（见《本草纲目》）

李时珍说：五子树今潮则等地有生长。按照裴渊《广洲记》中的记载：五子实，其形大如梨而内有五枚核，故称为五子实。

附 五子实实

[气味] 甘、温，无毒。

[主治] 李时珍：《潮州志》说霍乱金疮一类的病症，适宜用此药。

榧 实
（见《名医别录》中品）

[校正] 李时珍说：《名医别录》木部有榧实，又有柎华。《神农本草经》的草鱼虫部有柀子，宋《开宝本草》中将柎子能入于《有各未用》之类。现在根据苏恭的说法合并于如下。

[释名] 柀子（音彼，《神农本草经》）五榧（《日用本草》）五山果

李时珍说：榧也可作柎，其木名为纹木，用其致理斐然而有阐采，故称之为榧。以今江西上烧地区玉山县所采的最为质佳。所以苏东坡有诗文说：彼美玉山果，粲为金盘实。有关柀子的介绍可以详见下面的内容。

吴瑞说：当地只称为赤果，也称为玉榧。

[集解] 《名医别录》说：榧实生于永昌。柀子生于永昌山谷。

陶弘景说：柀子也称为罴子，从来没有人使用过它，古今各位医家也不认识此药。榧实出于东阳各郡县。

苏恭说：柀子应当从其形部木而作柀子，以免误入于虫部。《尔雅》说柀也被称为粘。其叶似杉木，木如柏而质稍微软。其子名为榧子，宜置入于果部。又在其下注榧实说：即虫部的柀子。其树木大需数人连抱，高数仞丈，叶形象杉木，其木质像柏木，其理纹像松木，树干细软，能够做大器使用。

寇宗奭说：榧实大如橄榄，壳色紫褐而干脆，其中的结子有一重黑色粗衣，其仁黄白色，嚼久而渐渐入于甘美。

实 榧
野杉

陈藏器说：棑华即榧子之花。棑与榧相同。榧树其形象杉木，其子像长的槟榔，食用则肥美。《神农本草经》说的柀子即为粗榧。

李时珍说：榧子生于深山中，人称为野杉。按照罗愿的《尔雅翼》中记载：柀似极而与杉又有不同。彼有美好的果实而木质有纹采，其木似桐树而叶似杉木，绝难生长。木有牝牡阴的公母，牡在开花而牝可结果，冬月开黄圆色的花，结实大小像枣。其核长而似橄榄核，有尖的，有不尖的，无棱而壳簿，呈黄白色。其果仁可以生吃，也可以焙干而收。以个小而心实的榧子为最佳，一树所收不下数十斛果实。陶弘景不认识柀子，只有苏恭能辨出是一种植物。

附 榧子
（见《名医别录》）

[气味]　甘、平、涩，无毒。

吴瑞说：性热，同鹅肉食用，则生断节风一类的少肢痉挛病变，又能上壅于人，忌上火气。

李时珍说：按照《物类相感志》说：榧子煮成素羹，味道更为甜美。用猪脂油炒榧子，则榧子的黑能上能下自行脱落。榧子同甘蔗同食，则其渣自然软化。又说：榧子又能反绿豆，同用能杀人。

[主治]　《名医别录》：常食榧子，能治玉痔，去三虫蛊毒病症，杀鬼疰恶毒等感染病症。

陶弘景说：食用它可以治疗寸白虫。

孟诜说：此物能消化谷物，助人体筋骨，行营卫之气，明目轻身，令人能够多食。多食一二升也不致于发病。

寇宗奭说：多食令人滑肠而泄泻，有多种痔疮的病人可以食用。

《生生编》说：治疗咳嗽的浊病症，能助果子阳道兴起。

附 柀 子
（《神农本草经》旧作彼）

[气味]　甘，温，有毒。

[主治]　《神农本草经》：腹中邪气盛，能去除体内各种寄生虫及蛇螫蛊毒类邪毒病症及鬼疰伏尸等传染病症。

[发明]　朱震亨说：榧子，为肺家果。以火炒食之，香酥目美，但多食则容易引火上肺，使大肠受伤。

宁原说：榧子能杀腹中各种大小寄生虫，小儿黄疲而由虫积导致的病症宜食用它。苏东坡诗中说：驱除三彭虫，疗我心腹疾，即是此意。

李时珍说：榧实，柀子治疗相同，当为同一种植物无疑。但《神农本草经》说柀子有毒，似又有不同，这大概也是其所以能够杀灭虫蛊的缘故。汪颖以粗榧为柀子，终究是同一类的药物，相差不是十分遥远。

[附方] 旧方一种，新方为五种。

1. 寸白虫。孟诜说，每日食用榧子七颗，满七日后则寄生虫都化为水。《外台秘要》说：用榧子一百枚，去皮火燃烤，吃之，经夜后寄生及虫疾即消下了。胃气虚弱在可吃五十枚。

2. 好食茶叶。《杨起简便方》：面色发黄长，每日食用榧子七枚，以治愈为度。

3. 令发不落。《圣惠方》：以榧子三个，胡桃三个，侧柏叶一两，捣浸雪水梳头，可使发须永不落而且光润。

4. 卒吐血出。《圣济总录》。先食用蒸饼两至三个，以榧子为末，以白开水服用三钱，每日三次服用。

5. 尸咽痛痒。《圣济总录》：治语言不出。以榧实半两、芜荑一两，杏仁、桂枝各半两，研为末，蜜丸制成弹子大小，含咽于口中。

附 榧华
（出于《名医别录》，春月采之）

陈藏器说：榧华即榧子花。

[气味] 苦。

[主治] 水气，去人体内赤虫等寄生虫，令人颜面色泽好，但不可久服。

海 松 子
（见宋《开宝本草》）

[释名] 新罗松子。

[集解] 马志说：海松子，是形状类似小栗，三角形状。其中的仁肉香美，东部的当地居民食用它作为果子，也可代麻腐而食用它，与中国松子有不同。

萧炳说：五粒松一丛五枚叶者状如钗，道家服食此物以绝谷，其子形如巴豆，新罗即古朝鲜往往进贡这种水果。

苏颂说：五粒松中的五粒应当作五鬣松针，属于读音的差讹。五鬣松针为一丛，或有两鬣、七鬣这几种。松树以年代久的长得更为实繁。中原之地虽然有此树，但均小而不如塞上的质量更佳。

吴瑞说：松子有南松、北松。华明松形状小而其壳薄，有斑极为香味，而新罗的松子则肉质甚为香美。

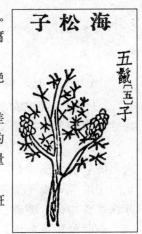

海松子

五鬣〔五〕子

李时珍说：海松子出自于辽东及云南甚树与中国松树相同。只有五叶一丛的，球内结子，大的如巴豆大而有三条棱，而另一头很尖，久收也有油脂。马志称其似小栗，实在是大失其本体。中国松子大如柏子，也可以入药，不能作为果子食用，详细内容见木部松条下。按照段成式《酉阳杂俎》说：我曾种五鬣松二株，根大如碗粗，结实与新罗所产及南诏者更无区别。其中三鬣者，俗名为孔雀松。也有七鬣的。有的人说：三针松树结称为孔雀松。五针松称为松子松。

附　海松子仁

[气味]　甘，小温，无毒。

李珣说：新罗古朝鲜的松子甘美而呈大温，去皮食用则味道更为香味。与云南松子不同（今南松子形似巴豆，其味道则不同）。但与卑占国的偏桃红相似。多食令人发热毒。

李时珍说：按照《医说》说：食胡年肉不可食松子；而《物类相感态》则说，凡是有杂色羊肉入松子则没有毒性。这两种说法不同，为什么呢？

[主治]　《开宝本草》说：骨节风、失眩，去麻木中风之肌体，使人皮肤变白，能散水气，润人体五脏，使人不饥。

《大明本草》说：能逐除风痹寒气及治虚赢少气，补不足、润皮肤，肥人五脏。

李珣说：主诸风、温煦肠胃。久服使人延年不老。

李时珍说：润肺，能治疗燥结咳嗽。

寇宗奭说：功效同柏子仁，能治秘密。

[发明]　李时珍说：服食家用松子皆为海松子。中国松子、肌细而力薄，只可以作为药用。按照《列仙传》说：偓佺素食松实，体毛数寸，走路可赶得上奔马。又犊子少年时曾在黑山食用松子、茯苓、寿命达到数百岁。又说赤松子素食喜好松实、天门冬、石脂，齿落更生，发落复长，无人知晓其所终。此皆是指松子的功效。

[附方]　旧方一种，新方三种。

1. 服松子法。《圣惠方》：七月份取松实（若度过此时则难以收取），去木皮，捣如膏后收取下。每次服用三次。百日后身体轻盈，三百日即可行走五百里，全部显效。绝谷而辟食，久服使人寿赛神仙。渴了即可饮水，也可用炼过松脂同时服用。

2. 肺燥咳嗽。《外台秘要》：苏游风髓汤。用松子仁一两，胡桃仁二两，研膏，和熟蜜半两收集松子。每次服用二钱，食后以开水冲服。

3. 小儿寒嗽。《钱乙小儿方》：壅气咳喘。用松子仁五个，百部（炒），麻黄各三分，杏仁四十个去皮条后，以少许水液略煮三五次至沸点，可化白砂糖如黄子大。每次食后化十丸，则效果良好。

4. 大便秘密。寇宗奭说：松子仁、柏子仁、麻子仁等分，研泥，溶白蜡拌和匀，如梧桐子，梧子仁每次服用五十丸，以黄芪汤冲下。

槟　榔
（《名医别录》中品）

[校正]　　自木部移入此部

[释名]　　宾门（《李当之药录》）　　仁频（音宾）　　洗瘴丹

李时珍说：宾与郎都是贵客的称呼。嵇含的《南方草木状》中说：交广一带人凡是有贵客临门，一定要先献此物以品尝。如果邂逅一时而未设此果，一定会引起相互嫌恨。因此槟榔的含义大概是取于此。雷敩《炮炙论》中说尖者为槟，圆者为榔，这只不过是牵强附会而已。又颜师古在注解《上林赋》时说：仁频即槟榔。

孟诜说：图中呼此物为橄榄子。

[集解]　　《名医别录》说：槟榔生于南海之中。

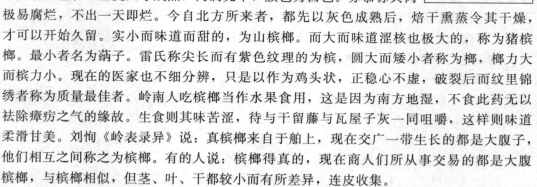

陶弘景说：此物有三四种。有出自于交州（即越南一带者）的形体小而其味甜甘。广州以南所产的形体多而味涩，俗名称为槟榔孙，也可食用。

苏恭说：生于交州、爱州及昆仑国一带。

苏颂说：现在岭外郡县都有槟榔生长，木大如桃榔，而高五至七丈，树干正直无杖，皮似青铜，其枝节类似桂枝。叶多生于木颠，大如盾头，又似芭蕉叶。其果实作为子房，从叶中出，旁有刺像棘针，重叠于其下。一个子房中结有数百个实，如鸡子形状，皆有皮壳。其果实春天生长，至夏天才成熟，肉满壳中，颜色为白色。苏恭称其肉极易腐烂，不出一天即烂。今自北方所来者，都先以灰色成熟后，焙干熏蒸令其干燥，才可以开始久留。实小而味道而甜的，为山槟榔。而大而味道涩核也极大的，称为猪槟榔。最小者名为蒳子。雷氏称尖长而有紫色纹理的为槟，圆大而矮小者称为榔，榔力大而槟力小。现在的医家也不细分辨，只是以作为鸡头状，正稳心不虚，破裂后而纹里锦绣者称为质量最佳者。岭南人吃槟榔当作水果食用，这是因为南方地湿，不食此药无以祛除瘴疠之气的缘故。生食则其味苦涩，待与干留藤与瓦屋子灰一同咀嚼，这样则味道柔滑甘美。刘恂《岭表录异》说：真槟榔来自于舶上，现在交广一带生长的都是大腹子，他们相互之间称之为槟榔。有的人说：槟榔得真的，现在商人们所从事交易的都是大腹槟榔，与槟榔相似，但茎、叶、干都较小而有所差异，连皮收集。

李时珍说：槟榔树初生时像笋竿一样积硬，引是直上。茎干颇似桃榔、椰子而中有枝节，旁无横枝，条苗均从树茎中心而生。端顶有像甘蕉一样的叶子，其条其叶参差开破，随风吹来羽扇扫天的形状。三月叶中常肿起一子房，因其自己拆裂，出穗条一共数百颗，大如桃李，又生刺重重，累于树果之下，以护卫其是实。五月成熟后，可剥去其皮，煮其肉而干燥它。其皮都由筋丝泡成，与大腹皮相同。按照汉代喻益期和韩康伯筹人注解所说：桃榔，其子既不同往常，其木质而特有差异。丈者三人合围，高者九丈。叶聚于树端，层构子其叶之下。其花秀于房中，而其子结于房外。其擢出的穗条形似禾，其缀之实像谷，其皮层似梧桐而厚实，春了似竹而较之更粗。其中内空而外部刚劲。其弯曲时如彩虹伏卧，其伸直时如缒绳端直。其根部不大，其顶叶不小，上部不倾斜，下部歪曲，调直而挺，亭亭玉立，千百棵树枝均统而如一。步入于槟榔林中寥朗稀稀，庇其阴影则萧萧条条，尽可以使人长吟远想。但槟榔性不耐霜，不得在北方栽植。必得在海南一带绵绵生长数万里，一望无际。又《竺法真罗山》疏中说：山槟榔一名为葫子，生于日南，树似样式桐而较枅桐更小，与槟榔形状相同。一丛之中有树数十干，一干枝中约有十余个子房，而每个小房中有果子数百个。其子长约寸余，五月采集，味近苦甘。观此内容则可知槟榔即为葫子，猪槟榔即为大腹子。苏颂以味道甘甜为山槟榔，以味涩者为猪核榔，似乎欠于分明。

附　槟梯子

[修治]　雷敩说：头圆矮而扁脐长称为榔，而形尖柴而有纹者称为槟榔。槟力少而榔力大。凡使用白槟的应采用存坐稳当，心坚而有锦纹的为好。半白半黑及其中心虚的不能入作药用。以刀刮去底，细细切之勿经火烤，恐无药力。若熟用，还不如不用。

李时珍说：近来使用的药物中也有以火力煨或焙槟榔子的然而初生的白槟榔须在本境内方可收得。若是其他地方的槟榔必经煮熏方可使用，如此怎能使用到生槟榔呢？又槟榔要生食的话，一宁要以扶留腾、古贲灰（即牡蛎灰）相互配合后置嘴里嚼用，吐去红水一口，方觉得滑美而不涩，下气消食这三种东西特性相距都很大，是完全不同的，但相互配合到了现在这个地步，也确实是令人奇怪的俗话说：槟榔的价值是因为有扶留腾的配合才得于存在的，就是这个意思。右贲灰就是牡蛎灰。贲者是蚌守之误。凡屋子灰也可使用

[气味]　苦、辛、温、涩，无毒。

甄权说：味甘，大寒。

人大明说：味涩。

陶弘景说：交州产的（即越南一带）味道甘美，而广州产的味道干涩。

李珣说：白色的味甜，赤色的味苦。

张元素说：味辛而苦，为纯阳之品，无毒。

孟诜说：多食也多发热。

[主治]　《名医别录》说：消谷逐水，辟除痰积，杀灭各种寄生虫及传染病，治疗寸白虫病。

苏恭说：治腹胀，生捣末服，利水通便。敷疮、生肌肉止痛。烧灰，敷于口唇治疗白疮。

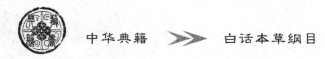

甄权说：宜利五脏六腑壅滞、破胸中气，攻下水肿，治疗心痛积聚病症。

人大明说：除一切风症，下一切气病，通利关切，利九窍，补五劳七伤，健脾调中，除烦热，破癥结。

李时珍说：治疗泻痢后重病症，心腹的各种疼痛病症，大小便气秘，痰气湍急，治疗各种疟疾，抵御瘴疠之气。

王好古说：治疗冲脉为病及气逆里急病症。

［发明］　张元素说：槟榔味厚气轻，其气治而降，属阴中之阳。苦味可用以破积滞，辛味可用以散邪气，能泻胸中至高之气，使气下行。其性如铁石一般沉重，能坠诸至于下极之处，所以治疗各种气病及后重之病其效如神。

李时珍说：按照罗大经《鹤林玉露》记载，岭南一带人以槟榔代替茶饮以抵御瘴瘴之气，其功效有四个方面：一能使人兴奋如醉，一般人食槟榔之后，身体常被其热性所熏而出现两颊红赤，好像饮酒一样，这就是苏东坡所说的"红潮登颊醉槟榔"。二能使醉着的人醒酒，这是由于酒后嚼食槟榔能够宽中下痰，醉劲很快就能消除，朱晦庵所说的"槟榔收得为祛痰"就是这个意思。三能使饥饿的人很快食饱，四能使饱人变得饥饿。这是由于空腹食槟榔时，则能使腹中充满气体，好像吃饱了一样。吃饱之后食用槟榔，则能使饮食很快地消失，而且槟榔赋性属于疏通而不泄气的药物，槟榔禀味严正而又有余甘之味，有这种性味索性故有其功效之奇。又根据吴兴章《杰瘴》说：岭表一带的习惯，是多食槟榔，每日十数枚。瘴疠疾病的发作，大多都由于饮食过度，气机痞结所导致，而槟榔一药最能下气消食去痰，所以人们往往因为图眼利益而不顾远患。岭南地势炎热，四时均易出汗，人多黄瘦，食之则脏器之气疏泄，一旦患瘴疠之气，又不能发散和下，这哪时仅仅是由气候所导致的呢？槟榔不也是导致灾祸的原因之一吗？如此危险，大概人们没有想到吧？又东阳卢和说：福建闽广之人常常服用槟榔，说此药能够祛除瘴气。有瘴气流行时服用槟榔当然可以，但无瘴气时服用此药，难道不是损伤正气而开门辑寇吗？南方人喜欢食用此果子，所以在这里收集各科学说以备参考，以预见其功过。又朱晦庵《槟榔诗》说：忆昔南游日，初尝（槟榔）面发红。药囊知有用，茶碗谁与同？敬碗（意指以槟榔当茶喝），（解除）蠋疾收殊效，修真录异功。三彭如不避，糜烂七非中。诗中也谈到了槟榔治疗疾病杀虫灭毒的功能，而不满足其代茶饮作的习俗。

［附方］　旧有十一条验方，新方有十五条。

1. 痰涎为害。《御药院方》；槟榔为末，白开水每次送服一钱。

2. 呕吐痰小。《千多方》白槟榔一颗煨热，皮二钱半炙，为末。水一盏，煎半盏，温服。

3. 伤寒虚满。《宣明方》：槟榔四两，橘皮一两，为末。每服一钱药物煎汤下。

4. 伤寒结胸。庞安时《伤寒论方》：已经汗、下后的结胸病症，槟榔二两，酒二盏，煎一盏，分两次服用。

5. 蛔厥腹痛。其方如上。

6. 心脾作痛。《直指方》：鸡心槟榔、高良姜各一钱半，陈半百粒，同以水煎服，服用。

7. 膀胱诸气。《海药本草》：槟榔二枚，一生一熟，为末。酒煎服用，效果良好。此为太医秦鸣鹤方。

8. 本脏气痛。《斗门方》：鸡心槟榔，以小便磨末半个服用。或用热酒调末一钱服用。

9. 腰重作痛。《牛门方》：槟榔为末，酒服一钱。

10. 脚气壅痛。《梅师脚气论》：以沙牛尿一盏，磨槟榔一枚，空腹暖水服用。

11. 脚气冲心。《广利方》：闷乱不识人。用白槟榔十二方，为末，分两次服用，空腹暖服小便五合调下，每日二服。或可加入姜汁，温酒同服。

12. 脚气胀满。《外台秘要》：非冷非热，或老人、弱人患脚气胀满。用槟榔仁为末，以槟榔壳煎汁或茶饮，苏叶汤或豉汁可调服二钱，甚有效。

13. 干霍乱病。《圣济总录》：治心腹胀痛，不吐不利，烦闷欲死。用槟榔末五钱，童子小便半盏，水半盏也可。

14. 大小便秘。《圣济总录》：以槟榔为末，蜜汤调服二钱，或以童子小便，葱白同煎，服之也有良效。

15. 大肠湿秘《普济方》：肠胃有湿，大便秘塞大槟榔一枚，麦门冬煎汤磨汁温服。或以蜜汤调末二钱服用。

16. 小便淋痛。《小便良方》：以面煨槟榔，赤芍经各半两，为末。每次服用三钱，入灯芯草，以水煎，空腹服用，每日服用两次。

17. 血淋作痛。槟榔一枚，以麦门冬煎汤、细磨浓汁一盏，加热一镒服用。空腹每日二次。

18. 虫痔里急。《千金方》：槟榔为末，每日空腹以白开水调服二钱。

19. 寸白虫病。《千金方》：槟榔十四枚，为末，先以水二升半，煮槟榔皮，取一升，空腹调末二克左右服用，经一日而寸白虫均出。若未出尽再服用此剂，以虫尽出为度。

20. 诸虫在脏。《简要济众》：久不痊愈的病人，以槟榔半两炮制，为末。每次服用一钱至二钱，以空腹用葱、蜜煎汤调服。

21. 丹从脐起。《本事方》：槟榔末，以醋调便用。

22. 小儿头疮。《圣惠方》：水磨槟榔，晒取粉，和生油涂上患处。

23. 口吻生疮。《圣惠方》：槟榔烧研，入轻粉末，外敷效果良。

24. 聤耳出脓：《鲍氏方》：槟榔末吹入耳中。

大 腹 子
（见宋《开宝本草》）

［校正］　自木部移入此。

［释名］　大腹槟榔，见《图经本草》。猪槟榔。

李时珍说：大腹是以其形态而命名，用来和鸡心槟榔相区别。

［集解］　马志说：大腹生于南海诸国，形状与槟榔相似，只是茎、叶、根、干稍有不同。

陶弘景说，向阳生长者为槟榔，向阴生长者为大腹。

李时珍说，大腹子生长于岭表、滇南，即槟榔中一种腹大形扁而味涩的，不像槟榔尖长味好，所说的猪槟榔就是这种。大概是因为土产的不同，叫人不好分别。陶氏分阴阳的说法也是测的，根据刘恂《岭表录异》所说：交广地区生长者，不是舶上槟榔，都是大腹子，彼中地区却都称之为槟榔。自嫩至老，都可以采集其果实啖尝。与扶留藤、瓦屋灰同食，可以祛瘴疬。采收时取皮入药，皮外呈黑色，皮内皆筋丝如椰子皮，另外《云南记》记载，大腹槟榔每枝有两三百颗之多，青时剖开，用一片萎叶及蛤粉卷到一起食用，可以减少涩味。从这两种说法来看，大腹子与槟榔可以通用，但其药力较槟榔稍差些。

附　大腹子

［气味］　辛，涩，温，无毒。

［主治］　李时珍说：与槟榔功效相同。

附　大腹皮

［修治］　孙思邈说：鸩鸟多栖集在槟榔树上，所以用槟榔皮的时候，应该先用酒洗而后用大豆汁再洗过，晒干并用灰火烧煨切用。

［气味］　辛，微温，无毒。

［主治］　《开宝本草》记载：治疗冷热气功心腹，大肠壅毒，痰膈醋心。如果与姜、盐同煎，与理气药一同使用效果较好。

《大明本草》记载，能下一切气，止霍乱通大小肠，健胃调中。

李时珍说，降逆气，消肌肤中水气浮肿，脚气壅逆，瘴疟痞满，胎气恶阻胀闷。

［附方］　附新方两首。

1. 漏疮恶秽。出自《仁斋直指方论》：用大腹皮煎汤，洗涤患处。

2. 乌癞风疮。出自《圣济总录》：用生或干的大腹子，连全皮切勿剥开，用酒一升浸泡，慢火熬干成为粉末状，用腊猪脂和敷。

椰　子
（见宋《开宝本草》）

［校正］　自木部移入此。

[释名] 《本草纲目》称为越王头　胥余

李时珍说：按照嵇含《南方草木状》所载，相传要邑王和越王有仇，叫刺客趁越王醉酒的时候，取下首级，悬挂在树上，遂化作椰子，其上好像长有两只眼，所以俗称作越王头而且其汁像酒。这种传说虽然不是实事，越王头却因此而得名南方人称他们的君长作爷，那么椰的名字与爷发音相同。相如《上林赋》叫作胥余，或叫作胥耶。

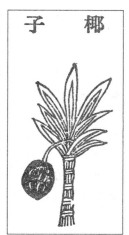

[集解] 马志说，椰子生产于安南一带，其树像棕榈，果实中有浆液，喝下去会让人醉倒。

苏颂说：岭南州郡都有椰子生长。郭义恭的《广志》记载，树干像想桃椰而没有枝条，高有数丈，叶子在树枝的末端像一束蒲叶。果实大如瓠子，垂挂在枝叶之间，好像挂着什么东西。果实的外面包有粗皮，好像粽子包。皮里面有坚硬的壳子，圆而略长。壳内有一种像猪皮似的东西，色白、厚约半寸，味道好像胡排。再里面就是果汁，像乳汁一样，喝下去清凉可口、澈入心肺。外壳可以作为容器，其肉可以用糖煎煮之后寄送远方。

李珣说：刘欣期《交州记》说：椰树状如海棕模样，果实如碗一样大小，外有粗皮，像大腹子、豆蔻之类。其内有浆汁像酒，但不会喝醉。生于云南的也是上品。

寇宗奭说：打开椰子，有白色像乳汁一样的浆汁，又像酒一样极香，别有一种味道。中有白瓤，形圆如栝楼，上面长有细垅，也呈白色，其纹好像妇女的裙褶，味道也像果汁一样临近外壳的一层白肉，可以用糖水煎熬制成果子，它的壳子可以作成盛酒的东西，如果酒中有毒，则酒会起沫或壳子破裂。现在的人用漆漆涂在里面，就失去了这种作用。

李时珍说：椰子是果实中个大的，其树栽种的时候。把盐埋于根下则容易生长，树长到如人头粗的时候才结果实，大的要三、四个人围抱。高有五六丈，树木像桃椰、槟榔一类的植物，通身没有树枝。叶子在树顶，长有四五尺，高耸入天，形状像棕榈，又像凤尾。二月份开花成穗，长出叶子中间，长有二十尺，头有五斗容器。上连果实，一穗上有数枚，小的像栝楼，大的像寒瓜，长有七八寸，直径四五寸，悬挂于树端。六七月份成熟，有粗皮包裹皮内有核，形圆色黑质润，非常坚硬，厚二三分。壳内有白色肉瓤像是凝雪的样子，味道甘美好像牛奶。瓤肉空的地方，有果浆数合，清美如酒一样好喝。时间长了就变得混浊不清了。把外壳磨光，有斑纹状的点纹，横着打开可以作为壶用。纵着打开可以作为瓢来用。另外唐史记载番人用椰花造酒，饮用后也可以醉人。类书有青田核、树头酒、严树酒，都是椰酒、椰花之类的东西，附录于下：

附　青田核

崔豹《古今注》记载，乌孙国有青田核，形状似核桃，不知是什么树上长的。核大有数斗大小，剖开用它盛水，则变成酒味，非常醇美。喝干后随即注水，马上又成酒味。但是不能盛水时间太长，太长则味道苦涩，叫帮青田酒，汉末蜀王刘平旦曾经得到过。

附 树头酒

《一统志》记载，缅甸在滇南，有一种树像棕榈，高五六丈，结的果实像是椰子，土人用罐盛麦子悬在果实下，划开果实，果汁流入罐中而成美酒，名字叫做树头酒。或者不用麦子，只取果汁煎熬成白糖。这种树叫做贝树，缅甸人用其叶子写书。

附 严树酒

《一统志》记载：琼州有严树，捣烂其树皮和叶子，浸在清水里面，用粳酿或石榴花叶与之混合，数天之后可以变成酒，可以醉人。另外《梁书》记载，顿逊国有酒树，像安石榴树，取其花汁贮存在杯子中，几天可以成酒。

附 椰子瓤

[气味] 甘、平，无毒。

[主治] 《开宝本草》载可以益气。

汪颖说：治风。

李时珍引《异物志》说：食之不饥，令人面泽。

附 椰子浆

[气味] 甘、温、无毒。

李珣说，吃多了会发冷而且伤气。

李时珍说，其性偏热，所以饮用的人多昏沉如同喝醉了一样。《异物志》说，吃其肉能解饥，喝它的浆汁却让人口渴。

[主治] 《开宝本草》载：止消渴；涂头益发令黑。

李珣说：治吐血水肿，祛风热。

[发明] 朱震亨说，椰子生海南极热之地土人靠它解夏天口渴，天然赞赏物，各因其材而成。

附 椰子皮

[修治] 苏颂说，不必拘于时月采集其根皮，可以入药灸用。一种说法认为，其椰实之皮亦可应用。

[气味] 甘，平，无毒。

[主治] 《开宝本草》记载具有止血，疗鼻衄，吐逆霍乱，煮汁饮之。

李时珍引《龚氏方》说：治疗卒然心痛，烧存性，研细末，用新取的水服一钱，非常灵验。

附 椰壳

[主治] 李时珍说能治疗杨梅疮筋骨痛。烧存性，临时炒热，用热酒泡服二三钱，暖覆取汗，即可止痛，非常灵验。

无 漏 子
（见《本草拾遗》）

[释名] 《开宝本草》称作千年枣 《一统志》称作万年枣 《草木状》称作海枣 《本草拾遗》记载称为波斯枣 《岭表录异》称作番枣 《辍耕录》称作金果 《岭表录异》称作木名海棕 凤尾蕉。

李时珍说，无漏的名字义意不详，千年、万岁是讲其树性耐久，海、波斯、番的意思是讲种子来自国外，金果是指贵重之意，棕、蕉是因为它们的叶子相象。

[集解] 陈藏器说：无漏子就是波斯枣，生于波斯国，形状像枣。

李珣说，树像栗木，果实如橡子，有三角。

苏颂说，根据刘恂《表录异》所载，广州有一种波斯枣，树干上没有旁枝，有三四丈高，到顶上时向四方生出十八枝权，叶子像棕榈，那里的土人称作海棕木，三五年一结子，每朵约有二三十颗，类似北方的青枣，个比较小。商人也有带本国的来到中国，颜色像是砂糖，皮肉软而烂，味道非常甜，像是北方的天蒸枣但是果核完全不一样，两头不尖，双卷而圆，像是小块紫矿，种植不能生长，大概是蒸熟的缘故。

李时珍说，千年枣虽然有枣的名称，都是另外一种东西。南番诸国都有生产，也就是杜甫所赋的海棕。根据段成式《酉阳杂俎》记载波斯枣生于波斯国，那里的人呼为窟莽。树长三四丈，粗五六尺叶子像土藤一样，不凋谢二月开花，形状像蕉花，子长二寸，黄白色，形状像棟子，有核六七月份成熟则变成紫黑色，样子像干枣，吃起来味道甘甜，另外陶九成《辍耕录》记载，四川成都有六颗金果树，相传是汉朝时候的树，高有五六十丈，周长三四寻，树干挺直如同箭矢，没有枝权，树顶上有像棕榈一样的叶子，树皮像龙鳞，树叶像凤尾，果实像枣而较大，每年仲冬有专人收采用于祭祀，叫医者用刀剥去青皮，用石灰汤浸泡后，放入冷的熟蜜中浸泡，更换四次，用瓶子装封进献。不用此法，就会生涩难吃。番人称之为苦鲁麻枣，也叫做凤尾蕉和万岁枣。泉州有万年枣就是此物，又查考《含草木状》称海枣大如杯碗巴旦杏也叫忽鹿麻，是另外一种东西。

附　无漏子实

[气味]　甘、温，无毒。

[主治]　陈藏器说，具有补中益气，除痰嗽，补虚损，美容颜，令人肥健的功能。

李珣说：具有消食止咳，治虚赢、调情志久损不伤身。

桃榔子
（见宋《开宝本草》）

[校正]　自木部移入此。

[释名]　木名姑榔木（见《临海异物志》）　面木（见《伽蓝记》）　董棕（见杨慎《卮言》）　铁木

李时珍说：这种树木像槟榔一样并且光利，所以叫作桃榔。姑榔，是因读音误写的。而是其粉，铁是说这坚硬。

[集解]　苏颂说：桃榔木，岭南二广的州郡都有，人们也在庭院里种植。它的木材像并榈而坚硬，砍开里面取粉末，大的有几石，吃后感到不饥饿。它的皮特别柔软，坚韧可作为汲水用的绳子。它的子结成穗长在木端，下拘泥月份采摘它。按照刘恂《岭表录异》说：桃榔木枝叶繁藏，与槟榔稍不同。然而叶子下面有粗马尾一样的须子，广人采摘它用来织巾子；用咸水浸泡，就变粗胀而柔韧，那里的人用来绑海船，不用钉线。木材筒质像竹子，紫黑色，有纹理而且坚硬，工人创开，用来制作棋盘。它的树皮中有面一样的碎屑，可当作饼食。

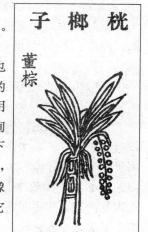

陈藏器说：按照《临海异物志》说：姑榔木生在羿呵山谷中，外皮长有棕榈一样的毛奄且散乱排列。它的木质像铁一样刚利，可以当作钐锄，用石磨就更锋利，只是碰到焦根容易损坏，事物之间的相互制约就是这个样子。皮里面有面粉，像稻米粉和面粉，可以做成饼食用，叫做桃榔面。那个地方缺少谷物，故常用牛酪伴食。

李时珍说：桃榔，在两广、交趾、四川都有生长。根据郭义恭《广志》说：树干粗大要四、五人才能围抱，高五、六丈，树干拱直没有旁枝。树尖长有数十片叶子，像棕叶。它的木理坚硬，砍进数寸，得到赤黄色的粉末，可以食用。另外，根据顾玠《海槎录》记载：桃榔树干笔直如杉树，又像棕榈、椰子、槟榔、波斯枣 古散等各种树，只是稍有差别而矣。树干有节好像大竹子。树梢支出几枝，开花成穗，呈绿色。果实像青珠，每条太百颗，一棵树上将近几百条，像伞一样悬挂，特别可爱。木质最重，颜色像花梨而纹理很多，番船用来代作铁枪，非常锋利。古散也是树的名字，可作拐杖，又叫虎散。

附 桄榔子之子

[气味]　甘，平，无毒。

[主治]　《开宝本草》记载：破宿血。

附 桄榔子之面

[气味]　甘，平，无毒。

[主治]　李珣说：作饼炙食腴美，令人不饥，补益虚羸损乏，腰脚无力。久服轻身辟谷。

莎 木 面
（莎音梭。见《海药本草》）

[校正]　自森中移入此。

[释名]　欀木（音襄）

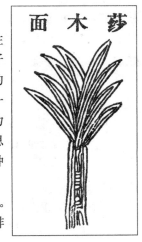

李时珍说：莎字韵书中没有记载，只有孙恒《唐韵》莎字注说：树似桄榔。那么莎字应当是莎衣之莎。它的叶子散乱的样子像莎衣的形状，所以叫作莎。张勃《吴录·发理志》说，交趾的欀木，皮里面有像米屑样的白粉，晒干后捣末，用水淋过像面一样，可以当作饼吃，就是这种东西。后以误把欀当作莎，是因为读音相近。杨慎《厄言》就说欀木就是桄榔，错了。按照左思《吴都赋》说：面有桄榔。又说：文、欀、桢、橿。既然是一种东西，不应当有两种用途啊。

[集解]　李珣说：按照《蜀记》说：莎木生于南中八群。树高十多丈，宽四、五围。峰头长叶，两边如飞鸟的翅膀一样排列。此骨有白面一石多，捣面重申过作成饼，或者磨面当饭吃，那里的人叫做莎面，轻滑美好，胜过桄榔面。

陈藏器说：莎木生在岭南山谷中。大的木皮中出几斛的面，黄白色。

李时珍说：按照刘欣的《期交州记》说：都勾树好像棕榈，木里出碎屑像桄榔面，可以当作饼饵。恐怕这就是莎木。

附 莎木面的莎面

[气味]　甘，平，温，无毒。

[主治]　李说：补益虚冷，消食。

陈藏器说：温补。久食不饥，长生。

波 罗 蜜
（见《本草纲目》）

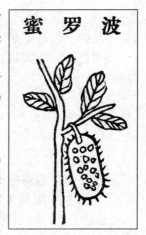

[释名]　曩伽结。

李时珍说：波罗蜜是梵语。因为这种果味道甜，所以借以命名。安南人叫曩伽结，波斯人叫婆那娑，拂林人叫阿萨弹，都是一种东西。

[集解]　李时珍说：波罗蜜生于交趾、南邦各国，现在岭南、滇南也有。树高五六丈，树像冬青树而加倍的黑润。叶子特别光亮洁净，冬夏不凋谢。树长到斗大才结果，不开花就结果，果实长在枝叶间，多的有十多枚，少的有五六枚，大小像冬瓜，外面有厚上包裹，像栗子球，上面有多节的软刺。五、六月变熟的时候，每颗重五、六斤，剥去外面的皮壳，里面的果肉层层叠叠像橘囊，吃起来味道像蜜一样特别甜美，香气满室。一个果实里面共有几百个核，核大小如刺一般。里面的核仁像栗黄，或煮或炒，吃起来特别好。果品中大的，只有这种和椰子而已。

附　波罗蜜瓤

[气味]　甘、香、微酸，平，无毒。

[主治]　李时珍说：止渴解烦，醒酒益气，令人悦泽。

附　波罗蜜的核中仁

[气味]　同瓤。

[主治]　李时珍说：补中益气，令人不饥轻健。

无 花 果
（见《食物本草》）

[释名]　映日果（见《便民图纂》）优昙钵（见《广州志》）阿驵（音楚）

李时珍说：无花果共有几种，这里是指映日果。就是广中所说的优昙钵，及波斯所说的阿驵。

[集解]　李时珍说：无花果出于扬州及云南，现在吴、楚、闽、越的人家，也有的折树枝插种而成。枝丫好像枇杷树，三月份长叶像花构的叶子。五月内不开花而结

果，果实出于树枝之间，形状像木馒头，它里面虚软。采摘来用盐浸泡，压结实让它变扁，白天充当食品。熟就变紫色，软烂味甜像子柿子但没有核。按照《方舆志》说：广西的优昙钵不开花而结果，形状像枇杷。另外段成式《酉阳杂俎》说：阿驵出于小波斯，拂林人叫作底珍树。长有一丈多，树叶繁茂，叶子有五丫像蓖麻，不开花而结果，颜色红像橡柿，一月就熟，味道也像柿子。两本书说的都是这种果子。又有文光果、天仙果、古度子，都是不开花的果实，一起附在后面：

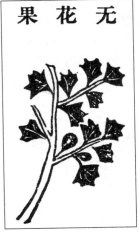

无 花 果

附 文光果

出景州。形状像无花果，果肉味道像栗子，五月成熟。

附 天仙果

出于四川。树高八、九尺，叶子像荔枝但小些，不开花而结果，子像樱桃，累累缀于树枝间，六七月熟，味道特别甜。宋祈《方物赞》说：有子孙枝，不开花经而结果。采摘它，味道和蜂蜜一样。

附 古度子

出于交广各州。树叶像栗，不开花而结果，枝叶间结果，大小如石榴及植子而颜色红，味酸，包粽子煮着吃。如果几天不煮，就变成飞蚁，穿皮飞走了。

附 无花果实

[气味] 甘，平，无毒。
[主治] 汪颖说：开胃，治泻痢。
李时珍说：治五痔，咽喉痛。

附 无花果叶

[气味] 甘、微辛，平，有小毒。
[主治] 朱震亨说：五痔肿痛，煎汤频熏洗之，取效。

阿 勒 勃
（见《本草拾遗》）

[校正] 自木部移入此。
[释名] 婆罗门皂荚（见《本草拾遗》）波斯皂荚。
李时珍说：婆罗门是西域的国名，波斯是西南的国名。

[集解] 陈藏器说：阿勒勃生于拂林国。形状好像皂荚一样，圆而长，味道甘美好吃。

李时珍说：这就是波斯皂荚。按照段成式《酉阳杂俎》说，波斯皂荚，别人叫作忽野檐，佛林人叫作阿梨去伐。树高三四丈，围四五尺，叶子好像枸橼而短小，历经寒冬而不凋谢。不开花就结果，荚长二尺，中间有隔。隔里各有一颗子，如指头般大，红色，特别坚硬，中间像墨一样黑，味道像饴糖般甜美，可以吃，也可以入药。

附 阿勒勃子

[气味] 甘，大寒，无毒。

[主治] 陈藏器说：治疗心膈间热风，心黄，骨蒸寒热，杀三虫。

李珣说：炙黄入药，治热病，下痰，通经络，治疗小儿疳气。

附 罗望子

李时珍说：按照《桂海志》说：出于广西。壳长数寸，像肥皂及刀豆一样，颜色正红，里面有二、三个子，煨熟吃味道甘美。

沙 棠 果
（见《本草纲目》）

[集解] 李时珍说：按照《吕氏春秋》的说法说：果品中味道鲜美的是沙棠的果实。现在在岭外的宁乡、泷水、罗浮山中都有。树木的形状像棠，黄花赤实，味道像李子但没有核。

附 沙果果实

[气味] 甘，平，无毒。

[主治] 李时珍经《山海经》说：食之，治疗水病。

棎 子
（棎音蟾。见《本草拾遗》）

[集解] 陈藏器说：棎子形状像梨，生于江南，就是左思《吴都赋》中的"棎、留御霜"。

李时珍说：棎、留是二种果的名字。按照薛莹《荆阳以南异物志》的说法说：棎子树，南越、丹阳各郡的山中都有。它的果实好像梨，冬天熟，味道酸。刘子树生长在交广、武平、兴古各郡的山中。三月开花，结的果实像梨，七八月熟，颜色黄，味道甜、酸，而果核特别坚硬。

附　探子实

[气味]　甘，涩，平，无毒。

[主治]　陈藏器说：生食之，止水痢。熟和蜜食之，去嗽。

麂　目
（见《本草拾遗》）

[校正]　自木部移入此。

[释名]　鬼目

陈藏器说：这出于岭南，形状像麂目，所以这样命名。陶弘景注豆蔻引用麂目小冷，就是这个意思。后人误作鬼目。

[集解]　李时珍说：鬼目有草木三种：这是木生的，草生的鬼目另见于草部白英条下，又有差别。蹄菜也叫鬼目，实物不同名称一样。按照刘欣《斯交州记》说：鬼目出交趾、九真、武平、兴古各处。树体高大好像棠梨，叶子像楮而树皮白色，二月开花，仍就连着子，大的像木瓜，小的像梅李，而稍偏斜，不很周正。七八月熟，颜色黄，味道酸，用蜜浸后很好吃。

[气味]　酸、甘、小冷，无毒。陈藏器说：多食，发冷痰。

都　桷　子
（见《本草拾遗》）

[释名]　构子

李时珍说：桷音角。《太平御览》作桷子（音同上声），大概是传写之讹吧。亦与楮构之构，名同实异。陈祈畅《异物志》说：构子之树，枝叶四布。名同种异，实味甜酢。果而无核，里面如素，解酒止醒，更为遗赂。

[集解]　李珣说：按徐表《南州记》说：都桷子生广南山谷。树高丈余，二月开花，连着实，大如鸡卵，七月熟。

李时珍说：按魏王《花木志》说：都桷树出九真、交趾，野生。二三月开花，赤色。子似木瓜，八九月熟，当地居民取来食之，味酸，以盐、酸沤食，或蜜藏皆可。另一种说法是状如青海。

附　都桷籽实

[气味]　酸，涩，平，无毒。

[主治]　陈藏器：久食，益气止泄。

李珣说：安神温肠，治痔。久服无损害。

李时珍：解酒，止烦渴。

都　念　子
（见《本草拾遗》）

[释名]　倒捻子

[集解]　陈藏器说：杜宝《拾遗录》说：都念子生岭南。隋炀帝时进百株，植于西苑。树高一丈有余，叶如白杨，枝丫长细。花心金色，花赤如蜀葵而子。子如小枣，蜜渍食之，甘美益人。

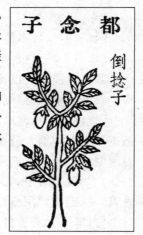

李时珍说：按刘恂《岭表录异》说：倒捻子窠丛不大，叶如苦季。花似蜀葵，小而深紫，南中妇女多用染色。子如软柿，外紫内赤，无核，头上有四叶如柿蒂。食之必捻其蒂，故谓之倒捻子，以讹传讹而为都念子。味甚甘软。

附　都念籽实

[气味]　甘、酸，小温，无毒。

[主治]　陈藏器说：痰嗽哕气。

李时珍说：《岭表录异》：暖腹脏，益肌肉。

都　咸　子
（见《本草拾遗》）

[集解]　陈藏器说：都咸子生广南山谷。按徐表《南州记》记载说：其树如李，子大如指。取子及皮，叶曝干，作饮极香美。

李时珍说：按嵇含《南方草木状》说：都咸树出日南。三月生花，仍连着实，大如拇指，长三寸，七八月熟，其色正黑。

附　都咸子及皮，叶

[气味]　甘，平，无毒。

[主治]　陈藏器：火干作饮，止咳润肺，去烦除痰。

李珣：去伤寒清涕，咳逆上气，宜煎服之。

摩 厨 子
（见《本草拾遗》）

[集解] 陈藏器说：摩厨子生西域及南海并斯调国。子如瓜，可为茹。其汁香美，如中国食用油。陈祈畅《异物志赞》说：木有摩厨，生自斯调。厥汁肥润，其泽如膏。馨香馥郁，可以煎熬。被州之人，以之作为嘉肴。

李珣说：摩厨二月开花，四五月结实，如瓜状。

李时珍说：又有齐墩果、德订晨，亦其类也。今附于下：

附 齐墩果

《酉阳杂俎》记载说：齐墩树生波斯及拂林国。高二三丈，皮青白，花似柚极香，子似杨桃，五月熟，西域人压为油以煎饼果，如中国人用巨胜。

附 德庆果

《一统志》说：广之德庆州出之。其树冬荣，子大如杯，炙而食之，味如猪肉。

附 摩厨子实

[气味] 甘，香，平，无毒。
[主治] 陈藏器：益气，润五脏。久服令人肥健。
李珣：安神养血生肌，久服轻健。

韶 子
（见《本草拾遗》）

[集解] 陈藏器说：韶子生岭南。按裴渊《广州记》说：韶叶如栗大小，赤色。子大如栗，有棘刺。破其皮，内有肉如猪肪，着核不离，味甘酢，核如荔枝。

李时珍说：按范成大《虞衡志》说：广南有山韶子，夏热，色红，肉如荔枝。又有藤韶子，秋熟，大如凫卵柿。

附 韶子实

[气味] 甘，温，无毒。
[主治] 陈藏器：暴痢，心腹冷气。

马 槟 榔
（见《本草今编》）

[释名] 马金囊（《云南志》）　马金南　（《记事珠》）　紫槟榔（《本草纲目》）

[集解] 李时珍说：马槟榔生滇南金齿、沅江诸夷地，蔓生。结实大如葡萄，紫色味甘。仙有核，颇似大风子而壳稍薄，团长斜扁不等。核内有仁，亦甜。

附　马槟榔实

[气味] 甘、寒，无毒。

附　马槟榔核仁

[气味] 苦、甘，寒，无毒。

汪机说：凡嚼之者，以冷水一口送下，其甜如蜜，亦不伤人正气。

[主治] 汪机：产难，临时细嚼数枚，井华水送下，很快能够顺产。再以四枚去壳，两手各握二枚，恶水自下。欲断产者，常嚼二枚，水下。久则子宫冷，自然不孕。

李时珍：伤寒热病，食数枚，冷水下。又治恶疮肿毒，内食一枚，冷水下；外嚼涂之，即能全伤损。

枳 椇
（见《唐本草》）

[释名] 蜜槸（音止矩）　蜜屈律（《广记》）　木蜜（《本草拾遗》）　木饧（《本草拾遗》）　木珊瑚（《广志》）　鸡距子（《苏文》）　鸡爪子（俗名）　木名白石木（《唐本草注》）　金钩木（《地志》）　枅栱（音鸡拱）交加枝

李时珍说：枳椇，徐楷注《说文解字》，作橛，又作枳枸，皆是屈曲不伸之意。此树多枝而曲，其果实亦弯曲，故有此名。称作蜜、称作饧，是因其味甘甜。称为珊瑚，称为鸡距、称为鸡爪，是因为像其形。称为交加，称为枅栱，是说其实之纽曲。枅栱，枋梁的名称。是按《雷公炮炙论·序》说：弊粺淡卤，如酒洽交。注文说：交加枝，即蜜枳椇。又《说文》中讲：子生枝端，横折歧出，状若枅栱，故土人称之枅栱。李时珍说枅栱及俗称鸡矩，蜀人称之桔枸，棘枸，滇人称鸡橘子，巴人称金钩，广人称洁留子，散见书记之中，皆是枳椇、鸡距的字，方音的转异。俗语又讹称鸡爪为曹公爪，有人谓之梨枣树，有人谓之癫汉指头，《崔豹古今注》称其名树蜜、别名木石，皆为同物。

[集解] 苏恭（即苏敬）说：枳椇子其树径尺，木名白石，叶如桑柘。其子所作

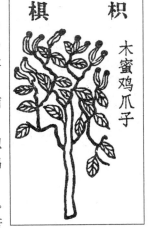

子房似珊瑚，核在其端，人皆能食用。

苏颂说：根据《诗小雅》所谓南山有枸。陆玑《疏义》说：棋枸树高大如白杨，所以到处皆有，枝析不直。子果垂着枝端，食之甘美如饴糖一般，八九月熟，江南特以之为美，称之为木蜜。能败酒味，若以其木为柱，则屋中之酒皆能涌迫而出。

孟诜说：有的南人修屋舍用此木，误落一片入酒瓮中，酒即化为水。

陈藏器说：木蜜树生南方，人称之为白石木，枝，叶相似甜。嫩叶可生啖，味如蜜。老枝细破，煎汁成蜜，倍甜，止渴解烦。

李时珍说：枳椇木高三四丈，叶圆大如桑柘，夏月开花。枝头结实，如鸡爪形，长寸许，纽曲，开作二三分岔，俨然若鸟喜巢其上，故宋玉赋说：枳枸来巢。典礼说：妇人之赘，棋，榛，脯脩。即此意思，盐藏荷裹，可以备冬储。

附 枳 实

[气味] 甘，平，无毒。孟诜：多食发蛔虫。

[主治] 《唐本草》：头风，小腹拘急。

陈藏器：止呕渴除烦，去膈上热，润五脏，利大小便，功用同蜂蜜。枝、叶煎膏亦同。

李时珍：能止呕逆，解酒毒，辟虫毒。

[发明] 朱震亨说：一男子年三十余，因饮酒发热，又兼房劳虚乏。过多服补气白药，加葛根以解酒毒。微汗出，人反而懈怠，热势如故。此为气血虚，不禁葛根发散。必须以鸡距子解其毒，故在煎药中加而服之，痊愈。

李时珍说：枳椇，本草只说木能败酒。而朱丹溪治酒病往往用其果实，其功当相亦用。按苏东坡集说：眉山揭颖臣患有消渴，每日饮水数斗，饭亦倍常，小便频数。服消渴药逾一年，疾更甚，自以为必死无疑。今请罗臣张肱诊治后笑着说："你差一点被误死了。"就取麝香当门子以酒濡湿，作十枚丸；用棘枸子煎汤服下，遂愈。问其缘故。张肱说：消咳消中皆为脾弱肾败，土不制水而成疾。现在颖臣脾脉极热而昏令不衰，应当是内有实，酒物过度，积热在卑，所以食多而饮水，水饮既多，溺不得多，非消非渴。麝香能制酒果花木。棘枸亦胜酒，屋外有此木，屋内酿酒多不佳。故以此

二物为药，以去其酒果之毒邪。棘枸实如鸡距，故俗人称之鸡距，亦称为癫汉指头。食味如同牛乳，本草名枳椇，小儿喜欢食用。唉！古人重视格物，张肱就是深得此理，医生还能说什么呢？

附　枳椇木汁

[气味]　同枳椇

[附方]　腋下狐气。用桔枸树凿孔，取汁一二碗，用青木香、东桃、西柳、七姓妇人乳，一处煎一二沸，就热了于五月五日鸡叫时洗了，将水放在十字路口，速去不要回头看，即愈。只是他人先遇者，必定要带走。桔枸树即梨枣树。

附　枳椇木皮

[气味]　甘、温，无毒。

[主治]　《唐本草》：五痔，和五脏。